U0392125

THE ENCYCLOPEDIA 芳疗实证全书 OF AROMATHERAPY

中信出版集团 | 北京

图书在版编目（CIP）数据

芳疗实证全书 / 温佑君，肯园芳疗师团队著．-- 北京：中信出版社，2016.10（2024.11 重印）
ISBN 978-7-5086-5993-0

Ⅰ．①芳… Ⅱ．①温… ②肯… Ⅲ．①香精油 – 疗法
Ⅳ．① R459.9

中国版本图书馆 CIP 数据核字 (2016) 第 161007 号

芳疗实证全书

著　　者：温佑君、肯园芳疗师团队
王珮儒、许丽香、杨涵云、吴采鸿、张锡宗、陈玲萱、
赵淑暖、黄立文、黄虹霖、彭彦文、谢雨青（依姓氏笔画顺序排列）
策划推广：中信出版社
出版发行：中信出版集团股份有限公司
（北京市朝阳区东三环北路 27 号嘉铭中心　邮编　100020）
承 印 者：河北鹏润印刷有限公司

策划出品：中信出版 · 大方　特约策划：韩嵩龄　协力策划：侯圣欣
策划编辑：张天宁、罗雪漱　责任编辑：罗雪漱、李巧媚　营销编辑：王雨、王雅伟
责任印制：刘新蓉　装帧设计：谢璧卉

开　　本：889mm × 1194mm 1/16　印　　张：30　字　　数：672 千字
版　　次：2016 年 10 月第 1 版　印　　次：2024 年 11 月第 17 次印刷
书　　号：ISBN 978-7-5086-5993-0
定　　价：260.00 元

作者简介

温佑君

亚洲重量级芳疗专家，从她身上能发现的宝藏，不仅止于芳香疗法。东吴大学社会系、英国肯特大学哲学所、英国伦敦芳香疗法学校毕业，现为肯园负责人。勇于想象更积极开创，在台湾拓展出一条独树一帜的香气之路，期许香气能成为一种文化与美善的生活风格。著有芳香疗法专书《精油图鉴：150 种全球最佳芳疗精油图解指南》《香气与空间》《植物人格全书》，和以美容探索自我的《芳疗私塾╳BEAUTY》、散文集《温式效应》、亲密关系指南《性 · 爱的九种香气》等。其中《温式效应》一书更入围金鼎奖，被南方朔誉为开启近代“香气书写”或“嗅觉书写”的新形态创作。

肯园

由温佑君老师成立于 1998 年，开创 ANIUS 精油品牌、SPA 疗程空间“香觉戏体”、教学推广的“香气私塾”，以及复合式香气概念体验空间“小聚场”，并规划国内外香气之旅，除了让人们认识芳香疗法科学与医学疗效的一面之外，更带领大家亲身体验流动于世界的气味飨宴。肯园是一座实验林，希望能实验出一种生活态度，增进对自身以及对世界的敏感度和理解力，借由香气让世界更美好。

致 简体中文版读者

《芳疗实证全书》简体中文版终于面世，很高兴能把这本众志成城的心血结晶献给广大中文地区的读者。从去年 11 月繁体版出版至今，我们陆续收到许多读者的支持与指教，因此在筹划简体中文版的这半年内，我们也持续增修，尽力让每次所呈现的，都是当下最新、最正确、最符合读者需求的内容。

再次感谢为本书做出贡献的每一位作者与同事，以及中信出版社的信任与付出。我们衷心期盼，《芳疗实证全书》除了可以让中文世界的芳疗读者们自我充实精进、享受自学的乐趣之外，当面临身心或外在的难题、困顿与匮乏时，书中的知识与工具，可以转化为希望与力量，陪伴大家继续前进。

温佑君

肯园香气私塾负责人

2016 年 7 月

序

自学成为芳疗师

常常有学生表示，非常希望能参加某些芳疗讲座，但就是抽不出时间。也有不少人反映，很想报名某些芳疗课程，不过负担不了那个学费。学芳疗真的很贵吗？一定会耗掉大把时间吗？其实各式各样的学习，从音乐到语文，总有人因为时间和金钱的因素打退堂鼓。然而，还是有人锲而不舍，凭着自修的方式，一步步走进满心向往的世界。这本《芳疗实证全书》，特别适合那样的读者。

既然是写给读者自修的，这本书尽可能朝教科书、参考书的方向编排。肯园前后动员了十几位资深芳疗师，各自从擅长的领域，整合不同学派的论述以及个人多年的心得。教科书给的是硬知识，目的不在于增加生活情趣，也不能充当精油的消费指南。所以，和现在市面上流行的芳疗书比起来，《芳疗实证全书》读来并不轻松。但对有相当自我期许的读者来说，硬里子风格应该更教人安心。

即使如此，如果读者感觉枯燥而读不下去，反而成了自学的阻力。所以这本书大量运用了一目了然的图表、色彩丰富的插画，以及生动有趣的比喻，像是“单萜烯是精油化学中最常见的基本成分，分子小，你可以用两匹马的战车来想象这个芳香分子，是有速度感的讯息传递尖兵”，绝对能帮读者弄懂并充分吸收历史、化学方面的知识，甚至激发更多的研究兴趣。

本书的第二篇依植物科属介绍了 100 种常用单方精油、20 种纯露与 20 种植物油。特别的是，在那以外还收录了一些新兴与罕见的品种。比方说对更年期很重要的卡塔菲，和细菌病毒比赛屡屡获胜的灌篮高手芳枸叶，以及近年风行欧美的奥米茄3（Omega-3）生力军印加果油和“超级食物”奇亚籽油，提供了当前中文芳疗书里最齐备也最更新的数据库。

第三篇《常见身心问题芳疗处方笺》，大概是最能展现肯园实力的章节。由于同时运营学校（香气私塾）、疗程中心（香觉戏体）、精油专卖店（小聚场和肯购网），并累积了十本以上的专业出版品，肯园在芳香疗法的理论和实务上，都有非常丰富的经验。在这本书中，肯园的芳疗师把临床观察汇整出来，不同于引用西方文献或个别作者的一家之言，第三篇可说是一个芳疗社群的智慧结晶。

选油的广度与深度，也是本书众多配方的特色。寻常的芳疗书因为迁就初学者的程度，倾向于缩小用油类别，选项也不脱一般店铺有售的品种。但在这本书里，你会看到史泰格尤加利、卡奴卡、粉红莲花、加拿大铁杉、香脂果豆木等等所谓非常用精油，被灵活应用在各种问题上。这是因为，教科书本来就该给予比较全面的说明和示范，另一方面，教科书也肩负拓展学生视野的使命。

所以，读者可以放心的是，你买到的不是一本综合剪贴簿。这本书的讯息量虽然很大，但每个条目的内容都经过翔实的考据，并融入作者群亲身的体会。而且，经过完整的调查与比较，我们努力与同领域的书籍作出区隔，希望提供兼具普遍性与原创性的数据。无论先前书架上已经摆放多少本芳疗书，喜爱芳疗的读者试读以后，一定会想再腾出一个位子来给《芳疗实证全书》。

虽说是为自学者量身定做的大百科，《芳疗实证全书》也适合拿来当作不同课程的补充教材或是参考书。对于浸淫芳疗多年的读者，本书仍会带给他们温故知新的喜悦。像我这种有字典癖的读者，不管从哪一页翻起，都能津津有味地读下去。因为采用档案式编排，无论要检阅任何主题，都很快速便利。国外虽然早已有类似内容的书籍出版，但就编排的角度来看，本书的读者友善度还是略胜一筹。

这本工具书花了肯园五年的光阴才完成。我们从2010年底开始策划，2011年初由不同的芳疗讲师接棒撰稿，到2012年中完成初稿。然后2013年全部花在植物图的绘制、调色、确认细节特征上面。2014年到2015年间，出版社反复试排、讨论和规划出版方向，我们这边也陆续增修补订，加上最新信息。现在终于可以和广大的读者见面了，必须感谢的人包括——

每一位撰稿和校稿的肯园讲师。他们都是可以独立出书的作者，也都是独当一面的芳疗师和讲师。作者群慷慨贡献个人的才华和心血，共同打造这座知识的塔楼，就像复方精油，既保有自己的个性，又融合出更强大的香氛和疗效。我们也要感谢参与执行事务的所有同事，耐心绘图的璧卉，以及敢于投资这种非通俗书刊的野人出版社。希望这本书能满足读者精进的需求，也祝福读者从中享受自学的乐趣。

温佑君

肯园香气私塾负责人

2015年10月

目次

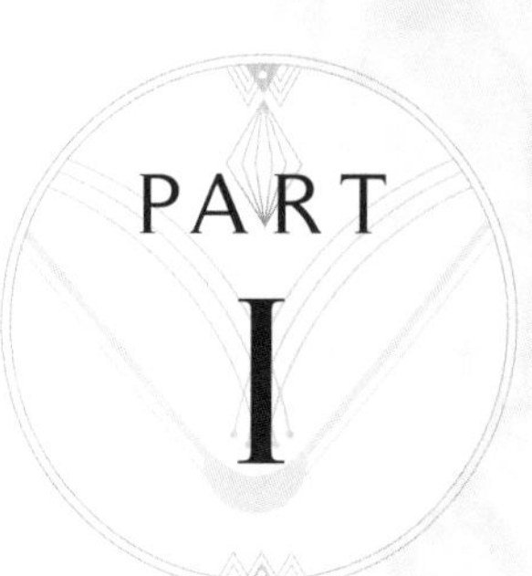

芳香疗法的基础理论

Chapter 1
芳香疗法的历史 12

Chapter 2
精油的形成 18

2-1 精油从何而来? 20
2-2 植物为何要制造精油? 21
2-3 精油藏在何处? 22

Chapter 3
精油的萃取 24

3-1 压榨法
海绵吸取法 26
碗刺法 26
远心分离法 26
经济法－果汁副产品 26
3-2 蒸馏法
蒸气蒸馏法 27
水蒸馏法 27
循环水蒸馏法 28
渗透蒸馏法 28
印度 ATTAR 蒸馏法 28
3-3 脂吸法 29
3-4 溶剂萃取法 29
3-5 超临界二氧化碳萃取法 30
3-6 超声波萃取法 30

Chapter 4
精油的两把钥匙之一：植物科属 31

4-1 松科 34
4-2 柏科 35
4-3 橄榄科 36
4-4 樟科 37
4-5 桃金娘科 38
4-6 菊科 39
4-7 唇形科 40
4-8 伞形科 41
4-9 芸香科 42
4-10 豆科 43
4-11 禾本科 44
4-12 姜科 45
4-13 马鞭草科 46
4-14 杜鹃花科 47
4-15 败酱草科 48

Chapter 5
精油的两把钥匙之二：化学分子 49

5-1 单萜烯类 51
柠檬烯 52
松油萜 52
水茴香萜 53
对伞花烃 54
月桂烯 54
樟烯 54
桧烯 55
萜品烯 55
罗勒烯 55
δ3－蒈烯 55

5-2 倍半萜烯类 56
丁香油烃 57
母菊天蓝烃 57
金合欢烯 58
没药烯 58
大根老鹳草烯 59
香树烯 60
蛇床烯 60
古芸烯 60

5-3 单萜醇类 61
沉香醇 62
萜品烯－4－醇 62
牻牛儿醇&橙花醇 63
薄荷脑 63
龙脑 64
α－萜品醇 64
香茅醇 64

5-4 倍半萜醇类 65
金合欢醇 66
橙花叔醇 66
岩兰草醇 66
广藿香醇 67
檀香醇 67
桉叶醇 68
【附录】双萜醇 68

5-5 单萜酮类 70
侧柏酮 71
樟脑 71
松樟酮 72
香芹酮 73
马鞭草酮 73
薄荷酮 74
胡薄荷酮 74

5-6 倍半萜酮类 75
素馨酮 76
大马士革酮 76
紫罗兰酮 77
印蒿酮 77
大西洋酮 78
缬草酮 78
【附录】双酮&三酮 78

5-7 醛类 80
脂肪族醛 81
洋茴香醛 81
肉桂醛 82
苯甲醛 82
小茴香醛 83
香草醛 83
柠檬醛 84
香茅醛 84
缬草醛 85
金合欢醛 85
甜橙醛 85

5-8 酯类 86
欧白芷酸异丁酯 87
乙酸沉香酯 87
乙酸龙脑酯 88

乙酸牻牛儿酯 88
乙酸橙花酯 89
乙酸萜品酯 89

5-9 苯基酯类 90
苯甲酸苄酯 91
肉桂酸甲酯 91
水杨酸甲酯 92
邻氨基苯甲酸甲酯 92
乙酸苄酯 93

5-10 内酯类 94
土木香内酯 95
堆心菊素 95
蓍草素 96
香豆素 97
伞形酮 97
莨菪素 97
七叶树素 98
莱姆素 98
香柑油内酯 / 佛手柑内酯 99
佛手柑素 100
瑟丹内酯 100
藁本内酯 100
猫薄荷内酯 100

5-11 酚类 101
百里酚 102
香荆芥酚 102
丁香酚 103

5-12 醚类 104
榄香脂醚 105
细辛醚 105
黄樟素 105
肉豆蔻醚 106
芹菜醚 106
洋茴香脑 107
甲基醚蒌叶酚 108
甲基醚丁香酚 108

桉油醇 109
沉香醇氧化物 110
玫瑰氧化物 110

Chapter 6
精油在人体的旅程 113
6-1 精油在人体内的路径 114
6-2 精油离开身体的途径 115

Chapter 7
精油的药学属性 117
7-1 止痛 118
7-2 消炎、退烧 118
7-3 抗菌 119
7-4 抗凝血 119
7-5 去瘀、消血肿 119
7-6 促进伤口愈合 120
7-7 养肝 120
7-8 利尿 120
7-9 消除黏液 121
7-10 抗肿瘤 121
7-11 心脏血管养护 122
7-12 镇静、助眠 122
7-13 兴奋提神 122
7-14 促进消化 123
7-15 去胀气 123
7-16 调节内分泌 123
7-17 催情 123
7-18 节育 124

Chapter 8
精油的安全性 125
8-1 口服毒性 126
8-2 肝毒性 127
8-3 神经毒性 128
8-4 致癌性 130
8-5 肌肤刺激性 131
8-6 特殊时期或病症 133

Chapter 9
精油的基本应用 135
9-1 经皮肤吸收
按摩 136
精油敷包 136
涂抹 136
9-2 经黏膜吸收
扩香吸闻 137
全身浴 139
局部浸浴 139
阴道塞剂 140
肛门塞剂 140
9-3 经肠胃吸收
直接口服 140
胶囊口服 140
锭片口服 140

Chapter 10
纯露概论 141
10-1 什么是纯露? 142
10-2 纯露的功效 143
10-3 纯露的使用方式 143

Chapter 11
植物油概论 144
11-1 好油? 坏油? 146
11-2 认识脂肪酸 147
11-3 脂肪伴随物 149
11-4 如何挑选好的植物油? 149

COLUMN 1 脉轮 112
COLUMN 2 香气的世界&调香原则 116

目次

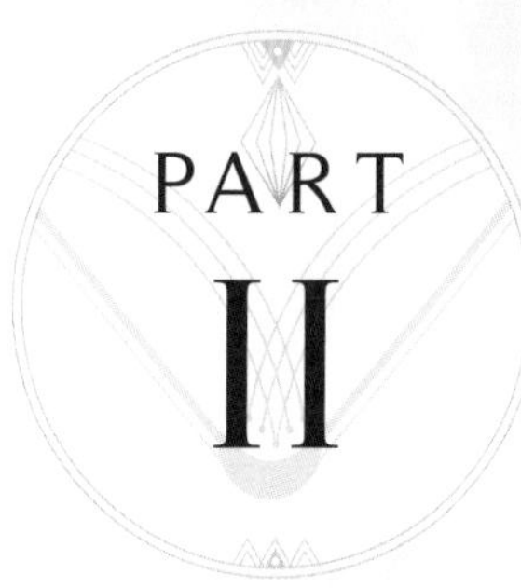

精油 纯露 植物油指南

Chapter 1

单方精油指南 150

1-1 松科
欧洲赤松（相关精油：黑松、白松） 152
欧洲冷杉 153
胶冷杉（相关精油：西伯利亚冷杉、喜马拉雅冷杉、巨冷杉、高贵冷杉、毛果冷杉） 155
黑云杉（相关精油：红云杉、白云杉、蓝云杉） 157
大西洋雪松（相关精油：喜马拉雅雪松、维吉尼亚雪松） 159
滨海松 161
其他松科精油（道格拉斯杉、落叶松、加拿大铁杉、北美云杉、挪威云杉、土耳其松） 162

1-2 柏科
丝柏（相关精油：澳洲蓝丝柏） 163
杜松浆果（相关精油：高地杜松） 164
桧木 166
其他柏科精油（暹逻木 / 福建柏、刺柏 / 刺桧、腓尼基柏、侧柏） 167

1-3 橄榄科
乳香（相关精油：印度乳香） 168
没药（相关精油：红没药） 170
其他橄榄科精油（榄香脂、秘鲁圣木、墨西哥沉香） 171

1-4 樟科
芳樟（相关精油：樟树） 172
桉油樟 / 罗文莎叶（相关精油：洋茴香罗文莎叶、芳香罗文莎叶） 173
锡兰肉桂（相关精油：中国肉桂、印度肉桂） 175
月桂（相关精油：西印度月桂） 176
花梨木 178
山鸡椒 179
其他樟科精油（苏刚达 / 灰叶樟、莎罗白樟） 180

1-5 桃金娘科
蓝胶尤加利（相关精油：澳洲尤加利、史密斯尤加利、史泰格尤加利）181
薄荷尤加利 183
多苞叶尤加利 184
柠檬尤加利 186
茶树（相关精油：沼泽茶树） 187
绿花白千层（相关精油：白千层） 188
松红梅（相关精油：卡奴卡） 190
香桃木（相关精油：柠檬香桃木） 191
丁香花苞（相关精油：多香果、香叶多香果） 193
其他桃金娘科精油（柠檬细籽、芳枸叶、昆士亚） 194

1-6 菊科
西洋蓍草 195
龙艾 196
艾草（相关精油：苦艾） 198
意大利永久花（相关精油：头状永久花、苞叶永久花） 199
土木香（相关精油：大花土木香） 201
德国洋甘菊 202
罗马洋甘菊 204
摩洛哥蓝艾菊 205
其他菊科精油（野洋甘菊、南木蒿、印蒿、银艾、一枝黄花、万寿菊、夏白菊、雅丽菊、薰衣草棉、岬角甘菊、岬角雪灌木、加拿大飞蓬） 206

1-7 唇形科
真正薰衣草（相关精油：高地薰衣草、克什米尔薰衣草） 209
醒目薰衣草（相关精油：超级醒目薰衣草、葛罗索醒目薰衣草、亚碧拉醒目薰衣草） 211
穗花薰衣草 212
头状薰衣草 214
快乐鼠尾草 215
鼠尾草（相关精油：狭长叶鼠尾草、三裂叶鼠尾草、薰衣鼠尾草） 216
沉香醇百里香 218
侧柏醇百里香（相关精油：百里酚百里香、牻牛儿醇百里香、柠檬百里香、龙脑百里香、野地百里香、冬季百里香） 220
薰陆香百里香 222
樟脑迷迭香 · 桉油醇迷迭香 · 马鞭草酮迷迭香（相关精油：龙脑迷迭香、高地迷迭香） 223
胡椒薄荷（相关精油：米契尔胡椒薄荷、美国野薄荷） 225
柠檬薄荷 227
绿薄荷（相关精油：娜娜薄荷） 228
甜罗勒（相关精油：热带罗勒、神圣罗勒、辣罗勒、柠檬罗勒） 230
马郁兰（相关精油：西班牙马郁兰） 231
野马郁兰（相关精油：摩洛哥野马郁兰、西班牙野马郁兰 / 头状百里香、希腊野马郁兰、墨西哥野马郁兰） 232

牛膝草（相关精油：高地牛膝草） 234
香蜂草 236
广藿香（相关精油：左手香、藿香） 237
其他唇形科精油（冬季香薄荷、希腊香薄荷、岩爱草） 239

1-8 伞形科
欧白芷根（相关精油：印度白芷、中国当归） 240
茴香（相关精油：洋茴香、八角茴香） 242
小茴香（相关精油：黑种草） 244
芹菜（相关精油：水芹） 245
芫荽 247
胡萝卜籽 249
莳萝 250
圆叶当归 252
其他伞形科精油（阿密茴、藏茴香、印度藏茴香、海茴香、白松香、欧芹） 253

1-9 芸香科
苦橙（相关精油：甜橙） 255
橙花 256
苦橙叶 258
红桔 259
桔叶 260
葡萄柚 261
佛手柑（相关精油：FCF 佛手柑、佛手柑叶） 263
莱姆 264
柠檬（相关精油：柠檬叶） 265
其他芸香科精油（日本柚、泰国青柠、克莱蒙橙、咖哩叶、卡塔菲、开普梅、圆叶布枯、竹叶花椒、印度花椒） 267

1-10 豆科
零陵香豆 269
银合欢 270
古巴香脂 272
其他豆科精油（鹰爪豆、秘鲁香脂、香脂果豆木） 273

1-11 禾本科
柠檬香茅（相关精油：爪哇香茅） 274
玫瑰草（相关精油：蜂香薄荷） 276
岩兰草 277

1-12 姜科
姜（相关精油：大高良姜、泰国蓼姜） 279
豆蔻 281
姜黄 282

1-13 马鞭草科
柠檬马鞭草（相关精油：爪哇马鞭草） 284
贞节树 286
其他马鞭草科精油（马缨丹） 287

1-14 杜鹃花科
芳香白珠（相关精油：黄桦） 288
髯花杜鹃（相关精油：杜鹃花原精） 289
其他杜鹃花科精油（格陵兰喇叭茶） 291

1-15 败酱草科
穗甘松（相关精油：甘松） 292
缬草（相关精油：印度缬草） 293

1-16 牻牛儿科
波旁天竺葵（相关精油：玫瑰天竺葵） 295
大根老鹳草 296

1-17 花香类
大马士革玫瑰（相关精油：摩洛哥玫瑰、白玫瑰） 298
阿拉伯茉莉（相关精油：摩洛哥茉莉、印度茉莉） 300
黄玉兰（相关精油：白玉兰） 302
晚香玉 303
依兰 304
紫罗兰 306
香草 307
其他花香类精油（桂花、红花缅栀、水仙、鸢尾草、粉红莲花、波罗尼花） 308

1-18 其他
安息香 310
岩玫瑰 311
肉豆蔻 313
黑胡椒（相关精油：巴西胡椒、加州胡椒） 314
檀香（相关精油：澳洲檀香、阿米香树） 316
其他精油（薰陆香、蛇麻草、莎草、菖蒲、苏合香、圣檀木、古芸香脂、香脂杨） 317

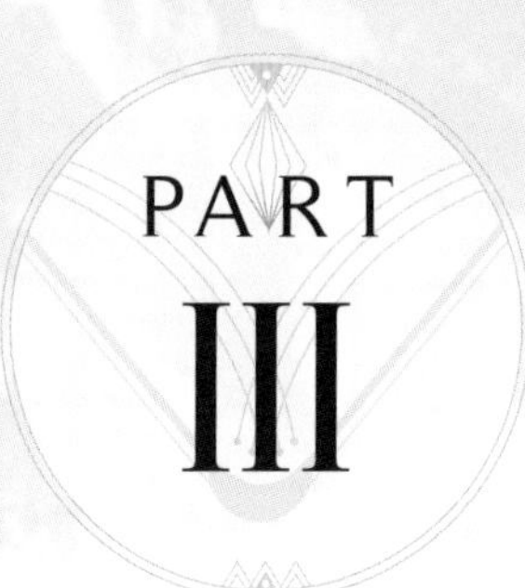

目次

Chapter 2
纯露指南　320
2-1 大马士革玫瑰　322
2-2 橙花　323
2-3 香蜂草　324
2-4 矢车菊　325
2-5 罗马洋甘菊　326
2-6 杜松　327
2-7 金缕梅　329
2-8 意大利永久花　330
2-9 鼠尾草
（相关纯露：快乐鼠尾草）331
2-10 真正薰衣草　332
2-11 岩玫瑰　333
2-12 德国洋甘菊　335
2-13 月桂　336
2-14 香桃木　337
2-15 马郁兰
（相关纯露：野马郁兰）338
2-16 马鞭草酮迷迭香・樟脑迷迭香・桉油醇迷迭香　339
2-17 胡椒薄荷　340
2-18 檀香　342
2-19 茴香　343
2-20 欧洲赤松　344

Chapter 3
植物油指南　345
3-1 南瓜籽油　346
3-2 大麻籽油　347
3-3 橄榄油　348
3-4 向日葵油　350
3-5 椰子油　351
3-6 月见草油　352
3-7 大豆油　353
3-8 沙棘油　354
3-9 芝麻油　356
3-10 黑种草油　357
3-11 山金车浸泡油　358
3-12 圣约翰草浸泡油　359
3-13 金盏菊浸泡油　360
3-14 琼崖海棠油　361
3-15 雪亚脂　362
3-16 荷荷芭油　364
3-17 甜杏仁油　365
3-18 昆士兰坚果油　366
3-19 鳄梨油　367
3-20 榛果油　368
3-21 其他植物油　369

Chapter 1
神经&免疫系统　376
1-1 头痛　378
1-2 偏头痛　378
1-3 慢性疲劳症候群　379
1-4 忧郁／躁郁症　380
1-5 胸闷心悸　381
1-6 失眠　382
1-7 多动／自闭　383
1-8 带状疱疹　384
1-9 口唇疱疹　385
1-10 长期压力衍生症　386
1-11 僵直性脊椎炎　387
1-12 红斑性狼疮　388

Chapter 2
呼吸系统　390
2-1 感冒（伤风）　392
2-2 流行性感冒　392
2-3 夏季暑湿型感冒　393
2-4 中暑　394
2-5 咳嗽／祛痰　395
2-6 喉咙痛／咽喉炎　396
2-7 中耳炎　396
2-8 支气管炎／肺炎　397
2-9 鼻过敏　398
2-10 鼻窦炎　399

Chapter 3
消化系统　400
3-1 口腔保健　402
3-2 嘴破／口腔溃疡　402
3-3 胀气　403
3-4 胃溃疡　404
3-5 胃食道逆流　405
3-6 暴饮暴食　405
3-7 肠胃炎　406
3-8 腹泻　407

常见身心问题芳疗处方笺

3-9 便秘 407
3-10 糖尿病 408
3-11 肝脏养护 409
3-12 晕车／呕吐 411

Chapter 4
肌肉&骨骼系统 412
4-1 落枕 414
4-2 扭伤 414
4-3 挫伤 415
4-4 肌肉酸痛 416
4-5 抽筋 416
4-6 肌筋膜炎 417
4-7 腕隧道症候群／妈妈手 418
4-8 痛风 418
4-9 退化性关节炎 419
4-10 类风湿性关节炎 420

Chapter 5
循环系统 422
5-1 静脉曲张／痔疮 424
5-2 腿部浮肿／水肿 424
5-3 手脚冰冷 425
5-4 高血压 426
5-5 低血压 427
5-6 术后淋巴肿／水肿 427

Chapter 6
生殖&泌尿系统 429
6-1 外阴部瘙痒／发炎 430
6-2 经前症候群 430
6-3 经期异常 431
6-4 子宫内膜异位／痛经 432
6-5 子宫肌瘤／卵巢囊肿 433
6-6 更年期症候群 433
6-7 不孕 434
6-8 雄激素过盛 435
6-9 女性紧实保养 436
6-10 男性萎靡保养 437
6-11 性病预防 437
6-12 膀胱炎 438
6-13 肾脏养护 438

Chapter 7
皮肤系统 440
7-1 蚊虫叮咬 442
7-2 擦伤／开放性伤口 442
7-3 烧烫伤 443
7-4 接触性皮肤炎／过敏 444
7-5 异位性皮肤炎／湿疹 444
7-6 富贵手 445
7-7 脂漏性皮肤炎／头皮屑 446
7-8 细菌感染／蜂窝性组织炎 446
7-9 霉菌感染／香港脚 447
7-10 病毒感染／疣 448
7-11 牛皮癣 448

Chapter 8
孕期／婴幼儿 450
8-1 妊娠纹／肥胖纹 452
8-2 孕吐 453
8-3 下肢水肿 453
8-4 腰酸背痛 454
8-5 分娩前的准备 455
8-6 产后保养 456
8-7 尿布疹 457
8-8 小儿发烧 457
8-9 小儿感冒 459

Chapter 9
美容 460
9-1 青春痘／粉刺 462
9-2 收敛／缩毛孔 462
9-3 淡化疤痕 463
9-4 美白／淡斑 464
9-5 保湿 465
9-6 控油 466
9-7 除皱 467
9-8 消脂／减肥 468
9-9 橘皮组织 469
9-10 多汗症 469
9-11 秃头 470
9-12 护发／护甲 471

Chapter 10
其他 472
10-1 注意力涣散 474
10-2 恐惧 474
10-3 心神不定 475
10-4 失智 476
10-5 银发族心灵保健 477
10-6 临终关怀 477
10-7 居家清洁 478
10-8 空间净化 479

Part I

芳香疗法的基础理论

Chapter 1

芳香疗法的历史

chapter 1

芳香疗法的历史

所谓芳香疗法，是利用从植物萃取出的芳香分子"精油"或"纯露"，借由涂抹、吸闻等方式调理并改善人的身体与心理状态。而远在精油蒸馏技术发明之前，古代即有使用药草植物的深厚传统，所以在学习芳香疗法时，让我们先来了解相关的发展历史吧！

史前

希腊

焚香烟熏病患（或驱邪），食用芳香植物，使用药草浸汁与煎剂。

公元前 4000 年

两河流域

古迹石版记载苏美人会使用芳香植物。

公元前 3000 年

埃及

古老埃德夫神庙（Temple of Edfu）中，莎草纸文献与石碑记载了埃及人以植物香料制成香膏、香粉、香油（洋茴香、雪松、丝柏、乳香、没药、莲花），应用在医疗、美容、制作木乃伊和宗教仪式上。

大西洋雪松

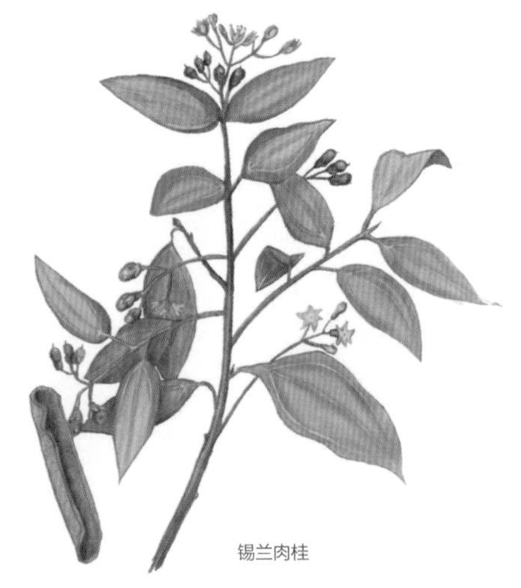

锡兰肉桂

公元前 2000 年

印度

《吠陀经》（*Vedas*）记载檀香、肉桂、芫荽、没药、姜等多种药草，于宗教和医疗上的用途。

公元前 1500 年

埃及

《埃伯斯莎草文稿》（*Ebers Papyrus*）记载了数百种芳香药用植物、配方及医疗相关文献。

公元前 400 年

希腊

"医学之父"希波克拉底（Hippocrates）在著作中列出三百多种药草处方，并建立四大体液学说、提倡芳香泡澡。

罗马

使用香油、香膏于沐浴美容、疾病治疗上。

中国

《黄帝内经》相传为黄帝著作，但实是汇集历代先人的智慧，成书时间约在战国至西汉时期。对于大气、阴阳五行与植物的生态有详细描述。《诗经》与《尔雅》记载了常见药用植物。

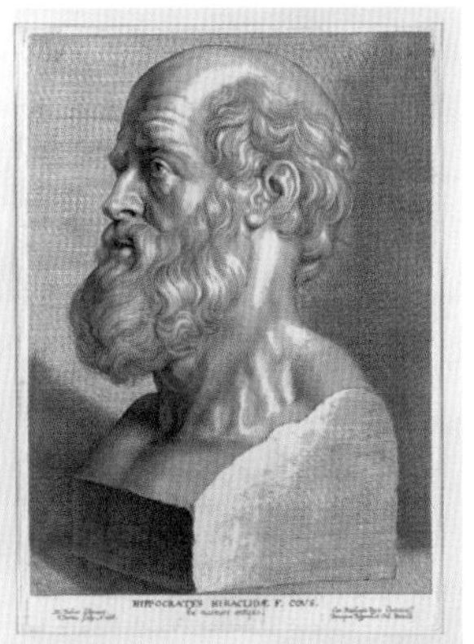

希波克拉底肖像，铜版画。
©Wellcome Library, London

公元前 300 年

希腊

哲学家提奥夫拉斯图斯（Theophrastus）撰写《植物探究》（*Enquiry into Plants*），首开系统化描述植物之先河。

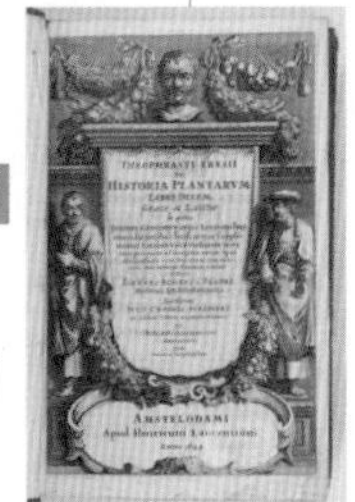

1644 年插图版《植物探究》书名页。

公元
78 年

希腊

医师、药理学家迪奥科里斯（Pedanius Dioscorides）著有五大册的《药物论》（*De Materia Medica*），列出约六百种药草特性与处方，往后的一千多年始终广为流传，是现代药典的根基。迪奥科里斯还研制出蒸馏雪松精油的模型。

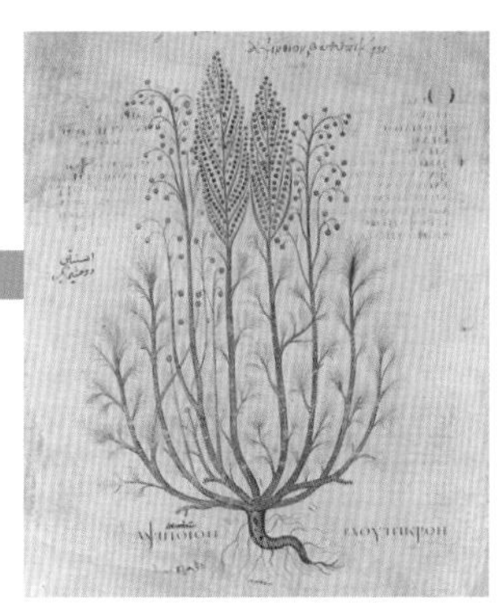

苦艾，出自《药物论》目前存在最早的“维也纳手抄本”。

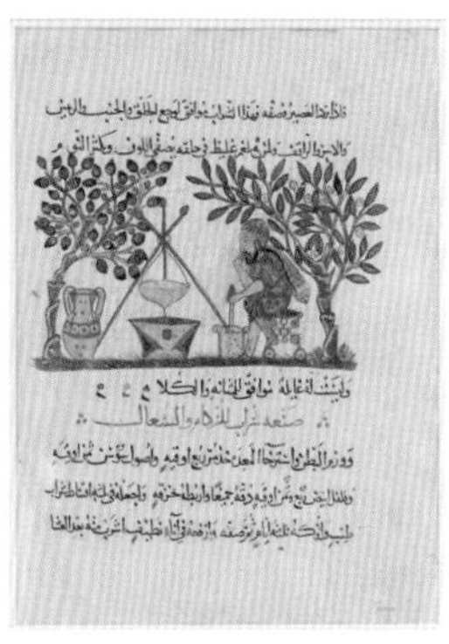

医师提炼药物，出自13世纪阿拉伯文版的《药物论》。

公元
131—199 年

罗马

医师、哲学家盖伦（Galen of Pergamon）为解剖生理学写下不朽著作，并建立植物的药学理论和主要分类，还发明了冷霜。

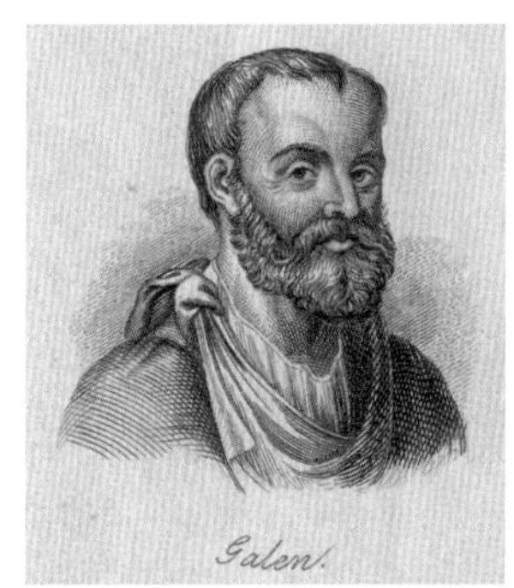

盖伦肖像，铜版画。
©Wellcome Library, London

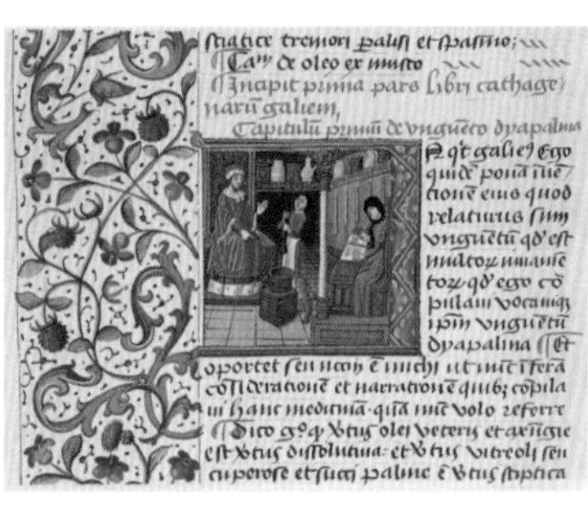

药房里的盖伦和正以杵研磨乳钵的助手，一旁还有手抄员，出自15世纪德勒斯登手抄本（局部）。
©Wellcome Library, London

公元
652 年

中国

孙思邈著作《备急千金要方》，记录了各种药方，并强调医德修为、临床医学的分类诊断。

公元
825—925 年

波斯

医师、炼金术师、化学家和哲学家拉齐（Al-Razi），撰写数十本医药、炼金书籍。

公元
980—1037 年

波斯

阿维森纳（Avicenna）《医典》（*The Canon of Medicine*）中记录了超过八百种的药用植物，并运用按摩与食疗治病，改良蒸馏法，加入冷凝制程以萃取精油。

中国

王惟一，创制经络铜人。

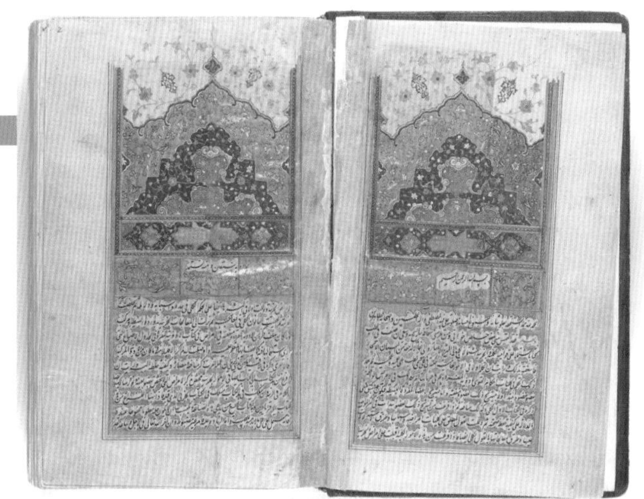

1632年版本《医典》之部分内页。
©Wellcome Library, London

公元
10 世纪

欧洲

罗马帝国衰落后的黑暗时代，药草治病的传统主要保存在修道院中。盎格鲁－萨克逊药方被集结成书，名为 *Bald's Leechbook*。

公元
12 世纪

欧洲

十字军东征带回阿拉伯的香水和蒸馏设备，开始用欧洲本土的芳香植物来萃取精油。

德国

中世纪希德嘉修女（Hildegard von Bingen），根据自身在灵性、音乐、星象、自然、医学方面的天赋，发展出结合身心灵的全方位自愈观念，并著有详细的草药典籍 *Physica*。

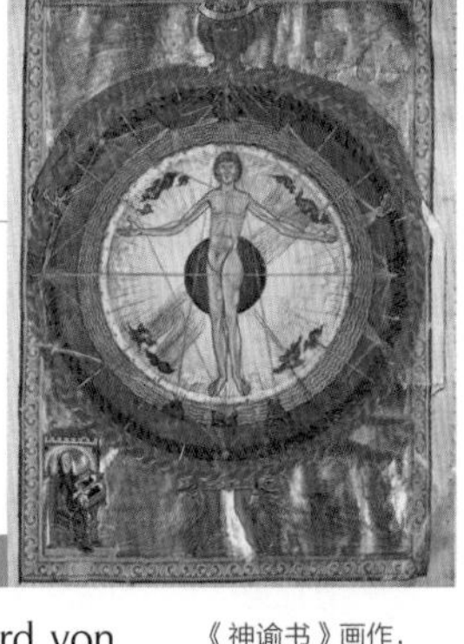

《神谕书》画作，描绘希德嘉修女接受神谕写下医学与草药典籍。

公元
14 世纪

欧洲

黑死病大流行，人们在街上焚烧乳香和松树预防感染。医师则穿着特殊服装，并在面罩鸟嘴处塞满鼠尾草、百里香、薰衣草等，保护自己不被感染。

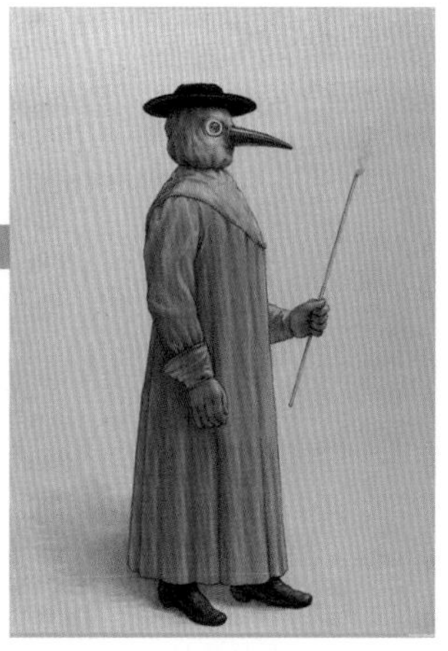

穿戴着罩袍与鸟嘴面罩的医师。
©Wellcome Library, London

公元
15 世纪

欧洲

印刷术传入后，各国印制《药物论》，药商和药师会销售精油，大户人家则自备蒸馏房。

公元
16 世纪

瑞士

医师、炼金术士和占星师帕拉塞尔苏斯（Paracelsus），以炼金术的概念，将精油蒸馏法发扬光大。

公元
1525 年

英国

《贝肯氏草药集》（*Bancke's Herbal*）出版，其中还记载了玫瑰浸泡油的制法与应用。

公元
1578 年

中国

医药学家李时珍著《本草纲目》，提到多种花香类精油。

公元
1616—1654 年

英国

医师和药草学家卡尔培波（Nicholas Culpeper），出版《英国医师》（*The English Physician*）和《药草大全》（*Complete Herbal*），内容是丰富的制药与药草知识。为普及医药，他致力于把希腊、拉丁文的医书译成英文，书中提及精油应用。同时，实验化学兴起。

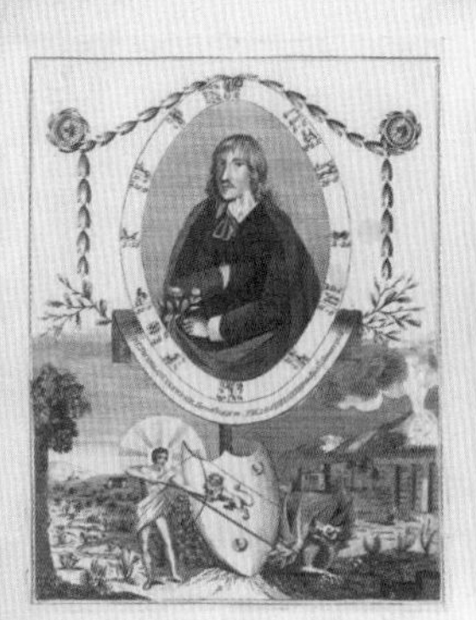

1789 年版本的《英国医师》卷头插画，上方即为卡尔培波的肖像。
©Wellcome Library, London

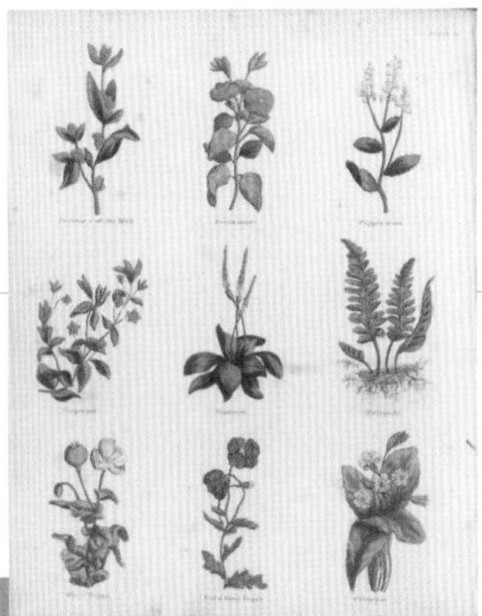
1850 年版本《药草大全》内页药草植物插画。
©Wellcome Library, London

盖特福赛肖像
RMG © Gattefoss

公元
18 世纪

欧洲

外科手术兴起，化学药物盛行，逐渐取代天然的植物精油与药草疗法。

德国

医师哈尼曼（Samuel Hahnemann）首创“顺势疗法”（同类疗法）。

公元
1920 年

意大利

医师盖提（Giovanni Gatti）和卡由拉（Renato Cayola），实验证明吸闻精油可以舒缓中枢神经系统，对心理病症有疗效。

公元
1926 年

法国

化学家盖特福赛（René- Maurice Gattefossé）因为实验室爆炸后使用薰衣草精油治愈烧伤，发表了一篇论文，首创“芳香疗法”（Aromatherapie）一词。

公元
1930—1980 年

法国

军医瓦涅（Jean Valnet）二次大战期间在越南使用精油为伤兵治愈严重烧烫伤口，回国后便用精油进行医疗，1980 年出版《芳香疗法之临床医疗》（*The Practice of Aromatherapy*），是法系芳疗始祖。

英国

医师巴赫（Dr. Edward Bach）创立以天然植物精华疗愈身心灵问题的“花精疗法”。

公元
1961 年

法国

摩利夫人（Marguerite Maury）出版《青春的本钱》（*Le Capital Jeunesse*），英文版为《摩利夫人的芳香疗法》（*Marguerite Maury's Guide to Aromatherapy*），将芳香疗法应用在美容护理上。她觉得精油通过皮肤或吸闻方式进入人体最有疗效，并发展出一套按摩手法，沿用至今。

公元
1977 年

英国

按摩师和护理师滴莎兰德（Robert Tisserand）出版《芳香疗法的艺术》（*The Art of Aromatherapy*），是英语世界的第一本芳香疗法专书，成为英国芳疗界的先驱。

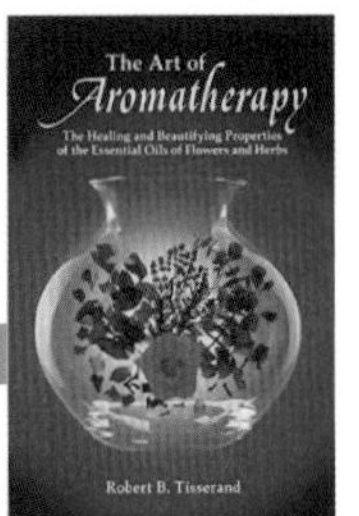

《芳香疗法的艺术》封面。

公元
1982 年

英国

派翠西亚·戴维斯（Patricia Davis）创办英国伦敦芳香疗法学校。

公元
20 世纪 90 年代

从伦敦芳疗学校毕业的温佑君女士，将芳香疗法结合艺术，引进台湾，并于 1998 年成立“肯园”。

公元
1996 年

法国

医师潘威尔（Daniel Pénoël）和化学家法兰贡（Pierre Franchomme）合著《精确的芳香疗法》（*L'Aromatherapie exactement*），此书是他们俩自 20 世纪 70 年代以来的研究成果总结，深具学术价值。

公元 **21** 世纪　大中华地区的芳疗市场有更多元且蓬勃的发展，引导人们来认识芳香植物的美好。

Part I 芳香疗法的基础理论

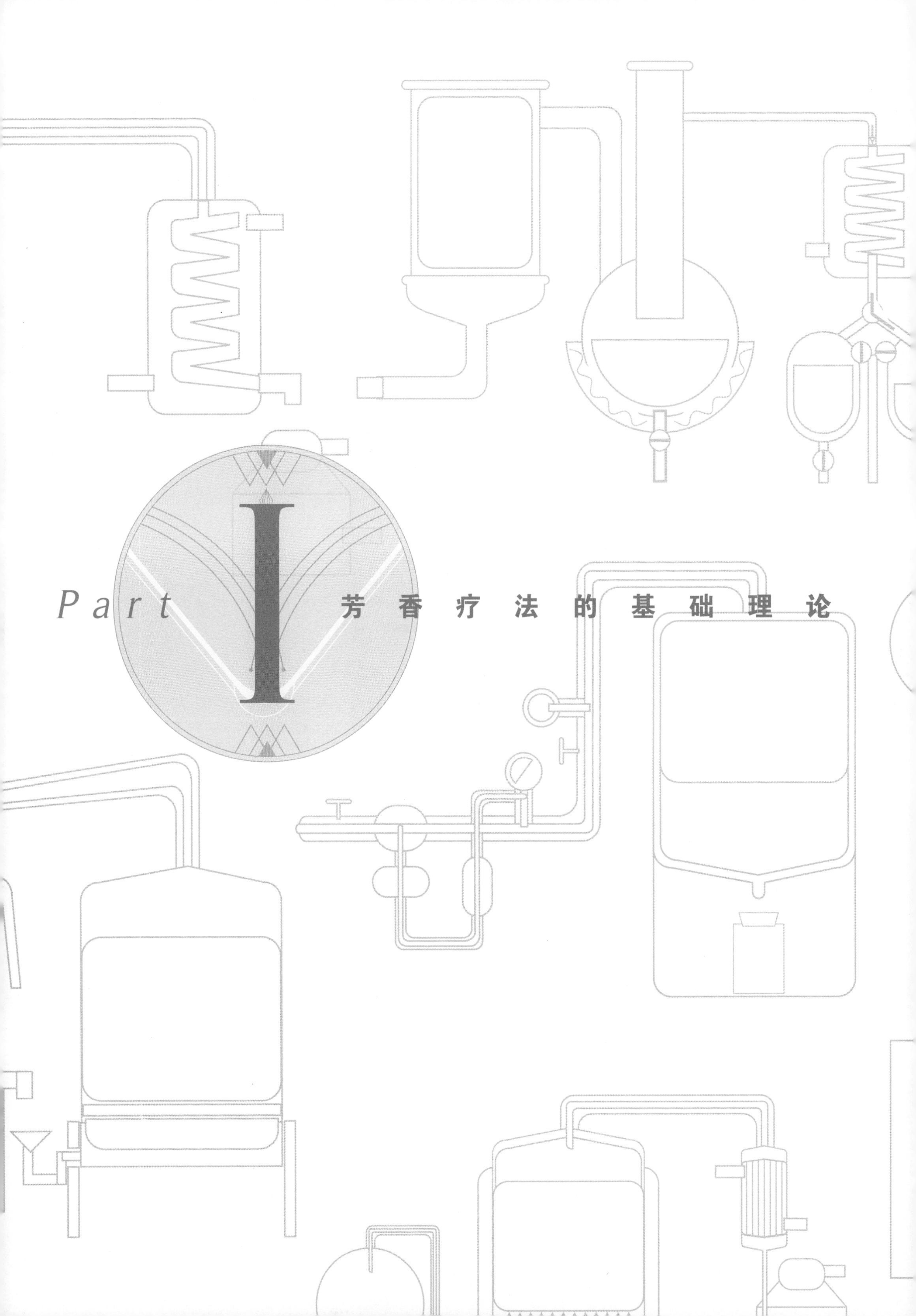

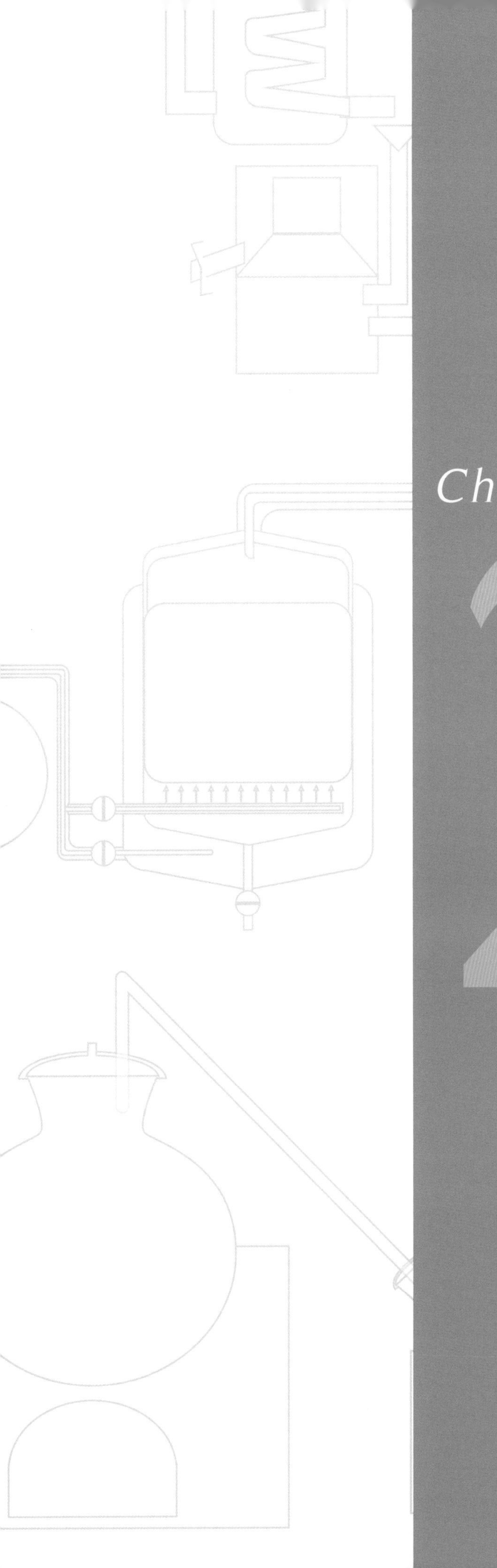

Chapter 2 精油的形成

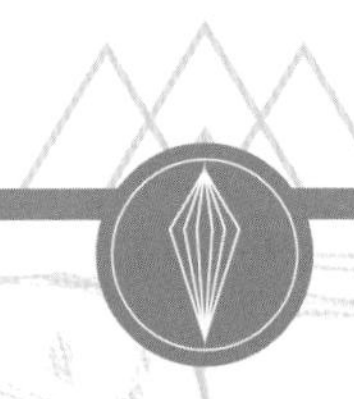

2-1 精油从何而来？

“精油”的定义是：借由人为萃取方式所得到的植物精质。精质，是植物的分泌细胞经光合作用后，借由各种酵素转化而来的多样化芳香分子。

以化学的角度来看，植物会借由三大路径将天地间的“电磁能量”转化成精油：1. 莽草酸途径（shikimic acid pathway）；2. 多聚酮途径（polyketide pathway）；3. 甲羟戊酸途径（mevalonic acid pathway），转化的过程从右图可以看得很清楚。

所以在使用精油的时候，不仅能感受到生物化学所带来的实质疗效，也能充分感受到能量的影响与情绪的改善。

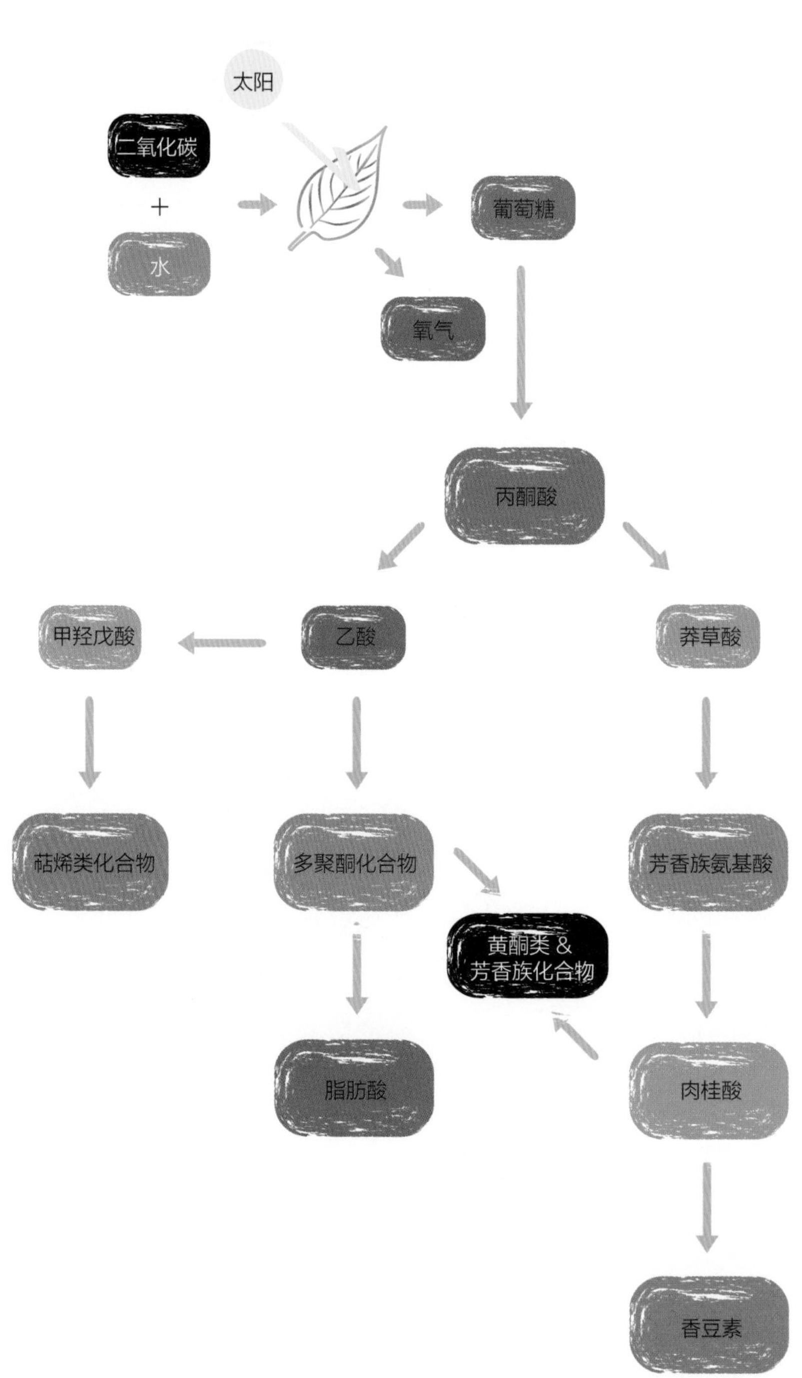

参考：Torssell, K.B.G. "Natural Product Chemistry: Mechanistic and Biosynthetic Approach to Secondary Metabolism," John Wiley & Sons, 1983.

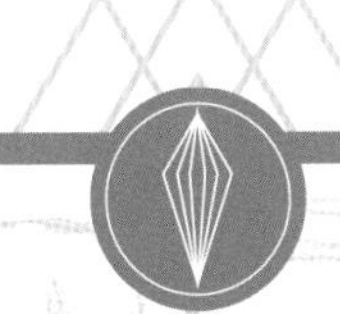

2-2 植物为何要制造精油?

阳光、空气、水，孕育出这颗星球上的生命，也使植物产生了精油。从前述的芳疗历史可以知道，精油的发现也算是西方炼金术的奇迹。古人在炼金过程中萃取出植物的芳香物质，他们相信一株植物必定是受到日月、星辰、地球的运行、潮汐、土壤、雨水，这些环环相扣的能量，才能转化出这样具有魔法特性的神秘精华，可说是大自然的恩赐。

进入 20 世纪后，新时代科技取代传统思想。通过科学研究发现，植物经过几亿年的演化，发展出精油这样类似人类血液的物质，当然不是为了给人类使用，而是为了让自己能更好地生存在地球上，只不过这些精油在帮助植物产生一定的生理功效时，恰好也能带给人类相似的作用。以下为植物精油的主要功能：

1. 帮助生长与代谢

精油分子小，可以穿透植物组织加速氧气、养分的运输，以及废物代谢。

2. 调节激素（荷尔蒙）

植物的各种生长表现和开花都靠激素的作用，激素的量过多过少皆会造成危害。而精油是传讯物质，能帮助植物体降低过多的激素、提高过少的激素，维持平衡状态。

3. 对抗病毒、细菌、霉菌

精油能阻止有害的病原增生，却不会杀死益菌，而且植物每年会根据环境气候变化，改变精油的成分比例，让细菌无法对其产生抗药性。

4. 对抗紫外线伤害、盐害

紫外线是放射线的一种，容易让细胞恶质化，进而引发癌症或产生变异。精油当中的一些分子会锁住紫外线，不让细胞受到这种放射物质的伤害，或是能将伤害降到最低。另外有些精油成分，可让生长在海边的植物避免因为盐分过高而散失水分，是很好的保湿物质。

5. 在森林大火中存活

富含挥发性精油，可让火迅速点燃，变成大火，依照火往上烧的特性，靠近地面的植株、根部和地上种子就能存活，等火灭之后再次重生。

6. 帮助受损部位愈合

精油会流向伤口部位，让伤口迅速凝结，预防感染。

7. 吸引虫媒、鸟媒协助授粉

费洛蒙效应，让动物喜欢靠近，以便将花粉传到更远的地方。

8. 驱除有害的虫类、动物

某些成分的气味让虫蚁、其他动物都不喜欢靠近，借此避免被吃掉。

9. 发出警讯

某些成分具有一定的毒性，是为了避免其他植物入侵地盘，也可以避免被 动物吃掉。

10. 与同类沟通

精油像是传讯密码，让同类型植物互相沟通，一片森林中如果有一棵树木被砍掉，其他树木就会发出不同以往的精油气味，将此讯息传递出去。

以上这些精油功能都是植物数亿年来的演化结晶，而人类也能善用在自己身上，帮助身心恢复到喜悦平衡的境界。从植物精油的存在可以佐证，地球上的生命应该要互相扶持、互相成长的。

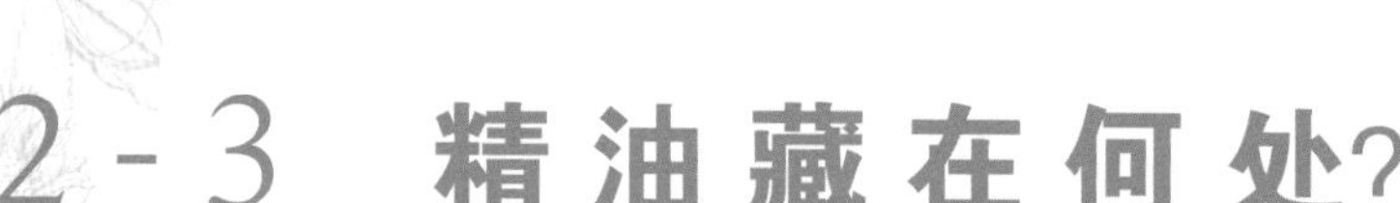

2-3 精油藏在何处？

植物产生精油后，会依据植物本身特性的不同，即科属的不同，而把精油贮存在以下六种不同的部位：

表皮腺毛

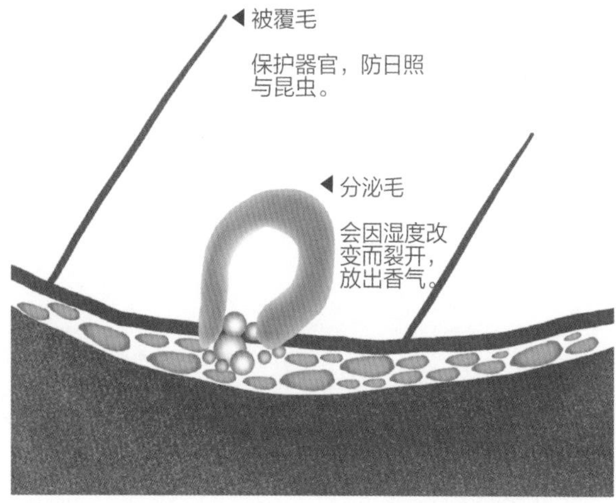

这类植物的表面（叶、茎或花）有许多细小的毛，其中“被覆毛”具有保护作用，“分泌毛”则专门分泌与储存芳香精质。从示意图可以看到，分泌毛上有圆圆的油囊，当人的手轻轻触碰，油囊就会破裂，释放出芳香分子，所以这类植物很容易萃取出精油。唇形科、菊科、马鞭草科、牻牛儿科多属于此类。

离生腺囊

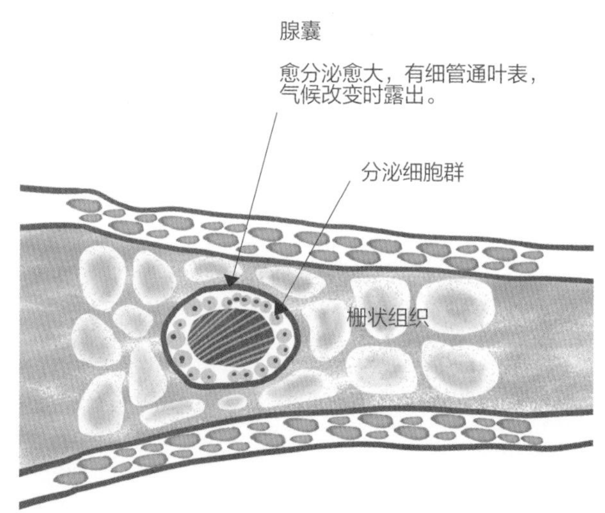

这类植物的油囊是藏在叶片中，所谓“离生”是指油囊与油囊都是被组织分隔开来的。以示意图为例，中间的圆形空腔就是精油所在处。所以拿到这类植物的叶片时，必须撕揉开来才能闻到精油气味，萃取难度比表皮腺毛型高一些。桃金娘科、金丝桃科多属于此类。

离破生腺囊

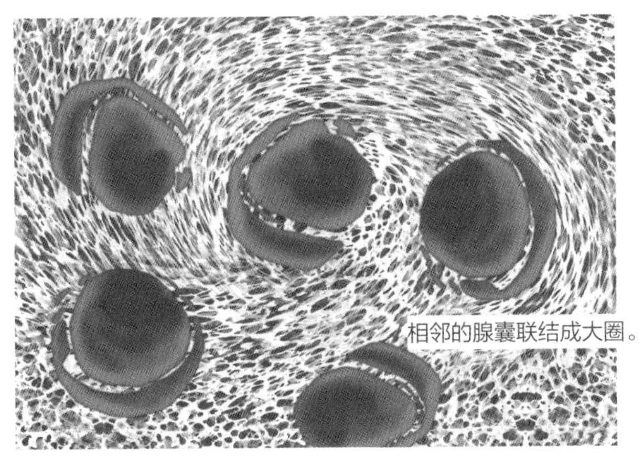

这类植物的精油分泌愈多，油囊就会涨大到与隔壁的油囊联结。在这幅甜橙皮的示意图中，每个大圈都是好几个油囊打破界线融合在一起。柑橘果皮有无数个大圈，用肉眼就能看到，稍微挤压就可以喷出精油，故为最容易取得精油的植物。芸香科柑橘属的果皮属于此类。

离生腺道

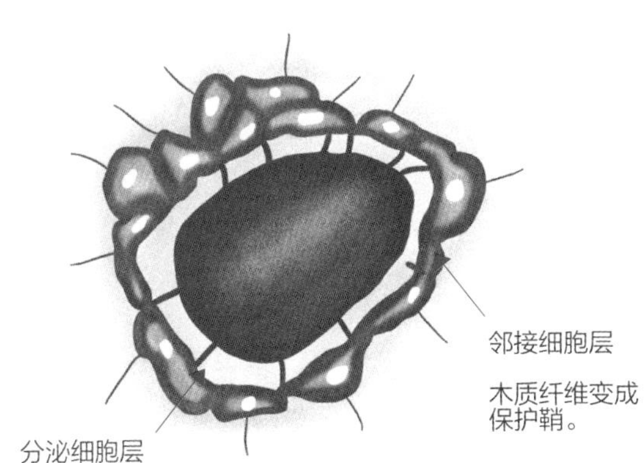

这类植物的精油，是通过体内的油管来输送。从上方示意图，可以看到管状结构外围十分坚固，萃油难度高，通常需要较久的时间以及高压才能将精油萃取出来。松科、柏科、橄榄科、漆树科、菊科、伞形科植物多属于此类。

油细胞

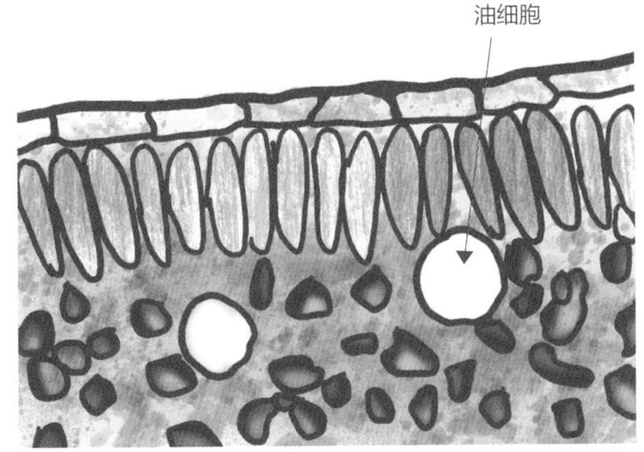

参见示意图，这类植物的精油是储存在植物体的油细胞中，像是禾本科、木兰科、胡椒科、樟科、败酱草科皆属于此类。

表皮细胞

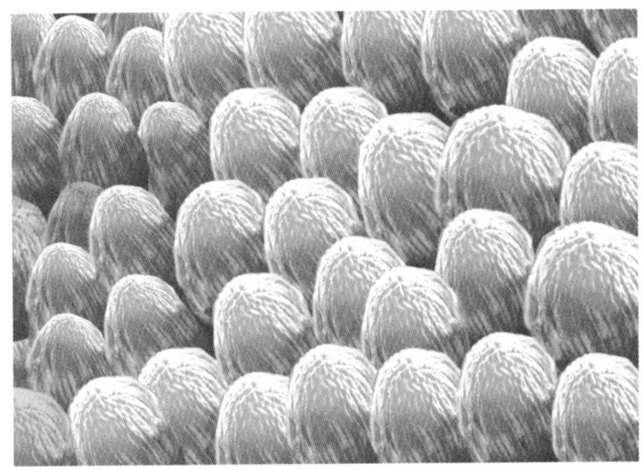

这是玫瑰花瓣表面的显微示意图，宛如连续的小山丘，但从图中你看不到任何的油点，实际上它的表面覆盖了一层稀薄的油，是从表皮细胞渗透出来的，由于太稀薄了，所以萃取困难度居冠。花朵类精油多半是这种形式，因此非常珍贵。

参考：Microscopix Publications "Secretory structures of aromatic and medicinal plants," Katerina P.Svoboda & Andrew D.Syred, 2000.

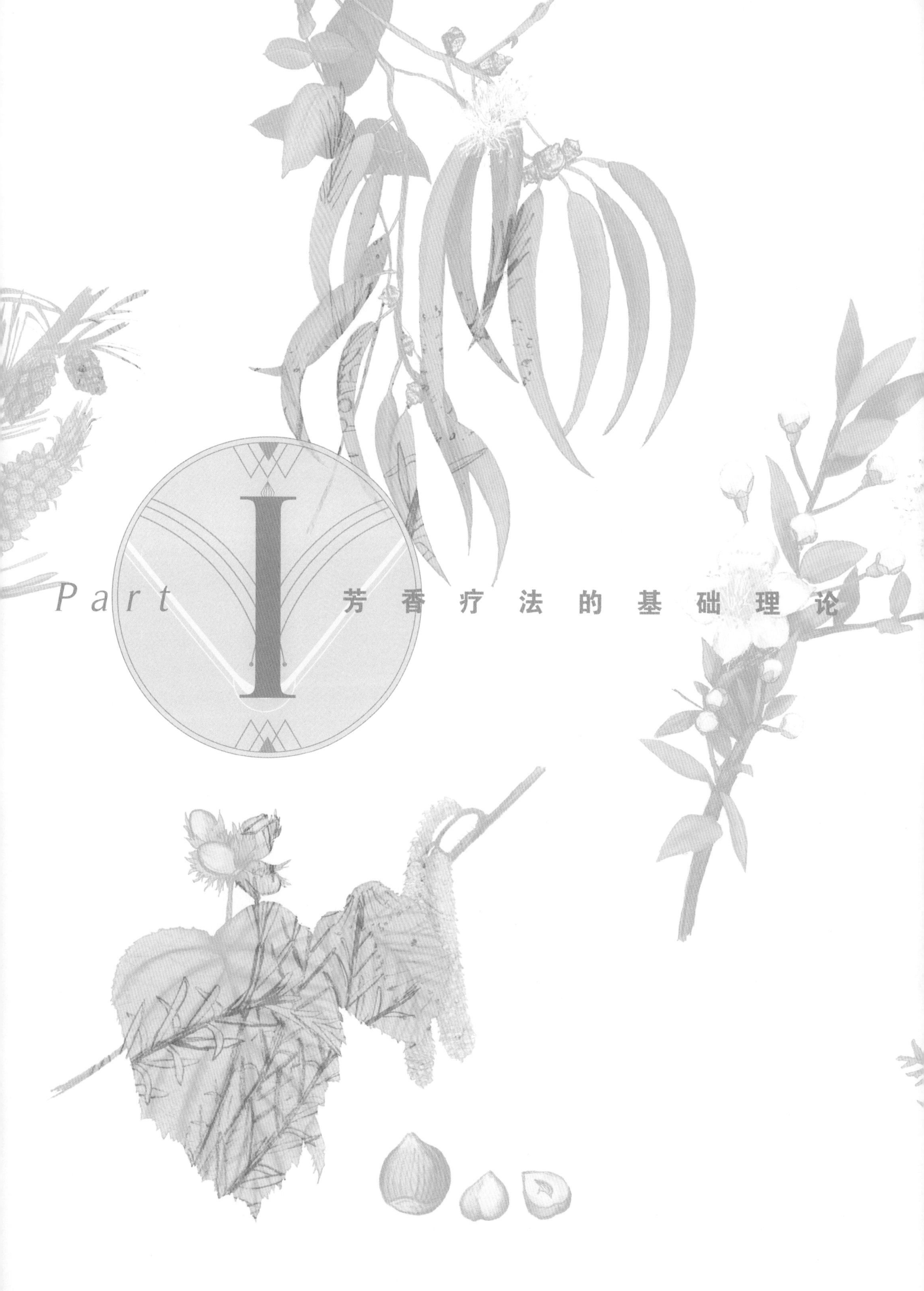

Part I 芳香疗法的基础理论

Chapter 3 精油的萃取

从前述可知，精油都藏在植物的油囊或油管中，因此想要将这些芳香分子提炼出来，必定得花些工夫。而不同的萃取方式，所萃取出来的精油纯度、有效成分、香气也会不同，也就造成后端精油价格的极大差异。以下是从古至今发展出的各种精油萃取方法。

3-1 压榨法 Cold Pressing

压榨法最常被使用在芸香科柑橘属的植物上，因为此类植物的精油多存在于果皮，很轻易就能取得。主要还分成以下四种方法：

海绵吸取法

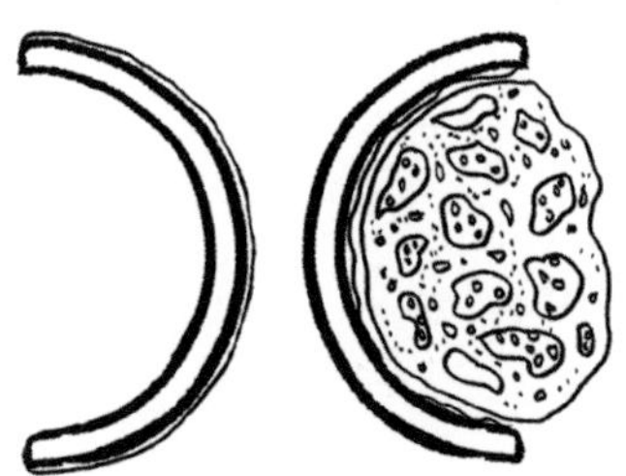

▲橘皮的黄色表面　▲反折橘皮让海绵吸附精油

此为旧时的做法，从上方图示就能窥见制作的过程：把柑橘果实切开，去除果肉后浸泡在温水中，待果皮柔软后风干，再反过来包覆住海绵用力压榨，等海绵吸饱精油，再将海绵吸附的油挤压出来过滤。由于此类做法实在太耗费人工，目前已很少见。

碗刺法

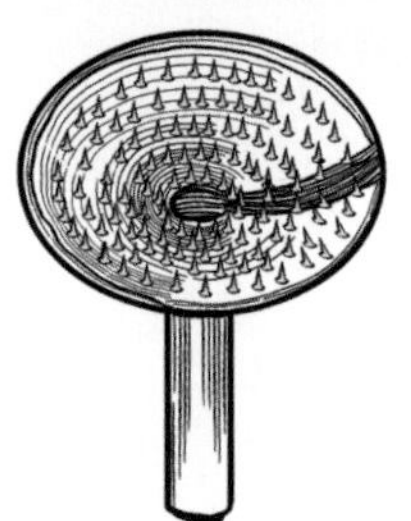

这个方法也是古法，是利用一个充满尖刺的磨盘，将果实丢在磨盘中旋转，尖刺会将油囊刺破继而释放出精油，再从磨盘中间的管道收集精油后过滤即可。

远心分离法

为现代的压榨方式，最常用在单价高的佛手柑精油中，可以获得质量相当精纯的精油。大体上分成四大流程：

1. 清洗：将果实表面杂质污物洗净。
2. 磨油：将果实放上磨盘，借由高速转动使磨盘的刺刺破果皮，流出精油。同时喷水将油冲洗下来，流入接收槽内。
3. 过滤及分离：将果汁和精油的混合液，通过筛滤机过滤后，送入离心机中分离出精油。
4. 精制：由于分离出的精油中含有少量水分和杂质，需在 5 ～ 8℃的冰库中静置 5 ～ 7 天，让杂质下沉，再用虹吸管吸出上层精纯清油。

经济法—果汁副产品

简单地说，就是从大量生产果汁的工序中，将上层精油分离而得。这个方法制作出来的精油可能含有水分，因此价格特别便宜，也特别容易变质，多半会出现在甜橙精油、柠檬精油这种果汁经济价值高的精油中。

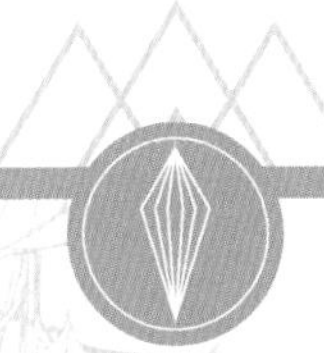

3-2 蒸馏法 Steam Distillation

这是最常见的精油萃取方式，而精油质量的好坏取决于蒸馏技术和蒸馏方式。一般而言，高质量精油多用低压蒸馏，如此能获得最佳的有效成分与香气，但很可惜的是，这么一来萃取量就会降低。如果商家希望能迅速获利，会使用高压蒸馏来取得大量但气味不佳、功效不彰的廉价精油。

蒸馏法的历史也与炼金术有关。中古世纪的术士认为，蒸馏法结合了风、水、地、火、星相等神秘元素，能将植物的精魂提炼升华出来，于是虽然植物物质层面的生命已消逝，却获得更高层次的能量提升。因此使用蒸馏法萃取出来的精油，往往在心灵层面、能量层面的效用更大，也对人类灵魂的提升有帮助。蒸馏法主要分成以下几种蒸馏方式：

蒸气蒸馏法

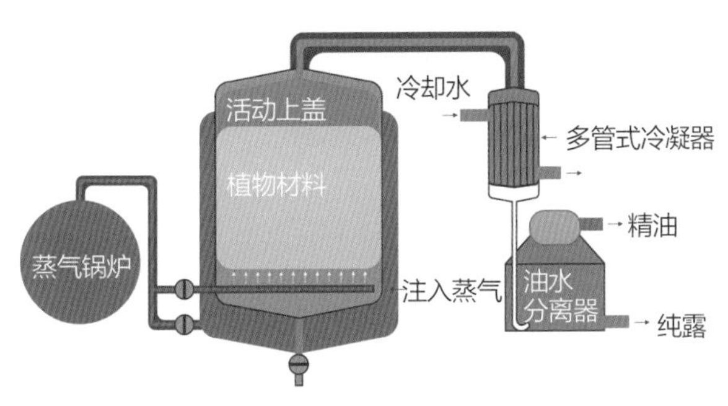

水蒸气向上穿透筛架上的植物，会将植物中的精油萃取出来并且带走，到达冷凝管，蒸气会降温变回水。而精油和水不太相溶且有比重上的差异，因此在收集槽中，精油会集结在上方，通过分离器得到精油，而下方的水就是纯露。这是最常见的蒸馏法，由于高温下能蒸馏出最大量的精油，因此多半运用于叶片类等较耐高温的植物。例如薰衣草精油即适用此蒸馏法，能保存住关键成分乙酸沉香酯的完整性，而不会因为蒸馏时间过长分解为乙酸与沉香醇。依兰精油也适用于此蒸馏方式。

水蒸馏法

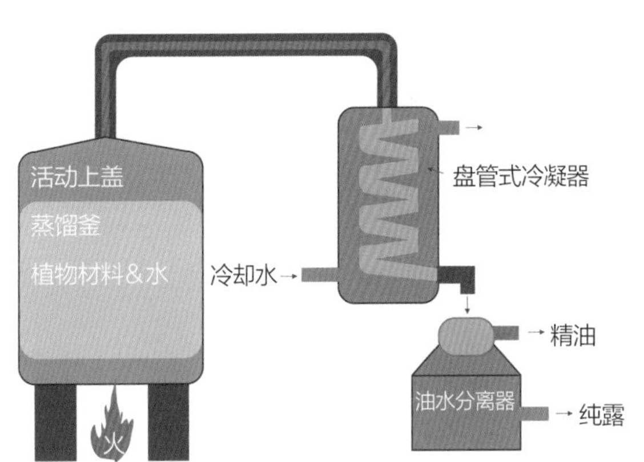

把植物和水一起熬煮，形成芳香水蒸气，再冷凝之后取得精油和纯露。这种方式的温度通常低于100℃，因为温度、压力都较低，因此适合用来萃取某些花朵类的精油，特别是所产生的纯露市场需求量大的，譬如玫瑰、橙花。不过这种蒸馏方式非常缓慢，不适合酯类含量高的精油，因为酯类在长时间加热过程中会变化成醇、酸，像是薰衣草就不会用这个方式萃取。

循环水蒸馏法

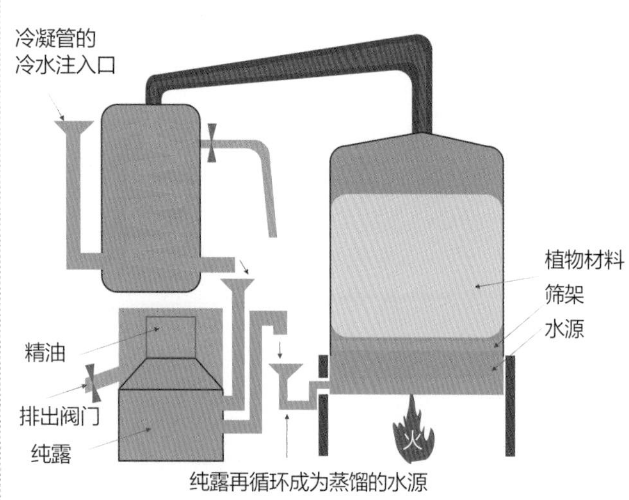

专门用于昂贵花香类的萃取法。做法上分三个阶段，而花与水的比例为 1:5，譬如取 500 千克阴干的玫瑰花瓣，兑 2500 千克的水。

第一阶段：慢慢蒸馏 4 小时，可得 1/3 量的玫瑰精油。
第二阶段：继续蒸馏 2 小时，再得 1/3 量。
第三阶段：加入前两阶段蒸馏所产生的玫瑰纯露，再蒸馏 2 ~ 3 小时。

因为纯露中含有芳香分子，循环蒸馏可凝聚分子而提高精油产量。

渗透蒸馏法

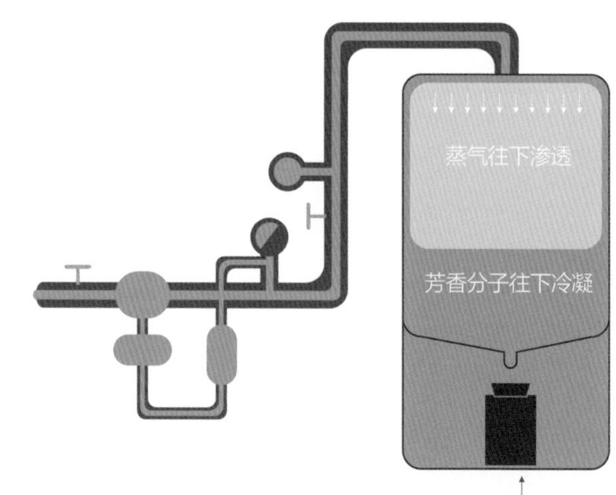

这是一种从蒸气蒸馏法衍变而来的技术，不同的是改变蒸气的行进方向。原本热蒸气是自然上升的，却通过压力迫使它从上往下压，于是蒸气会慢慢渗透植物体，带着精油分子往下冷凝聚集。

这种方式多半使用在一些特别难萃取精油的根部、木质类植物（如岩兰草），因为压力能促使细胞壁破裂并且释放精油，由于使用的蒸气较少、流动速度较慢，能让植物体均匀渗透受热，故精油成分的完整性佳，质量好，但因技术与成本较高，萃取时间与萃取率皆受影响，目前并不普及。

印度 ATTAR 蒸馏法

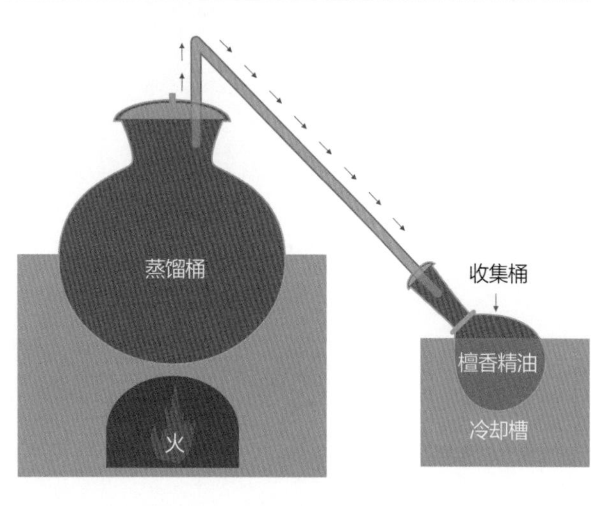

这是印度特有的蒸馏古法，利用檀香来抓住珍贵香气。将 4 ~ 50 千克的花瓣，加入水或纯露后放入蒸馏桶中加热，冷却槽中的收集桶则先注入 5 千克檀香精油，约蒸馏 10 ~ 12 小时。如何得知蒸馏桶中的水够不够，以及蒸馏多久能使檀香精油吸收到最大量的花朵香气，完全取决于制作师傅的经验，因此这是一种非常耗费心神与人力的萃取技术，目前只有在印度采用。这方法的优点是它能收集到细腻的花香，但缺点是不管哪一种花香都有檀香的底味。“Attar”这个专有名词，既是指这种特殊的蒸馏方法，同时也指所萃取出来的产物。

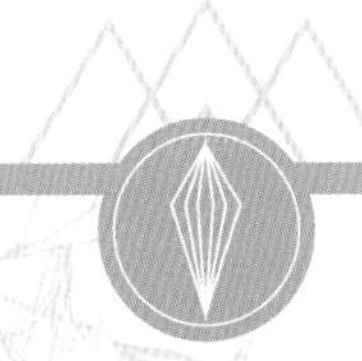

3-3 脂吸法 Enfleurage

这是萃取花朵类精油最古老的方式，也是溶剂萃取法的前身，目前仅剩法国格拉斯（Grasse）用此技术生产香水和香膏。工人们先将细致花朵，如玫瑰、茉莉、橙花、紫罗兰等的花瓣，放在沾满了凝结油脂的玻璃板上，这个油脂的选择可以是动物油脂（易取得但是要先去味），也可以是植物油脂（以沾满橄榄油或荷荷芭油的棉布取代）。当花瓣的香气被油脂吸取后，就换新一批花瓣，如此重复，直到油脂吸饱了香气，再取出油脂去除杂质，并且用酒精冲洗，当酒精挥发之后就能获得纯净的“脂吸原精”（enfleurage absolute）。

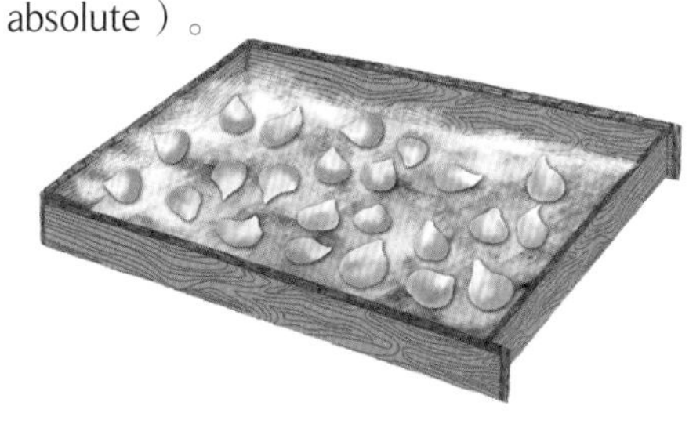

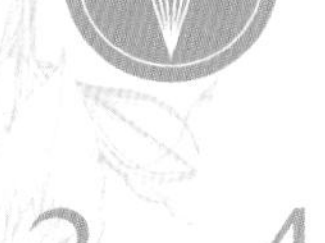

3-4 溶剂萃取法 Solvent Extraction

细致花朵类并不适合使用蒸馏法萃取精油，因为花香成分遇到高温高压易被破坏，这时候就会采用溶剂萃取法。

使用的溶剂，陆续从19世纪用的石油醚换成甲苯、丙酮，最后改为液态己烷。己烷所溶解出来的物质包含精油以及非挥发性成分（蜡质、植物色素等），此一粗萃物经过减压蒸馏，可分离出溶剂（能回收再利用），剩下一种含蜡质的软泥称为“凝香体”（concretes），接着使用酒精萃取凝香体，去除植物蜡与杂质，再将酒精挥发之后得到“原精”（absolute）。

由于液态溶剂较不会破坏细致的香气，也含有大分子成分，因此原精非常接近原植物香气，只是不管再怎么纯化，原精中仍会残留约1%的溶剂，所以不适合口服，且增加了原精对人类肌肤的致敏性。

溶剂萃取法常运用在：1. 树脂类精油：由于树脂本来就是固体，有效成分又多半是较大分子物质，因此使用不同溶剂（苯、己烷、乙醇）去萃取出有效成分，这样获得的萃取物叫作树脂原精（tesinoid）。2.花朵类精油。

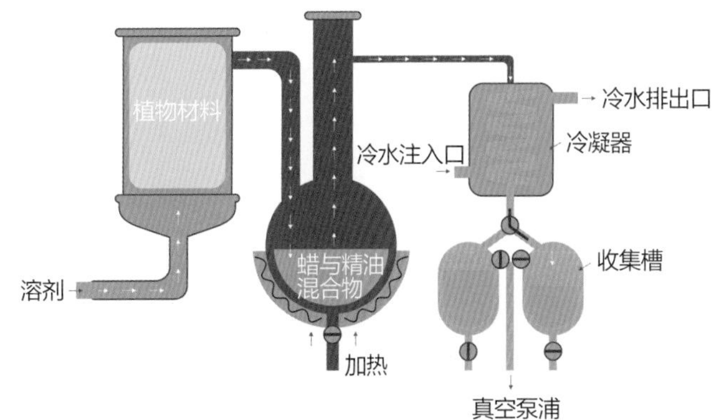

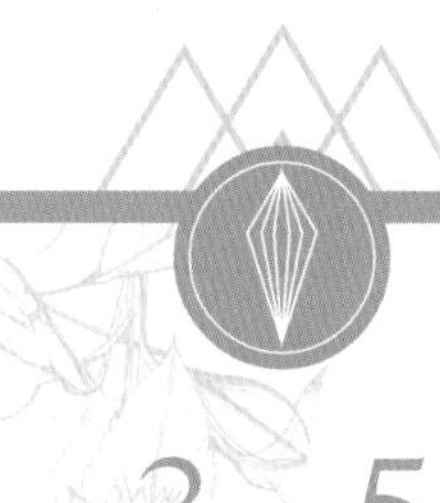

3-5 超临界二氧化碳萃取法 Carbon Dioxide Extraction

这种萃取法改善了溶剂萃取法的某些缺点，做法是把原本的溶剂更换为二氧化碳超临界流体。

何谓超临界流体？从下方图示可知，二氧化碳在中温、高压下会达到一个临界点（critical point），当温度和压力突破临界点后，二氧化碳会以一种气液不分的形态出现，就称之为超临界流体。二氧化碳在转变为超临界流体后，变成具有高度溶解能力的溶媒，因而能够萃取精油及其他成分，而溶解力会随着压力及温度而有所不同。

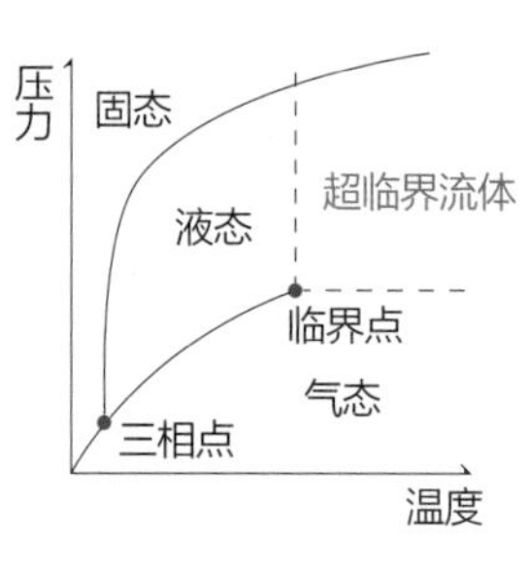

实际做法是先把植物放在密闭高压反应槽中，使用二氧化碳超临界流体萃取植物原料，就能带出芳香分子，再把压力降低让二氧化碳变回气体后自然消散在空气中，就能得到完全没有溶剂残留的精油。

应用超临界流体可轻易萃取出所需成分（酯类、大分子），但是由于工序上的必然损失，低沸点成分（如单萜烯类）萃取率反而较溶剂萃取法低。

相较于蒸馏法，这种方式萃取出的精油，生理疗效很不错，因为它能把植物的多种成分（包括大、小分子）一次萃取出来，也没有溶剂残留和萃取物受热破坏等缺点。譬如对于蒸馏法较难取得的树脂类精油来说，这个方法非常好，能获得四萜以上的成分。然而少了蒸馏法所经历之水与火的淬炼，在心理与能量疗效方面却稍有不足。像是德国洋甘菊中原本不含母菊天蓝烃，需经水蒸馏过程才会转化出母菊天蓝烃，此即为超临界二氧化碳萃取法无法获得的效果。

由于这种方法所需设备非常昂贵，消耗的能源也极大，因此萃取出来的精油，单价比蒸馏法高，但是萃取出的油量比溶剂法更多。因此在成本计算上，若是能有更大的销售市场，利用这种方法萃取精油应该可以将单价降至更低。

适合使用此方法萃取的精油包括：

1. 对热敏感的花香（如茉莉）。
2. 想获得大分子成分（如乳香）。

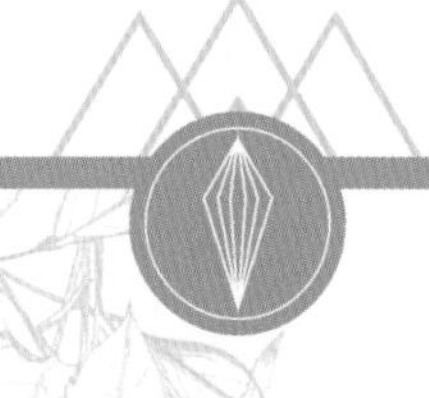

3-6 超声波萃取法 Ultrasonic Extraction

新兴辅助萃取方法，是应用高强度、高能量的超声波，提高传统溶剂萃取法的效率。已有许多研究显示运用此法，可从鼠尾草、蛇麻草、樟树……中萃取出各种生物碱、类黄醇、聚醣类和精油等具有生物活性的物质。

超声波辅助萃取能改进传统溶剂萃取的缺点，缩短时间和减少溶剂使用量，提高生产率并减少因温度所造成的热损失，可避免低沸点物质的挥发及生物活性物质的失活。这个辅助法在科技发达国家已应用在商业用途，以提供更高质量的原精。

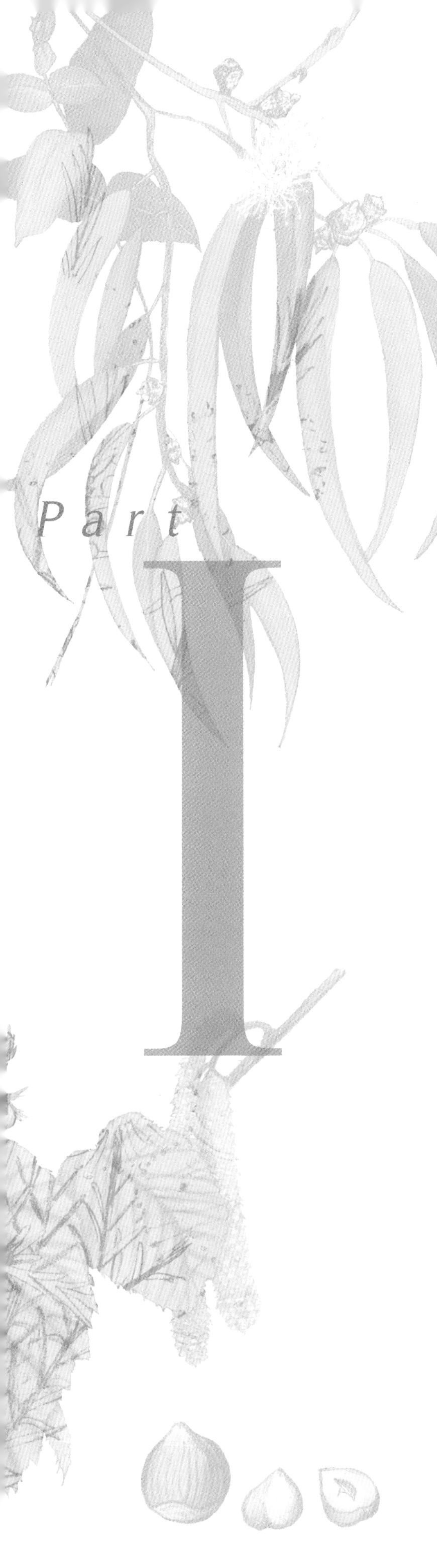

Part I

Chapter 4

精油的两把钥匙之一：植物科属

属名（名词）+ 种名（形容词）= 学名

什么是植物科属？简单说就是这个植物是来自哪一个家族，如同中国人有宗祠、族谱，植物也有自己的家族背景，形成它们的学名。

学名又可以说是一个植物的“真名”，举例来说，自古以来“柚子”的名称就有很多种，《列子》记载“吴、楚之国，有大木焉，其名为櫾”；《本草纲目》称之为“香栾”、“朱栾”；台湾《闽产录异》称之为“文旦”，也就是说櫾、栾、文旦、柚都是指同一种植物，这就是俗名。俗名依照各地文化不同而有变化，但是真名（学名）则只有一个。

而学名的产生，源自瑞典自然学家林奈（Carl von Linné, 1707 — 1778），因经历大航海时代新物种的发现，而感到俗名容易造成混淆，很可能两个科学家发现的物种是相同的，却不同名称。因此他在1753年发表《植物种志》（*Species Plantarum*），将所有生物都采用双名法命名，也就是：

以大家最熟悉的真正薰衣草（Lavandula angustifolia）为例：

Lavandula	angustifolia
薰衣草属，也就是薰衣草家族，从拉丁字根“Lavare”（原意为清濯）而来。	狭叶的样子。

所以真正薰衣草又称作狭叶薰衣草。那么坊间买到的Lavandula officinalis、Lavandula vera为什么也是真正薰衣草呢？拆解一下学名，“officinalis”意思是药用的、“vera”意思是真正的，当初林奈在整理学名的时候，真正薰衣草这种植物被交了三份报告，后来林奈才发现这三个所指的都是同一种薰衣草。但是Lavandula angustifolia这个学名被定义的时间最早，因此现在精油多以此作为主要学名。

随着时代和农业的进步，这种双名法有点不敷使用，因此变种或是新品种植物，会在种名后面再加上一些字，以波旁天竺葵为例：

Pelargonium	graveolens	var.	Bourbon
天竺葵属	气味重的	变种	来自波旁岛（现称留尼汪岛）

当某个品种发生细微变化后，我们为了更精细地区分出它们的不同，会多添加一些辅助性文字，例如发现者的名字等来作说明。

辅助性文字	意义	案例	说明
var.	变种	Ocimum basilicum var. citriodorum	有柠檬香味的变种罗勒（柠檬罗勒）。
spp.	家族总称 若一种植物只能鉴定到属，但是属之下不止一个物种时，就在后方加 spp.。	Citrus spp.	柑橘属。
x	杂交种	Mentha × Piperita	胡椒薄荷是绿薄荷和水薄荷的杂交品种。
cv.	人工栽培种	Lavandula angustifolia cv. Mailette	梅耶是扦插培育出来的真正薰衣草。
ct.	化学形态种	Rosmarinus officinalis ct. verbenone	马鞭草酮成分为主的（药用）迷迭香。
大写字母缩写	发现者的姓氏	Pinus sylvestris L.	林奈发现的欧洲赤松。

【亚种 · 变种 · 变型】

植物分类的“种”之下，还有一些次层级，常见的有亚种、变种、变型三类，在意义上有时容易搞混，以下大概说明三者之间的差异。

亚种（subspecies，缩写 subsp.）：因为地域、生态或季节上的隔离，而形成有独立演化倾向的个体群。

变种（variety，缩写 var.）：相同分布区的相同物种，经过多代繁殖后导致具有可稳定遗传的一些细微差异，例如只有叶色、花色、株形的较小变异。也就是说，亚种的差异比变种大。

变型（form，缩写 f.）：分布没有规律，仅有微小的形态学差异的相同物种的不同个体，例如只有花期不同或叶型不同的微小差异。所以变型的差异比变种更小，或许只有 1 个特征差异而已。

有时会省略这些次层级的缩写，让学名看起来像是直接在双名后面再加一名，例如科西嘉松（Pinus nigra laricio），就是黑松（Pinus nigra）的一个亚种。

至于品种或栽培种（cultivar，缩写 cv.），并不是植物分类学中的分类单位，而是把人类培育或发现的有经济价值的一些变异（例如颜色、大小、口感等），列为不同的品种或栽培种，像水果就经常如此。

认识了学名，就等于认识了这个植物真正的名字，也能分辨出它与其他植物之间的亲属关系。故单方精油中最重要的标示，就是学名必须清楚。以下介绍精油中常见的十五大植物科别。

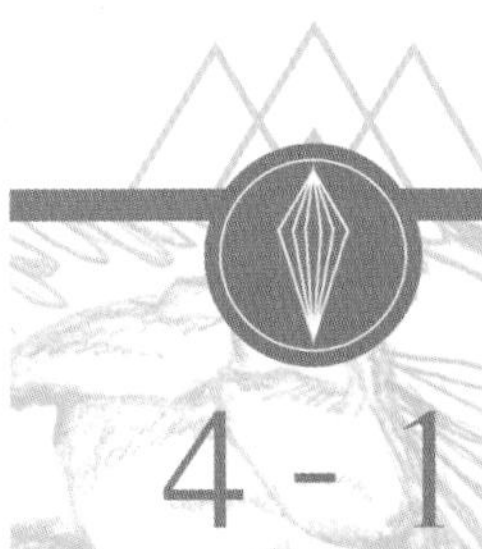

4-1 松科 Pinaceae

松科植物的历史非常悠久，可以上推到石炭纪晚期（约2.9 亿年前）。《诗经 · 小雅 · 斯干篇》中提到："秩秩斯干，幽幽南山。如竹苞矣，如松茂矣。"可以看出松科茂盛长寿又超脱飞升的意象。而"松"这个字拆开来，分别是左边的"木"和右边的"公"，即意指长得像"公"这种形状的树木。

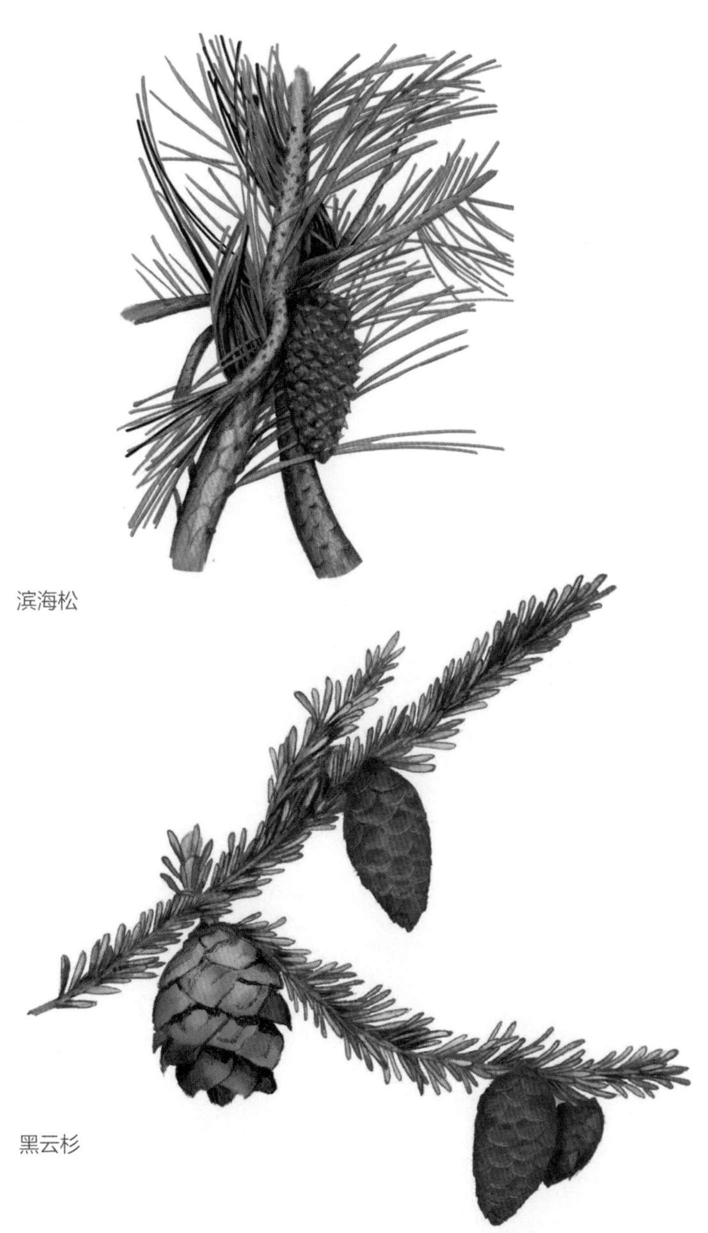

滨海松

黑云杉

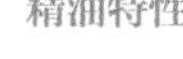

精油特性

- 松科植物生长在温带以北，有细长的针叶、塔状鳞片球果，能耐酷寒，少数几种也能熬过森林大火的威胁，把种子散布到更远的地方，故萃取出的精油能加强耐力。
- 挺立的阳性能量，带有些许霸气，能提升肾上腺素，让人具有抗压、对抗的能力，给予硬挺起来的能量。
- 植物体非常高大，最高的道格拉斯杉可以长到 60 米（约 20 层楼）高，因此具有高瞻远瞩的眼光，精油能提升心灵的高度，超脱凡间的思维。
- 松科植物树龄长，呼应出精油的效果也较温和缓慢，有时得每天使用长达六个月以上才能看到渐进效果。
- 刺激性小，可长期使用，适合婴幼儿、老人、病重者等脆弱体质使用。
- 可创造出森林浴的空间，具有顺畅呼吸的功效，能缓慢且有效地对抗呼吸道发炎，如支气管炎、气喘、咳嗽。
- 能长效止痛消炎，适合处理慢性关节炎等各种慢性发炎。

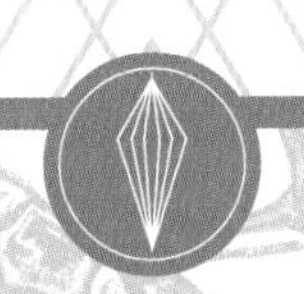

4-2 柏科 Cupressaceae

与松科同属裸子植物门，是数量上仅次于松科的高大树种。虽然也是针状叶，但细看可以发现鳞片结构，因此触摸起来不扎手，而球果外形也较圆。松科偏爱生活在北半球，而柏科在南北半球的分布同样均匀，是相当能适应环境的树种。由于木材质地硬，又有特殊香气，多半被砍下作为宫殿、寺庙建材，而有逐渐濒临绝种的趋势。

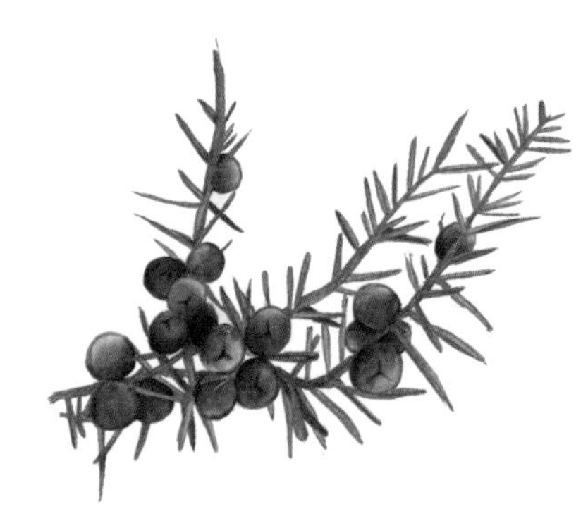

杜松

精油特性

- 成分特殊，有许多独特的倍半萜烯类，使得气味比松科更为稳重，有亘古的宗庙感，适合在冥想、打坐、禅定等与内在沟通的时候使用。
- 具有水样的流动性，能促进身体内部的水分循环，因此具有帮助肾脏净化、消除水肿等功效，能增加排尿次数，让水溶性毒素排出体外。
- 收敛性强，能短时间让毛孔、肌肤收敛紧致。
- 高大长寿的古老树种，气味仿佛能穿透不同空间，让思考更深远有智慧。
- 具有净化特质，借由熏香能清除空间中的负面分子、情绪、能量和脏污。

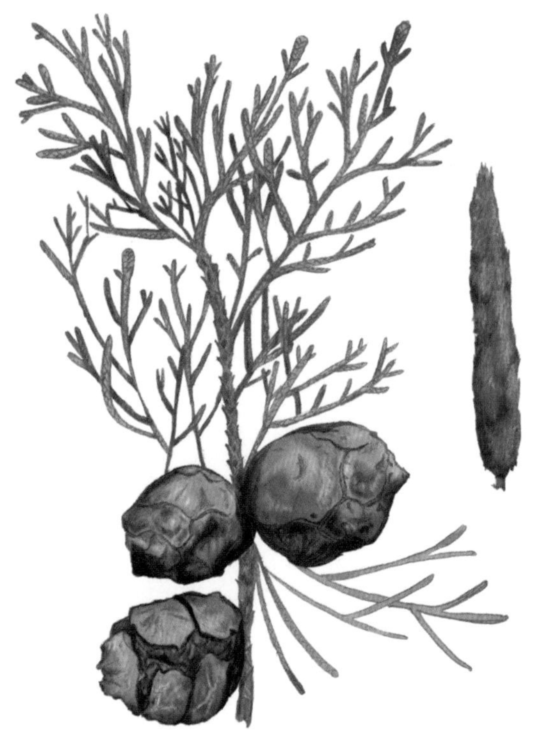

丝柏

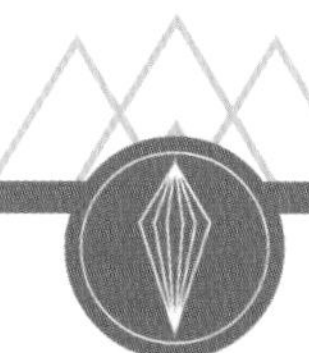

4-3 橄榄科 Burseraceae

割开树皮后会流出树脂，是橄榄科的一大特色。外形扭曲，具有沧桑的历史感，似乎承受了许多苦难，而给人坚忍的形象。喜欢生长在干旱的砂质土中。树脂具有特殊香气，焚烧后特别有超凡入圣的感受，常被使用在宗教仪式上，被认为是能打开第六、第七脉轮*的灵性科属。

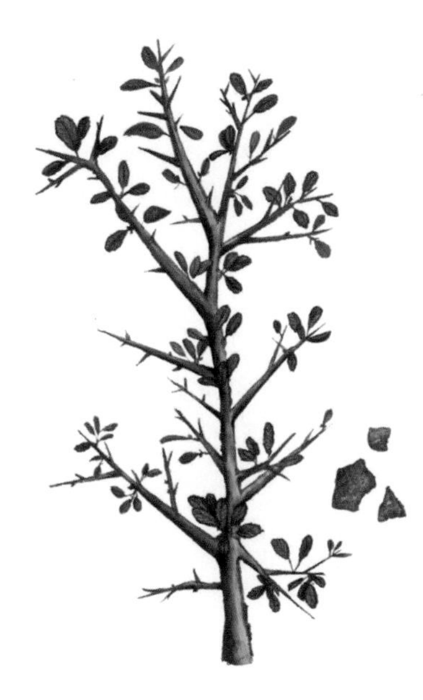

没药

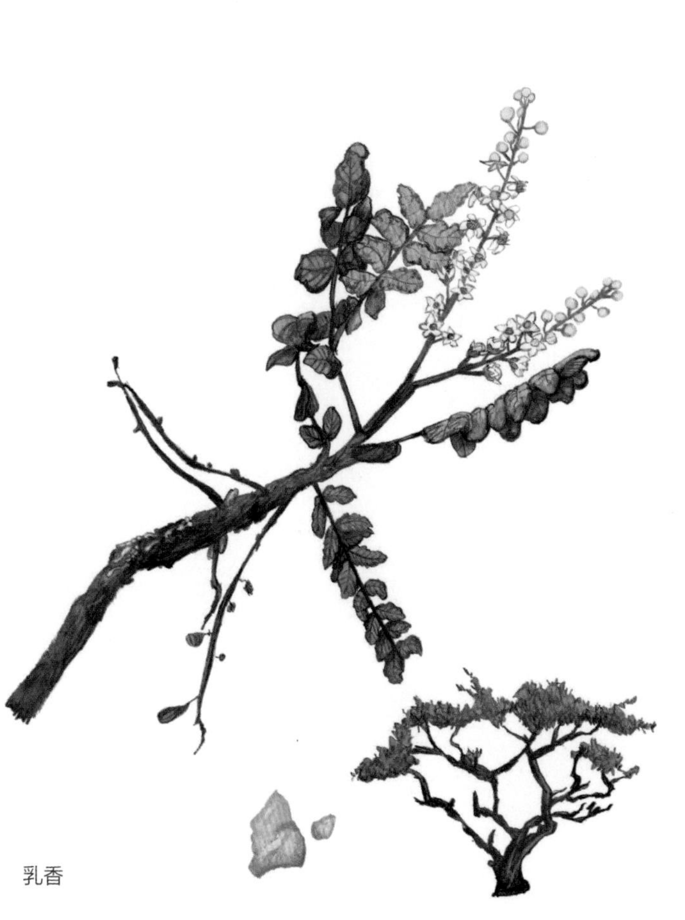

乳香

精油特性

- 有特殊的酸类成分，亲肤性极高。
- 愈合伤口能力特强，尤其能抗皱活肤，是制作回春用油的必备品。
- 循环活血，能消散黑眼圈、瘀血、血肿。
- 促进呼吸顺畅，特别是止咳功能强大。
- 提升灵性，使用后可能有做噩梦或是引梦等潜意识开发状况。
- 抗菌消炎，特别是伤口所造成的发炎。

* 印度传统医学阿输吠陀对人体能量的理论，详见第 101 页的 COLUMN 1。

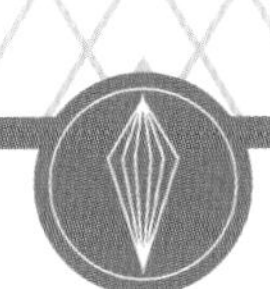

4-4 樟科 Lauraceae

樟科植物的特色在于它的叶片，虽然是高大树木却有着迷人的香甜气息，常用来入菜，给人节庆的气氛。樟科的叶片新生时幼嫩可口，但是老成之后会皮革化，变得又韧又辛辣，萃取出来的精油很适合给“我就是这么直”的人使用。此外，部分樟科植物叶片有明显的“三出脉”特征*，肉桂即为一例。

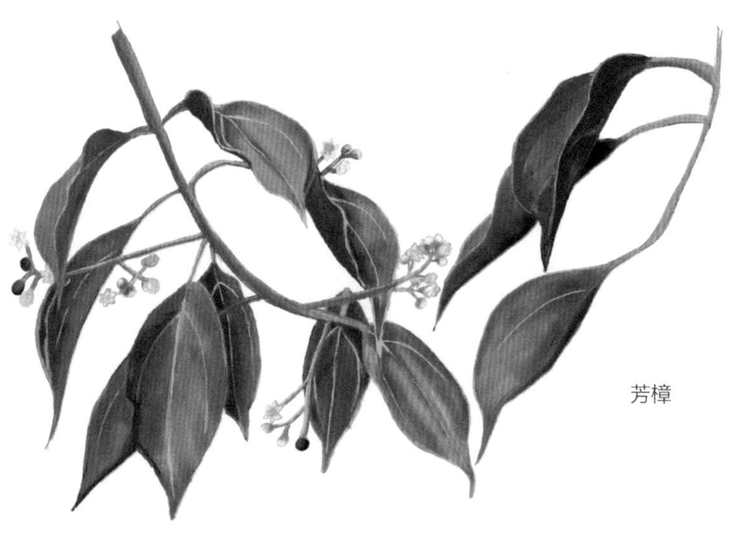
芳樟

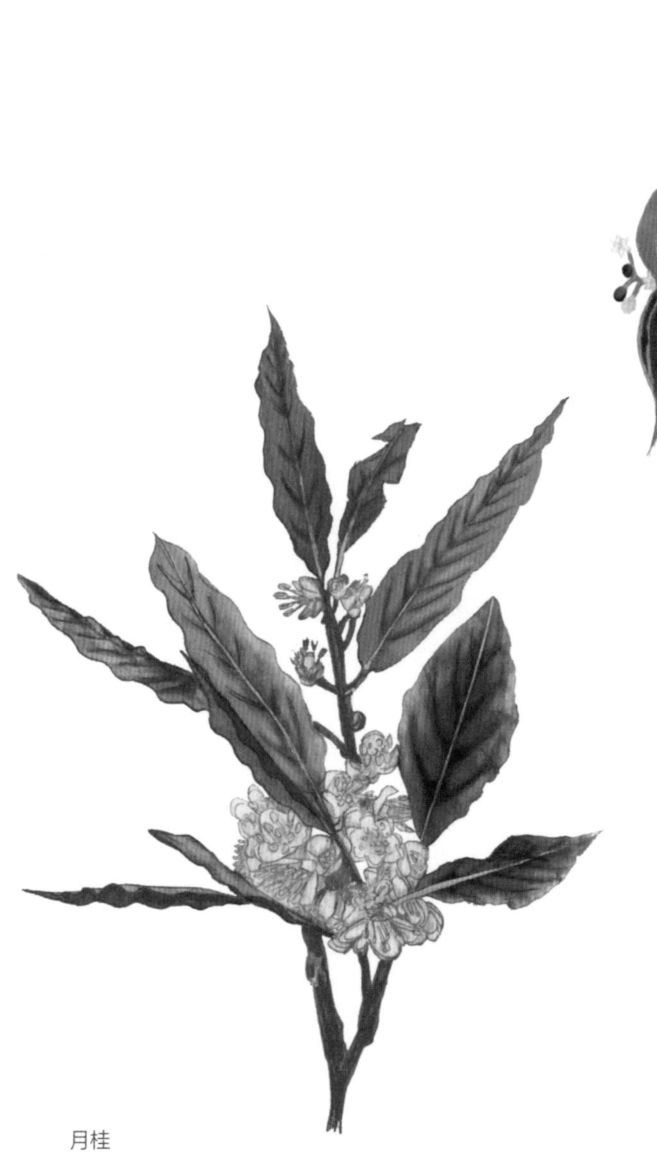
月桂

精油特性

- 药学特性较为猛烈，适合需要快速见效时使用。
- 多数为热性，适合体弱、容易受到风寒的体质使用。
- 抗菌能力非常强大，同时还可以提升免疫力。
- 呼吸、生殖系统都很适用。

* 若去观察樟树、山鸡椒、肉桂、鳄梨的叶片，樟树和肉桂有明显的三出脉，但是山鸡椒和鳄梨就没有，所以三出脉特征不能概括所有樟科。

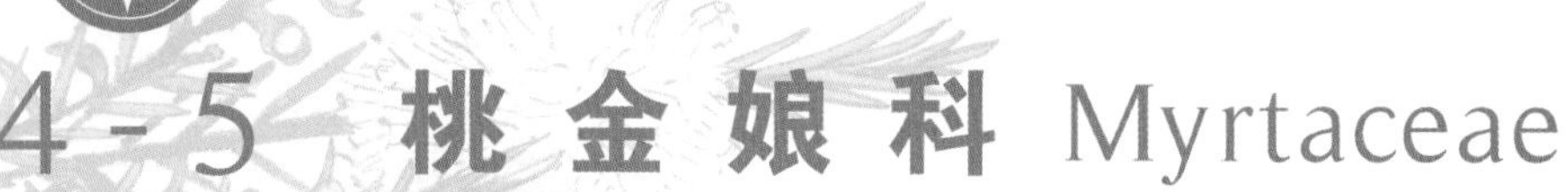

4-5 桃金娘科 Myrtaceae

桃金娘科最大的特色就是放射状的超长雄蕊，就像骆驼的长睫毛一样，明明是阳性能量强大的木本植物，却发挥出花美男的阴柔特质，让人忘记他高大挺拔的一面。在使用桃金娘科的精油时，必须注意肌肤刺激性，但这也是一种效果非常快速的类型精油。

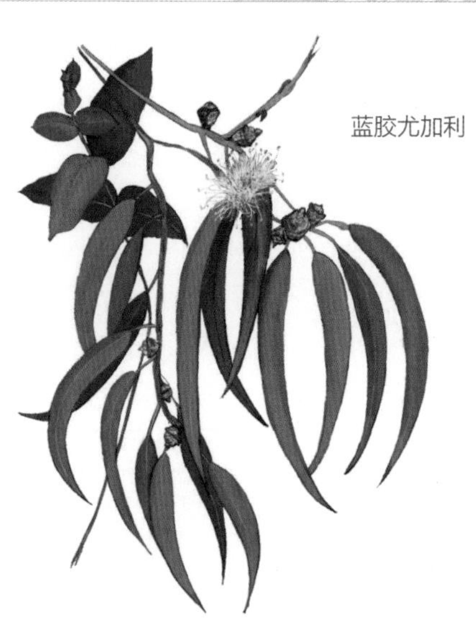

蓝胶尤加利

精油特性

- 植物体生长速度快，适应力极强，无论是在海边的高咸度土壤，还是在沼泽旁的高湿度土壤等恶劣环境，都能生存良好，因此这也是一款相当具有生存意志的精油，可让身体保持在迅速灵活的体能状态。
- 精油产量高，遭遇森林大火也不怕。快速挥发的精油成分让森林大火迅速向上延烧，不会毁坏根部，因此灾后能立即恢复。加上良好的抗菌力，能让遭逢突发灾厄的受伤心灵，迅速愈合。
- 阴阳调和、表里相连的中医问题，像是肺与大肠同时发生状况、脾胃同时失调，桃金娘科补阳又滋阴，相当适合处理这类状况。
- 含大量氧化物类、醛类成分，容易刺激皮肤，但适合用于解决肌肉关节问题。

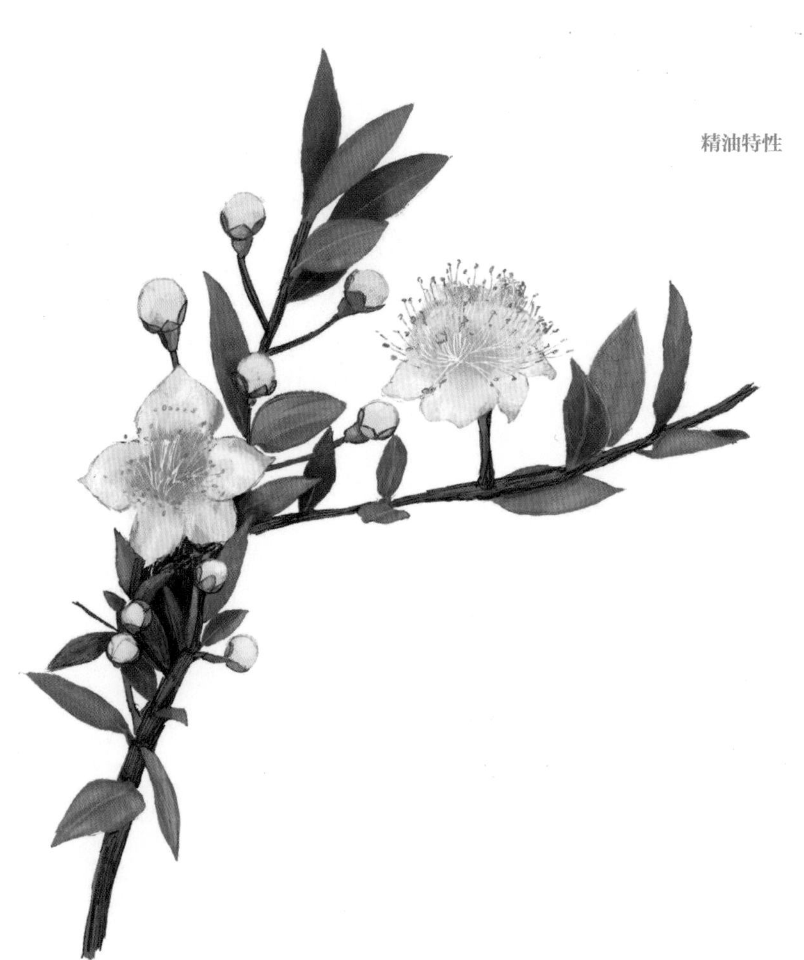

香桃木

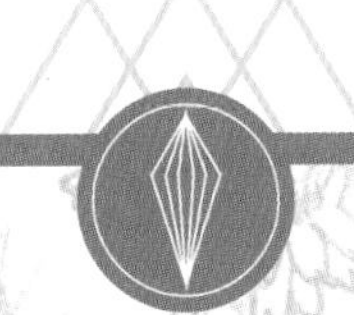

4-6 菊科 Asteraceae

每一朵小菊花，都不只是一朵花，而是一大家子的花丛。菊科的花通常分为舌状花（Ray Flower）、管状花（Disk Flower），层层叠叠的一圈又一圈，成为图示中所看到的样貌，团聚在一起的花瓣像是一家人围炉，有着极强的凝聚力量。

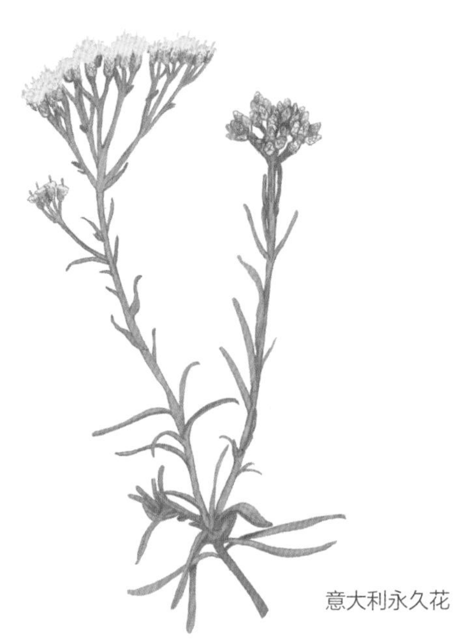

意大利永久花

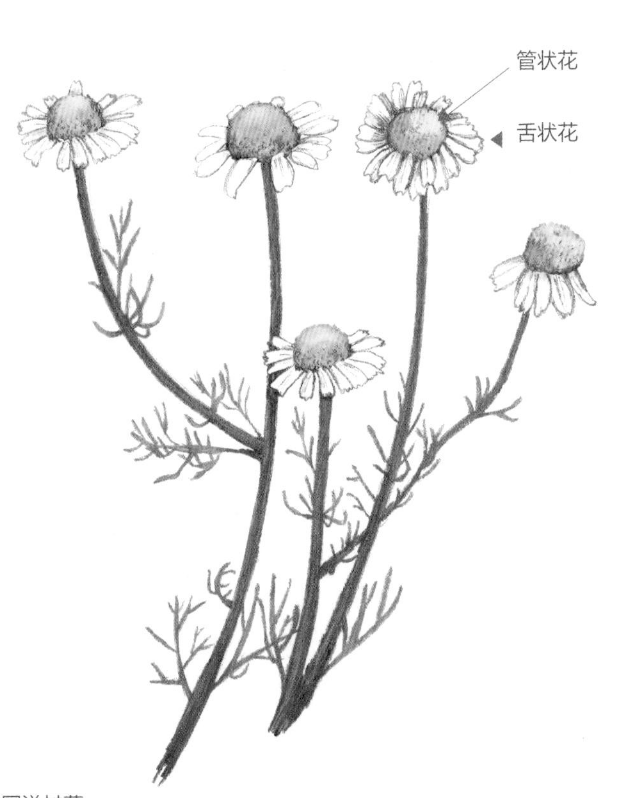

德国洋甘菊

精油特性

- 具有太阳的能量，能祛除阴邪、湿气、霉菌。
- 气味相当有特色，但不是大众所认定的好闻。
- 味苦性寒，清凉解毒，清肝消暑。
- 消炎（不同属擅长消炎的地方不一样），某几种能抗过敏。
- 家族特性强大，适合处理家人之间的心结。
- 多半具有高浓度酮类成分，适合神经系统使用，但要留意剂量。

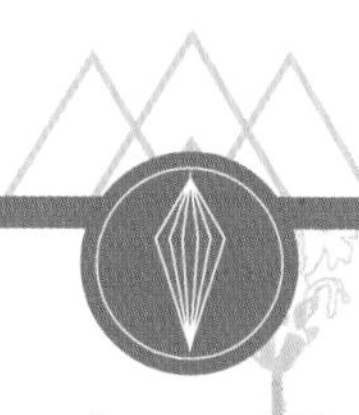

4-7 唇形科 Lamiaceae

唇形科的植物就如同字面上的意思，花朵像是张开的嘴唇。这种欲迎还拒的姿态，可以迫使蜜蜂站在如停机坪的下唇瓣上，为了吸到蜜必须把头伸入，这时候长长的雄蕊会刚好在蜜蜂的尾部来回扫动，把花粉沾黏上去，等蜜蜂飞到下一朵花后，就顺利完成授粉。这样的演化方式很有用处，因此唇形科植物的繁殖力强，变种概率非常大，也造就出多样的 CT 型和千变万化的气味。

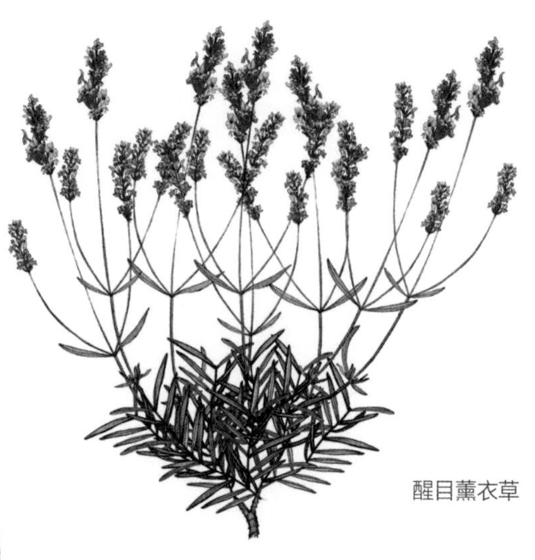

醒目薰衣草

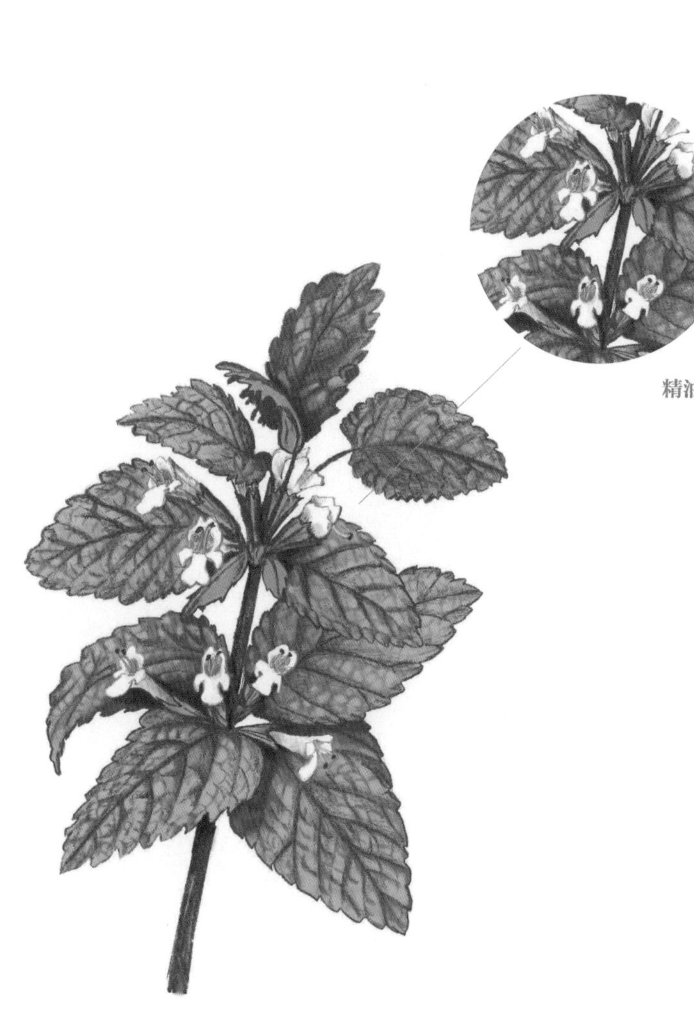

香蜂草

精油特性

- 植物本身喜好阳光强烈、干燥的气候和碱性土壤、石灰岩地形，沿地中海区域如法国南部、西班牙、意大利、希腊、北非，都是唇形科植物的大本营。
- 花朵略有心机的造型能增加授粉概率，故此类精油特别适合较重视自我，或是生活中需精算的人。
- 植株适应力极强，能生长出适合当地特性的 CT 油，适合需要快速适应环境、水土不服，或是追求攀升的人。
- 精油的功效很迅速直接，但较缺乏长效性。

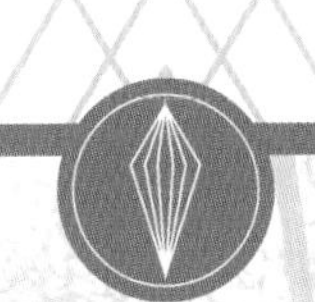

4-8 伞形科 Apiaceae

花序的形状如同一把大雨伞，这就是伞形科名称的由来。这种伞状结构与宇宙中的星团形状不谋而合，对应了神秘学“全即是一”、“在上如同在下”的真理。因此，通过伞形科的植物精油，对内能够使人顺应天体，恢复小宇宙的平衡；对外则能连通天地，强化神经与灵性感知。

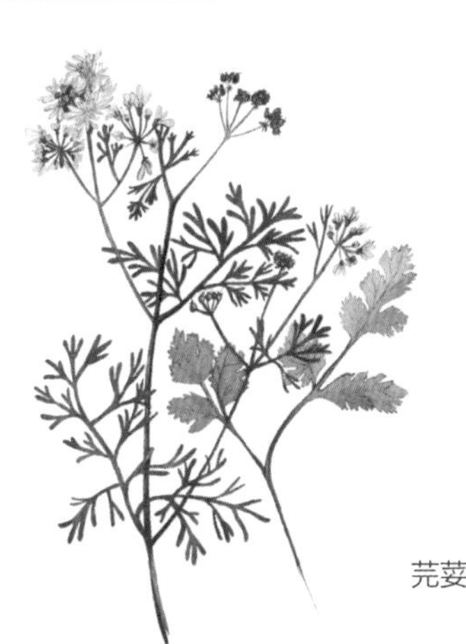

芫荽

精油特性

- 调节太阳神经丛，也就是第三脉轮（本我轮）。这个区域对应所有消化系统，因此伞形科皆是相当有效的消化系统类精油。功效包括暖胃、消胀气、促进食欲、促进排便、改善消化不良等。

- 清除毒素、废物，具有强大的排毒作用，使用后可能会有出痘、长疹等好转反应，若使用出现排毒不适的状况时，建议可以再降低剂量，或暂停用油，过阵子再使用。

- 强化神经系统的联结，帮助身体自觉而能抵御癌细胞的发展。

- 创造宇宙继起之生命的能量，特别适合生殖力低下，如雌激素分泌不足、排卵不正常、月经周期紊乱等无法孕育的问题。

- 感光度高，多数具有光敏性，建议夜间使用。

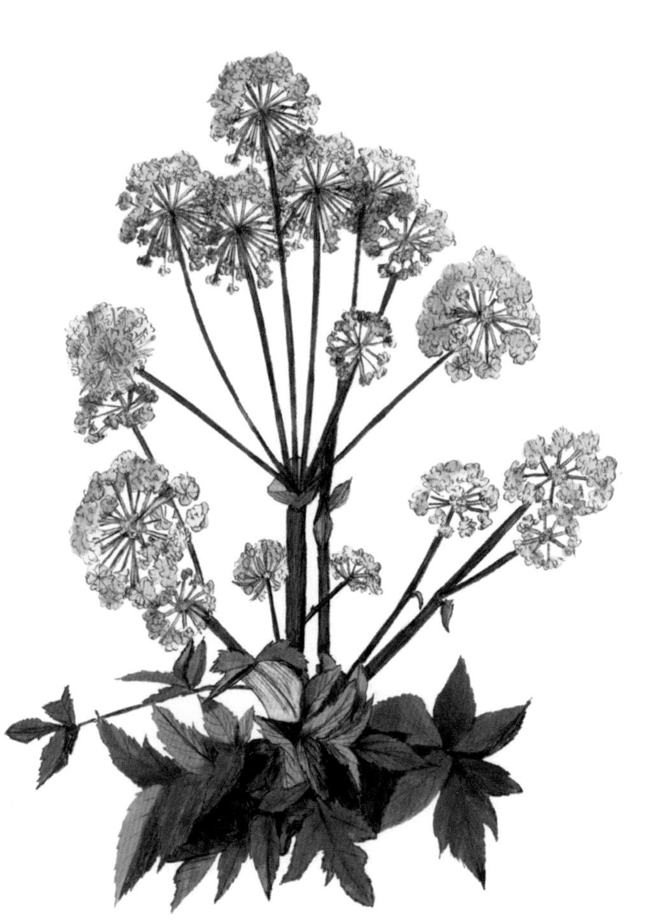

欧白芷根

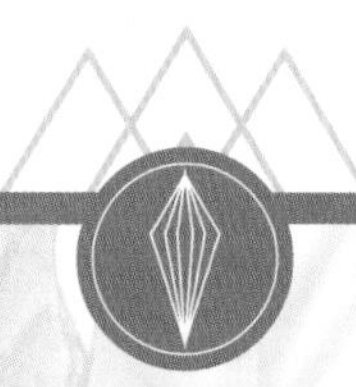

4-9 芸香科 Rutaceae

芸香科最广为人知的就是柑橘属，但其实一些特殊香气食材也常是芸香科，例如麻婆豆腐必加的“花椒”、南非的药草茶“布枯”、中药常见的“吴茱萸”等。屈原《九章・橘颂》中写道：“后皇嘉树，橘徕服兮。受命不迁，生南国兮。”可见在春秋战国之前，柑橘属的植物就已经在中国茂盛繁衍，深深影响后世文人骚客以及平常百姓的生活。芸香科最大的特色是有着丰富油点的叶片，对着光线就能看见。柑橘属则是果皮的油量更丰富，因此这类精油的萃油量高，单价通常比较低。芸香科喜欢烈日烤照的气候，阳光愈大、气味愈丰富，因此药学属性上，多半能去阴湿，给予阳光的温暖光明。

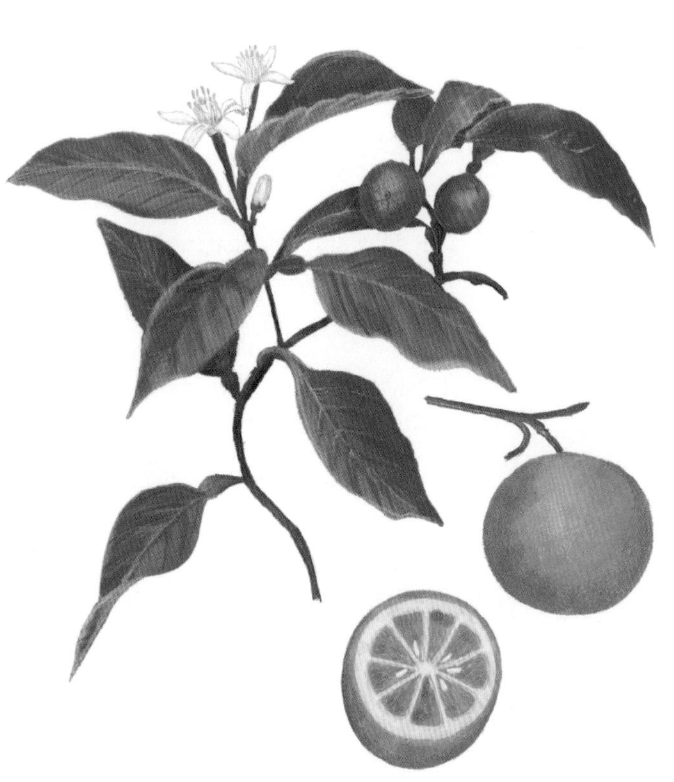

苦橙

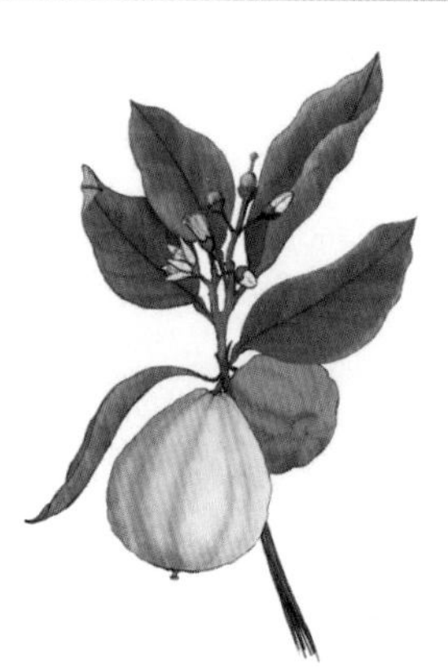

佛手柑

精油特性

- 萃取自柑橘属果皮、果实的精油，含高浓度单萜烯，补气效果佳，孕妇、婴幼儿皆可使用。
- 萃取自叶片的精油，多半含有特殊酯类，在止痛、镇静效果上表现较佳。
- 花朵也能萃取出精油，不过单价较高。比从叶片萃取出的精油含有更多女性特质和催情功效，但又不如玫瑰、茉莉那样彰显，是属于初萌可人型的能量。
- 强大又丰沛的太阳热力，具有扫除忧郁阴霾的能量，适合精神焦躁、忧郁、成瘾等状况的人，或是正处在黑暗阴湿的思绪中转不出来的人使用。
- 去油性佳，抗菌力强，很适合容易出油或长痘的肌肤。
- 柑橘属果皮多半具有光敏性，使用时请注意，避免晒太阳，以免加速黑色素生成，造成黑斑。

4 - 10 豆科 Fabaceae

豆科植物的特色就是有长形荚果，即为种子，相当肥满，包覆在豆荚中。一如童话《杰克与豌豆》中的描述，这类植物具有丰饶的特性，且是很好的植物油来源，如大豆油、花生油等。在穷苦的年代，豆科植物可以作为很好的蛋白质来源，因此在悠远的历史中与人类生活紧密相关。雌雄同株的特性，让孟德尔得以从豌豆实验中获得遗传学定律。部分的豆科植物具有大型的羽状复叶，如同天使翅膀一般在空中飞舞。某些豆科植物可以长到很高大，但是它们的气味仍然具有童稚感，是充满希望与甜蜜的美好。

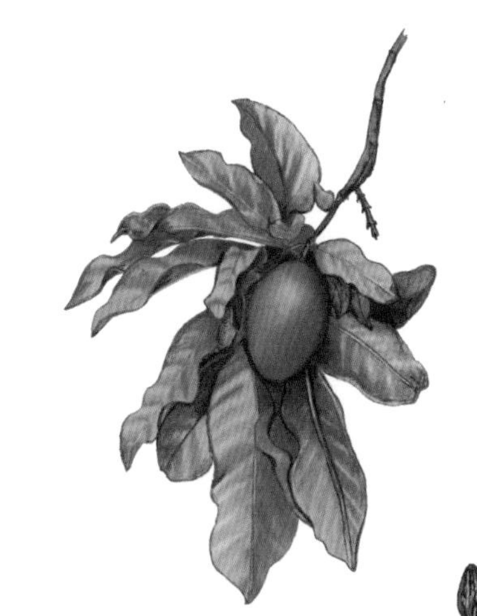

零陵香豆

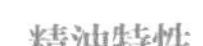

精油特性

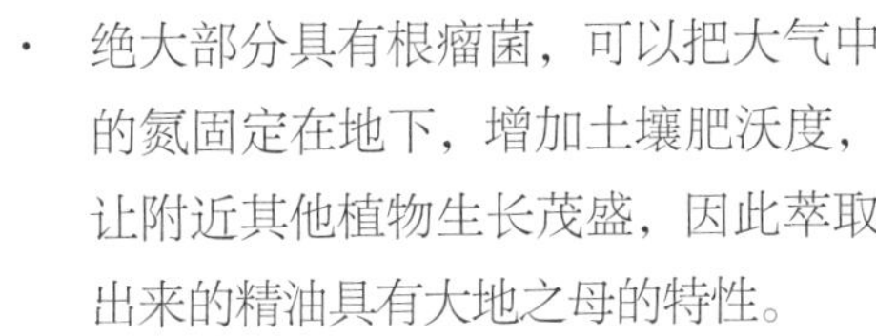

- 绝大部分具有根瘤菌，可以把大气中的氮固定在地下，增加土壤肥沃度，让附近其他植物生长茂盛，因此萃取出来的精油具有大地之母的特性。
- 羽状复叶有如天使的翅膀，带来轻盈的能量。
- 气味甜美，如同糖果一般，有着儿童的纯真以及天使的光与爱，是心轮绝佳用油，可以同时解决心血管的生理问题与心轮的能量问题。
- 疗愈力强，不湿黏的开放性伤口通常可以使用豆科精油协助愈合，因此对于挤过痘痘的肌肤有绝佳收口、预防色素沉淀的特性。
- 非常能放松心灵。

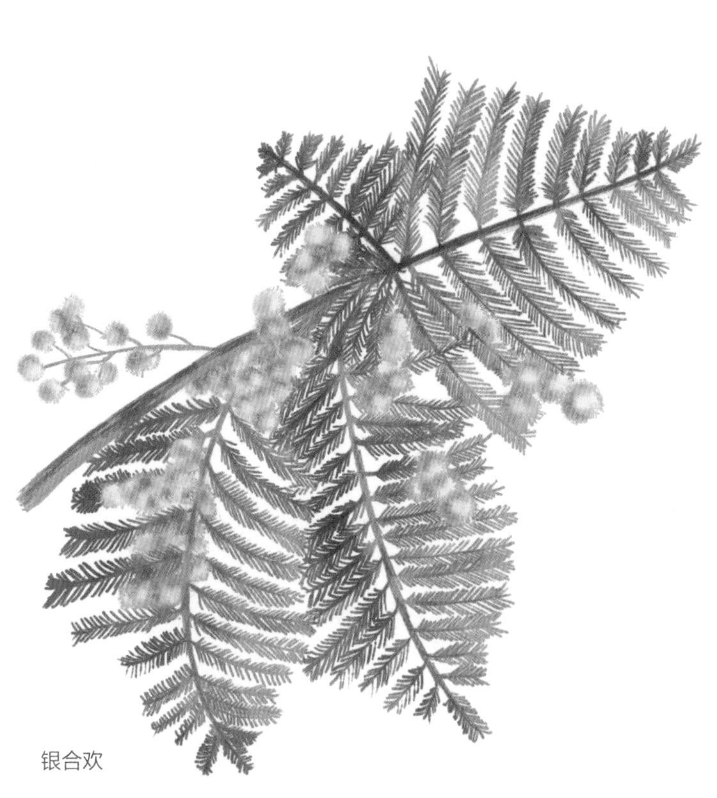

银合欢

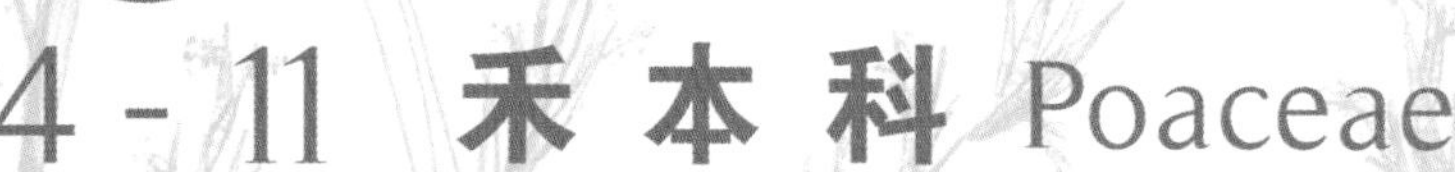

4-11 禾本科 Poaceae

举凡稻米、小麦、荞麦、小米类，都是禾本科植物，是影响全世界人类主食的科属，但外表毫不起眼，如同杂草一般。禾本科植物有非常强的韧性，不怕拉扯，不易断裂，因此在应用上，它往往能补充或是治愈我们最基础的部位，例如与行动力有关的肌肉、骨骼，或与生存生育有关的生殖、泌尿系统。禾本科也能促进“联结”，让上半身与下半身联结、脉轮与脉轮之间联结、身与心联结等。

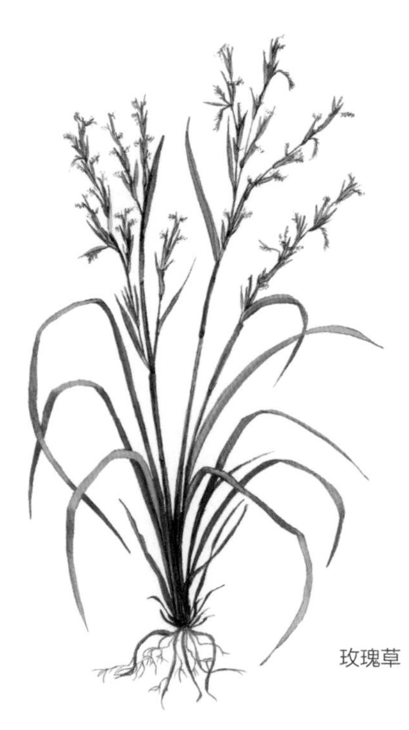

玫瑰草

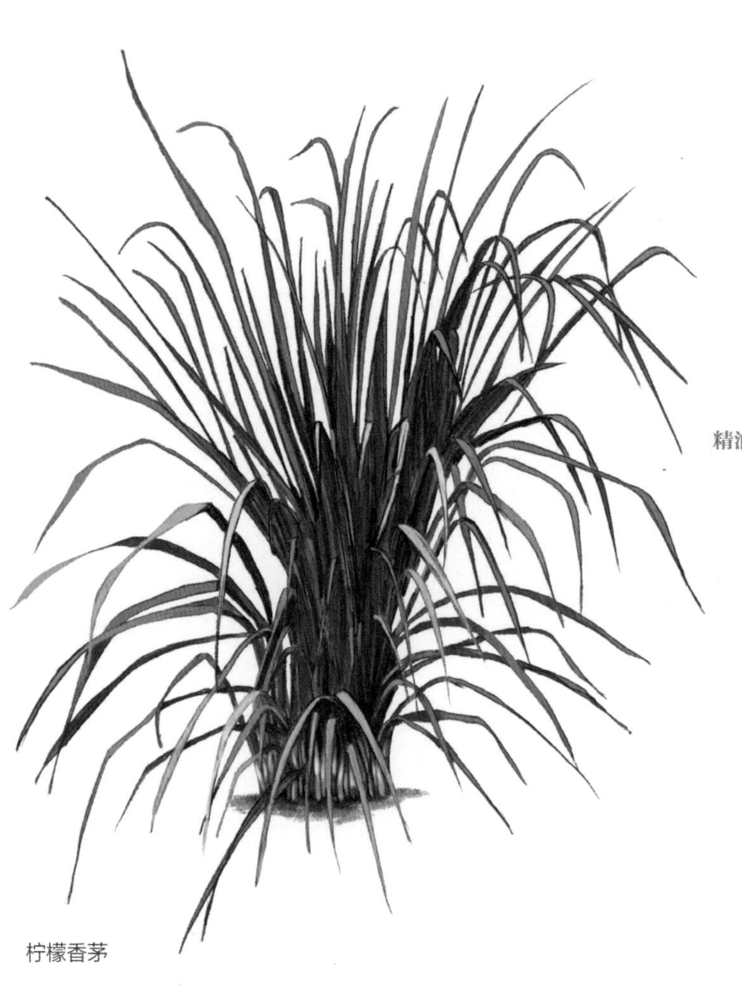

柠檬香茅

精油特性

- 如杂草一般，具有生猛原始的能量，最能呼应第一至第三脉轮。提供勇气、耐力、愈挫愈勇的精神。
- 促进血液循环，强化韧带，修复肌肉，消除乳酸堆积。
- 增加血管弹性，预防心悸、高血压。
- 阻止静脉曲张恶化。
- 部分精油可能具有肌肤刺激性，使用时要注意。

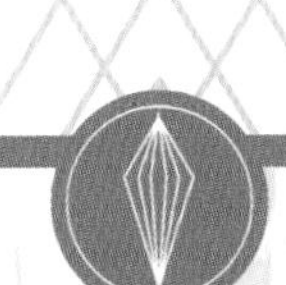

4-12 姜科 Zingiberaceae

姜科的特色是具有肥硕的地下茎，自古就被民间认为有滋补能力，的确在种植时也比较耗费地力。这样的能量特质，也反映在其精油的心理疗效上，适合滋养与扎根。当人觉得有强烈漂泊感时，无论是实质的长途旅行疲累，还是心境上的浮沉无根，都很适合使用姜科精油来定锚，可带来稳定的能量，同时其滋养特性也让人不担心自己匮乏。姜科植物通常具有芳香气息，常被用来当香料或药材。连孔子都说“不撤姜食”，每天吃些姜，暖身又养生。姜科精油通常性温，不会过度火热，所以应用很广，少有禁忌。最招牌的疗效是处理消化道问题，另外还能促进循环，所以对于阻塞或慢性问题也很有帮助。

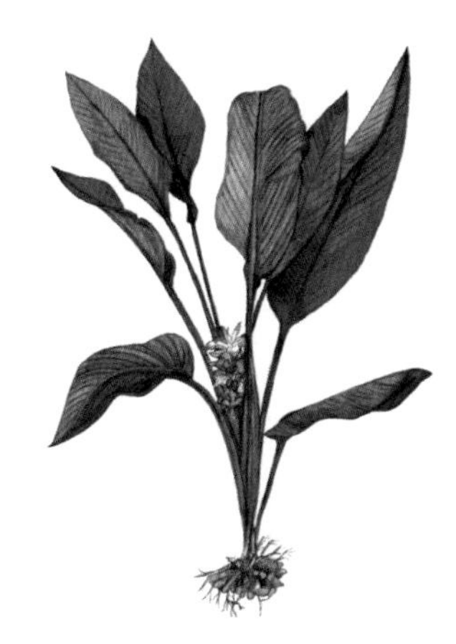

姜黄

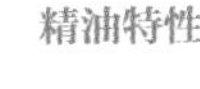

精油特性

- 促进消化系统作用。
- 性温，散寒。
- 处理关节问题。
- 平衡神经系统。
- 有滋补身心的特性。
- 为漂泊无所依靠的灵魂，带来稳定的力量。

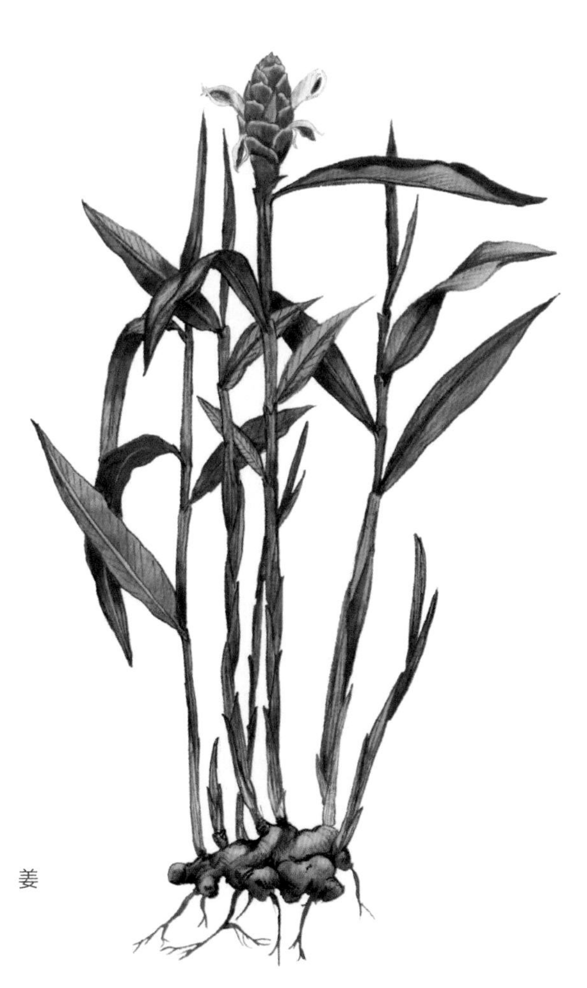

姜

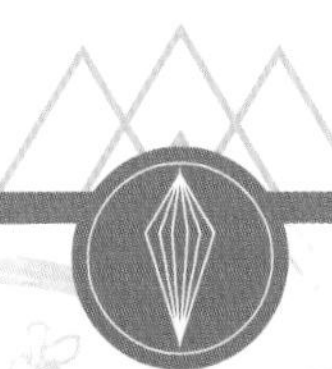

4-13 马鞭草科 Verbenaceae

马鞭草科的“马鞭”是形容其花的长相，因为花茎细长，花朵小且花序多在尾端，看起来就像是鞭策马匹的鞭子。这科植物颇具韧性，甚至带有野性，其植栽远看似乎满亲切的（因为花小巧、叶可爱），但近摸就会发现叶片有倒刺绒毛，并不如想象中好亲近。这也呼应马鞭草的花语——“正义使者”，其精油作用在人体的功效，也像是帮人主持正义一般，将体内失衡之处“扶正”，因此很适合用来处理复杂的身心问题。另外，对于过度鞭策自己或鞭策他人的个案，又或者自觉经常受到环境或众人的压迫，也都很适合使用。

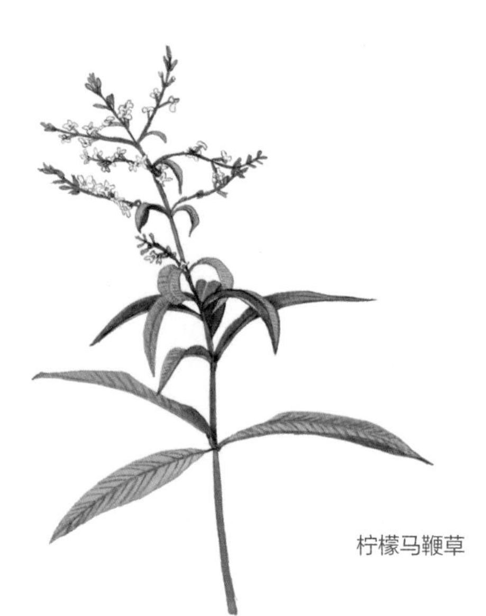

柠檬马鞭草

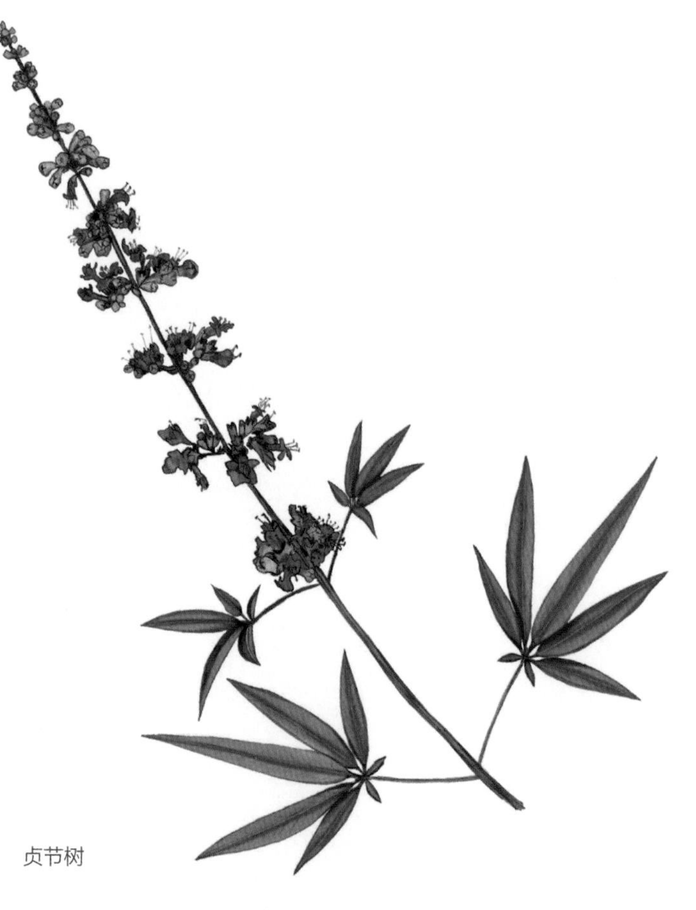

贞节树

精油特性

- 处理复杂的妇科疾病。
- 处理自体免疫疾病。
- 调节失衡的荷尔蒙。
- 平衡过度自我贬抑，或过度自我膨胀的心理状态。

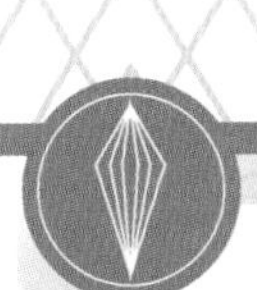

4-14 杜鹃花科 Ericaceae

杜鹃花科植物的品种很多，分布也很广，包括全球的温带区、热带的高山区，甚至有少数是分布在环北极附近。在很恶劣的环境也能适应得不错，这就是其精油的疗愈特性，通常能帮助人们去适应新变化，并强化个案的身心耐受力。杜鹃花也是常见的行道观赏植物，在充满灰尘的都市中，默默承受着人类文明的污染，却依然灿烂开花。杜鹃花科精油有助个案度过低潮，暂时忘却痛苦（止痛），并且凝敛集中，以净化来疏解蒙受的身心污染，好顺利迎接下一个人生花季。

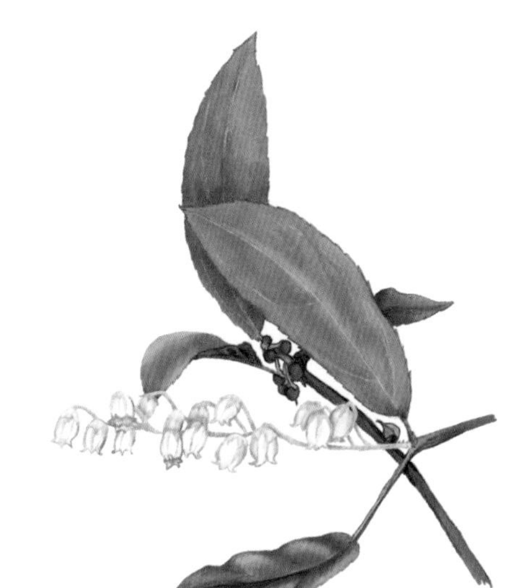

芳香白珠

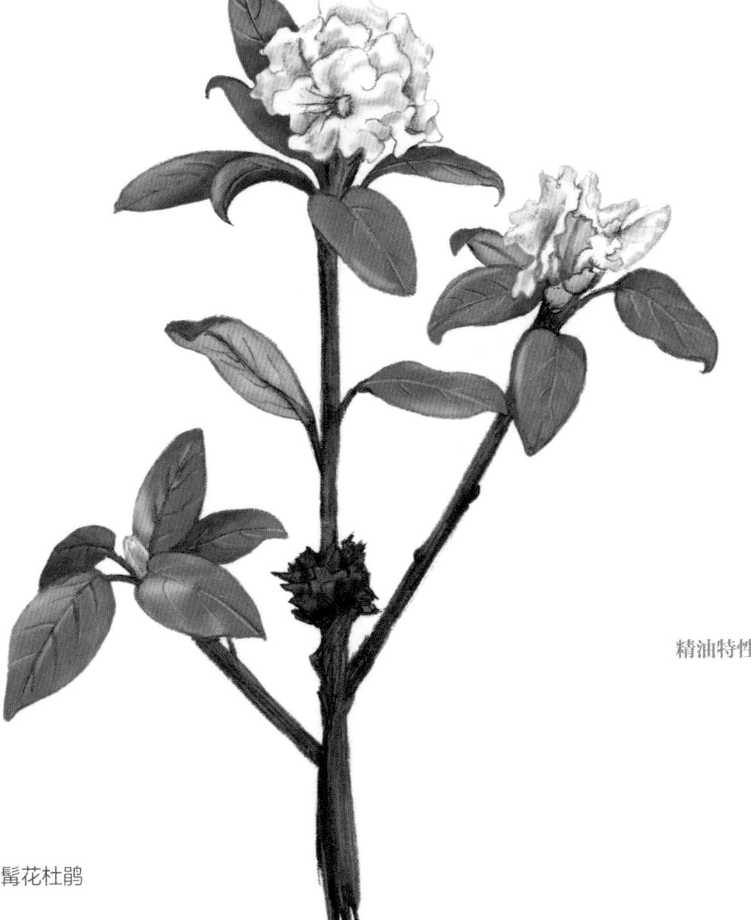

髯花杜鹃

精油特性

- 止痛，消炎。
- 激励肝肾排毒。
- 带来自省。
- 增加对生活的耐受力。

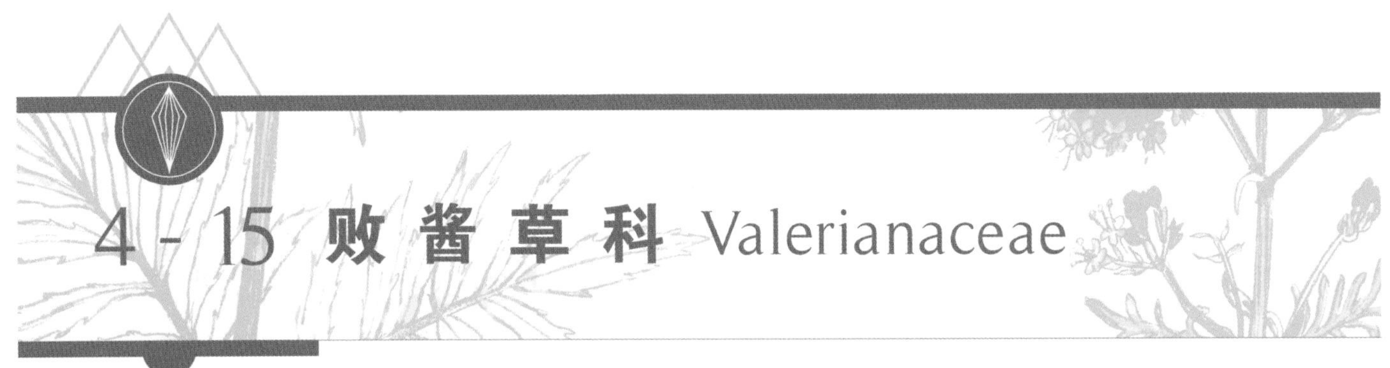

4-15 败酱草科 Valerianaceae

败酱草科也是经常让人远近观感不一的植物，远看时先被美丽可爱的花朵吸引，凑近却立刻闻到强烈且稍令人不悦的气味，那是一种潮湿又带泥土感的底层味道。若把植物模拟成人类，那么一棵植物的长相，会像是倒过来的人形：根部 vs. 头颈、茎干 vs. 躯干、花朵 vs. 生殖区，也就是说根部萃取的精油，对脑和神经常有很好的作用。而败酱草科精油大多由根部萃取，主要功效便是平衡神经系统的紊乱，特别是处理失眠、安抚情绪。

心理疗效方面，对应的就如同刚刚形容的远近不一或内外不一。当人可能受到环境或他人的压力，而不得不选择“不一”的状态来承受，经过长时间之后这类个案极可能造成神经系统的紊乱，例如严重失眠、自律神经失调等。败酱草科精油那股令人退避三舍的气味，仿佛能画出一个保护圈，暂时隔离掉周遭事物对人的影响，让人能好整以暇地调回属于自己的正常节奏。

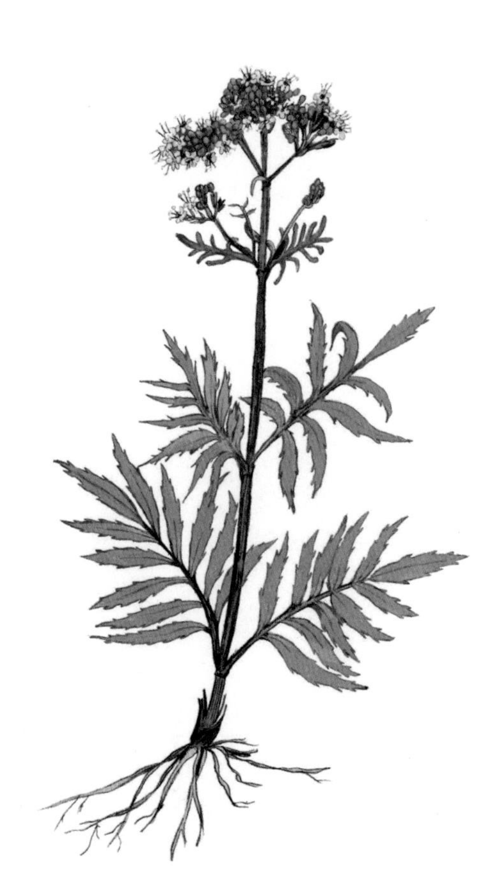

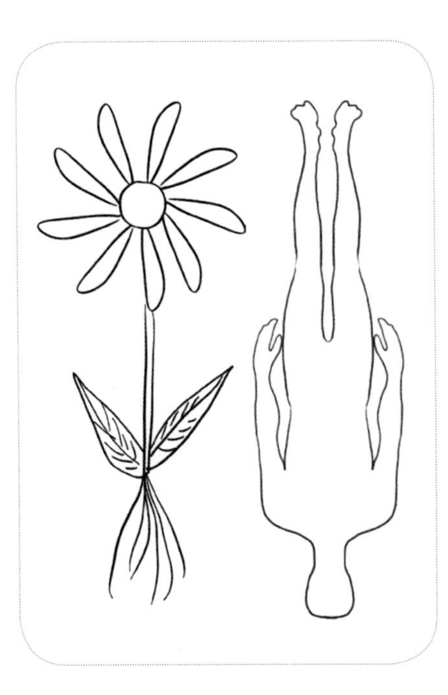

精油特性

- 平衡紊乱的神经系统。
- 镇静，安神。
- 净化排毒。
- 处理神经系统紊乱引起的妇科、循环系统问题。

Part I

Chapter 5

精油的两把钥匙之二：化学分子

“精油化学”是多数人学习芳香疗法的一大瓶颈，因为碰到众多化学名词或术语时，总是很容易令人望之却步。为了避免类似状况发生，本书采用比较亲和的方式来介绍精油化学，所以读者会看到该芳香分子的情境示意图，以及有趣的比拟或形容（为了联想长相，书中的化学结构图风格不一），虽然以化学家的观点来看或许不够严谨，但比拟法之目的是希望让读者迅速记住各种芳香分子的特色，进而灵活运用，而不会一开始就对化学产生隔阂。

本章会分 12 节介绍几大类精油化学的特性，每一大类并列举几种芳香分子为例，比较常见者会以较多篇幅来说明，而有些虽常见但出现时比例都偏低，则改成较简单的描述，以减少读者的学习负担。在进入章节的介绍之前，先简单说明精油化学的几个基本概念：

1.

精油化学，是属于“有机化学”的范畴。这里说的有机，不同于有机蔬菜不添加农药的有机，而是指“有生命”的意思，相对则是无机。早期化学家观察到动物与植物的残骸大多可燃烧，大胆推测生物是以含碳元素为主要成分，因此有机化学是研究由碳和氢为主要结构，或再加上其他官能基的化合物。

2.

精油化学中最常见的元素是碳、氢、氧，你可以想象它们都很想伸出手跟别人牵手结合。碳，化学符号 C，有 4 只手；氢，化学符号 H，只有 1 只手；氧，化学符号 O，有 2 只手。每个元素的每只手一定要“手牵手”，才能被满足。如果跟同一伙伴牵一只手，就是单键，但若伙伴的数量不够，就只好跟同一伙伴多牵几只手，也就是双键、三键。

3.

官能基，是指主要决定其化学特性的原子团。精油化学讲到的官能基只有几种，－CH 是烃基，－OH 是羟基，－CO 是羰基，－COOH 是羧基。方便记忆的小技巧，是把碳、氢、氧作排列组合，官能基的命名是新造字，将碳字取“火”旁或“炭”旁，氢字取“圣”旁，氧字取“羊”旁，再加以组合成新字，所以－OH 就是“羊”加上“圣”成为“羟”基。但－CO 羰基不写成“烊”，因为已有这个中文字。至于羧基则因为是酸的官能基，所以组合字也有其关联性。

4.

至于主要架构，是由碳原子所组合。当碳与碳在牵手时有几种可能：

1.牵一只手，单键，C－C，叫作烷基。
2.牵两只手，双键，C＝C，叫作烯基。
3.牵三只手，三键，C≡C，叫作炔基。

它们的名称也是新造字，除了取碳字的“火”旁外，再配上其特征，例如烷基是化合价“完”整的饱和烃，烯基是化合价“稀”少的不饱和烃，炔基是化合价更“缺”少的不饱和烃。

5.

另有特殊结构“苯基”，是 6 个碳的环状结构，其中有 3 个双键。因为它通常具有浓烈气味，所以又叫芳香环。

6.

有机化学的中文命名，是以含有官能基的最长碳链当主链，依碳的数量来命名，前十个以天干（甲、乙、丙……）代表碳数，例如乙烯是 2 个碳原子以双键联结，己烷就是 6 个碳原子全以单键串成长链形结构。若碳数多于十个则直接用中文数字表示，例如十二烷。

7.

化学结构图常会省略碳与氢的符号，而是以每 1 个端点就代表 1 个碳原子，若是单键就用单线段，双键就用双线段来表示，但是碳氢以外的符号以及官能基就需画出并不省略。另外，为了在平面上可表现三度空间，渐宽的实心线段是代表朝向自己，而渐宽的虚线则表示远离自己。

虽说，精油化学是认识精油的一把钥匙，甚至可以借此判断一支新品精油的约略功效，但若想以单独的几个化学分子理论来定义精油的完整功效与面貌，那就是以管窥天了，因为一支精油所能测量出来的有效分子，少则数十种，多则上千种，这样多元丰富的分子所组成的物质，造就一支精油在不同人身上会有不同的香气与功效，也是芳香疗法最多彩多姿的地方。

在这里，我们只列出重点分子加以讨论，还有更多隐约、微量的分子并未讲解，但其实，也不在芳香疗法的主范畴内了。若读者读完这些章节后，对这些化学分子深感兴趣，还想继续研究探索，可往天然物化学领域找寻专业书籍，就能够得到更多理论数据与研究方向。

5-1 ·单萜烯类·
Monoterpene

[mono-]: 一个　　[terpe-]: 萜类　　[-ene]: 烯类

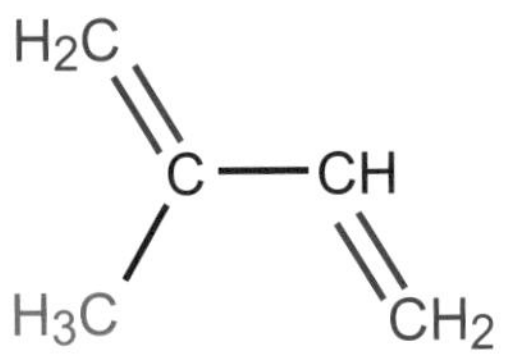

异戊二烯
2- 甲基 -1、3- 丁二烯

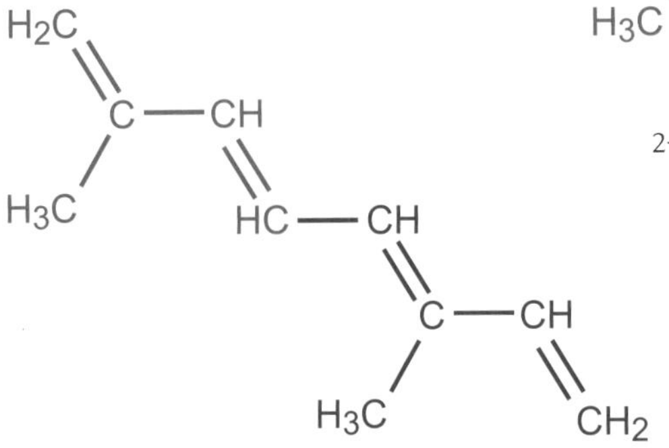

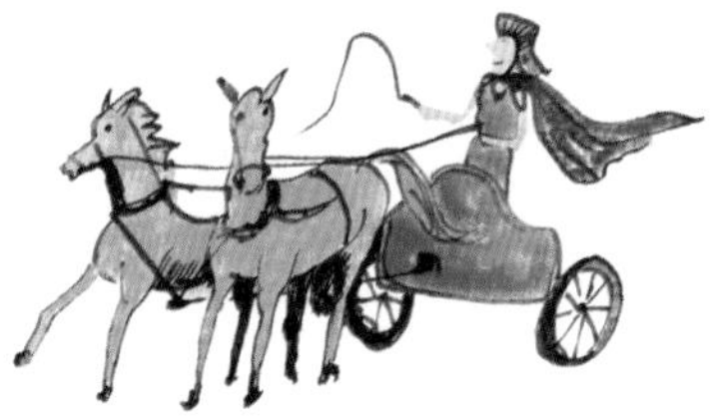

“头接尾”形成的单萜烯

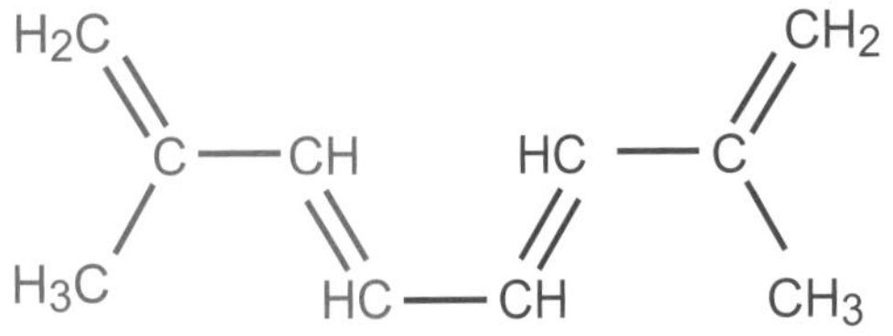

“尾接尾”形成的单萜烯

精油化学的最基础单位是异戊二烯（Isoprene），从前面的基本概念来看它的中文名称，“异”代表有别于正的直链，所以有 1 个碳原子改接为分支；“戊”代表有 5 个碳；“二烯”代表含有两个双键的组合，所以异戊二烯的分子结构类似一匹马的形状。当两个基础单位结合在一起，也就是两个异戊二烯，就形成了单萜烯，所以它是含有 10 个碳原子的结构。依照排列与结合方式的不同，可以达到多种变化，而区别出各种单萜烯成分。

单萜烯类是精油化学中最常见的基本成分，分子小，可以用两匹马的战车来想象这个芳香分子，是有速度感的讯息传递尖兵。常见于树木类、柑橘果皮，以及伞形科的精油中。以下介绍几种常见的单萜烯。

特性

1.
气味属于高音调*，通常是第一个出现的味道，但是较平淡、不显著。

2.
滋补神经，让讯息传达更顺畅、迅速、准确。

3.
补气，使用后精神会很好。

4.
提升免疫力，让白细胞、抗体能以最快时间抵达感染区。

* 关于香气音调之说明，详见第 105 页 COLUMN 2。

5-1-1

柠檬烯

占柑橘类精油成分中最大比例，却不是柑橘香的主要来源。这种常见的化学结构，是个活性很高的分子，有摆动的感觉，像是张开双手飞翔的小飞侠。它可再分成两种：右旋柠檬烯和左旋柠檬烯。不过，有些精油如香茅、乳香，因为同时含有左旋、右旋柠檬烯，所以介绍时就通称“柠檬烯”。右旋柠檬烯构造单纯，很容易受到外在影响而氧化，变成对伞花烃（p-cymene），再经过一阵子后则变成百里酚或香荆芥酚，此时具有较强的皮肤刺激性，容易让肌肤发红、热痒，故要避免让柑橘类精油放太久而变质。

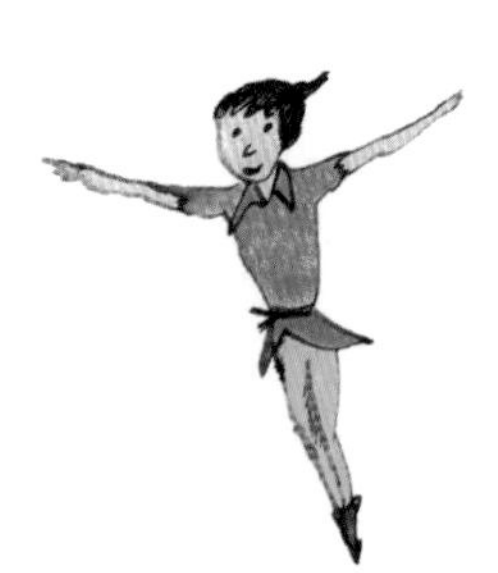

中文名称	右旋柠檬烯	左旋柠檬烯
英文名称	d-Limonene（d=dextro= 右旋）	l-Limonene（l=levo= 左旋）
化学结构		
精油来源	柑橘属。	美洲野薄荷、欧白芷、罗勒、松科。
气味描述	像橙刚切开的气味，但较不明显些。	像松节油或木质调，气味老成辛辣。
工业用途	制作各种有机清洁剂，除污力强。	香水原料。
芳疗功效	1. 与肝脏酵素酶受体结合，养肝。 2. 抑制癌细胞生长与扩散。 3. 分解脂肪、瘦身。	1. 抗自由基。 2. 促进交感神经兴奋，降低食欲。 3. 抗菌、抗感染。
心灵功效	像永远的孩子彼得潘，带领人们飞升起来，前往单纯又欢乐的世界。	

5-1-2

松油萜

从名称就能看出这是松科精油的代表成分，中文翻译又称作蒎烯、松油烯、松油萜烯等。有别于柠檬烯的单纯形状，松油萜的长相很像木椅子，依照双键位置不同可再分成 α 型、β 型。松油萜的特色是可增强肾上腺素，这是让人能对抗压力、强化战斗意志的荷尔蒙，但是松油萜的效果十分缓慢，使用者需要连续不间断使用六个月，方能感受到耐力与抗性提升，就如同“松”这样的树木，让你持续且长久的修炼，才能奠定稳固基础，从此不被任何外侮打倒。

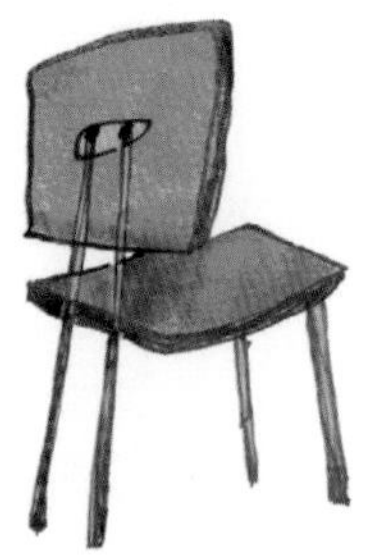

中文名称	α－松油萜	β－松油萜
英文名称	α－Pinene	β－Pinene
化学结构		
精油来源	欧洲赤松、蓝胶尤加利、乳香、桉油醇香桃木。	欧白芷根、永久花、丝柏、桉油醇迷迭香、白松香。
气味描述	清新的青草或松木气味。	气味刺鼻、很呛，汽油味，陈年感。
工业用途	合成马鞭草酮的前驱物质。	除虫成分。
芳疗功效	1. 抗关节炎、类似可体松作用。 2. 氧化变成藏茴香酮，会有铁锈味。	昆虫界的警示费洛蒙，让虫子不想靠近，因此能驱虫。
心灵功效	“木”的能量，给人原始森林的感觉，仿佛所有的杂乱和负面之物都能被森林吸收或洗涤。	

5-1-3

水茴香萜

又名水芹烯，化学结构很像人鱼公主的形状，呼应这是一个带有水流感的分子。也有分 α、β 型，但是两种常常同时出现，气味相似。莳萝含有非常高浓度的水茴香萜，可以多闻莳萝精油的气味来了解这个分子。由于水茴香萜具有使水流动的特性，因此特别能够激励与水有关的脏器“肾”，协助肾脏将身体中的水分顺利排出。

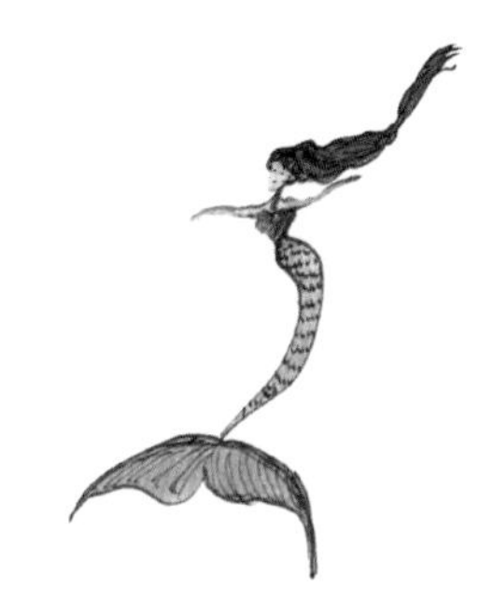

中文名称	α－水茴香萜	β－水茴香萜
英文名称	α－Phellandrene	β－Phellandrene
化学结构		
精油来源	莳萝、小茴香、洋茴香、乳香、黑胡椒、花椒。	
气味描述	黑胡椒＋薄荷的清凉气味。	
芳疗功效	利尿、排水、消水肿。	
心灵功效	如鱼得水，促进融合，适应生存。	

5-1-4

对伞花烃

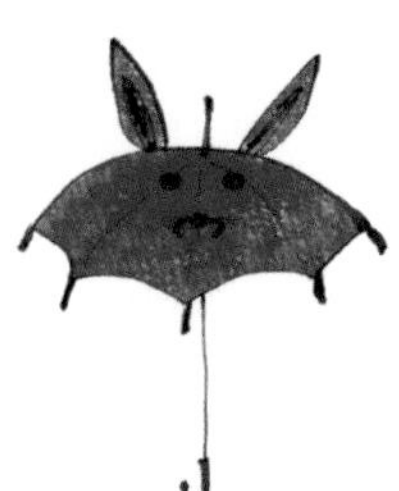

长相像是一把有两个耳朵的儿童雨伞，带有潮湿的气味，你可以联想它是对“伞”花烃。它是从右旋柠檬烯衍变而来，所以是一种过渡成分，放久了会变成香荆芥酚或百里酚，会更刺激肌肤。

中文名称	对伞花烃
英文名称	Para-cymene
精油来源	百里酚百里香、索马里乳香、印度藏茴香、甜马郁兰、夏季香薄荷、冬季香薄荷。
气味描述	强劲、带有潮湿的感觉。
芳疗功效	纾解关节骨骼疼痛，促进血液循环，温暖关节，风湿关节炎保养。
心灵功效	对抗人生的过渡期。
注意事项	会刺激皮肤，使之发热发红。

5-1-5

月桂烯

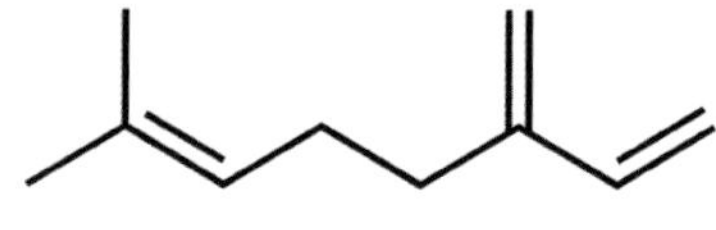

又称香叶烯，是从松油萜转变而来的过渡成分，也是香水工业常使用的原料，可再合成为花香调分子。

英文名称	Myrcene
精油来源	芳樟、西印度月桂、杜松浆果、丝柏、柠檬香茅、欧洲冷杉、快乐鼠尾草。
气味描述	很像油漆当中好闻的那个味道。
芳疗功效	吸引力费洛蒙，可以增进性魅力、强化生殖受孕力。

5-1-6

樟烯

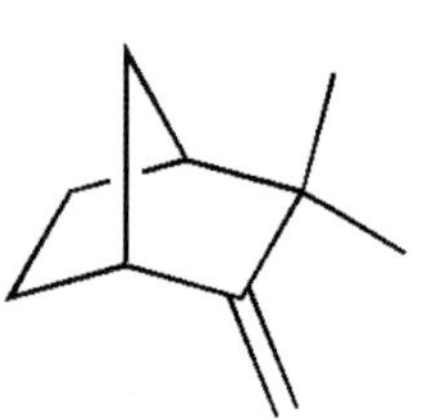

又称莰烯，古代曾用来作油灯燃料，但缺点是易爆。樟烯也和樟脑、龙脑一样，常温下是白色结晶沙。可以从松油萜转变而来，是一种过渡状态，树木类精油常见。

英文名称	Camphene
精油来源	冷杉属、云杉属、樟属。
气味描述	好闻、淡雅的樟脑味，无清凉感。
芳疗功效	可减少呼吸道黏液的分泌，却不会使黏膜过度干燥。

5-1-7

桧烯

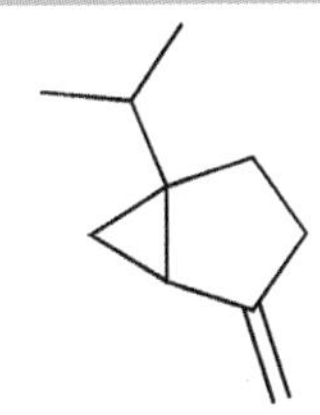

又称沙宾烯，因为是沙宾桧（Juniperus sabina）的主要成分。

英文名称 Sabinene

精油来源 沙宾桧、粉红莲花、小苍兰、马缨丹、西洋蓍草、杜松、胡萝卜籽。

气味描述 略带潮湿的木质气味，或如树脂、泥土味。

芳疗功效 消炎，特别是慢性发炎。

注意事项 单独此成分（单体）的剂量过高时，具有强烈细胞毒性；但在精油中因为与其他成分相互协同抗衡，使用精油反而较没有危险性。

5-1-8

萜品烯

理论上依照双键位置不同，应该有四种变化，但是大自然中只存在 α 型和 γ 型。

中文名称 α－萜品烯

英文名称 α－Terpinene

中文名称 γ－萜品烯

英文名称 γ－Terpinene

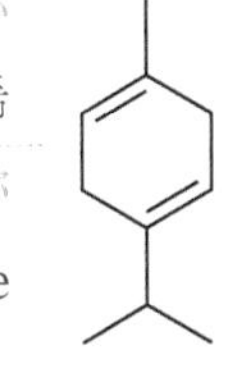

精油来源 左边是 α 型、右边是 γ 型，气味很相似。因为有鲜嫩的气味，被香水工业用来制作绿色调香水。白千层属（茶树）、牛至属（马郁兰）中含量高。

气味描述 嫩叶，绿色前调，如孩童般的感觉。

芳疗功效 促进神经传导的活泼化，回复到青春鲜嫩的气息。

5-1-9

罗勒烯

精油来源 左图是顺式 (cis)、右图是反式 (trans)，常在精油中同时出现。水果、罗勒属中含量较高。

气味描述 像龙眼干的气味。

芳疗功效 警示费洛蒙，病菌入侵时会迅速发出警报给免疫系统。

英文名称 Ocimene

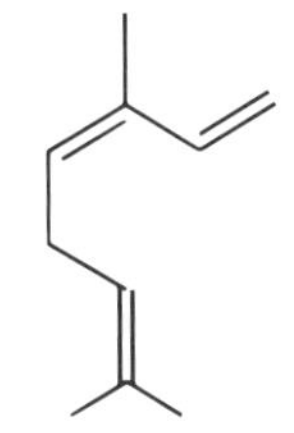

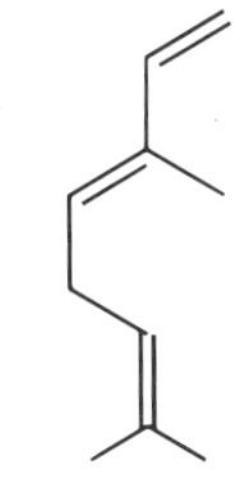

5-1-10

δ 3－蒈烯

精油来源 矮松、欧洲赤松、黑胡椒、加拿大铁杉。稳定性高的成分，树木类精油中较多，可以延长精油的保存期限。

气味描述 有点像松节油的甜味及刺鼻感。

芳疗功效 止痛，特别是肌肉骨骼区。

注意事项 会刺激皮肤发红、过敏。

英文名称 Delta-3-Carene

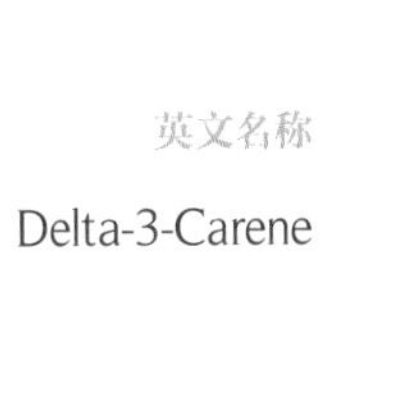

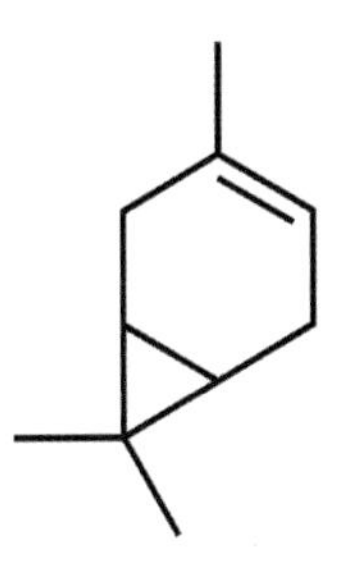

5-2 · 倍半萜烯类 · Sesquiterpene

[Sesqui-]：一倍半 [terpe-]：萜类 [-ene]：烯类

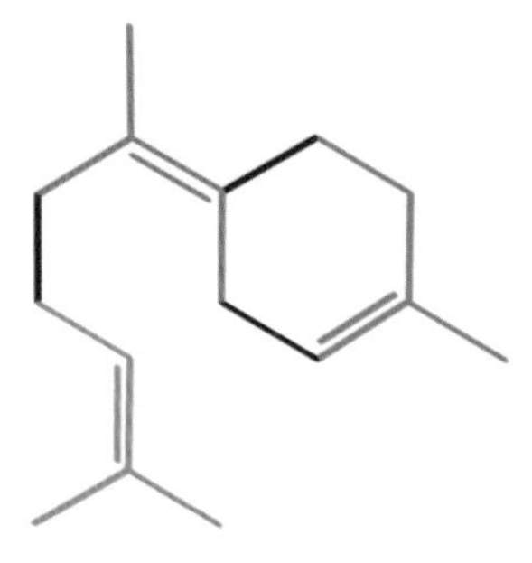

姜烯
Zingiberene

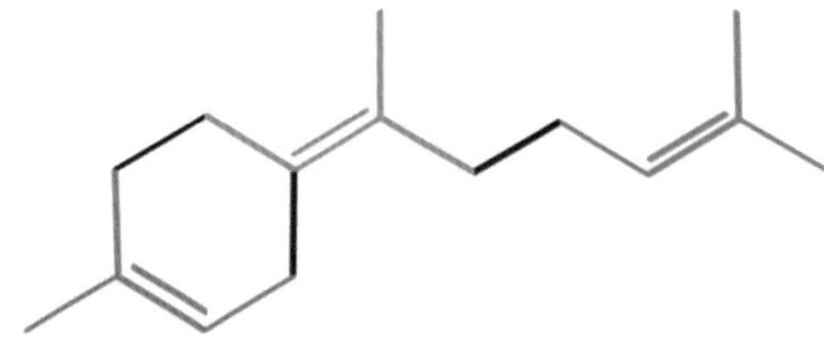

没药烯
γ-bisabdene

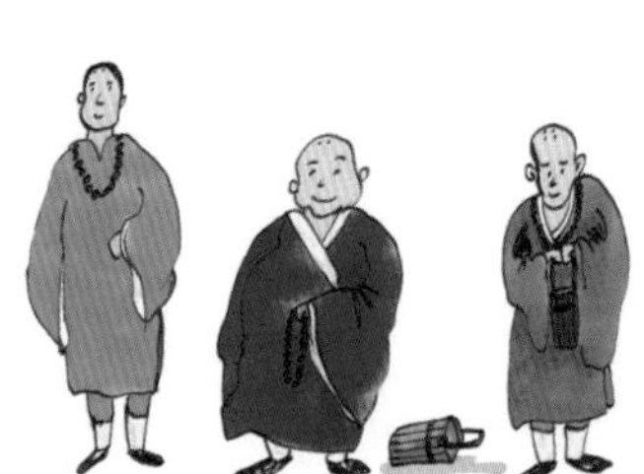

碳原子数目是单萜烯的 1.5 倍，即为倍半萜烯，也就是说它有三匹马形状的异戊二烯（Isoprene），可是它的速度并没有比单萜烯来得快，效力也比较缓慢，你可以用寓言故事《三个和尚没水喝》来联想，就能理解，为什么愈大的团体（分子团），功效往往不如预期的快。

倍半萜烯这种 15 个碳原子的组合，可以有非常多种变化，稳定、安全，适合长期使用，能引发人们深切自省的思维能力。常见于树脂、根部类的精油中。以下为几种常见的倍半萜烯。

特 性

1.
分子大，溶解力低，稀释后的按摩油中也可能出现颗粒状态。

2.
部分的颜色深，容易染色。

3.
放置久了，氧化后，会形成树脂状的深色黏稠液体。

4.
消炎、止痛、抗组织胺、抗过敏。

5.
清除细胞受体上的无用讯息。

5-2-1

丁香油烃

一般提到的丁香油烃其实是 β 型的。α 型与 β 型两者的长相不同，气味差异更大，不过两种丁香油烃都具镇定、止痛、消炎的功效。α 型分子比较稳重，属于向内心找寻，化学结构就像手中握一颗红心，有“心手相连”的意象；而 β 型比较活泼外向，可以帮助人不再压抑自我，化学结构有如一颗长得像“钉子”的丁香花苞。

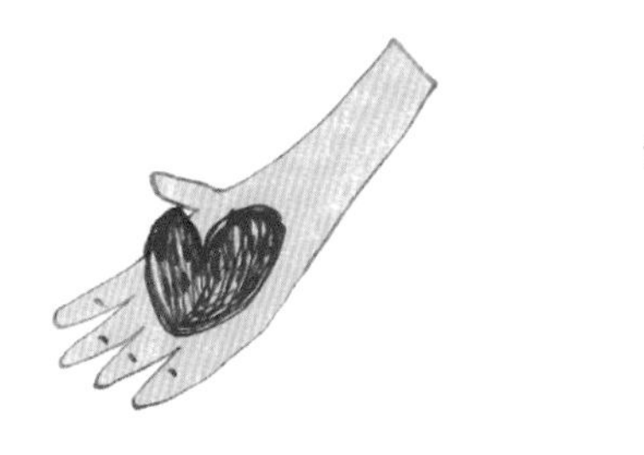

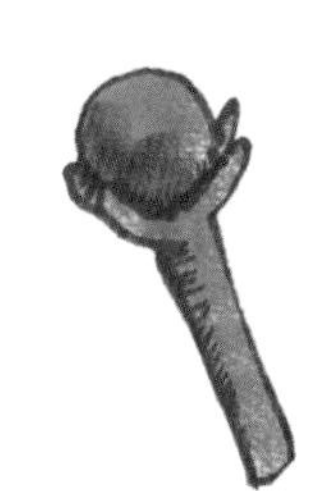

中文名称	α－丁香油烃，又称蛇麻烯、葎草烯	β－丁香油烃，又称石竹烯、丁香烯
英文名称	α－Caryophyllene 、α－humulane	β－Caryophyllene
化学结构	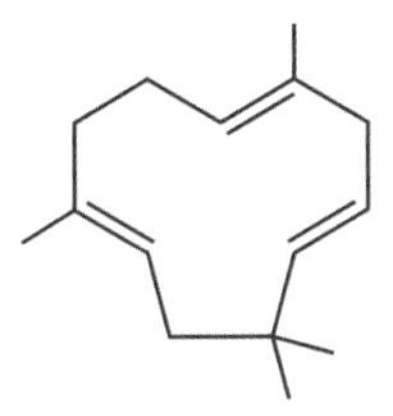	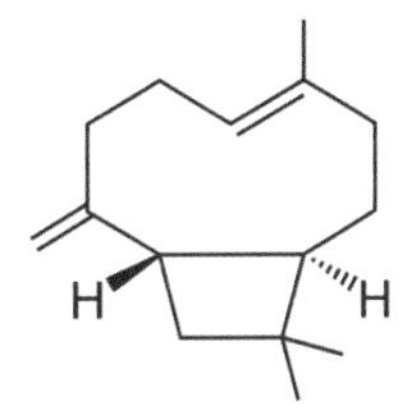
精油来源	蛇麻草。	黑胡椒、丁香、多香果、白千层。
气味描述	沉稳、类似根部的气味，很鲜明。	活泼、跳跃的丁香气味。
芳疗功效	镇定神经系统，处理消化问题。	消炎、止痛、提供热力，对胃炎最有帮助。
心灵功效	心手相连，让行动与思考同步。	变成一颗向外的钉子，不再忍气吞声、刺痛自己的胃。

5-2-2

母菊天蓝烃

天蓝烃（azulene）是经过蒸馏过程才转变的蓝色物质；而母菊天蓝烃则是由天蓝烃转变而来，多数出现在菊科精油中。蓝色又消炎的天蓝烃，化学结构就像一对母子脸碰脸相依偎，母亲表情慈爱。而除了母菊天蓝烃之外，还有以下几种，功效近似，但气味不同：1. 双氢母菊天蓝烃（dihydrochamazulene）：由母菊天蓝烃变化而来，有点潮湿陈旧的气味；2. 岩兰草天蓝烃（Vetivazulene）：土味，多在岩兰草中，新鲜岩兰草精油是绿色，摆放后才变成褐色；3. 愈创天蓝烃（Guaiazulene）：甜美的木头味，多在澳洲蓝丝柏中。

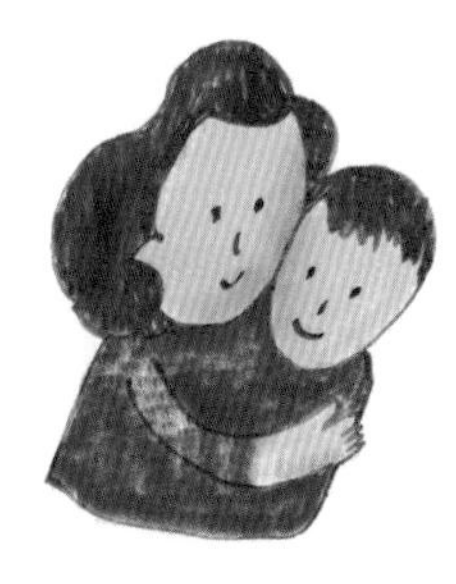

中文名称	母菊天蓝烃	
英文名称	Chamazulene	
精油来源	德国洋甘菊、西洋蓍草、摩洛哥蓝艾菊、南木蒿。	
化学结构	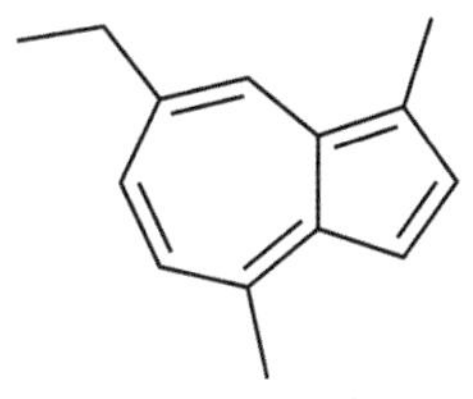	

5-2-2

母菊天蓝烃

气味描述	潮湿的抹布气味。
芳疗功效	1. 有效抑制发炎，从根本上抑制白三烯（过敏、发炎前驱物质），中断过敏反应。 2. 活性强大，但也易氧化。 3. 修护肌肤、促进愈合，有治疗溃疡的效果。
心灵功效	像是母亲与孩子的结构，能处理亲子关系，打开心房。

5-2-3

金合欢烯

α 型、β 型两种金合欢烯气味差异大，但是功效雷同，"合欢"听起来就很欢乐，结构看起来就像是三名跳舞的男女，所以这是很男欢女爱、和乐融融的成分，即所谓的费洛蒙效应与两性吸引力。

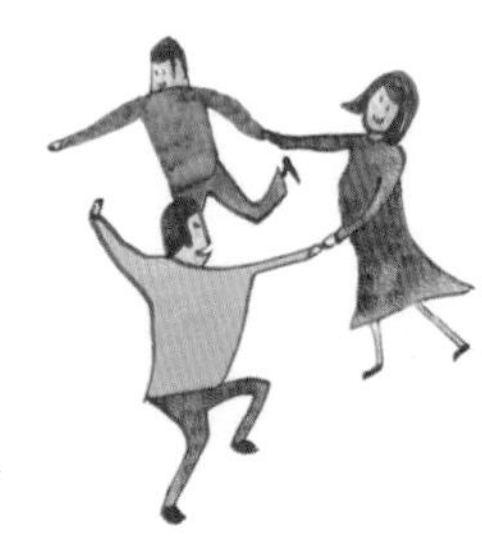

中文名称	α－金合欢烯	β－金合欢烯
英文名称	α－Farnesene	β－Farnesene
化学结构		
精油来源	玫瑰、依兰、橙花等花朵精油。	德国洋甘菊、广藿香、杜松。
气味描述	新鲜花瓣气味，淡淡苹果香。	胶水、塑料味。
芳疗功效	有生命的气息，当植物死亡后此成分含量会迅速下降。具有欢愉的费洛蒙效应，可促进人际、沟通、两性、亲子关系。	
心灵功效	维护能量场，增强对生命的热情、欢愉。	

5-2-4

没药烯

又称甜没药烯、红没药烯，有 α 型、β 型、γ 型三种，以 β 型较为常见，三种的结构模型是一样的，差别在双键位置而已，气味也相似，下图的化学结构模型是 β－bisabolene。结构模式很相近的还有：1.

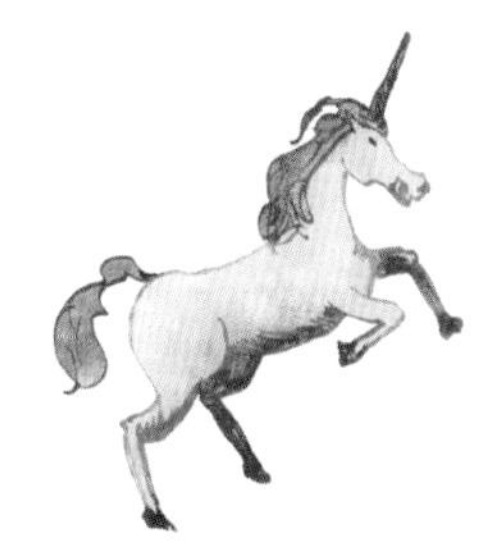

姜烯（zingiberene）：存在姜、姜黄、郁金中，气味辛辣温暖，有独特清香，但是并不刺激皮肤，主要功能有祛风散寒、增进食欲、防呕止吐；2. 姜黄烯（curcumene）：存在姜黄、郁金当中，气味辛香温暖、带点生姜气味，能排毒养肝，解郁行气，消炎抗氧化，并可促使神经传导流畅正常，预防癌症。

中文名称	没药烯
英文名称	Bisabolene
精油来源	红没药、没药、野马郁兰、姜、姜黄。
气味描述	具有一种辛甜温暖的皮革气息。
芳疗功效	消炎、抗敏，能高度安抚、镇定肌肤，消除细胞上不必要杂讯，是神经系统补药，还可处理内分泌、皮肤等问题。
化学结构	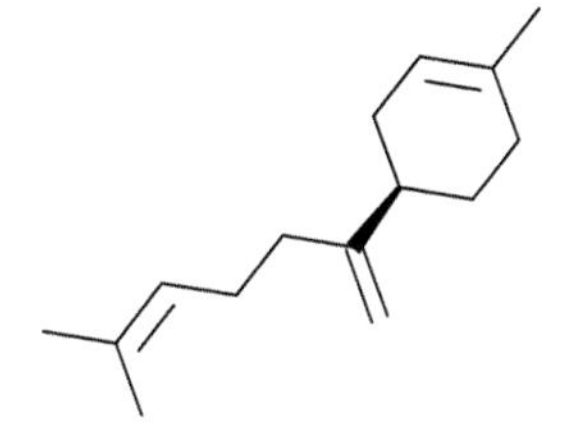
心灵功效	像独角兽的结构，呼应它具有一种圣洁的气息，能洗去心灵上的防御、过敏。运用在情绪不佳所引发的皮肤问题时，退红肿的效果比天蓝烃还强。

5-2-5

大根老鹳草烯

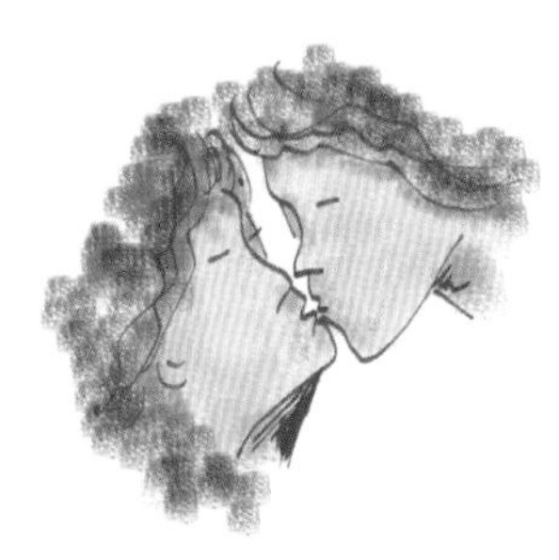

又称大根香叶烯，从松油萜转变而来，又可再转化成花香分子，故香水工业常使用。由于双键位置的关系而有 A 至 E 五种类型，精油中出现的是 A 型、B 型、D 型。但是五种的基本架构都是相似的，犹如一对接吻的男女。

中文名称	大根老鹳草烯
英文名称	Germacrene
化学结构	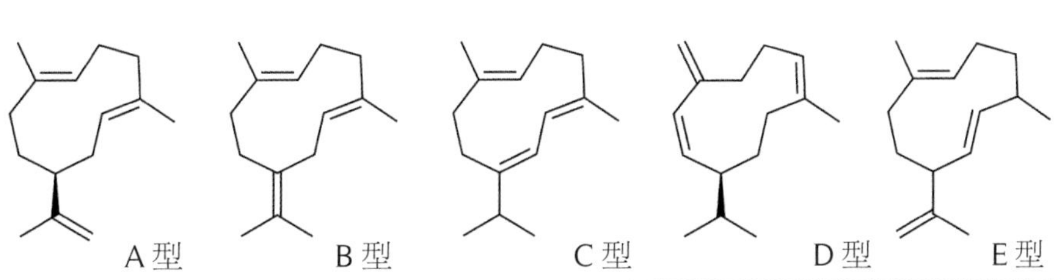
精油来源	一枝黄花、完全依兰（特级则无）、胡椒薄荷、柠檬薄荷、日本柚、柠檬马鞭草。
气味描述	有种甘草 + 花茶 + 烟草的气味。
芳疗功效	费洛蒙效应、催情、驱虫。
心灵功效	给人欢欣鼓舞的热恋感觉，让思念化为行动，主动出击。

5-2-6

香 树 烯

英文名称

Aromadendrene

又称香橙烯、香木兰烯，是属于开在树上的花香，气味清雅，具有平静心灵的功效，带有少女、青春的悸动感。精油来源为白玉兰、桂花、蓝胶尤加利。

5-2-7

蛇 床 烯

英文名称

Selinene

又称芹子烯，是莎草（Cyperus scariosus）的主要成分，具有泥土或根部精油的气味，放愈久愈香，具有安定中枢神经、抗痉挛、止痛的功效，并带来强大的根系生存力量。精油来源为芹菜籽、莎草、云木香、台湾红桧、台湾扁柏。

5-2-8

古 芸 烯

英文名称

Gurjunene

是古芸香脂的主要成分，烟熏的寺庙气息，有禅意定心的感觉。精油来源为古芸香脂、穗甘松、大根老鹳草、天竺葵。

5-3 ·单萜醇类·

Monoterpenol

[mono-]: 一个　[terpe-]: 萜类　[-ol]: 醇类

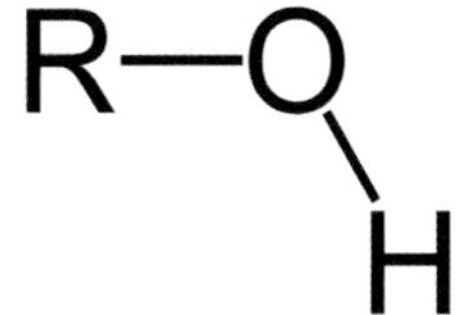

醇的官能基是羟基（R-OH）。也就是说，所有醇类的化学结构，都具有共同的一个单位（-OH）；R 代表原子团，单萜醇的 R 是具有 10 个碳原子的结构。

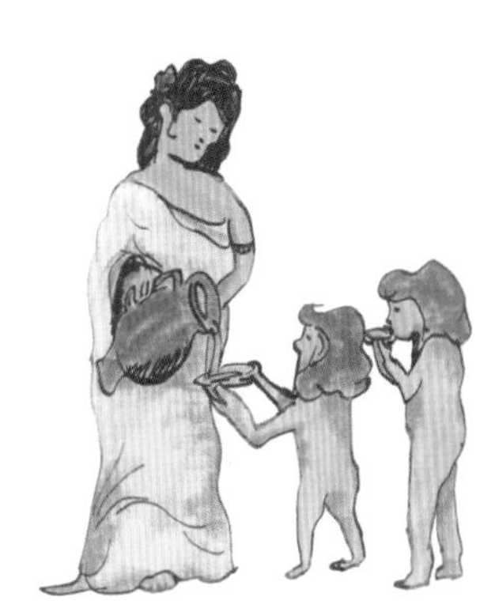

讲到醇类就不能不提到水，水分子的长相跟“水”这个字很相像，就是中间一个氧（O），左右各牵一个氢（H）。水分子（H_2O）在溶液状况下，很容易变成离子 H+ 与 OH−。

在某些条件下，这个 H+ 会先和单萜烯发生化学作用，解开萜烯的双键之后，OH− 再跟萜烯完成反应，就变成单萜醇。因此单萜醇是更具有“水”感的分子，气味也更宜人，带给人温暖亲切的气息，有如泡在温泉中，可以长效并温和地治疗慢性病、内分泌失调、儿童常见疾病。

单萜醇类多半出现在药草类、花朵类精油中。情境图是临摹法国布尔布勒（La Bourboule）儿童哮喘温泉疗养中心的海报，与单萜醇类具有如水般温厚亲和的调养特质非常相似，是亲子可用的精油分子。以下为几种常见的单萜醇。

特性

1.

亲水性高，可以少量放入浴缸中泡澡。

2.

亲肤性高，针对细菌感染（如痘痘）、霉菌感染（癣），可以直击病源，破坏它们的结构。

3.

有些醇类放置久了，氧化后会转变成刺激性高的醛类。

4.

代谢快、对身体无负担，老幼弱病皆可使用。

5.

调节免疫系统，太高的就调低，太低的就调高，是相当好用的平衡成分。

6.

激励肝胆，温和补身。

5-3-1

沉香醇

又称作伽罗木醇，是相当常见的芳香分子，可以合成各种花香调，所以被香水工业大量使用。它有左旋和右旋两种结构，气味不太一样，一般常见的是左旋分子。两种沉香醇的结构都犹如爬行中的婴儿，实际上它们皆是非常适合婴儿使用的温和成分，有着淡淡香气，不温不火，无刺激性，可以长期使用，能温和抗菌，提升免疫力。

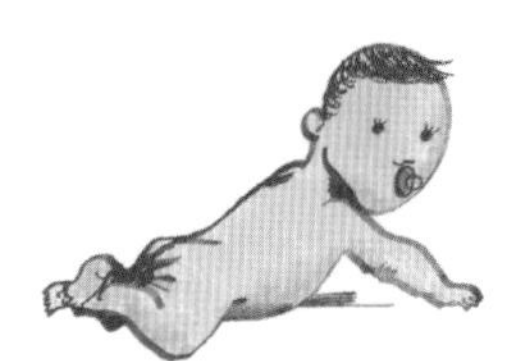

中文名称	右旋沉香醇，又称芫荽醇	左旋沉香醇，又称芳樟醇
英文名称	(S)(+)-Linalool	(R)(-)-Linalool
化学结构	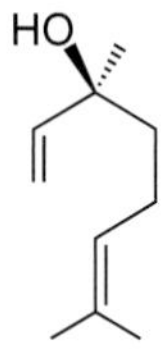 HO (结构式)	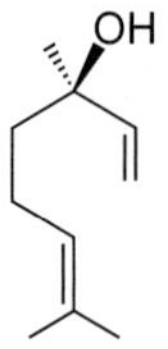 OH (结构式)
精油来源	芫荽籽、甜橙、肉豆蔻等。	芳樟、花梨木、佛手柑、薰衣草、苦橙叶等。
气味描述	上扬的清香。	稳重的甜香。
芳疗功效	1. 整体性的激励、提升免疫力。 2. 解除因为压力引起的消化不良、胀气、肠燥。	1. 整体性的抗菌、抗感染（特别是呼吸道、消化道、泌尿道）。 2. 镇定神经、舒眠。
心灵功效	单纯的相信、温和的陪伴，使人如孩童般的开心。	

5-3-2

萜品烯-4-醇

分右旋、左旋两种，常见的是右旋萜品烯-4-醇，不过两者功效雷同、气味相近，分子结构的形状像个设计新颖的两用马桶刷，杀菌除臭效果非常好，常被用于居家清洁、抗肌肤感染等。

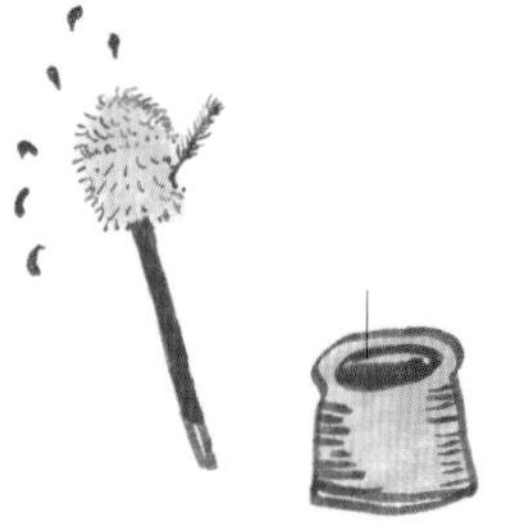

中文名称	右旋萜品烯-4-醇	左旋萜品烯-4-醇
英文名称	(S)(+)-Terpinen-4-ol	(R)(-)-Terpinen-4-ol
化学结构	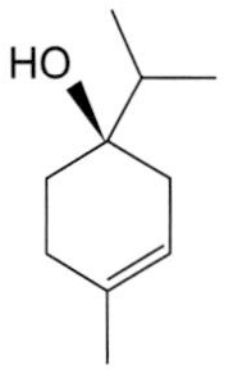 HO (结构式)	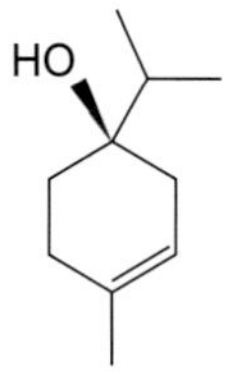 HO (结构式)
精油来源	茶树、马郁兰、澳洲尤加利。	薄荷尤加利。

气味描述	辛香、温和的土壤气味。
芳疗功效	抗疾病感染效果中等，能激励白细胞抵抗外侮，不刺激皮肤，能让皮肤表面的菌种平衡而达到互相牵制的作用，因此常被使用在皮肤的感染（如大脓疱）问题上。
心灵功效	给予勇气，刷去心灵中的傲慢、懒散，增加对世界的抵抗力。
注意事项	放置太久的萜品烯-4-醇，会逐渐变成香荆芥酚，而变得气味冲、有强烈的肌肤刺激性。

5-3-3

牻牛儿醇 & 橙花醇

这两个其实是顺式与反式的关系，两者的结构如同“红玫瑰与白玫瑰”般婀娜多姿，气味相当不同，是香水工业仿造高级花香的重要原料。

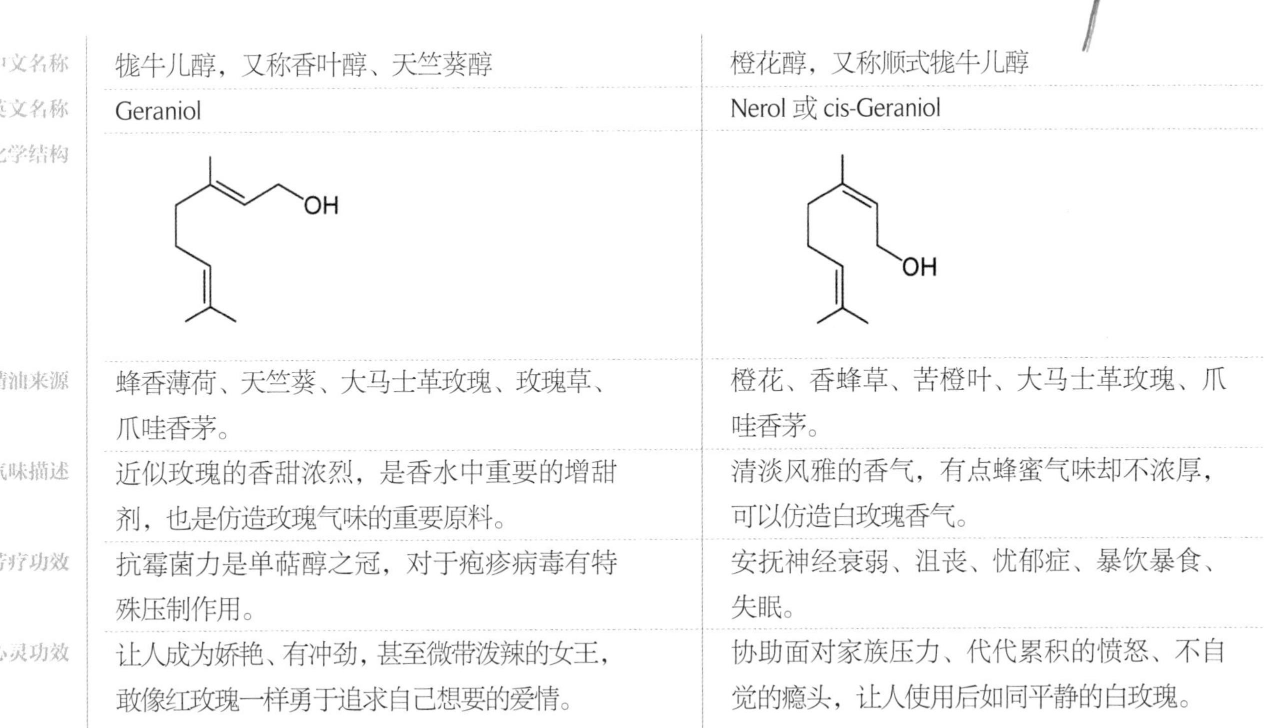

中文名称	牻牛儿醇，又称香叶醇、天竺葵醇	橙花醇，又称顺式牻牛儿醇
英文名称	Geraniol	Nerol 或 cis-Geraniol
化学结构	OH	OH
精油来源	蜂香薄荷、天竺葵、大马士革玫瑰、玫瑰草、爪哇香茅。	橙花、香蜂草、苦橙叶、大马士革玫瑰、爪哇香茅。
气味描述	近似玫瑰的香甜浓烈，是香水中重要的增甜剂，也是仿造玫瑰气味的重要原料。	清淡风雅的香气，有点蜂蜜气味却不浓厚，可以仿造白玫瑰香气。
芳疗功效	抗霉菌力是单萜醇之冠，对于疱疹病毒有特殊压制作用。	安抚神经衰弱、沮丧、忧郁症、暴饮暴食、失眠。
心灵功效	让人成为娇艳、有冲劲，甚至微带泼辣的女王，敢像红玫瑰一样勇于追求自己想要的爱情。	协助面对家族压力、代代累积的愤怒、不自觉的瘾头，让人使用后如同平静的白玫瑰。

5-3-4

薄荷脑

自然界存在的是左旋薄荷脑，右旋是人工合成的。两者气味差异大，左旋是很常闻到的清凉气味，右旋闻起来则像松节油，因此市面上一般产品的薄荷脑气味会浊浊不够清爽的原因，乃是使用了人工合成的消旋*薄荷脑。在室温下，薄荷脑是呈现白色针状结晶固体。知名的外伤药膏“曼秀雷敦”（品牌名字首为 Menthol），就是以薄荷脑为主成分。薄荷脑的瞬间清凉感，常被用在晕车、晕船或夏季炎热的时候，可以让人瞬间跳脱闷热感，但这只是暂时的神经反应，治标不治本。

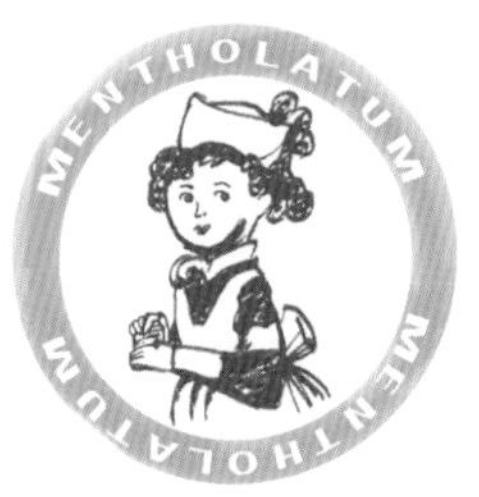

* 消旋，是指没有旋光性，当右旋与左旋的数量相同时，就会变成消旋，人工合成物通常是消旋。

5-3-4

薄荷脑

中文名称	薄荷脑，又称薄荷醇
英文名称	(-)-Menthol
化学结构	OH
精油来源	唇形科薄荷属的植物。
气味描述	清凉、冷冽。
芳疗功效	止痛、止痒、抗发炎、收缩血管，最常用于抑制皮肤发痒反应上。
心灵功效	使人冷静下来，让思绪清晰、理性思考，跳脱烦闷的情绪。
注意事项	刺激皮肤上的“温感”受体，因此会带来过凉或是过热的感觉，不建议长期使用。

5-3-5

龙脑

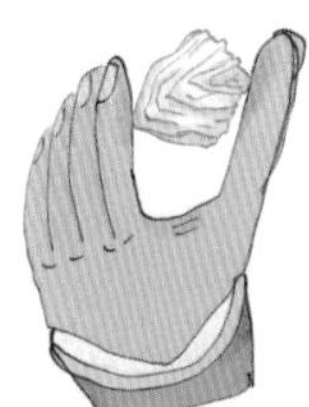

龙脑可以说是樟脑、樟烯的相关物质，因为它会氧化变成樟脑，也能还原变回樟烯，所以又称作樟醇。常温下为透明结晶体，天然的龙脑被中医称作“冰片”，可想象那种清爽醒脑的冰凉气味。

中文名称	龙脑
英文名称	Borneol
化学结构	H, OH
精油来源	龙脑百里香、松科植物、阿密茴。
气味描述	清凉微甜。
芳疗功效	驱虫、解热、祛痰、解胸闷、改善心血管疾病、充血（特别对生殖器）、增加性能量。
心灵功效	安抚，让受创的心灵恢复平静，重新再起。

5-3-6

α-萜品醇

英文名称	α-Terpineol

又称松油醇，可以从α-松油萜、萜品烯变化而来。气味相当高贵优雅，可以制作紫丁香调香水，也是心轮用油，对于纤细敏感、容易受损的心灵特别有帮助。精油来源为澳洲尤加利、白千层、绿花白千层、佛手柑、天竺葵、松科精油。

5-3-7

香茅醇

英文名称	Citronellol

具有抗菌、驱虫等作用，香气佳，可用来调香，常见于香茅、天竺葵、大马士革玫瑰等精油中。香茅醇可以衍生成香茅醛或是玫瑰氧化物。

5-4
·倍半萜醇类·
Sesquiterpenol

[Sesqui-]: 一倍半　[terpe-]: 萜类　[-ol]: 醇类

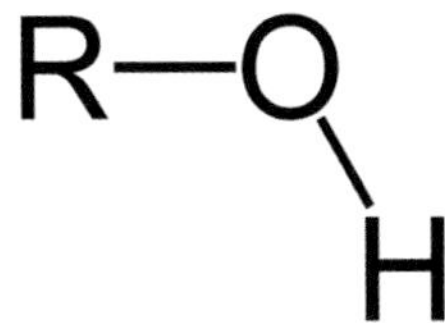

一如前述，醇的官能基是羟基（R-OH），亦即所有醇类的化学结构，都具有共同的一个单位（-OH），然后 R 代表原子团，而倍半萜醇的 R 是具有 15 个碳原子的结构。倍半的定义请参考“倍半萜烯”。

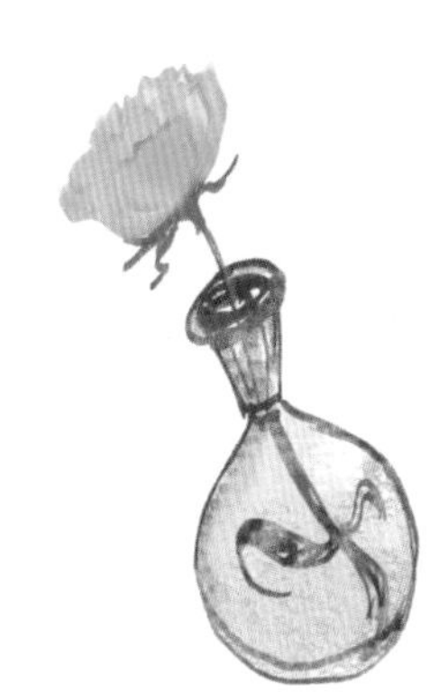

延续上一小节“单萜醇”的通论来看倍半萜醇，它一样有水的特性，不过质地、香气、格调都更丰富，具有奢华感，这些倍半萜醇常成为高级香水的原料。以下为几种常见的倍半萜醇。

特性

1.
疗效的速度较慢，但可以长期使用，调节免疫力。

2.
自体免疫系统疾病可以使用。

3.
温和促进细胞再生、滋补护肤，慢性皮肤炎或者过敏老化肌肤皆可以使用。

4.
平衡自主神经系统，强化心灵，恢复情绪平静、抗压。

5.
作用在下视丘，影响荷尔蒙系统，让内分泌平衡。

5-4-1

金合欢醇

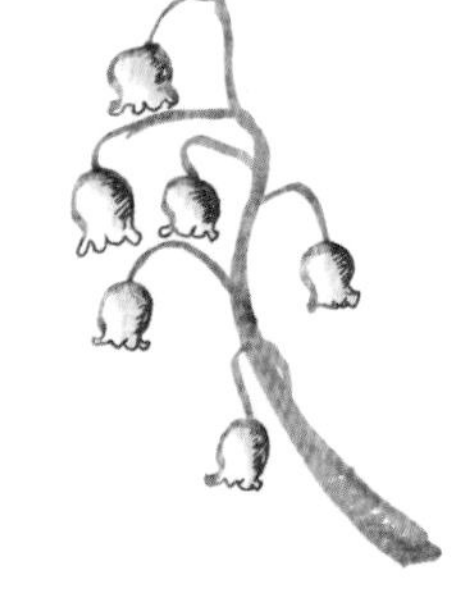

金合欢醇与后面介绍的橙花叔醇是结构异构物，从图示可以看出橙花叔醇与金合欢醇之间的转换模式。自然界中，金合欢醇有四种几何异构物，但多半混合出现。这是具有费洛蒙特色的物质，有引诱作用。

橙花叔醇 $\xrightarrow{H_3O^+}$ 金合欢醇

中文名称	金合欢醇，又叫法尼醇
英文名称	Farnesol
化学结构	OH
精油来源	大马士革玫瑰、依兰、罗马洋甘菊。
气味描述	如同夜晚盛开的铃兰花香，带有神秘妩媚的感觉。
芳疗功效	强效保湿、美白、去疤痕、温和杀菌、去除体味、平衡肌肤酸碱值。
心灵功效	让人娇媚如夜晚怒放的花朵，带着纯净露珠却又散发成熟气息。 不在乎外界眼光或评论，恣意地追求梦想。绽放美丽，让悲伤隐没在黑夜中。

5-4-2

橙花叔醇

英文名称	Nerolidol
	介于玫瑰与苹果间的清香，带有一点点木质调，由于可以转变成高贵花香（金合欢醇），也常被当作铃兰香的主调。主要精油来源是香脂果豆木、橙花叔醇绿花白千层、秘鲁香脂。最新研究发现它具有强大的抗癌作用，可以提供正常凋亡讯息让癌细胞自己死亡，可抑制肿瘤发展。在情绪疗效上，淡淡的花香带给人安心稳定的感觉。

5-4-3

岩兰草醇

有四种不同的异构物，但都混合出现在岩兰草精油中，因此一起被称作岩兰草醇。它的气味和原植物会让人联想到原始能量、异域民族，有着别于现代科技的古老智慧。

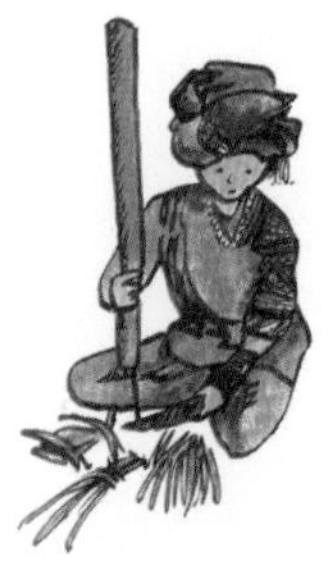

中文名称	岩兰草醇
英文名称	Vetiverol
化学结构	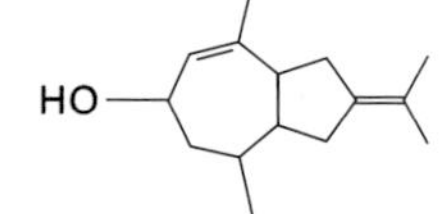

精油来源	岩兰草。
气味描述	带有潮湿的泥土味与甜味。
芳疗功效	增强红细胞的带氧能力，使气色红润；补强静脉，可预防与治疗痔疮、静脉曲张。
心灵功效	亲近大地之母的能量，稳固自身气场，不被外在干扰。

5-4-4

广 藿 香 醇

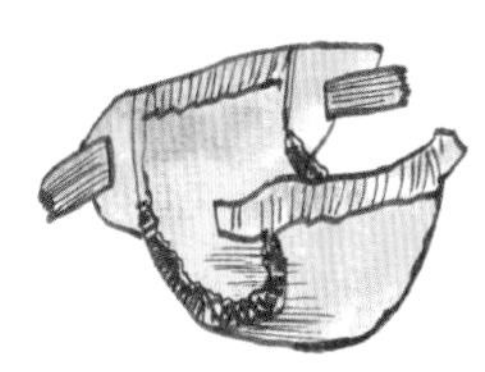

广藿香的独特成分，带给人温柔的包覆力、如毛绒触感般的呵护，即使婴幼儿细腻肌肤都能使用，擅长处理肌肤感染。它也是婴儿专用油的重要成分。

中文名称	广藿香醇、藿香醇、百秋李醇
英文名称	Patchoulol
化学结构	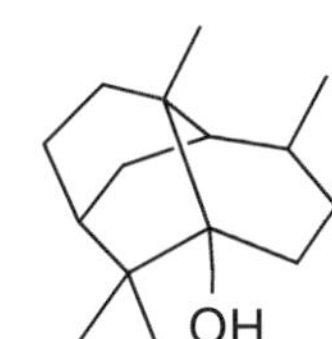
精油来源	广藿香。
气味描述	一种陈年老味，带有沉稳、温热、辛香味。
芳疗功效	1. 细致修复肌肤创伤，譬如皲裂、化脓、溃烂。 2. 消除充血肿胀变形（痔疮）。 3. 缓泻（肠躁）、改善便秘。 4. 平衡肌肤油脂，改善脂漏性皮肤炎、头皮屑症状。 5. 抗霉菌、抗念珠菌，改善尿布疹。
心灵功效	沉静、祛除焦虑，带来平和快乐的感受。

5-4-5

檀 香 醇

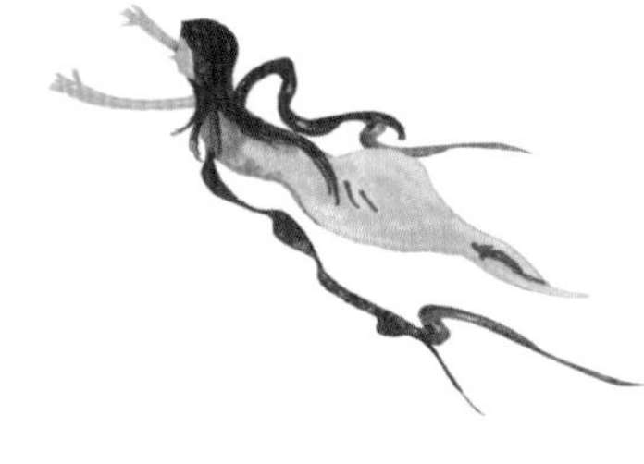

是檀香精油的最重要成分，有 α 型和 β 型两种，同时存在于檀香中，但因为比例的不同造就各种不同檀香风味。α 型是新生檀香的主要成分，超过二十年以上树龄的檀香，α 型会慢慢转成 β 型，让老檀香的韵味愈来愈丰富，也更具有神圣的气味，两者的结构像是敦煌飞天。

中文名称	α－檀香醇	β－檀香醇
英文名称	α－Santalol	β－Santalol
化学结构	OH	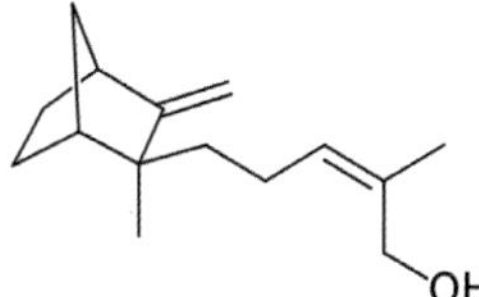
精油来源	澳洲白檀、太平洋檀香。	印度檀香。
气味描述	有点像丝柏的淡淡木头味。	有点浓厚、沉稳的燥味。

5-4-5

檀香醇

芳疗功效	杀菌（泌尿系统）、定香、促进伤口愈合（红血丝）、调理干燥或老化肌肤。	消除静脉曲张、痔疮、安抚神经、利尿、催情。
心灵功效	稳定心情。	回归自我，定心凝神，让神圣的光保护着。

5-4-6

桉叶醇

自然界中有 α、β、γ 三型的桉叶醇，但这里仅以最常见到的两种来讨论。由于它最早是在胡椒尤加利的叶片中被发现的，所以有“桉叶”这个名称，也有人称之为尤加利醇或桉醇，但其实此物质在尤加利中含量很少，反而多出现在高贵木材中。它与后面将提到的 1,8－桉油醇是完全不同的成分。

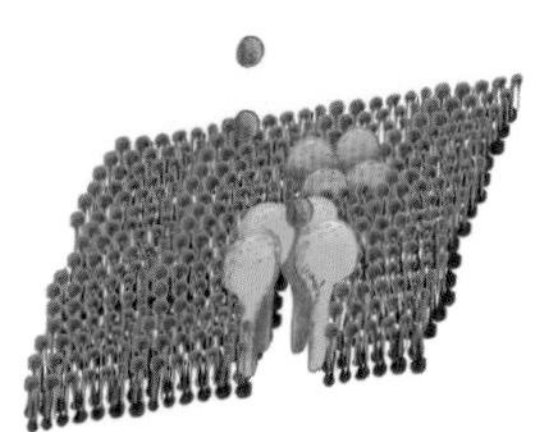

中文名称	α－桉叶醇	β－桉叶醇
英文名称	α－Eudesmol	β－Eudesmol
化学结构	OH	OH
精油来源	红桧、日本杉、扁柏、澳洲蓝丝柏、阿米香树。	史密斯尤加利、扁柏、日本杉、穗甘松、阿米香树。
气味描述	有点刺激的燃烧薪柴气味。	
芳疗功效	阻断脑神经元的钙离子信道（见图示），抑制过度活跃的神经，运用在脑部受创后的辅助治疗。	减轻神经痉挛，降低脑部的不正常放电状态（癫痫）。
心灵功效	如同夜半钟声、江枫渔火，带来宁静又温暖的感受。	

附　录

双萜醇

英文名称	Diterpenol

双萜醇因为分子大，在精油中极为罕见，但只要微量就足以左右此精油的整体功效，是性格非常鲜明的成分。由于化学结构与类固醇激素（多用于生殖系统）非常相似，因此有类激素效应。代表成分有：

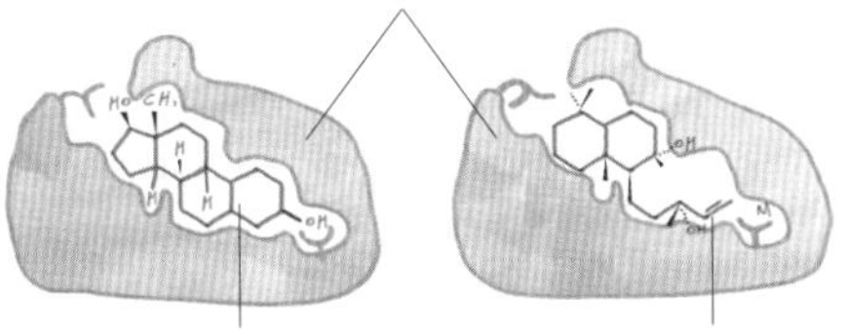

雌二醇受体

完全吻合，作用强

部分吻合，作用弱

雌二醇

快乐鼠尾草醇

快乐鼠尾草醇 Sclareol

在快乐鼠尾草、鼠尾草中有微量的快乐鼠尾草醇，能让人有一种晕眩与深层放松的感觉，缓和副交感神经而产生迷醉感。因为形状能与雌激素受体结合（见图示），而有弱效的雌激素效应。

因香醇 Incensol

产自东非（如埃塞俄比亚、索马里）的乳香会有微量的因香醇，它可以调节各种不同的荷尔蒙，使之趋于平衡，给人平静的感受。

冷杉醇 Sempervirol

此成分原本萃取自欧洲冷杉，但是成分含量较多的精油却是“丝柏”，命名来自丝柏的种名，因此又称丝柏醇。

泪杉醇 Manool

主要来自丝柏精油，可以调节雌激素。由于同时和冷杉醇出现在丝柏中，因此欧洲科学家认为它们是丝柏能有效缓解更年期症状（脸潮红、心跳过快）的两大功臣。

植醇 Phytol

又称叶绿醇，精油中只有茉莉（溶剂或二氧化碳萃取）会见到此成分，比例高达 15% ~ 45%，这也是茉莉能如此牵动女性内分泌的原因。

5-5 ·单萜酮类· Monoketone

[mono-]：一个 [-one]：酮类

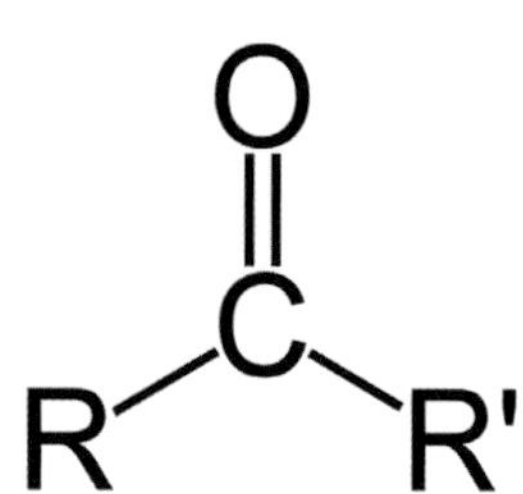

酮的官能基是羰基，且 CO 的两端都接原子团。也就是说，所有酮类的化学结构，都具有共同的一个单位（C=O）；R 与 R’代表原子团，单萜酮的（R+R’）是具有 10 个碳原子的结构。

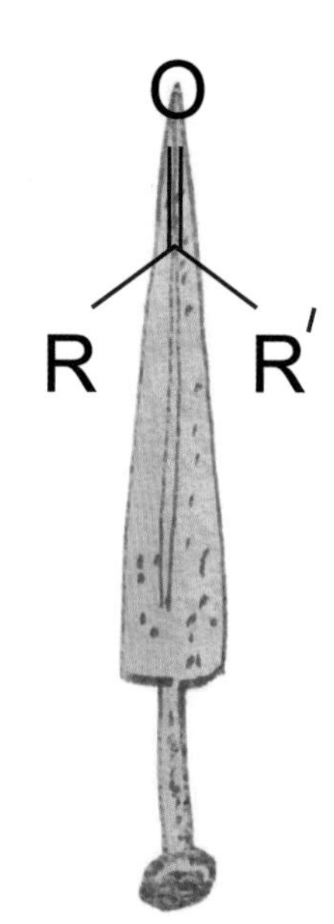

酮，发音“铜”，是一种很稳定、气味感受如金属般冰冷透脑的分子。它就像双面刃，效果强、速度快，却也具有神经毒性，在使用剂量上需要特别留心，通常是以不超过 5% 为原则。在芳香疗法领域，酮类之中，以单萜酮和倍半萜酮最为常见。以下先从几种常见的单萜酮开始说明。

特 性

1.
效果强大、快速，急用时很棒，但不建议长期使用。

2.
稳定、不容易氧化变质，可形成天然抗菌防腐剂。

3.
促进皮肤与黏膜细胞再生，伤口愈合快，可以淡化黑色素。

4.
抗菌力强大（真菌、病毒），无肌肤刺激性。

5.
化解和消除黏液、痰。

6.
具有神经毒性（孕妇、婴幼儿禁用）。

7.
少量使用时可利脑、滋补神经。

8.
具有阴性能量，使人冷静。

9.
通经、补肾水。

5-5-1

侧柏酮

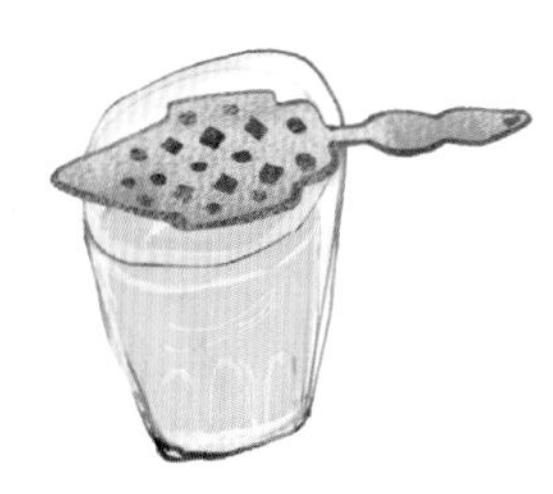

侧柏酮一直以来都是苦艾酒的重要成分，少量侧柏酮能使意识进入到奇幻国度，产生朦胧快感，激发出创造潜能。研究报告指出，侧柏酮会抑制人体制造神经传导物质 GABA（gamma-amino butyric acid）。GABA 可以抑制或阻断神经细胞过度兴奋，让人的身心状态宁静、平和及放松下来。如果缺少 GABA，会造成失眠、精神紧张、歇斯底里等精神异常状况。这也就是误用高剂量侧柏酮后的中毒症状。自然界中有 α 型和 β 型两种异构体，形状是不是都长得很像苦艾酒专用汤匙啊！

中文名称	α－侧柏酮	β－侧柏酮
英文名称	α－Thujone	β－Thujone
化学结构	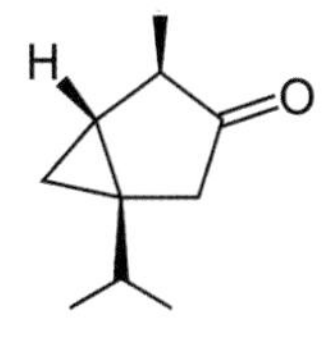	
精油来源	侧柏、鼠尾草、艾草。	南木蒿。
气味描述	清新甜美。	清澈、苦味、带有沙尘感。
芳疗功效	兴奋中枢神经系统、通经、促进细胞再生。	与 α 型相同，但是效果减弱许多，因此神经毒性相对较弱。
心灵功效	在狂乱与平静中找寻平衡。	内心无限宽广。
注意事项	1. 高浓度口服可能导致精神异常、迷乱、出现幻觉、过度兴奋。 2. 孕妇禁用，通经效果强，可能导致流产。 3. 癫痫症禁用，神经刺激可能导致抽搐、痉挛。	

5-5-2

樟脑

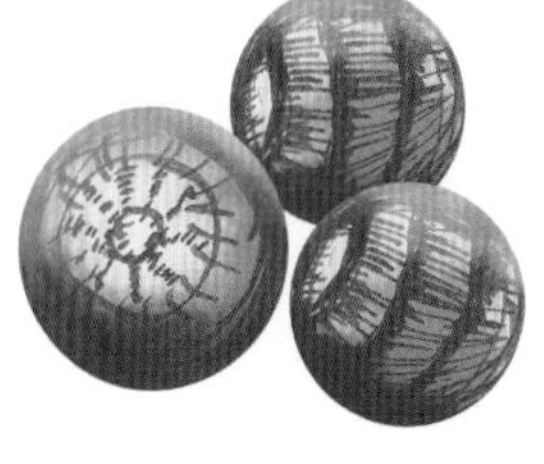

又称莰酮、龙脑酮（Borneon），是从龙脑氧化后所获得的产物。情境图是樟木球，天然樟脑是右旋光性，若化学合成则是消旋品，所以下列介绍是以右旋樟脑为主。

中文名称	右旋樟脑
英文名称	(+)-Camphor

化学结构

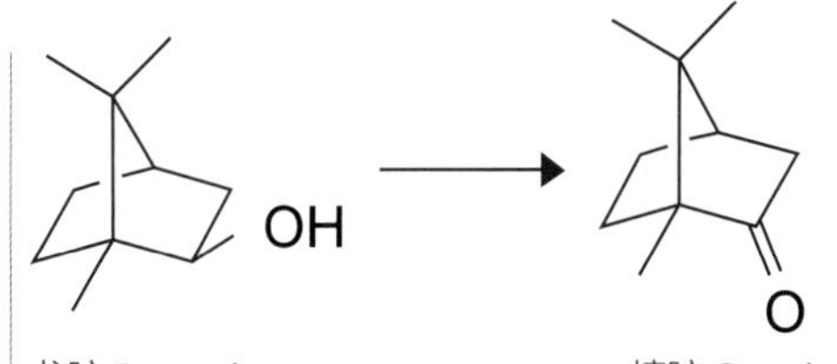

5-5-2

樟 脑

精油来源	樟树（本樟）、头状薰衣草、西洋蓍草、樟脑迷迭香。
气味描述	强烈又刺激的甜味，有点汽油味。
芳疗功效	1. 局部抗发炎、止痒、局部麻醉止痛，应用在各种发痒型皮肤病，能迅速解除患部不适。 2. 强心活血，应用在肌肉关节疼痛、退化性关节炎等筋骨问题。 3. 用于居家环境，可强力驱虫（蟑螂）、防蛀（白蚁）、防腐（霉菌）。
心灵功效	阻止岁月的蛀虫啃食自己的心灵，预防因循苟且、食古不化。
注意事项	1. 高浓度涂抹皮肤会造成接触性皮肤炎；高浓度口服会造成恶心、呕吐、头晕、神经抽搐、痉挛。癫痫、蚕豆症患者禁用。 2. 孕妇禁用，樟脑物质会穿透胎盘，影响胎儿神经发展，甚至造成流产。 3. 婴幼儿禁用，其口服致死量为 1g/kg *，高浓度外涂可能造成呼吸困难、昏迷。

5-5-3

松 樟 酮

它是牛膝草的主要成分，异松樟酮是同分异构物，虽然两者结构长相不太一样，但是作用与特征很类似，都具有高神经毒性，更胜过侧柏酮。若是口服高浓度松樟酮，会引发神经抽搐、癫痫、心跳不规律、呼吸急促不规律、昏厥。因此在使用上要更加小心。

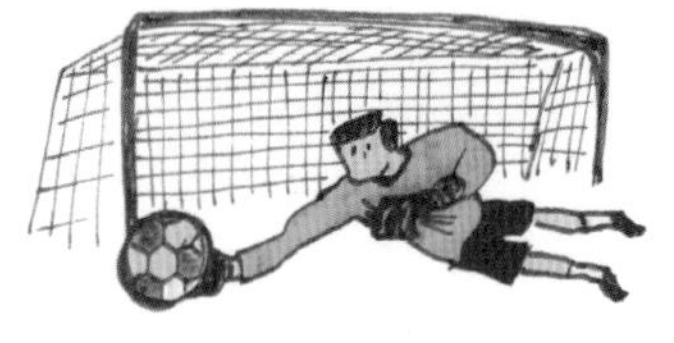

中文名称	松樟酮，或叫松莰酮	异松樟酮，或叫异松莰酮
英文名称	Pinocamphone	iso-Pinocamphone
化学结构	H H O	H H O
精油来源	牛膝草	
气味描述	带有一点樟脑以及针叶树的香气。	
芳疗功效	1. 强力抗病毒（流感、HIV）、细菌（肺炎链球菌、金黄葡萄球菌），就像是细胞“守门员”一样，把病原阻挡在门外。 2. 抗黏膜发炎、消解黏液，改善气管阻塞和久咳不愈。	
心灵功效	强大的净化能量，将身心的垃圾一扫而空。	
注意事项	孕妇、婴幼儿、癫痫患者禁用。	

* g/kg 这个剂量单位，代表每千克体重所要达到的克数。

5-5-4

香芹酮

又称藏茴香酮，一开始是在藏茴香中发现这个成分的，后来更发现它有左旋、右旋两种异构物，长相几乎一样，但是气味却差异很大。就像双胞胎看起来几乎一个模样，却有不同内涵与性格，两者都是糖果、糕饼业所喜爱的香料。是较安全的分子，无刺激性、肝毒性低，不过它的单萜酮特性还是会对神经系统有影响，所以孕妇、婴幼儿不建议使用。

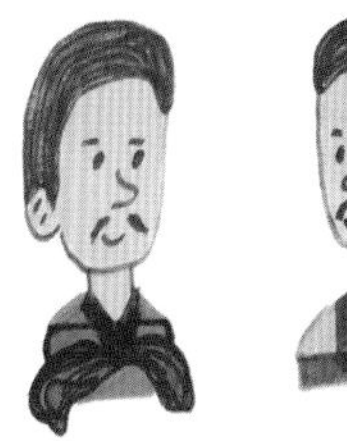

中文名称	右旋香芹酮	左旋香芹酮
英文名称	(S)(+)-Carvone	(R)(-)-Carvone
化学结构		
精油来源	藏茴香、莳萝籽。	绿薄荷。
气味描述	香料的气味、较沉些。	像是薄荷口香糖的香气，却没有凉味。
芳疗功效	增加食欲、促进消化（胆汁分泌）、消胀气。	消除异味、保持口气清新、促进消化（胆汁分泌）、提神醒脑。
心灵功效	增强自我控制力。	增强理性能力。
注意事项	孕妇、婴幼儿禁用。	

5-5-5

马鞭草酮

精油中极重要的养肝排毒分子，很安全，较少刺激性或毒性。在很多花朵类精油中也能看到少量的马鞭草酮，这就是为什么花朵类精油（如玫瑰）也具有养肝功效。其化学结构长得像狡兔奔跳在草原上，具有清新能量。

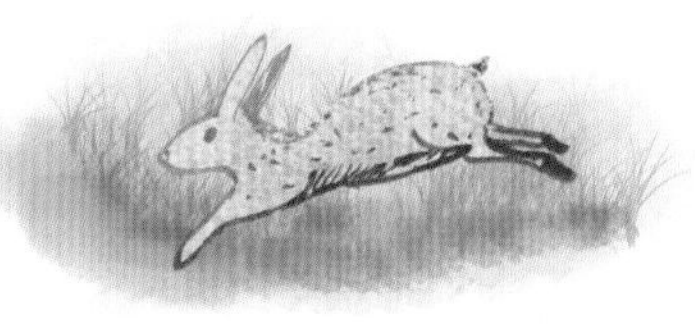

中文名称	马鞭草酮、马鞭草烯酮
英文名称	Verbenone
化学结构	
精油来源	马鞭草酮迷迭香、樟脑迷迭香。
气味描述	绿色清新的青草香，有干净的气息。
芳疗功效	帮助肝脏解毒、去除凝聚堆积在血液中的渣滓，养肝利胆，帮助（肝脏、皮肤）细胞再生，活化老旧肌肤细胞。
心灵功效	化解陈旧、固着的思维模式，让心灵动如脱兔。

5-5-6

薄 荷 酮

薄荷醇可经过氧化反应变为薄荷酮，所以在薄荷精油（主成分为薄荷醇）当中，或多或少都会有薄荷酮这样的成分，其中又以绿薄荷的含量最高。薄荷酮的毒性主要作用在小脑，高剂量时会造成中毒现象，抽搐、运动失调、无法平衡、左右不协调、神经麻痹。不过在一般情况下，因为缺乏氧化剂，所以薄荷脑是不会自己变成薄荷酮的，可以放心。从右方图示可以看到薄荷酮“还原”成薄荷醇，以及薄荷系列分子的渐进衍变关系。薄荷酮和异薄荷酮的功效、气味非常相似，都是相当清凉、适合夏天的芳香分子，因此合并在一起叙述。

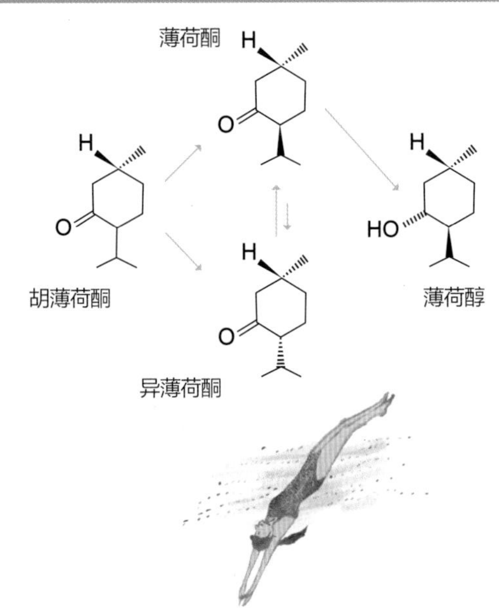

中文名称	薄荷酮，又称反式薄荷酮	异薄荷酮，又称顺式薄荷酮
英文名称	Menthone	Iso-Menthone
化学结构		
精油来源	胡椒薄荷、绿薄荷、天竺葵。	
气味描述	清凉香甜，但比薄荷脑弱些，没有那么刺激嗅觉和带苦味。	有薄荷混合了胡椒的药草苦味。
芳疗功效	1. 提神醒脑（利脑）。 2. 强效镇痛（特别是头痛、喉咙痛）。 3. 解除肌肤组织充血状态、抑制凝血。	4. 促进新皮再生。 5. 防晕止吐。 6. 排痰。
心灵功效	协助度过各种难堪处境，追求自身的成长。	
注意事项	孕妇、婴幼儿禁用，若特殊情况也需极低剂量（1% 以下）使用。	

5-5-7

胡 薄 荷 酮

英文名称	Pulegone
	右旋胡薄荷酮，主要精油来源是胡薄荷、布枯，左旋胡薄荷酮则主要来自荆芥。从上述薄荷酮的转化图中可以看出，放置了一段时日的胡薄荷精油，里面的胡薄荷酮成分会逐渐变成毒性低的薄荷酮，而渐渐降低毒性。高温也可以加速这个反应，所以煮熟的胡薄荷叶比较没有毒性。胡薄荷酮有催经、流产的作用。它最为人所害怕的是“肝毒性”，大量消耗肝脏酵素，导致身体毒素攻击器官组织，可能造成严重后果（脑部病变、肝功能异常等），毒性相当高。

5-6
·倍半萜酮类·
Sesquiketone

[Sesqui-]：一倍半 [-one]：酮类

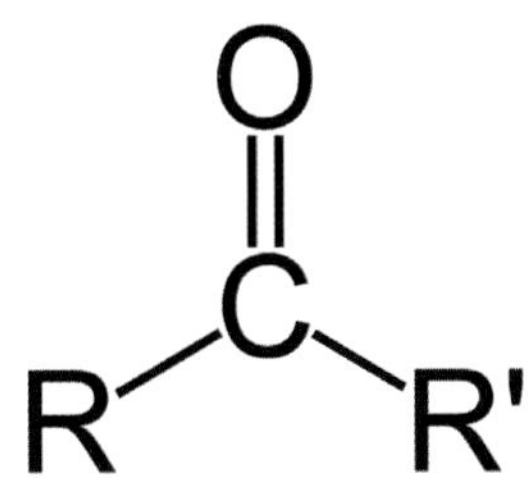

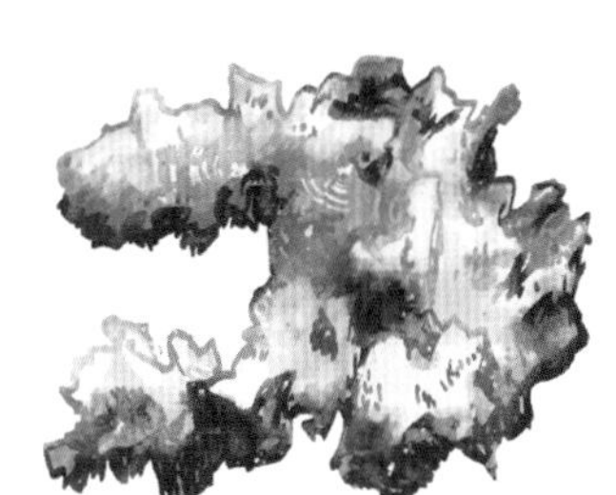

一如前述，酮的官能基是羰基，且 CO 的两端都接原子团，亦即所有酮类的化学结构都具有共同的一个单位（C=O），然后 R 与 R' 代表原子团，而倍半萜酮的（R+R'）通常是有 15 个碳原子的结构。至于超过 10 个但不足 15 个碳原子的结构，也因特性比较接近，会被归类在倍半萜酮类。

上一单元提到的单萜酮，有如青铜剑般的锋利、疗效快速，也具有毒性，而本单元要讲的大分子倍半萜酮，同样具有金属般的特性，却没有单萜酮的高毒性，而且分子愈大愈珍贵，所以倍半萜酮比较像银饰，具有柔软性、无毒、活性稳定、滋补神经（电位）传导，以及温和促进（皮肤）细胞再生等疗效。以下为几种常见的倍半萜酮。

特性

1.
温和、稳定、低毒性。

2.
特殊且优雅好闻的气味，非常具有独特性。

3.
温和促进皮肤与黏膜细胞再生，可以长期当作护肤用品。

4.
抗菌力温和、无肌肤刺激性。

5.
化解和消除黏液、痰。

6.
具有心灵消融特性，对于一些萦绕不去的纠葛情绪、思想硬块，具有化除的能力。

7.
溶解、抑制肿瘤继续扩大。

8.
阴性能量，使人稳定沉静。

9.
促进淋巴流动。

5-6-1

素馨酮

又称茉莉酮，在阿拉伯茉莉（也叫中国茉莉）花中有很高含量。素馨酮有顺式、反式两种异构物，但是自然界中只存在顺式，反式仅能人工合成。素馨酮是相当安全的成分，使用起来会有华丽感，就像耳环饰品的意象图示，此分子具有增加魅力的功效。

中文名称	顺式素馨酮
英文名称	Cis-Jasmone
精油来源	阿拉伯茉莉、摩洛哥茉莉、橙花。
气味描述	清幽高远、细致的气味。
芳疗功效	1. 有强大的镇定力、抗痉挛、抗焦虑、抗沮丧。 2. 控油脂，特别是油性痘痘肌肤。
心灵功效	云淡风轻，懂得放下，不再紧抓。

化学结构

5-6-2

大马士革酮

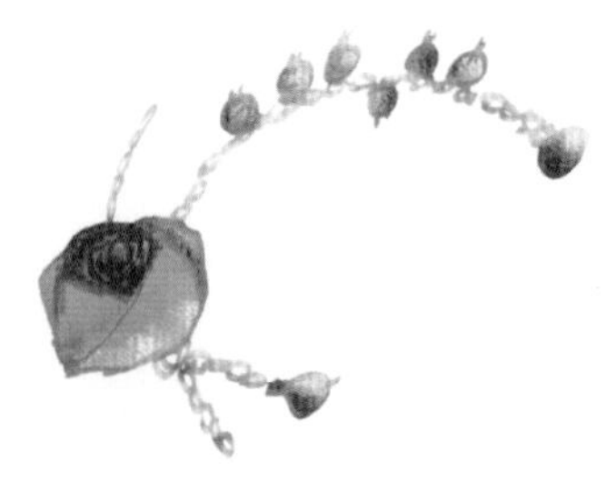

又被称作玫瑰酮、突厥烯酮，它是从玫瑰花中的类胡萝卜素降解而得，多半是 β 形式。是大马士革玫瑰最重要、最无法取代的成分，正是玫瑰迷人香气的独特来源。它在玫瑰中的含量非常低，却左右了天然玫瑰精油花中之后的地位。手链饰品的意象图示，象征此分子具有华贵、温暖的特质。

中文名称	大马士革酮
英文名称	β－Damascenone
精油来源	玫瑰，其中以大马士革玫瑰含量较高。
气味描述	尊贵奢华的花香，非常甜腻持久。
芳疗功效	爱的化学分子，似费洛蒙效果，能提振生殖系统，具有动情、诱发魅力、让感官更敏锐、充满性感与感性的作用。
心灵功效	启动浓烈的情感，丰润干涸的心灵。

化学结构

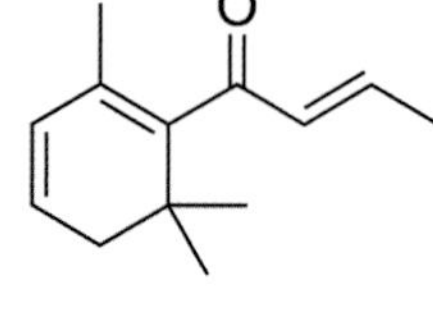

5-6-3

紫罗兰酮

又称香堇酮，属于玫瑰酮类化合物家族的一分子，也是从类胡萝卜素降解而得。有 α、β、γ 型三种异构物，但只有 α、β 型才是天然的，多半同时存在于紫罗兰、桂花、鸢尾草精油中，γ 型为人工合成物质。紫罗兰酮是单独闻并不特别香的成分，但是只要和其他芳香分子混合后，优雅的紫罗兰花香就会迸发出来。

中文名称	α－紫罗兰酮	β－紫罗兰酮	鸢尾草酮，又称甲基－紫罗兰酮
英文名称	α－Ionone	β－Ionone	Irone
化学结构	O	O	O
精油来源	桂花（β 为主）、鸢尾草、紫罗兰、红花缅栀、穗甘松、云木香。		
气味描述	甜腻莓果香，近似覆盆子果酱，有很强大的气味冲击性。	有点像桂花、雪松那样幽微、隐喻的气味。	紫罗兰、鸢尾花的干燥花气味，带有一点甜。
芳疗功效	1. 穿透性强，可以游走在免疫细胞附近，直接抑制癌细胞扩散、抗癌效果强大但机制不明，以 β－紫罗兰酮为翘楚。 2. 温和地化痰、祛除壅塞感，适合年幼体虚者在呼吸不顺、感冒时使用。		
心灵功效	强大的保护与修护力，让人有安全感地化解心中毒素。		

5-6-4

印蒿酮

有顺式、反式两种，皆为四氢呋喃衍生物。有五角形的呋喃环的芳香分子都具有相当强劲的药草气息。抗菌效果也非常卓越（特别是霉菌、癣），类似脚链饰品的意象图示，象征此分子具有浓厚的大地特质。

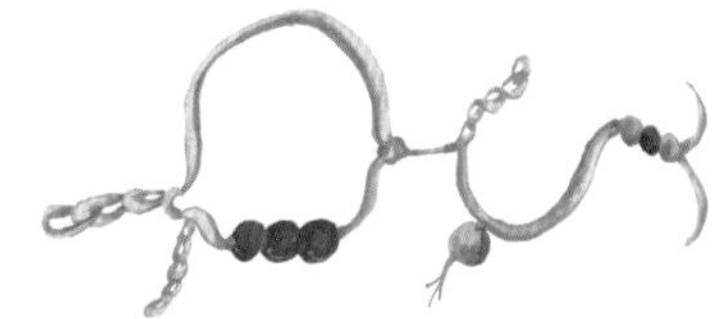

中文名称	印蒿酮
英文名称	Davanone
精油来源	印蒿、马缨丹。
气味描述	带有水果的浓烈甜味。
芳疗功效	1. 具有返老回春的强大细胞再生能力，是绝佳的抗老化成分。 2. 清除各种黏液、痰液，适合体弱者病愈后使用。
化学结构	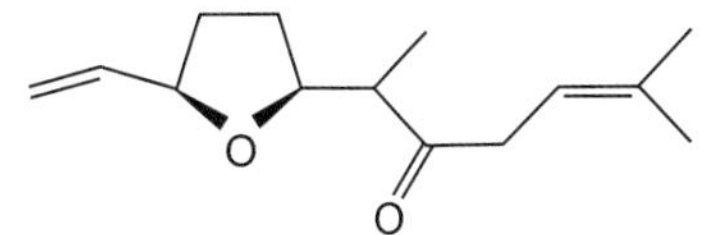
心灵功效	让死寂的心灵再度活跃起来，如同倒吃甘蔗。

5-6-5

大 西 洋 酮

有 α、β、γ 型三种异构物，这个分子本来是在大西洋雪松中发现的，后来在姜黄的抗肿瘤实验中也发现此物质，姜黄在 α、β－大西洋酮同时作用的情况下，可诱发癌细胞（淋巴癌、白血病）快速自杀凋亡。开放式手环饰品的意象图示，呼应此分子仍有着巨大硬挺的特质，效果往往是不假思索的，特别是用在心灵上的时候。

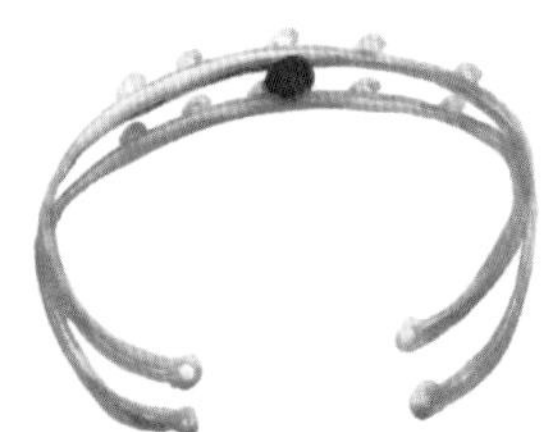

中文名称	大西洋酮
英文名称	Atlantone
精油来源	大西洋雪松、喜马拉雅雪松、姜黄、郁金。
气味描述	平淡如水的木头香。
芳疗功效	1. 抗肿瘤，刺激细胞凋亡反应。 2. 影响神经系统，送出适当的神经传导物质。 3. 具有引梦功效。 4. 改善浮肉水肿、消脂减肥。 5. 抗支气管炎、结核病、皮肤病。
心灵功效	化解累积已久的负面情绪所造成的身心淤塞。

化学结构

5-6-6

缬 草 酮

英文名称 Valeranone

缬草、穗甘松的主要成分，带有沉重甚至霉味感。实验室中，缬草酮能阻断钠离子通道，抗痉挛。近年研究发现缬草酮能有效消除心律失常症状，以及衍生的心慌、失眠，且没有任何毒性或副作用。它也能够理气止痛，醒脾健胃，消除胃痛、胸腹胀满、头痛等症状。是银发族每日保养的重要成分。

附　录

双 酮 & 三 酮

酮类分子愈大就愈珍贵，消融的效果也愈朝向内心层面。双酮（Diketone）与三酮（Triketone），就像“金饰”的特质，有最柔软、最强的延展性、最流畅的能量传递。以下为几种常见的双酮或三酮化学分子。

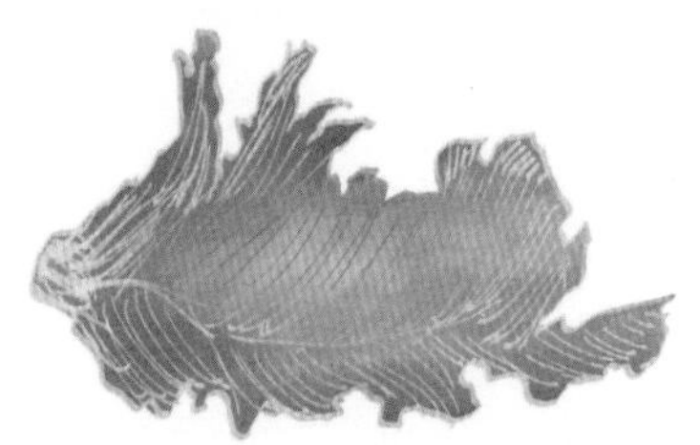

意大利酮 Italidione

属双酮结构。具有蜂蜜与水果干混合的极淡气味，是意大利永久花中微量却最重要的成分，在生理上可以散瘀血、扩张及疏通血管（消血肿）、除气结、促进细胞再生与组织修复（陈年伤疤）。新的研究发现，意大利酮可以抑制酪氨酸酶的活性，避免黑色素形成，因此有美白功效。在心灵疗效方面，意大利酮有助于散开长久淤积的情绪，促进生命的能量流动。

其他双酮结构一样有化瘀效果，但是没有意大利酮来得强，在其他永久花家族中可见到。

松红梅中的三酮结构 Triketone

化血肿、抗发炎，平衡神经系统，强大的细胞再生与修复能力。研究发现，三酮对于疱疹病毒也具有强大抑制力。在心灵疗效方面，能帮助人面对自己内在的黑暗面，以及不想回首的过往记忆，可提供强大的心灵支持，让人处理尘封已久的心理霉菌。

5-7

· 醛类 ·

Aldehyde

[-al]：醛类

醛类的结构，与酮类非常相像，官能基也是羰基，差别是醛类只有一边接碳原子团结构，另外一边则接氢。酮类是两端都接碳原子团结构。

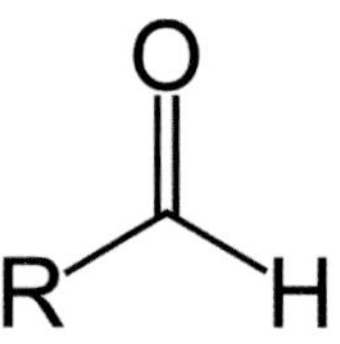

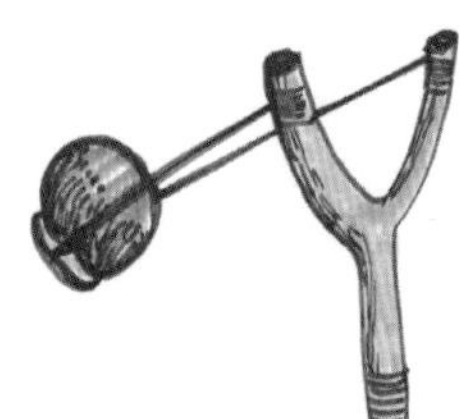

和酮类两边平衡的安定性不同，醛类是一种很容易变化的分子，它常是醇类变成酸类的中间过渡物质（醇→醛→酸），因此在醇类精油中也常发现少许的醛类。这种一边大、一边小的分子，仿佛是弹弓的形状，相当具有活性、表现性、独特的气味，以及少许刺激性。

醛类的种类非常多，依照结构可以再细分为脂肪族醛、芳香醛、萜烯醛（又分单萜烯醛、倍半萜烯醛）三种。其中，脂肪族醛是精油当中数一数二的“香”气分子，也能抑制色素细胞活动。

而芳香醛，分子多半有甜美或是特殊的浓烈气味，心理功效卓越，而所谓的“芳香”是代表结构当中具有苯环。不过，肌肤刺激性是醛类中最强的，对于肝脏的负担也比较大，使用时需稀释浓度。

至于单萜烯醛则可以激励并活化紧绷的神经，有效纾解压力，还可以调节多巴胺，提高创造力。有特殊的香气和容易转化的特性，与脂肪族醛一样是香水工业的爱用原料；倍半萜烯醛分子大、功效温和，以微量出现在精油中，但是气味却又非常强烈。以下为几种常见的醛类。

特性

1. 穿透性强，气味明显。
2. 常有两面性作用，既能安抚也能激励神经（关键在于剂量）。
3. 活性高、易氧化，生物分解快。
4. 部分有皮肤刺激性，尤其是芳香醛。
5. 抗菌力强，特别是霉菌。
6. 调解免疫系统，降低 IgE。
7. 扩张血管，有降血压功效。
8. 促进消化液的分泌，消除胀气。
9. 增加肌腱、韧带、关节的弹性。
10. 跳脱心灵上的压力、紧张。

5-7-1

脂 肪 族 醛

脂肪族醛，是一种如珍珠链般的结构，多半以微量出现在精油中，分子相当小、穿透力强，气味明显（类似果香或花香），常用来当作高级香水的原料，是精油当中数一数二的“香”气分子。除了香气动人之外，这些脂肪族醛也能抑制色素细胞活动，可以美白、抗老化。以下是几种常见的脂肪族醛。

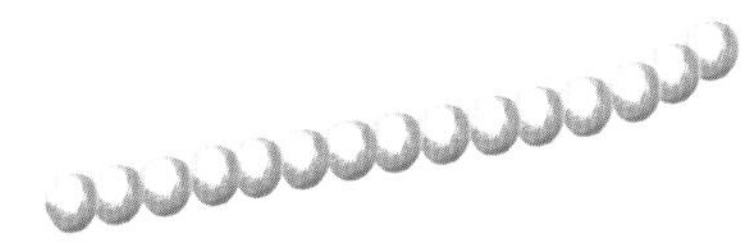

中文名称	己醛	辛醛	壬醛	癸醛
英文名称	$C_6H_{12}O$、n-Hexanal	$C_8H_{16}O$、n-Octanal	$C_9H_{18}O$、n-Nonanal	$C_{10}H_{20}O$、n-Decanal
化学结构				
精油来源	薰衣草、香桃木、快乐鼠尾草、甜马郁兰。	玫瑰、橙花、柠檬。	葡萄柚、红桔、莱姆、紫罗兰、玫瑰、橙花、锡兰肉桂。	芫荽、柠檬香茅、佛手柑、苦橙叶、橙花、鸢尾草、紫罗兰。
芳疗功效	抑制色素细胞活动，可以美白、抗老化。			

5-7-2

洋 茴 香 醛

属于芳香醛，是被国际认可的食用香料，常被用在糕点、糖果中，也是花香调香水的甜味来源。不过东方人对此气味的接受度，没有西方人来得高。

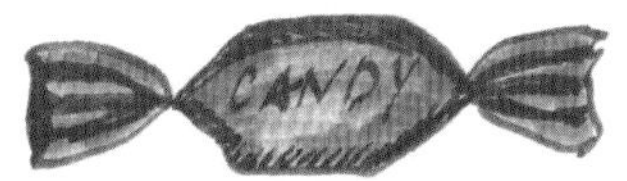

中文名称	洋茴香醛、大茴香醛、对甲氧基苯甲醛
英文名称	p-Anisic aldehyde、p-methoxybenzaldehyde
精油来源	茴香、小茴香、洋茴香、莳萝、金合欢、香草。
气味描述	山楂、栀子花的甜香，很适合做糖果香味来源，也是栀子、铃兰香水的重要原料。
芳疗功效	1. 催情、放松身心。 2. 帮助消化、激励免疫系统，抗菌力强。 3. 温暖，能促进血液循环。
心灵功效	富饶丰沛的气味，软化攻击性、缓和情绪。

化学结构	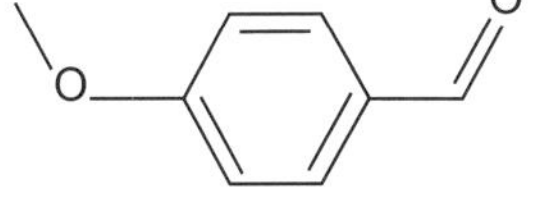
注意事项	约 1% 的气味最好闻、不刺激肌肤。超过此浓度后，气味会转变为人类的体味，刺激度提高。

5-7-3

肉桂醛

属于芳香醛，如爆竹般具有强大刺激性与杀菌力，若直接使用纯油，肌肤会有如被火花烫到的感觉，很快就会产生小红点或是过敏。即使如此，肉桂醛的多方位疗效，仍然让它站上精油界的抗菌一哥地位。

中文名称	肉桂醛、β－苯丙烯醛
英文名称	Cinnamaldehyde
精油来源	肉桂的皮。
气味描述	带有异国香料、甜点气味。
芳疗功效	1. 强大的抗病毒能力，制作成清洁用品，杀菌效果可达 90%。 2. 降低发炎反应，抑制前列腺素 PGE2。 3. 提升免疫力，能增加白细胞与免疫球蛋白。 4. 促进血液循环，迅速增加体表温度，让肌肤发红发热。 5. 祛风、驱寒、驱胀气、利消化。 6. 控制血糖，对于后天糖尿病，可增加受体对胰岛素反应力。
化学结构	
心灵功效	热血奔腾、兴高采烈、增加感官知觉。
注意事项	有高度肌肤刺激性，在 0.1% 浓度使用下比较不会引发过敏反应。关于肉桂醛的伤肝副作用，必须通过口服大量精油才会造成，以肉桂醛火辣灼口的刺激性，是很难大量喝下的，所以伤肝一说可不用太过在意。

5-7-4

苯甲醛

属于芳香醛，带有杏仁气味，常被用来制作杏仁香精。也是一种食用香料，布丁、果冻常使用到，在水解后会变成苦杏仁苷，医学上有许多用来抗癌、杀死癌细胞的研究报告。在实际应用上，苯甲醛对于呼吸道也有很大帮助，久咳的慢性病患者，可以长期使用。

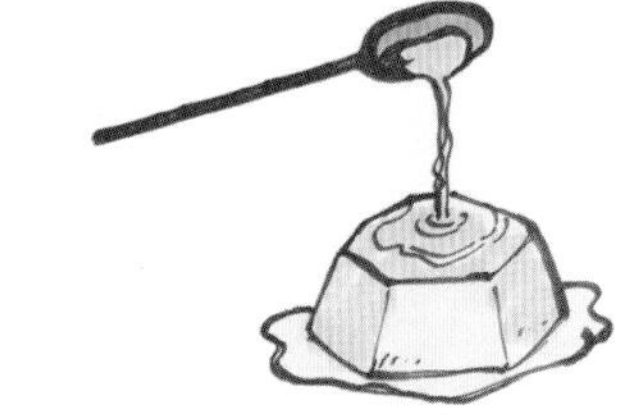

中文名称	苯甲醛、安息香醛
英文名称	Phenylaldehyde、Benzaldehyde
精油来源	水仙、鸢尾草、安息香、苦杏仁。
气味描述	芳香的杏仁茶气味。
芳疗功效	1. 镇痛、镇咳、平喘。 2. 抗肿瘤、抗突变，特别是长期服用药物引起的细胞突变。 3. 驱虫、杀菌。
化学结构	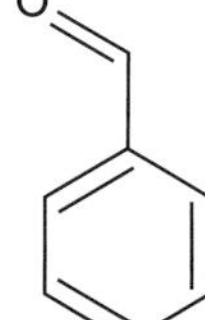
心灵功效	催情、放松、消除恐惧，让人回忆起小时候的甜蜜。

5-7-5

小茴香醛

属于芳香醛，浓厚香料气味让人联想到孜然烤羊腿。孜然是小茴香的另一俗名，这种香料搭配牛肉、羊肉似乎特别对味，是一种食用香料。

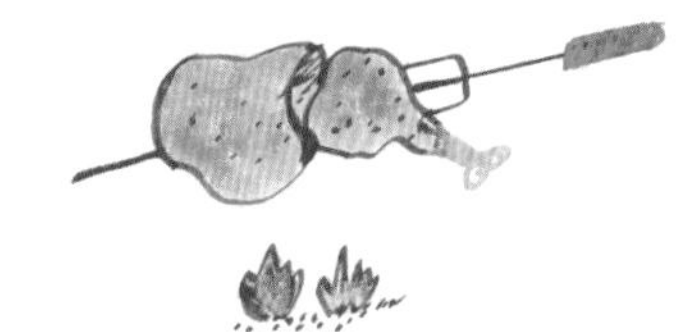

中文名称	小茴香醛、枯茗醛、莳萝醛、对异丙基苯甲醛
英文名称	Cuminal、Cuminaldehyde
精油来源	小茴香、茴香、丁香、百里香、肉桂、尤加利。
气味描述	强烈、辛辣、浓厚的草味。
芳疗功效	1. 抗菌、防腐，去腥解腻。 2. 祛风健胃，改善水土不服、肠胃紊乱。 3. 安神助眠（低剂量时），止痛（肠、胃、心绞痛）。 4. 类似费洛蒙成分，催情助性，增进人际关系。 5. 促进血液循环，强化气血与体质。
化学结构	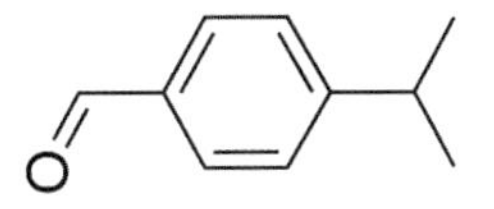
心灵功效	具有秋煞感的气味，能斩断过往烦躁、混乱、纠缠的阴暗情绪。
注意事项	肌肤刺激性低，但使用上仍须注意浓度。

5-7-6

香草醛

属于芳香醛，是香草豆荚最重要的香气来源，常混合在可可里制成巧克力、冰淇淋，是甜点中不可或缺的成分。小婴儿身上也有微微的香草素气味，让妈妈拥抱孩子的时候就想特别疼惜他，是一种象征孩童、纯真、萌发的气味。

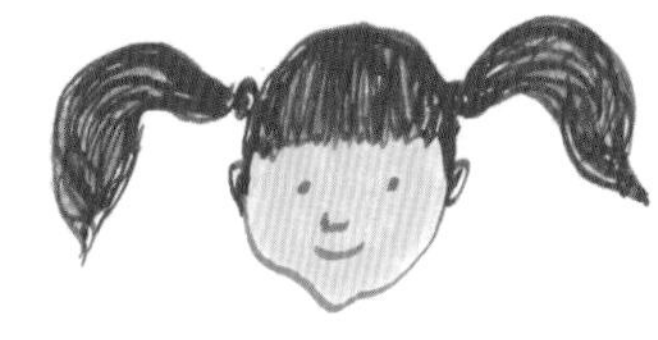

中文名称	香草醛、香草素、香兰素
英文名称	Vanillin
精油来源	香草、安息香、秘鲁香脂。
气味描述	香甜可口，气味轻盈。
芳疗功效	1. 抗霉菌、助消化、消除焦虑、安抚神经。 2. 抗癫痫，能消除脑部不正常放电。 3. 软化血管、强心、抗氧化、抗癌。 4. 催情，能消除对两性关系的负面阴影。
化学结构	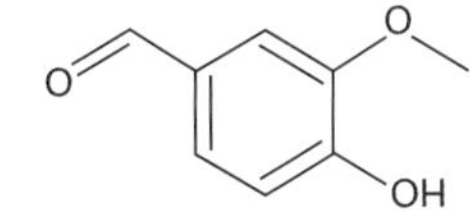
心灵功效	气味如孩童般纯真，让人回到孩童的眼神体验世界。

5-7-7

柠 檬 醛

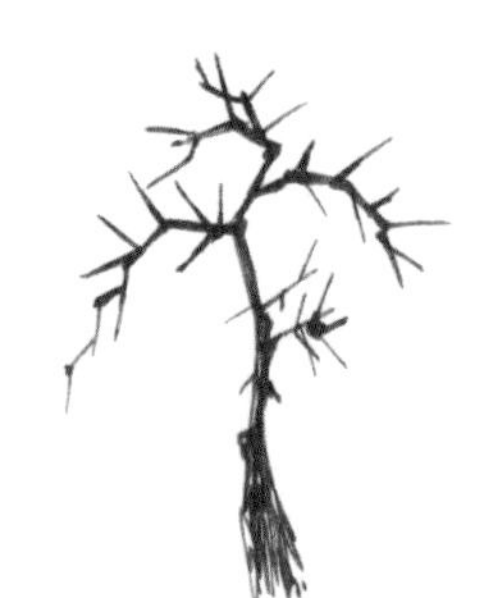

属于单萜烯醛，是香水工业用来制造香草素、紫罗兰酮的合成原料，也是让柠檬与柠檬香茅有着共同气味的分子。这个被称作是柠檬香的物质，其实有个美丽的误会，原来柠檬醛有顺式与反式的异构物，分别又叫橙花醛、牻牛儿醛，两者往往同时出现在同一精油中，因而被误会是单一物质，但其实柠檬醛 = 橙花醛 + 牻牛儿醛。

化学结构有如荆棘，也象征这是一个不太稳定的分子，作用在皮肤、黏膜上的反应强烈，不当使用很容易造成过敏发红。

中文名称	橙花醛、顺式柠檬醛	牻牛儿醛、反式柠檬醛
英文名称	Neral、cis-Citral	Geranial、trans-Citral
化学结构		
精油来源	柠檬香茅、柠檬、山鸡椒、香蜂草、柠檬香桃木。	柠檬香茅、山鸡椒、香蜂草、柠檬香桃木。
气味描述	淡淡柠檬清香、略甜。	浓厚柠檬香。
芳疗功效	1. 影响前列腺素，遏止发炎疼痛。 2. 抗菌力强大（特别是霉菌、病毒），同时能提升免疫力，使用在 HIV 病患身上能有效降低并发症的伤害。 3. 调节自律神经系统，剂量低能兴奋副交感神经；剂量高则兴奋交感神经。 4. 保护心血管系统，抗凝血（防血栓）；剂量高能提高血压，剂量低则能舒张血管、降低血压。	
心灵功效	低剂量使用，能为特别敏感、傲娇的人带来平静、幽默，避免陷入钻牛角尖、歇斯底里的情绪中。	
注意事项	具有肌肤刺激性，对于干燥、敏感、幼儿肌肤，可能诱发过敏反应，故建议稀释在 1% 左右， 或是与富含柠檬烯的精油合用，协同作用会降低致敏性。	

5-7-8

香 茅 醛

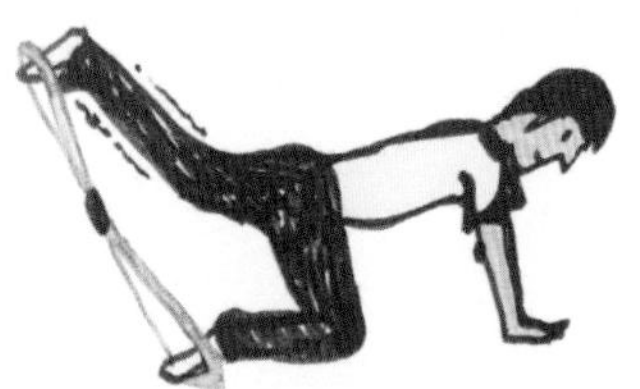

属于单萜烯醛，又被称作玫瑰醛，因为香茅醛可转变成玫瑰氧化物，是玫瑰花香的点睛成分。香茅醛也是香水工业用来制作香茅醇、薄荷醇的原料。温和的气味，却是让身体相当有感觉的成分，可以恢复身体中各种弹力结构（如韧带）的机能。

中文名称	香茅醛、玫瑰醛	化学结构	
英文名称	Citronellal		
精油来源	锡兰香茅、爪哇香茅、柠檬尤加利、柠檬细籽。		
气味描述	具有强烈的香茅气味，比柠檬醛更粗犷些。	心灵功效	让人充满力量，将所有情绪或不满一次性宣泄出来。
芳疗功效	1. 肌肉、韧带消炎止痛。 2. 恢复韧带弹性，如子宫脱垂、胃下垂等。 3. 驱虫，特别是蚊子。	注意事项	超过 1% 以上可能会造成肌肤刺激，但是比柠檬醛温和。

5-7-9

缬草醛

英文名称 Valerenal

属于倍半萜烯醛，是一种中枢神经抑制剂。在低剂量的状况下，可以减低神经的兴奋度，而让人达到深度睡眠状态，但是高剂量时又会刺激神经兴奋，反而睡不着觉。多出现在甘松、缬草中。

5-7-10

金合欢醛

英文名称 Farnesal

属于倍半萜烯醛，与金合欢醇一样，类似动物费洛蒙效应，具有活化卵巢、提高卵子的成熟率、增加女性魅力的成分。在柠檬香茅、马鞭草中可以找到。

5-7-11

甜橙醛

英文名称 Sinensal

属于倍半萜烯醛，有 α、β 型两种异构物，多半同时出现在压榨的甜橙果皮精油中，成分微量，约占 0.03%，具有新鲜橙子香气，能使人闻到就开心。这种成分让橘或橙类精油与其他的柑橘属（如柚子、柠檬）精油相比，有着十分不同的特色。

5-8 · 酯类 · Esters

[-ate]：酯类

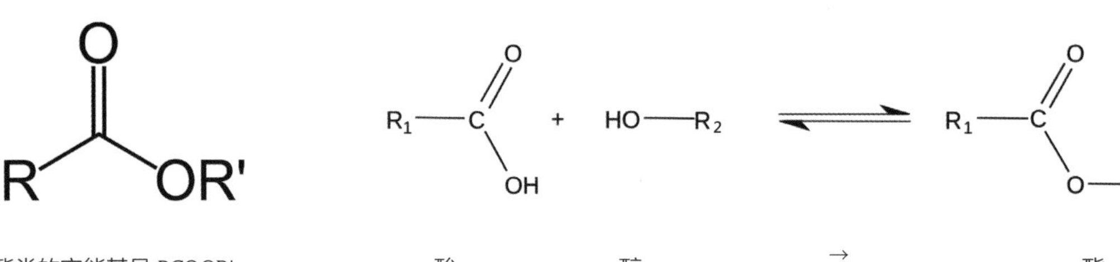

酯类的官能基是 RCOOR'。

酸 + 醇 ⇄ 酯 + 水

酯类是一种爱的结合，当酸和醇交往结合后，就会产生新的化学分子“酯”，所以酯类命名的时候仍会出现原本“爸妈”的部分名字，举例来说：

乙酸乙酯，化学结构如下方图示，其中的红色部分（带有双键氧原子的一端）是来自妈妈“乙酸”，而绿色部分则来自爸爸“乙醇”。因此精油中若含有酯类，很有可能也会含有爸爸醇类或是妈妈酸类，不过酸类常见于纯露中，因为较易溶于水。

乙酸乙酯 Ethyl ethanoate

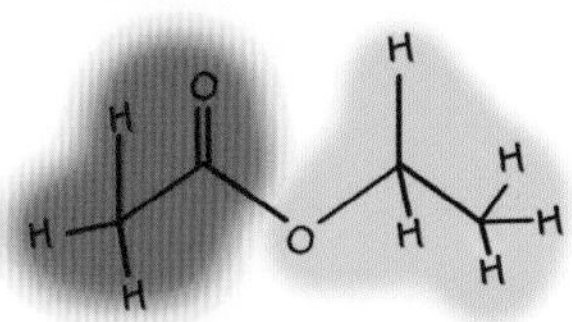

来自乙酸　　来自乙醇

比较容易混淆的是中文和英文的命名顺序，中文是酸在前、醇在后，再把醇字换成酯字。英文则是醇在前、酸在后，再把醇结尾 ol 改成 yl、酸结尾 acid 改成 ate 即可。

有人说恋爱的感觉总是甜美的，实际上这些酯类就像是一对男女互相牵手，散发出阵阵的香气，每一种酯类都有特殊气味，像花朵、果实、糖果等等令人愉悦的味道，是香水工业最常使用的单体成分。

根据相互结合男女之双方家族的不同属性，可以将酯大略分成如下四大类：

1. 脂肪酸酯（Aliphatic esters）；
2. 萜烯醇酯（Terpenoid esters）；
3. 苯基酯（Benzene-based esters）；
4. 内酯（lactone）。

脂肪酸酯是最罕见的酯类，气味通常很像水果，譬如岬角甘菊有高达 24% 的多种异丁酯，因而有如水果糖般的多重气味，本章节只举一个脂肪酸酯的例子，欧白芷酸异丁酯。

萜烯醇酯则具有以下特性：

1. 无毒、无刺激性；
2. 容易被身体代谢，无负担、可长期使用；
3. 安抚神经、调节副交感神经；
4. 止痛，特别是慢性疼痛；
5. 放松，提高血清素；
6. 气味甜美；
7. 消除紧张，降低压力荷尔蒙儿茶酚胺。

本章节提到的酯类多半是此类。

至于苯基酯和内酯因结构特殊，所需着墨篇幅较多，故于酯类之后单独成章介绍。

5-8-1

欧白芷酸异丁酯

“Isobutyl”表示来自异丁醇，“angelate”表示来自欧白芷酸，属于酯类中罕见的脂肪酸酯类，是让罗马洋甘菊散发苹果香的成分，但实际上它的气味比较像是熟透的苹果。在罗马洋甘菊中含量高达 70% ~ 80%，具有绝佳的放松效果，安抚神经痉挛能力更胜萜烯醇酯类。

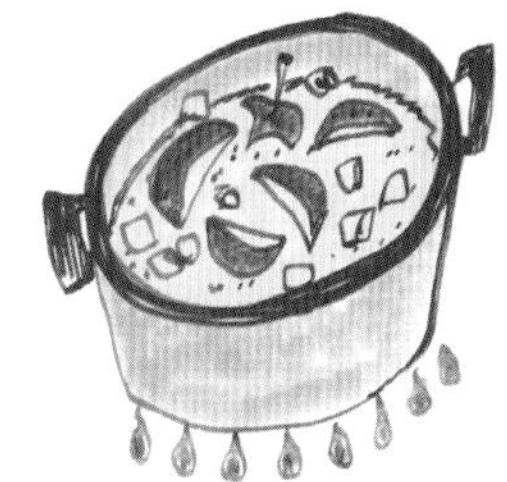

中文名称	欧白芷酸异丁酯
英文名称	Isobutyl angelate
化学结构	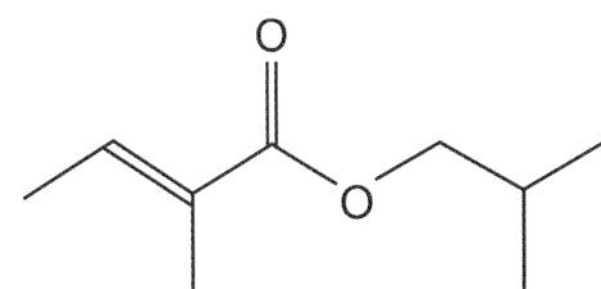
精油来源	罗马洋甘菊、岬角甘菊。
气味描述	熟透的苹果气味。
芳疗功效	1. 强力抗神经痉挛、镇静、麻醉。 2. 舒压、抗忧郁。
心灵功效	消除惊恐、惊吓，具有强大的母性呵护力。

5-8-2

乙酸沉香酯

“Linalyl”表示来自沉香醇，“acetate”表示来自乙酸。这是最广为熟悉的酯类，因为它是决定薰衣草甜美度的主要气味，也存在于葡萄、水蜜桃等香甜的水果中，常用来制造各种人工香精，属于萜烯醇酯类。

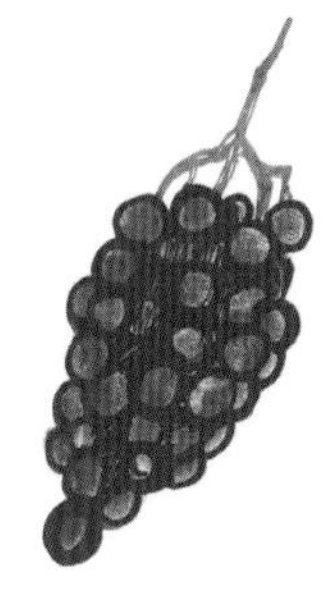

中文名称	乙酸沉香酯、乙酸芳樟酯
英文名称	Linalyl acetate
化学结构	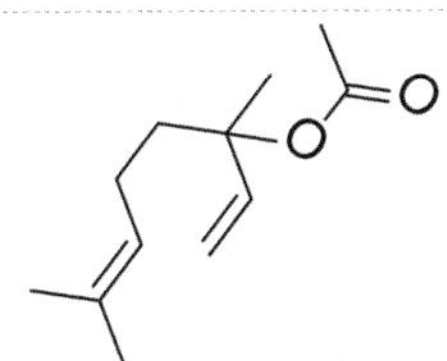
精油来源	快乐鼠尾草、苦橙叶、佛手柑、真正薰衣草、醒目薰衣草、柠檬薄荷。
气味描述	清美优雅的果酸味。
芳疗功效	助眠、安抚情绪、放松神经、抗痉挛。
心灵功效	使心情平静、安详，打开纠结、释放被挤压的情绪。
注意事项	直接使用会造成肌肤过度干燥。

5-8-3

乙酸龙脑酯

木质类精油当中的甜美气味来源，也就是所谓“好”木头的气味，常被用来制作森林浴香水、肥皂、沐浴清洁液、空气清新剂等。

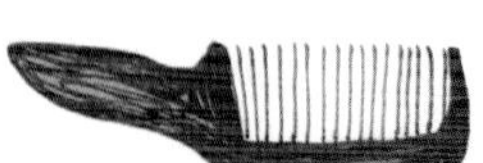

中文名称	乙酸龙脑酯、乙酸冰片酯、莰醇基酸盐	化学结构
英文名称	Bornyl acetate	
精油来源	松、杉、柏等木质精油中。	
气味描述	带有一点阳刚的木质类甜香，或是森林浴的感觉。	
芳疗功效	祛痰作用强，质地温和，可长期使用，适合应用在心肺区，帮助呼吸深长。	
心灵功效	同时有镇静效果，又能提供温暖的支持。	
注意事项	直接使用会造成肌肤过度干燥。	

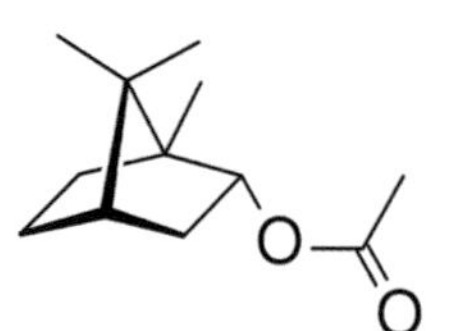

5-8-4

乙酸牻牛儿酯

很重要的酯类，也是仿花香原料中很类似玫瑰气味的分子，可以从牻牛儿醇变化而来，因此精油中若有高含量的牻牛儿醇，便有机会同时含有乙酸牻牛儿酯，譬如带玫瑰香气的玫瑰草。而这些具有乙酸牻牛儿酯的精油，也会展现出花朵的特性，特别是处理心脏、心循环、心情问题的效果特别卓越。

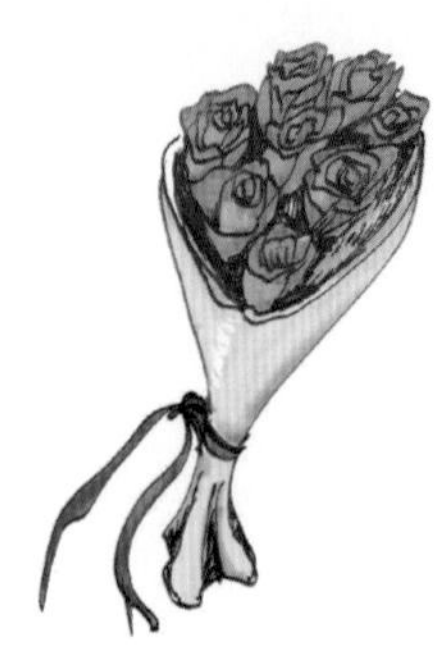

中文名称	乙酸牻牛儿酯、乙酸香叶酯	化学结构
英文名称	Geranyl acetate	
精油来源	玫瑰草、柠檬细籽、依兰、橙花。	
气味描述	类似玫瑰花的香气，是重要的仿玫瑰香精原料。	
芳疗功效	抗平滑肌痉挛，特别是针对气管、肠胃。	
心灵功效	助人稳定情绪，仿佛被温柔而悉心地呵护着，而有心花开了的甜美感受。	
注意事项	空气接触后容易变质，而成为其他怪异杂味，可能降低效果，但是并不会造成肌肤刺激。	

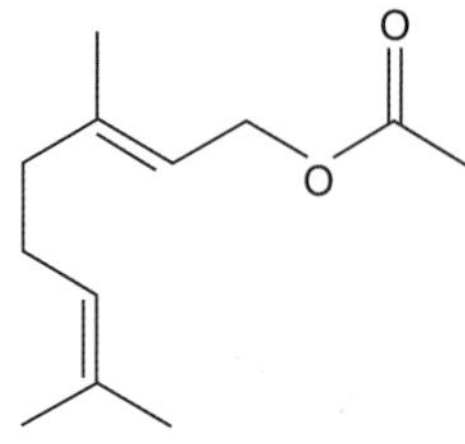

5-8-5

乙 酸 橙 花 酯

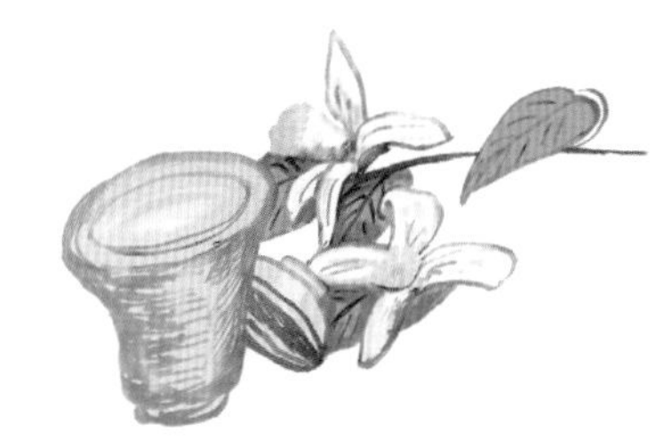

是仿橙花香气的重要原料，气味极清淡优雅，无毒性，是一种食用香料，某些厂商会添加在香片茶中，也被用于化妆品工业。永久花精油含有大量的乙酸橙花酯，因此气味也具有云淡风轻的优雅特性。

中文名称	乙酸橙花酯
英文名称	Neryl acetate
精油来源	橙花、永久花。
气味描述	极为清淡雅致的花朵气味，像是春茶的茶香。
芳疗功效	1. 抗自由基，促进肌肤循环。 2. 抗心血管痉挛、心悸、心跳不稳。 3. 温和的镇静作用，缓解慢性腹泻，以及长期压力或恐慌所引起的身体不适症。
心灵功效	改善受到惊吓、歇斯底里、焦虑、沮丧等情绪，也可以改善长期严重的失眠。

化学结构

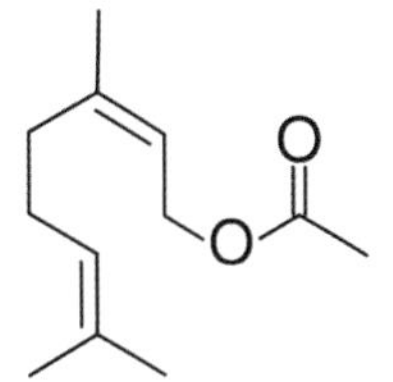

5-8-6

乙 酸 萜 品 酯

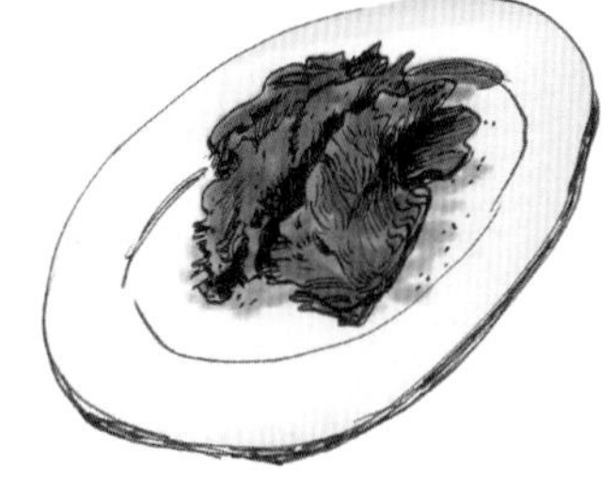

和它的前身萜品醇一样有异构物的存在，目前已知有 α、β、γ 三种，但是以 α 形式最为常见，无毒性，是一种食用香精原料，常被使用在腌渍品当中作为辛香气味的来源。

中文名称	乙酸萜品酯、乙酸松油酯
英文名称	Terpinyl acetate
精油来源	豆蔻、月桂、丝柏、白千层、绿花白千层。
气味描述	微甜香气，非常清新。
芳疗功效	1. 抗痉挛，特别是针对大肠、直肠，对于肠绞痛、肠躁症的缓和效果佳。 2. 增加呼吸道的顺畅度。
心灵功效	独特的气味，能增强自我意志，提升内在自我，不受他人影响。

化学结构

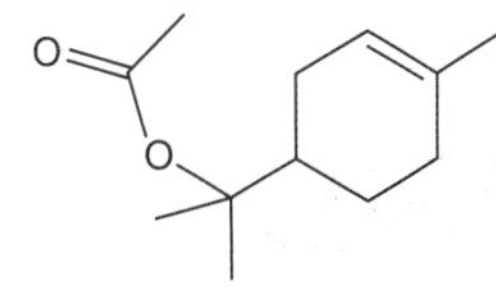

5-9 ·苯基酯类· Benzene-based esters

[-ate]: 酯类

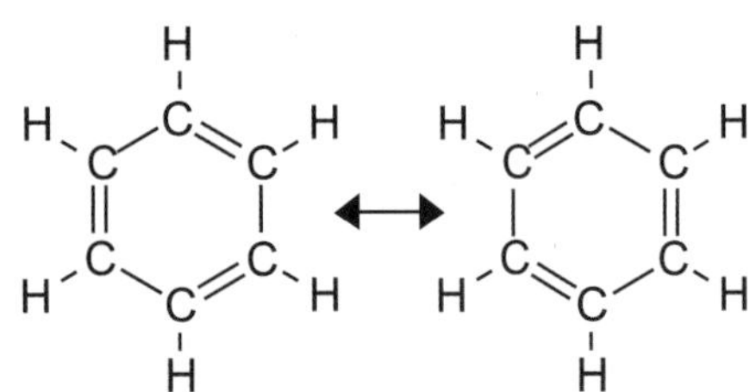

苯环的化学结构

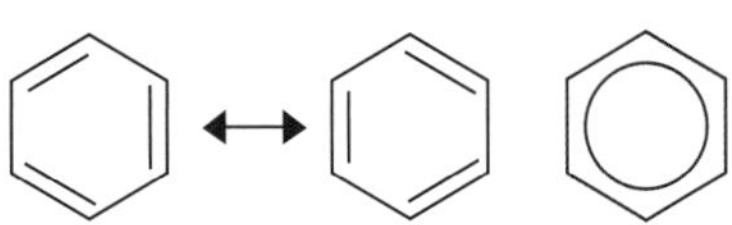

在芳香疗法中含有苯环的酯类，就被称为苯基酯。依照苯基所接的位置不同，又可以再分为酸端含有苯基或醇端含有苯基，性质会不太一样。首先来认识一下“苯基”，这是芳香化合物的一种，有着特殊的香气。

这种结构的发现是化学史上的一大突破。化学家凯库勒（Friedrich August Kekulé, 1829 — 1896），在做梦的时候梦见“自吞蛇”（Ouroboros，或译为衔尾环蛇），这个图形来自早期的炼金术重要文献《克丽奥佩托拉的炼金术》（*The Chrysopoeia of Cleopatra*），自吞蛇圈起来的文字意思是“全即一”，凯库勒醒来后恍然大悟就找出了苯环的电子结构。

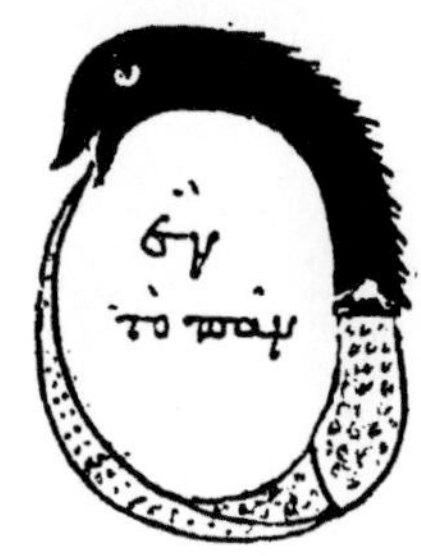

苯环的画法，可以是三个双键彼此间隔，也可以是中间呈现一个圆圈。原因是苯环的特性，中间的双键其实并不是固定在一处（非定域化），也就是它的电子是处于共振状态，平均分布在每个链结当中，使得这个环状结构非常稳定，不会随意被破坏。同理可知，由这个结构所衍生出来的化合物，能在身体中停留较久的时间，不会被身体轻易代谢出去。在气味上它的留香度也持久，属于中低音调的香气。

特 性

1. 抗痉挛能力强（相较于萜烯醇酯类）。

2. 抗菌力强（相较于萜烯醇酯类）。

3. 神经系统放松效果强（相较于萜烯醇酯类）。

4. 肝脏不易分解（某几种有肝毒性）。

5. 刺激性强（某几种有强烈的肌肤刺激性）。

6. 具有强烈香气。

5-9-1

苯 甲 酸 苄 酯

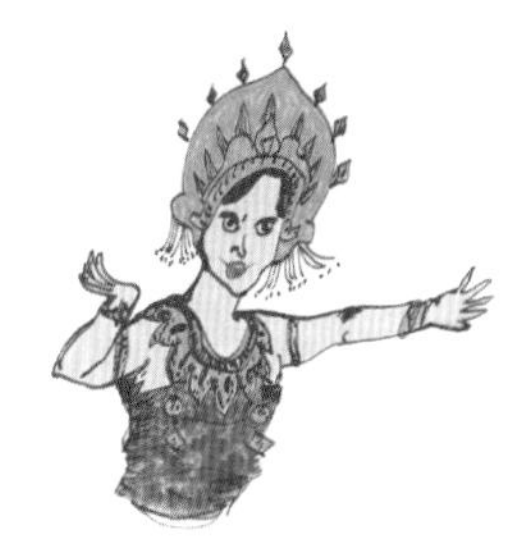

苄酯又称作苯甲酯，意思是苯基接上一个碳原子，称作苯甲基或是苄基。在香水工业中是一种相当好的溶剂，特别是固体的芳香分子（如黄葵内酯），也是优质定香剂。强力的催情效果，如同极具戏剧张力的巴厘岛 Legong 舞，能给予欢愉的能量和华丽又丰富的感官刺激。

中文名称	苯甲酸苯甲酯、安息香酸苄酸酯
英文名称	Benzyl Benzoate
化学结构	
精油来源	依兰、吐鲁香脂、秘鲁香脂、水仙、摩洛哥茉莉。
气味描述	如厕所清洁剂香气（杏仁口味）。
芳疗功效	抗痉挛（止咳、止痛）、抗发炎、抗菌、定香、驱虫。
心灵功效	安抚、催情、鼓舞情绪。

5-9-2

肉 桂 酸 甲 酯

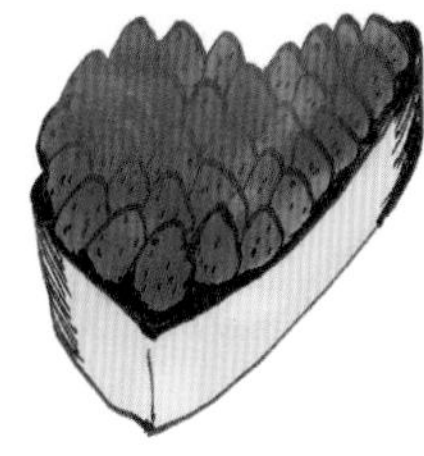

肉桂当中的甜香来源，也是食品加工业的重要香料，具有淡淡的草莓香气。

中文名称	肉桂酸甲酯
英文名称	Methyl Cinnamate
化学结构	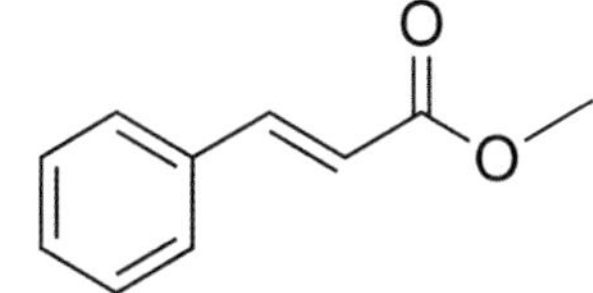
精油来源	苏刚达、肉桂叶、罗勒、水仙、大高良姜。
气味描述	淡淡的草莓气味。
芳疗功效	超强抗菌、强心功能。
心灵功效	安抚、充实空虚感。

5-9-3

水杨酸甲酯

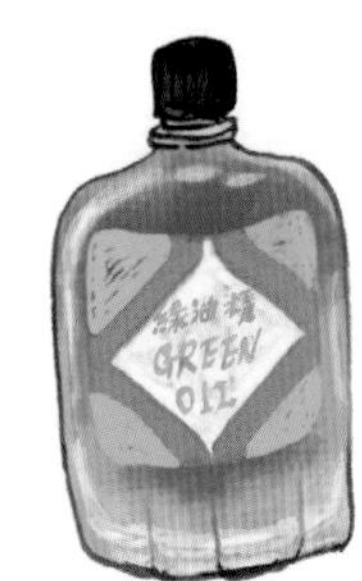

水杨酸又叫柳酸，名称源于此物质来自杨柳树皮，当水杨酸和甲醇作用后形成水杨酸甲酯，是芳香白珠（又称冬青树）的主要成分，芳香白珠精油中水杨酸甲酯的含量高达 95% 以上，因此又叫作冬青油。知名厂牌“绿油精”便是使用水杨酸甲酯作为止痛主要原料。

中文名称	水杨酸甲酯、2– 羟基苯甲酸甲酯、冬青油	化学结构 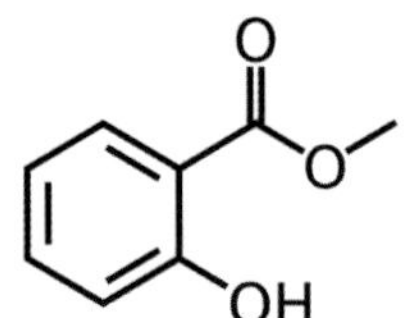
英文名称	Methyl salicylate、Methyl 2- hydroxybenzoate、wintergreen oil	
精油来源	芳香白珠、黄桦。	
气味描述	肌肉酸痛药布的气味。	
芳疗功效	强效止痛、抗凝血、消血肿、消炎、退烧、抑制前列腺素合成。	
心灵功效	帮助人度过身心上的痛苦时期。	
注意事项	1. LD50（mg/kg）：887，也就是 50 千克的成年人必须吃到 44 克，也就是半瓶养乐多的分量，才有可能致死，口服毒性算是相当低的。	2. 6% 以上的浓度会有肌肤刺激性。 3. 因为有抑制凝血效果，若与抗血栓药物合并使用可能会加强疗效，导致内出血无法被抑止。

5-9-4

邻氨基苯甲酸甲酯

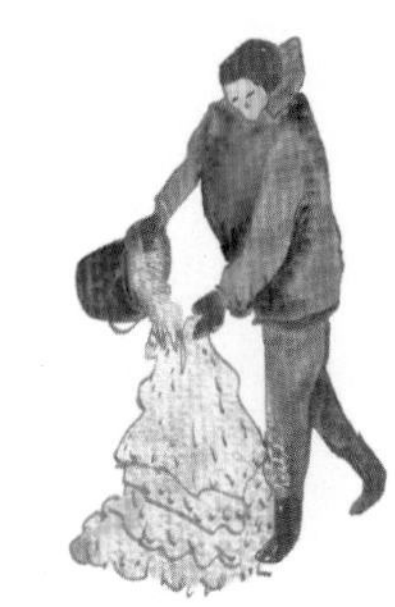

多了氨基，也就是多了氮原子在结构当中。氮在大自然中主要以氮气 (N_2) 形式出现，而地球上有 78% 是氮气，由于是三键结构，因此分子相当稳定，不容易被生物所利用。人类无法直接从空气中取得氮来源，必须摄取动植物来取得氨基酸、蛋白质、核酸等氮原料，而植物体实际上也必须从土壤中吸收铵、亚硝酸盐、硝酸盐之后再转换成其他氮形式。

大自然的固氮模式有二：

1. 闪电固氮：闪电的时候会产生氮氧化物，接着被雨水带入土壤之中。总氮化合物的生成比例是 10%。
2. 酵素固氮：靠豆科植物（如大豆）与根瘤菌，将氮气转变成植物可利用的氮形式。总氮化合物生成比例是 65%，可以说是最主要的固氮来源。

需要借由强大能量才能被利用的氮，给予芳香分子一种特殊的动态感，因此含氮化合物的气味，多半带有动物性或肉味的感觉，在心灵疗效上则能补强生存力与生命力。

		化学结构
中文名称	邻氨基苯甲酸甲酯、人造橙花油	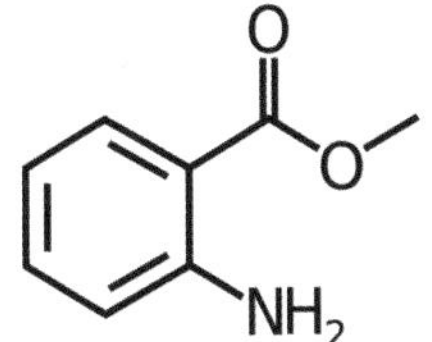
英文名称	Methyl o-aminobenzoate、Methyl anthranilate	
精油来源	苦橙叶、橙花、阿拉伯茉莉、依兰。	
气味描述	淡淡的橙叶香气。	
芳疗功效	1. 吸收 UVA 并且释放出荧光蓝，有轻微的抗晒润色功效。 2. 安定神经、强力抗痉挛、长效止痛。 3. 催情。	
心灵功效	经农夫堆肥后，土地重新充满活力与生命力，适合滋补身心。	
注意事项	效果十分显著，因此少量就有强大效果。	

5-9-5

乙酸苄酯

是仿茉莉花香气的重要原料，因为价格低廉，常被使用在清洁用品中。

		化学结构
中文名称	乙酸苄酯	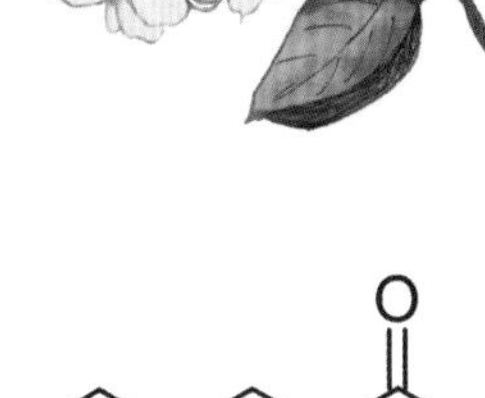
英文名称	Benzyl acetate	
精油来源	茉莉、依兰、栀子花、橙花。	
气味描述	具有茉莉花的香气。	
芳疗功效	麻醉、催情、费洛蒙效应。	
心灵功效	同时提升灵性与生殖力，让大脑不再淤塞。	

5-10 ·内酯类· Lactone

[-lactone]: 内酯类

R-CH(OH)-CH₂CH₂CH₂-COOH ⇌ δ-内酯（R 取代，含 O 与 =O 的六元环）

不同于一般酯类是由醇与酸经“分子间”脱水缩合而成，内酯是由同时具备羟基(-OH) 与羧基 (-COOH) 的结构经“分子内”脱水缩合而成。

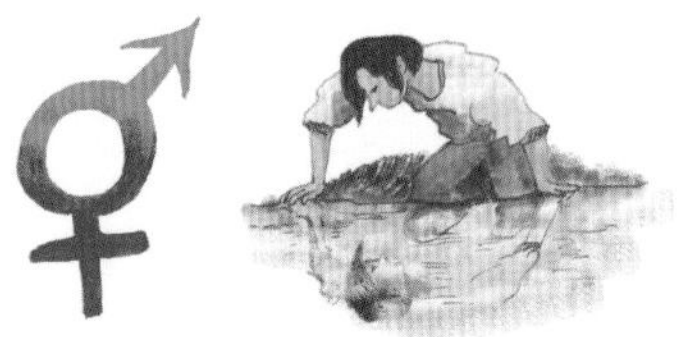

因为是分子内环合，因此必定伴随环的生成。如果说，酯类是一对男女相爱而产出的下一代，那么内酯就是自恋、自我结合而形成的新形态，如同希腊神话中的纳西索斯的苦情，爱上自己的倒影最后溺水而亡。由于这种自我封闭性，和清新甜蜜的酯类相比，内酯类的气味，是特殊的甜味中带着一点内敛、微苦的复杂层次。无论是对人还是对大多数的猫（七成五的比例），都能产生欢乐作用的猫薄荷内酯，或是曾被违法添加于红茶的香豆素（Coumarin），都是属于内酯类化合物。

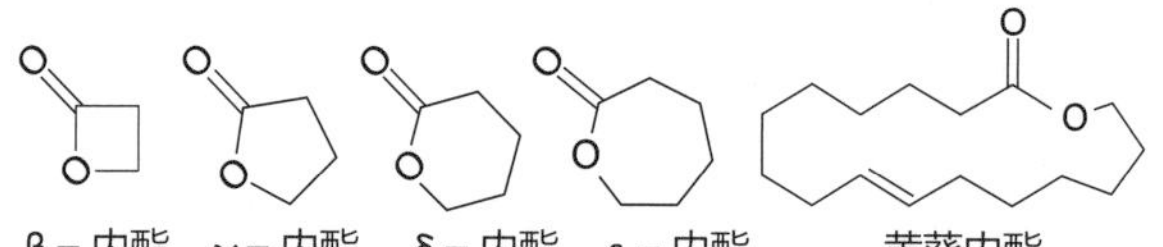

内酯依环合前羟基与羧基的相对位置，可分为 β、γ、δ、ε 等形态，其中以 γ（五环）、δ（六环）最为常见，这是因为环内的角张力最小最稳定。大型环（图示的黄葵内酯是十七环）需要经过复杂的生化机转才能生成，在植物中并不普遍。简单来比喻，一个链的两端要结合成环，两端距离不能太远（就像是结婚时，两人之间的家人意见不要太多），这样在反应的过程中，才不容易造成其中一端跟别的分子结合了（就是跟别人跑了），结合之后，以五口或是六口之家最为稳定，当然大家族能结合往后也是不错的，唯独四口的稳定度就差一些。

特 性

1. 独特且强劲的气味。
2. 浓度高可能引发过敏性皮炎。
3. 抗痉挛、镇痛。
4. 抗肿瘤。
5. 化黏液、祛痰。
6. 口服会造成肝脏负担。
7. 过敏肌肤使用会造成肌肤敏感、红肿、水泡等现象。

内酯的化学结构特殊、变化繁多，依其主结构，可再大致区分为倍半萜内酯、香豆素、呋喃香豆素、其他。由于每个次分类也都有独特的结构，因此接下来，会用独立的篇幅个别介绍。

倍半萜内酯类

倍半萜内酯属于具有 15 个碳的倍半萜骨架衍生物，除了香气之外，许多倍半萜内酯亦具有强力的药学活性，例如治疗恶性疟原虫所引发疟疾的特效药黄花蒿素（青蒿素），就是属于倍半萜内酯类化合物。

特性

1. 无毒、无光敏性。
2. 强力抗痉挛。
3. 强力消炎。
4. 养肝利胆。

5-10-1

土木香内酯

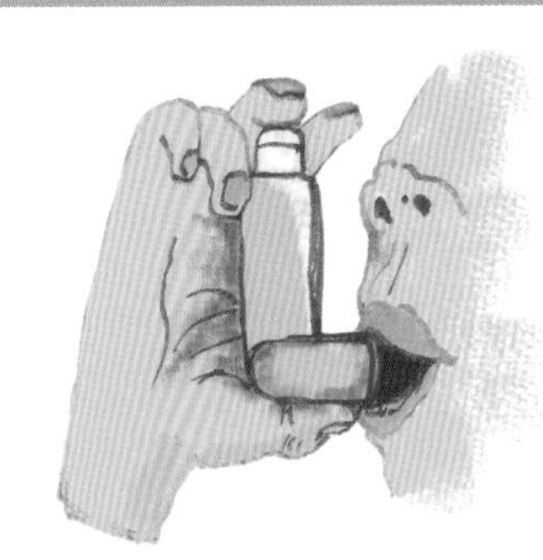

除了土木香内酯外，还有异土木香内酯，两者都具备强大的化解黏液、抗黏膜发炎的功效，对于慢性黏膜炎、呼吸道阻塞、气喘，具有良好的舒缓作用。但少数个案使用在呼吸道上，可能产生好转反应，会在症状减缓后几天突然恶化，之后又突然痊愈。

中文名称	土木香内酯、土木香脑、阿兰内酯
英文名称	Alantolactone
精油来源	土木香家族（大花、小花土木香）、藏木香、欧白芷。
气味描述	如同土木香特有的苦味。
芳疗功效	1. 强力抗痉挛，对心脏、血管、子宫、血压、呼吸问题等特别有用。 2. 强力化解黏液，强力舒缓支气管阻塞、协助气管扩张。 3. 改善鼻腔阻塞、鼻窦炎。
化学结构	O
心灵功效	稳定、安抚紧绷情绪，带给人平静。
注意事项	可能有肌肤刺激性，必须稀释后低量使用。

5-10-2

堆心菊素

英文名称 Helenalin

属于倍半萜内酯。此分子很少出现在精油中，它多半出现在山金车浸泡油、酊剂中。与异土木香内酯往往出现在同一植物中，同样也具有抗发炎的功效。这是一种高毒性物质，口服会破坏肝脏酵素，导致肝受损（肝毒性），刺激胃，导致肠胃炎或胃出血。但其外用的抗菌价值高，特别能抑制金黄葡萄球菌的生长，具有降低感染的独特功效。此外，因为能选择性抑制转录因子 NF-κB，进而达到调节免疫、抑制肿瘤的强大功能。

H O O O HO

5-10-3

蓍草素

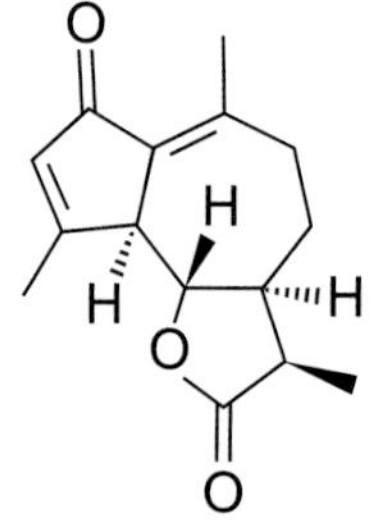

英文名称

Achillin

属于倍半萜内酯。来自蓍草家族(西洋蓍草、利古里亚蓍草等),能强力消炎。

香豆素类

香豆素类的基本结构是内酯环与苯环,因此香豆素类的衍生物质多半有着怡人香气。香豆素被发现于零陵香豆(Dipteryx odorata),具结晶性质,会在零陵香豆表面结上一层薄霜;在精油当中出现,会使精油变黏稠,或成为沉淀物质。香豆素类是一种很广泛的基型,有许多衍生物质,其中著名的抗凝血剂 Coumadin® 便是一例,因此曾有许多芳疗书籍写着香豆素类具有抗凝血功效。然而,实际上来比较一下两者的外形:

所谓的抗凝血香豆素类药物,是属于“双香豆素”类的衍生物质,在大小形状上与香豆素类相差甚大。所以香豆素类并无抗凝血效果,只是会促进血液循环。

另外,许多书上说香豆素类因为与维生素 K 结构类似,因此阻碍了维生素 K 在肝脏形成凝血因子,实际上这里所指的仍是双香豆素类。从下图中可以知道,维生素 K 的结构很庞大,香豆素类与它的相似度极低,所以香豆素类不会破坏抗凝血因子的形成或是造成体内出血。

特性

1. 强力抗痉挛(平滑肌、骨骼肌),特别是能扩张气管和冠状动脉。

2. 利尿、消水肿。

3. 促进血液循环,强心。

4. 镇定、助眠、降低神经兴奋。

5. 降血压。

6. 具有清凉感,帮助退烧。

7. 无光敏性。

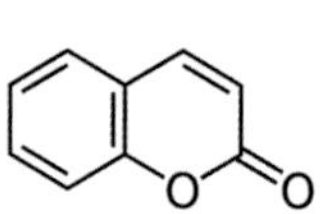

香豆素类

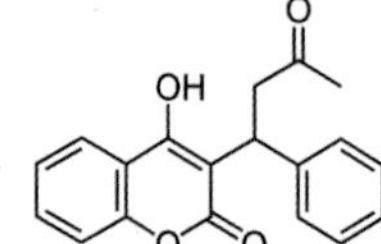

抗凝血药物

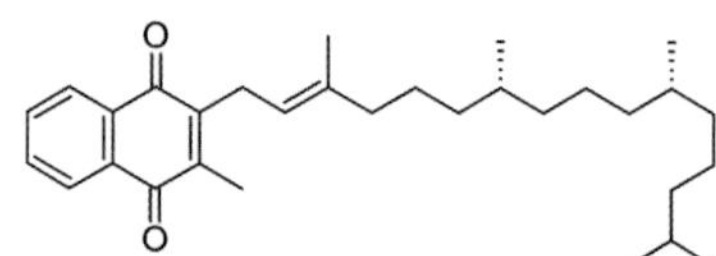

维生素 K

5-10-4

香豆素

香豆素是1820年在零陵香豆中被发现的，英文名称源自加勒比海附近的“coumarou”，意思就是通卡树（Tonka Tree）上的黑色豆子（俗称零陵香豆）。它有着极为类似香草的气味，却又多了些杏仁的甜味，因此成为糖果业者的常用香料。

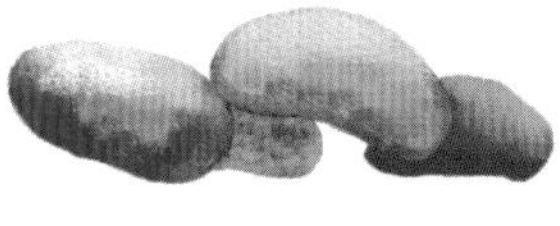

中文名称	香豆素、香豆素内酯
英文名称	Coumarin
精油来源	零陵香豆。
气味描述	满屋的饼干、水果蛋糕、糖果的丰富气味。
芳疗功效	1. 止痛，特别是腰腹部的疼痛；抗痉挛、抗发炎。 2. 促进血液循环、加快心跳、促进淋巴流动。 3. 助眠、放松。
化学结构	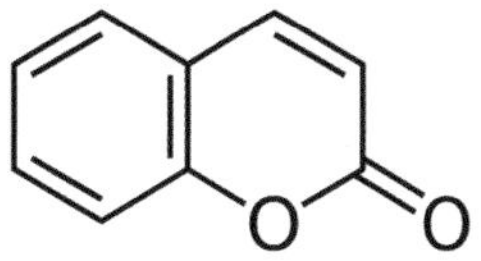
心灵功效	仿佛是缤纷的软糖，可以温和舒缓焦虑，给人安全稳定与幸福欢愉。
注意事项	1. 无光敏性，请勿和呋喃香豆素混为一谈。 2. 气味非常可口，但是口服过量会造成肝脏负担。

5-10-5

伞形酮

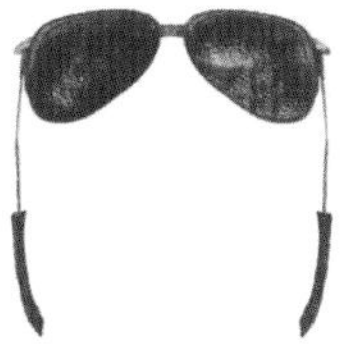

伞形酮几乎都出现在伞形科植物当中，它对于几个特定波长的紫外光有良好的吸收作用，因此被当作防晒霜成分之一。

中文名称	伞形酮、伞形花内酯
英文名称	Umbelliferone
精油来源	阿魏、洋茴香、胡萝卜籽、芫荽、茴香、莳萝。
气味描述	伞形科的特殊香料气味。
化学结构	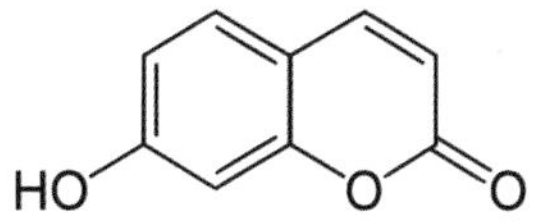
芳疗功效	有防晒、抗菌、降压、抗癌作用。

5-10-6

莨菪素

英文名称	Scopoletin
	主要来自洋茴香、龙艾、罗马洋甘菊、莨菪根，颠茄根。具有抗氧化、改善记忆障碍、祛风、抗炎、止痛、祛痰等功效，在戒除咖啡成瘾症的蒲公英茶中也能看到此物质。

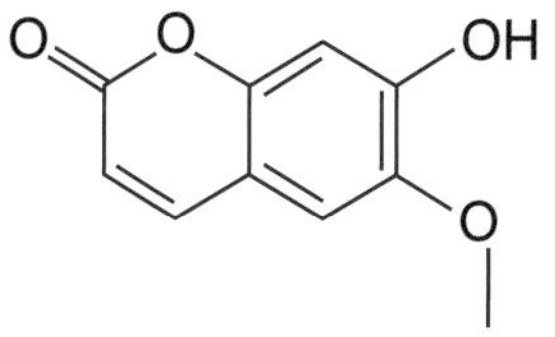

5-10-7

七 叶 树 素

英文名称 Aesculetin

又称七叶树内酯，主要来自柠檬叶、胡椒薄荷、颠茄、曼陀罗、地黄等植物。具有显著的抗炎作用和一定的抑菌活性，同时具备紫外线过滤特性，因此常运用在防晒产品中。

5-10-8

莱 姆 素

英文名称 Limettin

又称柠檬油素，来自压榨的柠檬、莱姆果皮精油（蒸馏的精油则无）。有抗组织胺、抗过敏及降血压、抗肿瘤作用。

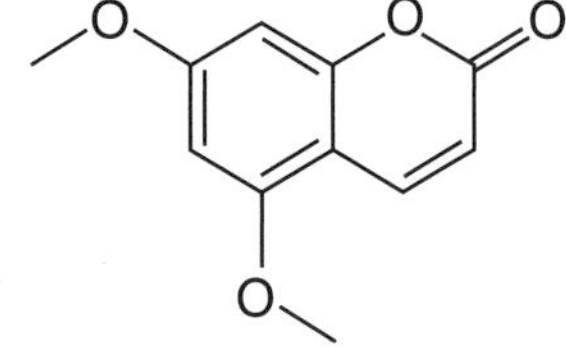

呋喃香豆素类

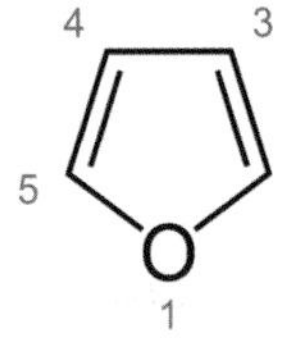

“呋喃”（furan）是含一个氧的五元芳香杂环化合物，沸点接近室温，虽长得与环状醚相似，但化学性质其实比较接近苯。具有呋喃结构的化合物吸收紫外线后，会呈现激活状态，接着参与氧化反应，产生自由基与过氧化物，进而造成细胞损伤，也就是具有光敏性，让肌肤不只晒黑，还会晒伤。

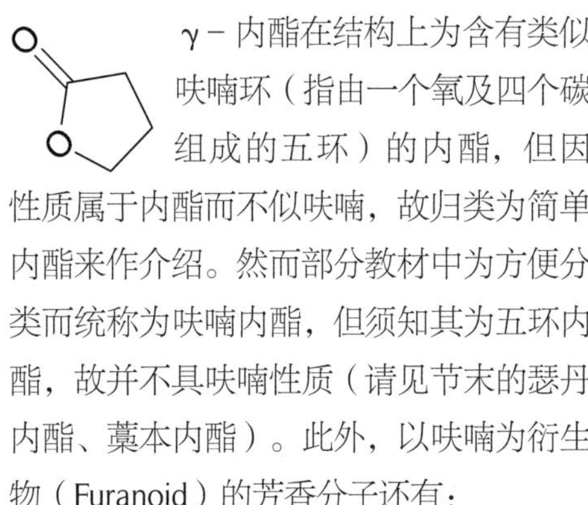

γ－内酯在结构上为含有类似呋喃环（指由一个氧及四个碳组成的五环）的内酯，但因性质属于内酯而不似呋喃，故归类为简单内酯来作介绍。然而部分教材中为方便分类而统称为呋喃内酯，但须知其为五环内酯，故并不具呋喃性质（请见节末的瑟丹内酯、藁本内酯）。此外，以呋喃为衍生物（Furanoid）的芳香分子还有：

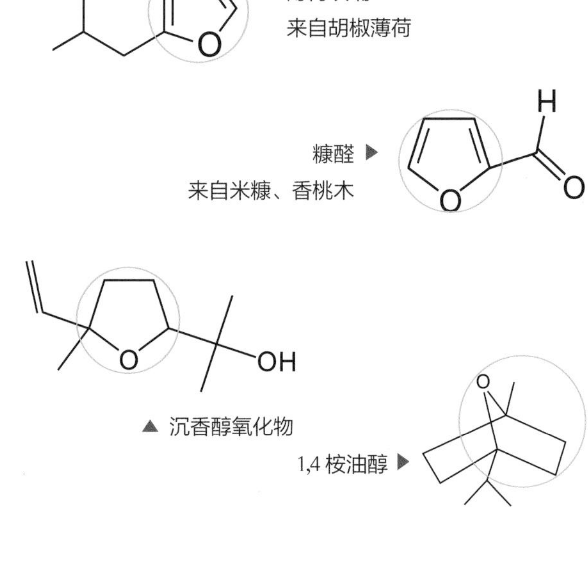

衍生后其呋喃环不再具备芳香性，因此无须担心光敏性。

简单介绍完呋喃、呋喃内酯、呋喃衍生物，接下来才是本章节的主角。在自然界中，香豆素骈合（fused）呋喃环后形成的一大类衍生物，被称之为呋喃香豆素类，具有光敏性。从下图可以看出，简易的呋喃香豆素具有三个环，分别是香豆素部分的两个环和呋喃部分的一个环。呋喃香豆素类会抑制肠组织内的 P450 类型细胞色素，特别是被称作 CYP3A4 的酵素，会造成西药的药效加重，因此服用西药时须避免食用含呋喃香豆素的食物，例如当归（Angelica sinensis）及白芷（Angelica dahurica）。

香豆素部分　呋喃部分

这个化学结构又叫"补骨脂素"(Psoralen)，是呋喃香豆素的最基本形态。补骨脂素可被西医用来进行光化学治疗（PUVA），感光物质搭配紫外线光，来处理牛皮癣等皮肤疾病。

特性

1. 具有光敏性。

2. 抗肿瘤、抗细胞增生。

3. 抗抑郁。

5-10-9

香柑油内酯 / 佛手柑内酯

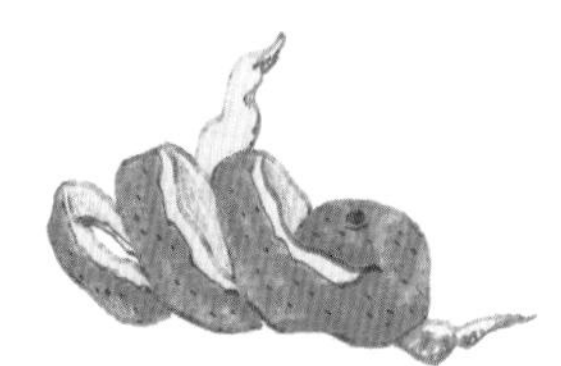

是补骨脂素的衍生物。香柑油内酯是一种常出现在柑橘类果皮中的精油成分，也具有光敏性，所以有些厂商会将之去除，例如标示 Bergaptene-Free 的佛手柑精油即是。不过这种成分有其特殊疗效，仿佛将阳光能量注入人的身与心。

中文名称	香柑油内酯、佛手柑内酯
英文名称	Bergaptene
精油来源	柑橘类果皮压榨精油（蒸馏的无），以佛手柑含量最高。
气味描述	橘皮苦味。
芳疗功效	1. 抗凝血作用。 2. 抗微生物活性。 3. 临床上用于治疗牛皮癣（强化紫外线对肌肤的刺激）。
心灵功效	抗沮丧、消除阴暗忧郁的情绪、提振精神。
注意事项	具有光敏性，涂抹之后暴晒太阳会使得皮肤过敏、晒伤。

化学结构

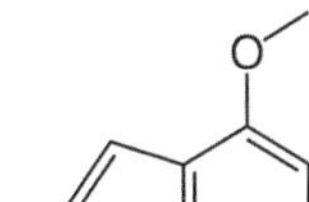

5-10-10

佛手柑素

英文名称 Bergamottin

属于呋喃香豆素，为佛手柑内酯的衍生物，又称柑皮油素、香柠檬素，多半出现在果汁当中，同样具有光敏性。值得一提的是，此成分“口服”之后会影响药物代谢，造成药物在身体中的浓度变高。

其他

5-10-11

瑟丹内酯

英文名称 Sedanolide

主要来自于芹菜籽，是呋喃衍生物，但不具光敏性，可以作为良好的消炎药（风湿、痛风）原料。具有镇静功能，以及提升肝脏解毒酵素的功效。

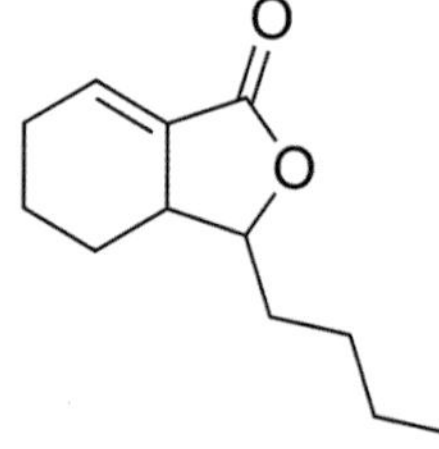

5-10-12

藁本内酯

英文名称 Ligustilide

又称东当归酞内酯，主要来自莳萝、藏茴香、当归、川芎，是呋喃衍生物，但不具光敏性，具有明显的抗平滑肌痉挛（平喘）、中枢神经系统抑制（退烧、镇静）作用。

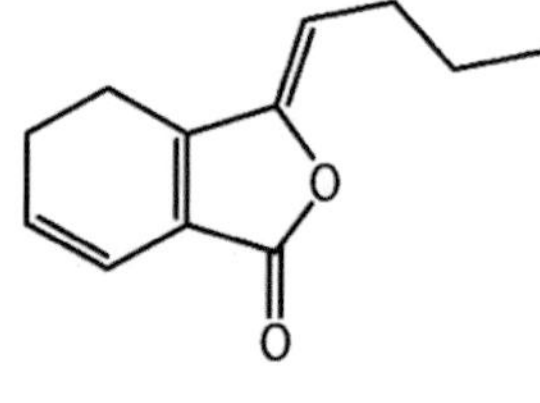

5-10-13

猫薄荷内酯

英文名称 Nepetalactone

来自柠檬猫薄荷精油，能让高达七成五的猫产生愉悦心情的猫薄荷内酯，其实对部分人类也有用。在低浓度状态下，能使人产生安稳、镇静、欢愉的感受，但是高浓度则使人感到恶心呕吐。同时能有效驱除蟑螂、蚊子。

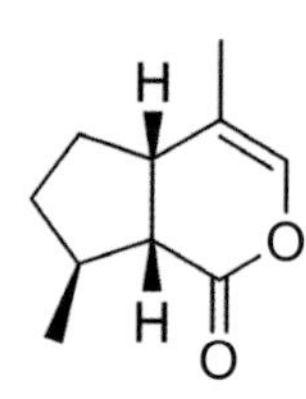

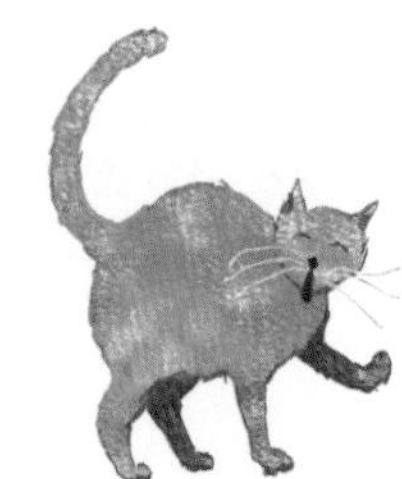

5-11
·酚类·
Phenol

[phen-]：苯基　　[-ol]：羟基

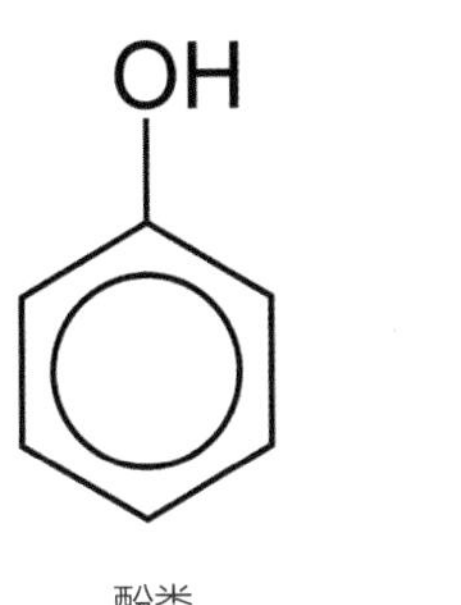

酚类

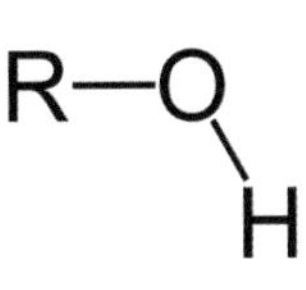

醇类

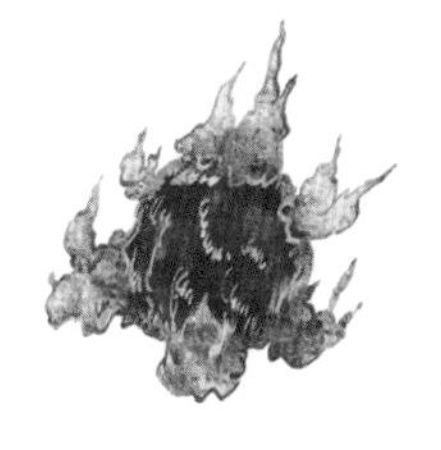

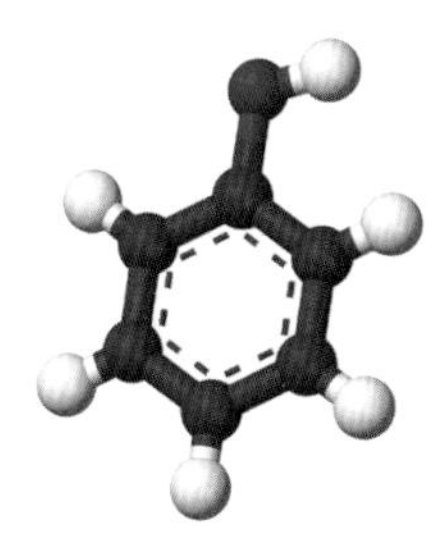

先前介绍过苯环与苯基酯，说明醛类时也介绍过芳香醛，相信大家对于苯环类的芳香化合物已有基础的认识。而现在介绍的酚类，是羟基连接在苯环上的一类化合物，与同样具有羟基的醇类有许多相似之处，例如较高的沸点、能形成氢键、较佳的水溶性。不同的是，醇类的羟基是中性的，羟基上的氢不会与碱作用，但酚类因有苯环可形成共振，所以羟基可与碱作用，而略呈酸性。另外，酚类因属于芳香族，故多具有显著的气味，但也对组织有着很强的刺激性，其本身亦因容易氧化，可作为抗氧化剂。整体而言，酚类的活性是远较醇类为高的。

酚类的结构如图示，说酚类就像是一团火环一点都不为过，它对于肌肤有刺激性，接触到的第一时间就如同被火焰灼烫。酚类的字尾“-ol”虽然与醇类相同，但是酚类的性质与之不同（醇具有水感），因此不放在醇类说明，而另外拉出来讲解。

酚类对于心灵的共同特性，也如同火焰一般，能迅速燃烧热情，使人勇往直前，集中所有能量于一役，爆发力十足，因此适合短期使用，长期使用会过于刺激。接下来就介绍几种常见的酚类。

特性

1. 在水中带有微酸特性。
2. 肌肤刺激性高。
3. 杀细菌、病毒能力极佳，防腐。
4. 能提升免疫系统（调节 γ 免疫球蛋白），但过量反而有害。
5. 消炎、镇痛、局部麻醉。
6. 少量就能主导整个配方的气味。
7. 提升血压。
8. 促进血液循环，暖身活血。
9. 长期口服（4 周以上）会有肝毒性。

5-11-1

百里酚

百里酚的杀菌力可说是精油中非常强的，略次于肉桂醛，在研究中发现百里酚具有抑制微生物增生的功效，即使浓度 0.1% 都有效果，比一般的消毒水还强大。虽说百里酚长期口服会有肝毒性，但是它入口就有强烈灼烧感的特性，反而不容易误食或长期服用。另外，百里酚有结晶化倾向，具有百里酚成分的精油使用久了之后会变得黏稠。

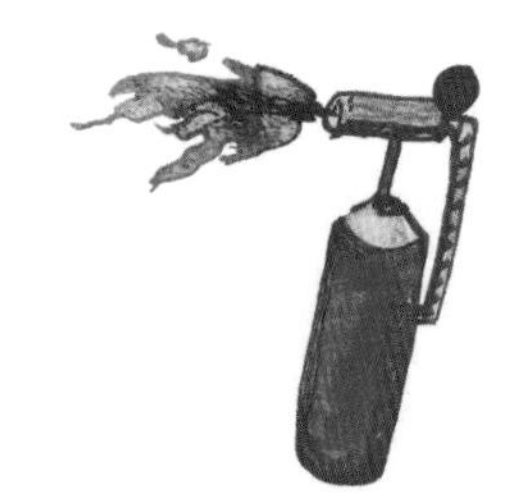

中文名称	百里酚、麝香草酚、异丙基间甲酚	化学结构	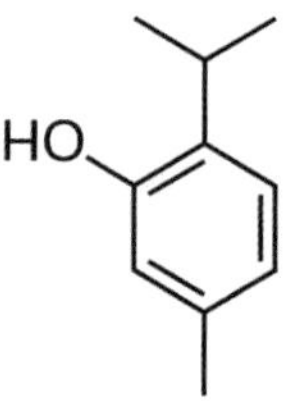
英文名称	Thymol		
精油来源	百里香（特别是百里酚百里香）、印度藏茴香。		
气味描述	强烈的消毒剂气味。		
芳疗功效	1. 抗细菌、抗病毒、抗霉菌、防腐，激励免疫系统。 2. 止痛、麻醉、消炎。 3. 滋补神经系统，提振精神。 4. 促进血液循环，温暖活化。 5. 与自由基结合，抗氧化力强。	心灵功效	有如喷火枪，可推动停滞不前的心，强化意志力。
		注意事项	1. 浓度超过 1% 就有肌肤刺激性，可能造成皮肤发红、过敏。 2. 长期口服（4 周以上）有肝毒性。

5-11-2

香荆芥酚

香荆芥酚和百里酚的化学结构很相似，差别只有在羟基接的位置不同，因此两者气味很相似，功效也雷同。

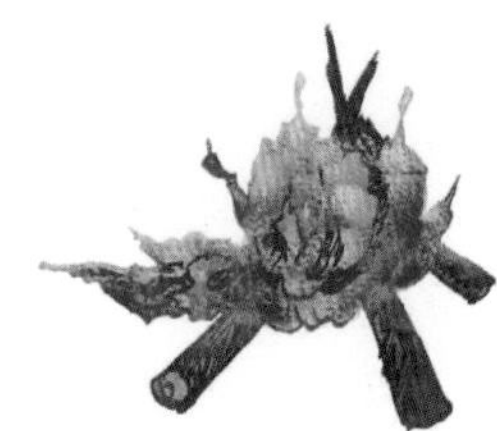

中文名称	香荆芥酚、香芹酚、异丙基甲苯酚	化学结构	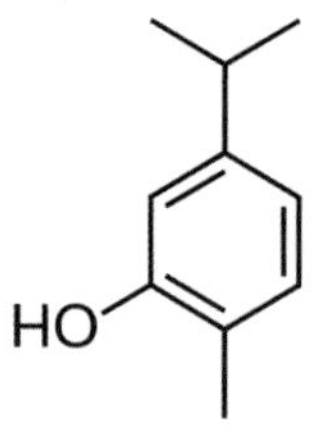
英文名称	Carvacrol		
精油来源	野马郁兰、冬季香薄荷、印度藏茴香。		
气味描述	与百里酚气味相似。		
芳疗功效	1. 略同百里酚。 2. 抗癌能力优异。* 3. 筋骨关节止痛。 4. 壮阳。	注意事项	1. 浓度超过 1% 就有肌肤刺激性，可能造成皮肤发红、过敏。 2. 长期口服（4 周以上）有肝毒性。
心灵功效	补充阳性能量，如同黑夜中的“营火”，带来光明与温暖。		

* 殷清华，庄英帜．香芹酚对肝细胞癌 HepG2 细胞凋亡的诱导作用及其分子机制．世界华人消化杂志，2011, 19(15): 1555-1560. http://www.wjgnet.com/1009-3079/19/1555.ASP

5-11-3

丁香酚

最早在丁香中发现的酚类，被取名为丁香酚，而后又发现的异构物则被称作“异丁香酚”，两者虽然结构十分相像，但由于异丁香酚的共轭双键（以C=C-C=C 为基本单位，具有共轭双键的化合物易起加成、聚合反应），导致刺激性高于丁香酚。丁香酚的气味很特别，总令人想到牙医诊所，原因是早期牙医多半使用丁香作为麻醉之用，因此那刺热又带点金属的气味，便常和丁香酚产生联结，仿佛铁工厂里在焊接金属时所产生的火花。

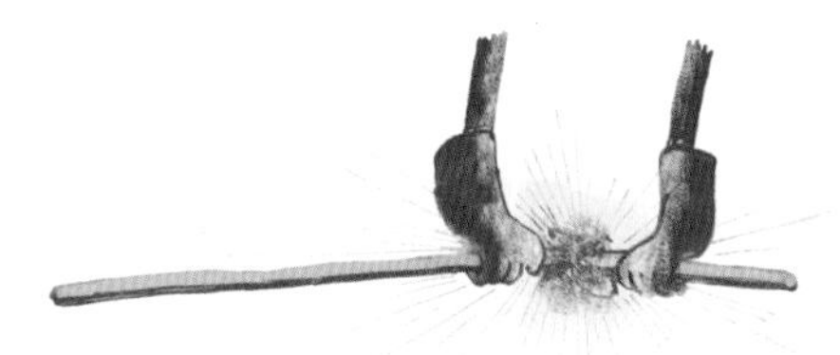

中文名称	丁香酚	异丁香酚
英文名称	Eugenol	Isoeugenol
化学结构	OH, O	OH, O
精油来源	丁香花苞、多香果、神圣罗勒。	
气味描述	如消毒剂般带有一些刺辣与金属气味。	
芳疗功效	1. 止痛、麻醉、收拢。 2. 暖身、促进循环、提升血压、催情。 3. 抗菌力强、抗感染。	
心灵功效	使人精力充沛、绽放光彩。	
注意事项	虽然丁香酚比前几种酚类温和一些，有时稍可以较高剂量接触皮肤、黏膜，但是长时间使用还是会有肌肤刺痛、发红等反应，建议敏感肌肤稀释使用。	

5-12 · 醚类 · Ether

[-ether]：醚类

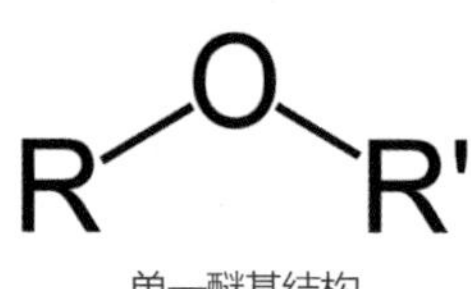

单一醚基结构

丁醇 $C_4H_{10}O$
沸点 117.5℃
OH

二乙醚 $C_4H_{10}O$
沸点 34.5℃
O

戊烷 C_5H_{12}
沸点 36.1℃

醚类是醇或酚的羟基(-OH)上的氢被烃基所取代的一种化合物。由于羟基的消失，醚类不再具有醇类高水溶性与低挥发的特性，转而偏向脂溶性与高挥发性，醚类的挥发性实际上与相同碳数的烃类相差无几。

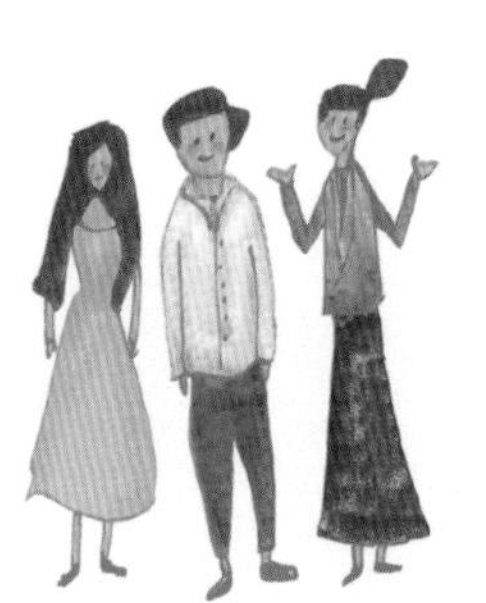

醚类的结构，简单来说，就是一个男人（氧原子）左右各接了不同的女人（碳链），因此醚类的精油分子多半具有相当迷蒙、飘然、忘却烦恼、忘却痛楚的效果。使用剂量高的时候可能会刺激感官，浮现各种美好梦幻的想象。

醚类依其来源可大概分为醇醚与酚醚两大类，结构上则可分为直链醚与环状醚两种形态（如右上图示）。另外还有一种特殊的结构叫作“冠醚”，由于不出现在精油中，因此不多介绍。

醚类的种类虽多，但较常出现在精油中的是以苯酚醚类与萜烯环醚类（氧化物类）为大宗，因此在这里会将焦点放在这两种醚类上。另外，虽然前文介绍醚类的字尾是“-ether”，但是之后你会发现，精油中出现的醚类大多是以“-ol”、“-cin”结尾，这是因为化学俗名的混淆，所以比较难从常用英文名称中辨识出醚类。

这个醚基是醇类衍变而成的，属于醇醚。

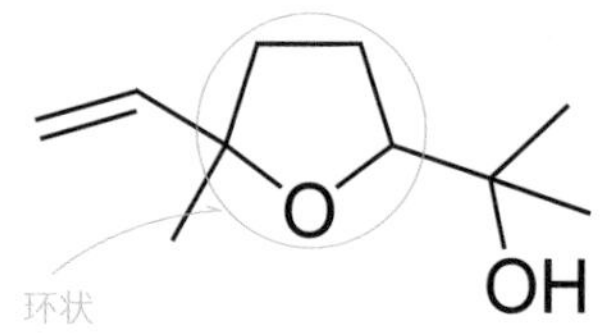

这个醚基是酚类衍变而成的，属于酚醚。

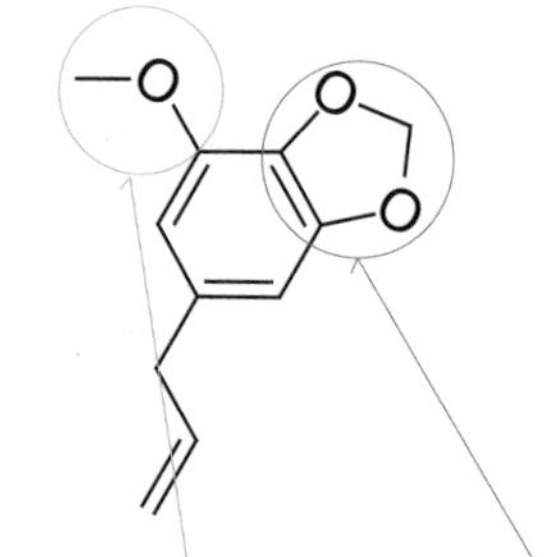

醚从一端出发，可以走到另一端的为环状，不能走到的为链状。

特性

1. 强力抗痉挛、止痛，特别是针对平滑肌的止痛功效卓越。
2. 低浓度（3% 以下）使用能安抚神经，有迷醉催眠效果，镇定精神官能症状。
3. 高浓度（10% 以上）使用会激励神经，产生快感、迷幻，提高创意、想象力。
4. 部分醚类具有神经毒性，譬如小分子醚类。
5. 部分醚类具有致癌性，譬如黄樟素。

苯酚醚类

苯酚醚类是由苯酚类衍生而来，由于酚本身属于芳香族，因此苯酚醚类一般都具有显著的气味。精油中苯酚醚类多为甲基（Methyl）取代或相邻两羟基的亚甲基（Methylene）取代。

下面四种常见的苯酚醚类可以看出它们结构上的相似处，看起来都是相当欢乐的分子，而功效上，它们都对于过度欢乐导致的肌肉痉挛（包括随意肌与不随意肌）有强大的放松效果。

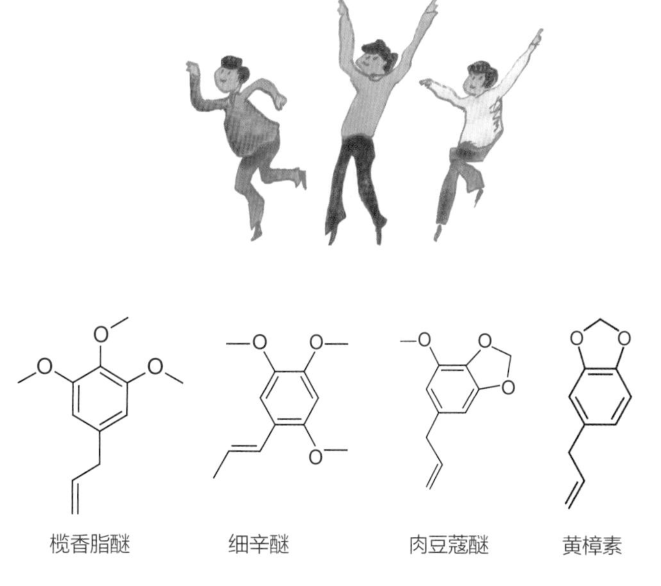

5-12-1

榄 香 脂 醚

英文名称 Elemicin

来自榄香脂精油，可抗癌，神经毒性不高。

5-12-2

细 辛 醚

英文名称 Asarone

榄香脂醚的异构物，菖蒲精油的主成分，在大鼠实验中会诱发十二指肠癌，并且有很强的神经毒性。但是这个以细辛醚为主成分的菖蒲精油，在圣经中制作成圣灵油使用了几千年（《出埃及记》30:22-25），看来对于它的危险度似乎应重新评价思考，也许精油在低浓度使用时具有对抗阴暗、净化的圣洁力量。

5-12-3

黄 樟 素

英文名称 Safrole

来自樟树（本樟、牛樟）精油，在动物实验中确定会有致癌的风险、穿透胎盘导致畸胎的结果，也是制造 MDMA（摇头丸）的主要原料。属于毒性相当高的化学分子。

5-12-4

肉豆蔻醚

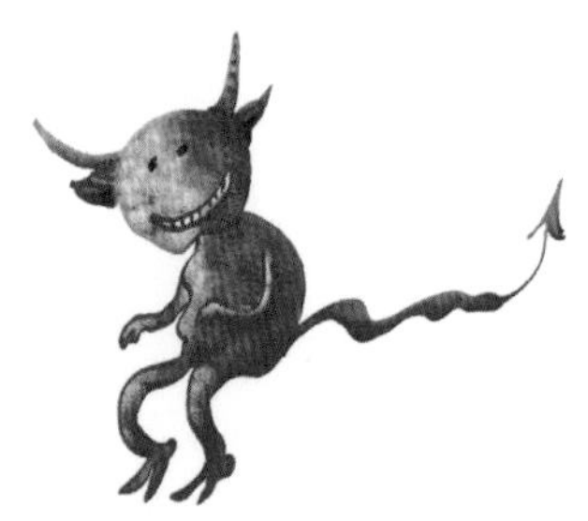

从结构上可以看到三个醚基。肉豆蔻醚从肉豆蔻中单独抽取出来后，是一种强大的迷幻剂、兴奋剂，能让人的意识进入另一个空间，因此在各地的原住民部落中，肉豆蔻也是一种能提炼出让巫师进入“异”空间的魔药成分之一。但在精油中，肉豆蔻醚在欧芹与肉豆蔻精油中所占的比例都低于4%，单纯使用精油几乎不会造成任何迷幻效果，但若不稀释使用还是可能造成反胃恶心等症状。

中文名称	肉豆蔻醚
英文名称	Myristicin
精油来源	欧芹、肉豆蔻。
气味描述	肉豆蔻的气味。
芳疗功效	1. 对人类大脑有兴奋作用、致幻作用（迷幻催情）。 2. 强大的单胺氧化酶抑制剂，麻醉止痛效果强。 3. 清除自由基和活性氧而抑制肝中脂质过氧化（降低脂肪肝）。 4. 少量能促进胃液分泌及肠蠕动，大量则呈抑制作用。
化学结构	
心灵功效	追求物质享乐，摆脱一成不变。
注意事项	高量使用可能造成恶心、呕吐、眩晕及昏睡等中毒症状。

5-12-5

芹菜醚

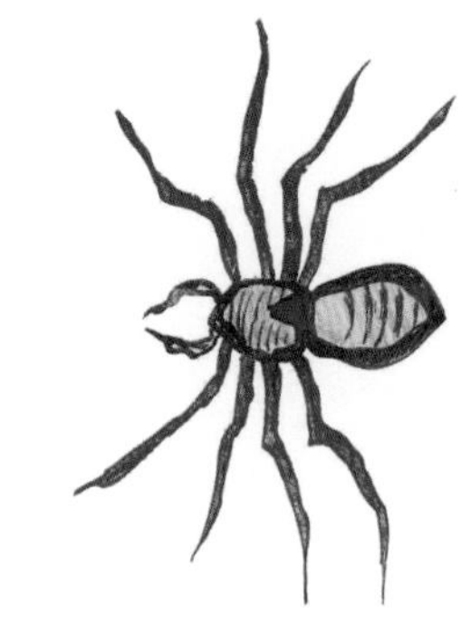

这是个有四个醚基的分子，与其他醚类都不同。在动物实验中，它展现出比前面介绍的“肉豆蔻醚”更强烈的神经侵略性，也就是更强的神经毒性。具蜘蛛形象的情境图，除了类似化学结构的形状之外，也是提醒读者小心其神经毒性。

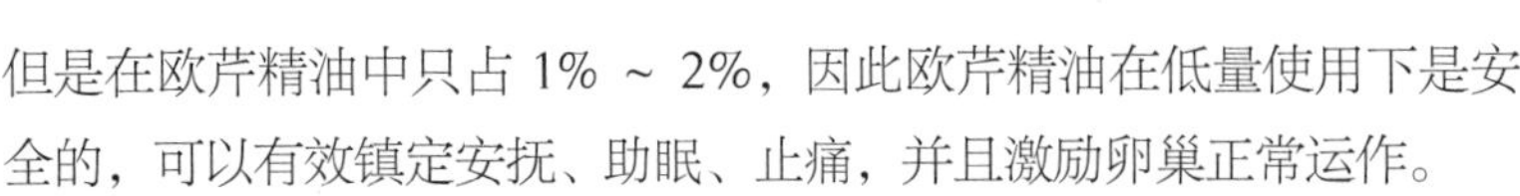

但是在欧芹精油中只占 1% ~ 2%，因此欧芹精油在低量使用下是安全的，可以有效镇定安抚、助眠、止痛，并且激励卵巢正常运作。

中文名称	芹菜脑、芹菜醚
英文名称	Apiole
精油来源	欧芹、芫荽种子。
气味描述	芹菜气味。
化学结构	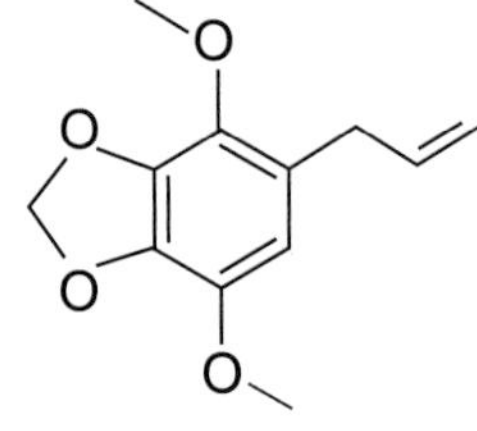

芳疗功效	助眠、肌肉松弛、放松。 麻醉、强效止痛（特别是月经疼痛）。
心灵功效	让过激的外在安静下来，但内部依然保持跳动。
注意事项	绝对避免高剂量使用，有肝肾毒性、神经毒性、孕妇使用可能导致流产。

5-12-6

洋茴香脑

具有类雌激素效应的成分，原因是形状与雌激素很相似，能与雌激素受体结合。从右下图示可以看出：这两个洋茴香脑的前驱物叫作 p-Anol，是一种酚类。洋茴香脑会以极少比例转换回 p-Anol，而两个 p-Anol 会相互加乘变成类似人造雌激素的形状，因此能够骗过人体的雌激素受体，而产生类雌激素效应。但由于这个加乘反应的量很少，并不像人造雌激素那样强效控制人体内分泌，因此不用过于担心洋茴香脑是否会引发子宫肌瘤、内膜异位等依赖雌激素的问题。

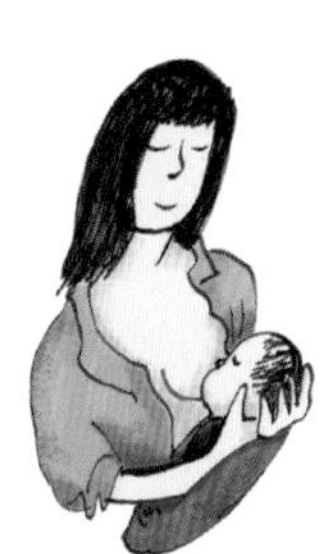

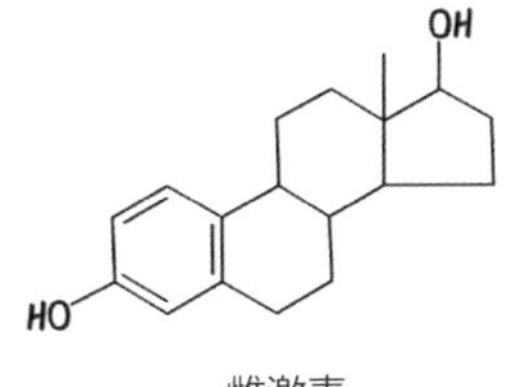

雌激素

人造雌激素

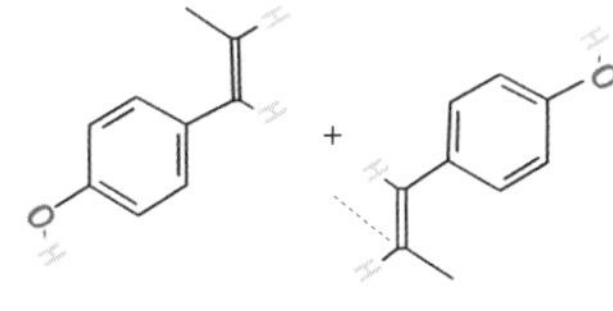

p-Anol

中文名称	反式洋茴香脑、洋茴香醚	顺式洋茴香脑
英文名称	trans-Anethole、Anethole	Cis-Anethole
化学结构	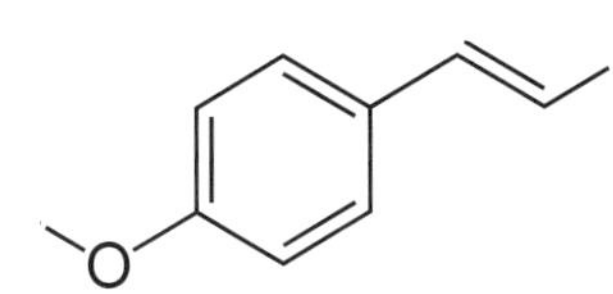	
精油来源	洋茴香。	茴香。
气味描述	茴香的气味。	
芳疗功效	抗痉挛（子宫卵巢）、类雌激素、促进泌乳（丰胸）、促副交感神经镇静、祛风消胀气。	类雌激素效应、促进泌乳（丰胸）、神经系统镇静。
心灵功效	发挥强大母性特质，消除过高的阳性攻击力。	
注意事项	神经毒性、肝毒性较高。 需稀释使用。	被身体代谢后比反式洋茴香脑的毒性低一些，但还是需要稀释使用。

5-12-7

甲基醚蒌叶酚

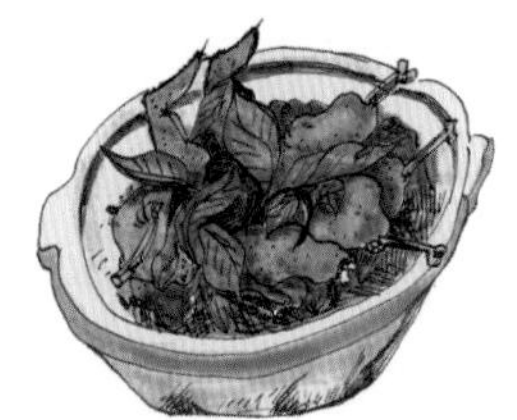

又称龙艾脑，是龙艾精油的主成分。这个分子与后面介绍的“洋茴香脑”是同分异构物，其差别只在苯丙基的双键位置不同，因此功效上有相似处，但是气味上却截然不同。根据植物属种的差异，两者会以相当悬殊的比例出现在同一支精油中。对台湾民众来说，这是好吃的咸酥鸡上的特殊辛香。

中文名称	甲基醚蒌叶酚、龙艾脑
英文名称	Methyl chavicol、Estragole
精油来源	龙艾、罗勒（特别是热带罗勒）、八角。
气味描述	热带罗勒（九层塔）的气味。
芳疗功效	1. 抗肠胃痉挛和抽筋、消炎止痛（同时作用于随意肌与不随意肌），时效长。 2. 止痛经、止头痛、消除胀气、解充血。 3. 扫除受体上的无用讯息，恢复嗅觉神经灵敏度。
心灵功效	释放被压抑的愤怒、惊吓。

化学结构

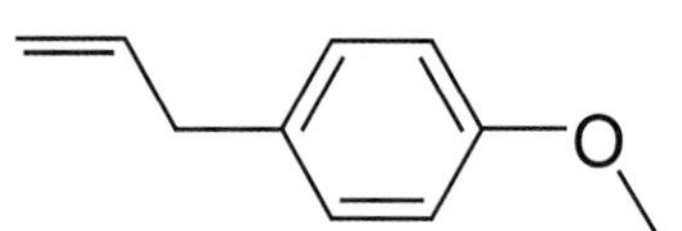

5-12-8

甲基醚丁香酚

英文名称	Methyl Eugenol
	有丁香酚的香气，但比较弱，主要存在于丁香、多香果中。这是一种天然的食物香精，常被使用在软糖、口香糖中，少量使用能增添甜食的诱人气味。也具有抗感染、抗痉挛的能力，但近年来有些研究发现有致癌性。

萜烯环醚类（氧化物类）

萜烯环醚类是萜烯经氧化后，在分子内形成环状醚的结构，萜烯环醚类通常由萜烯醇而来，性质有别于一般环状醚。萜烯环醚类的立体组态其实相当复杂，因分子内至少有两个以上的对掌中心（chiral center），对掌中心的排列组合差异，足以改变人类对气味的认知。

有趣的是，能引起猫及猫科动物兴奋的木天蓼醚（matatabiether）及新木天蓼醇（neomatatabiol），亦是属于此类化合物。

而芳香疗法中所谓的“氧化物类”（Oxide），其实就是指萜烯环醚类，因此氧化物类的正确说法应该是“氧化物醚类”。

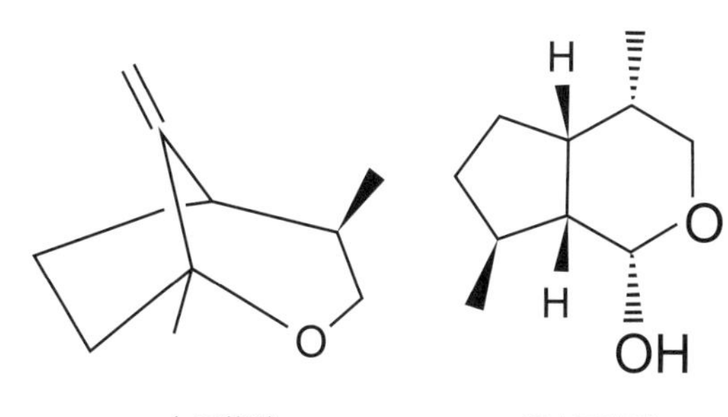

特性

1. 高挥发、干化特性，会使得皮肤、黏膜变干。
2. 促进循环。
3. 提振精神、利脑。
4. 抗骨骼肌痉挛、止痛。
5. 祛痰、除湿、疏通呼吸道。
6. 抗菌。

5-12-9

桉油醇

桉油醇根本不是醇类，而是氧化物类，但长久以来的以讹传讹，这名称已经是种约定俗成。桉油醇根据氧原子搭建的桥的两端位置不同，又分成 1,4 – 桉油醇和 1,8 – 桉油醇。

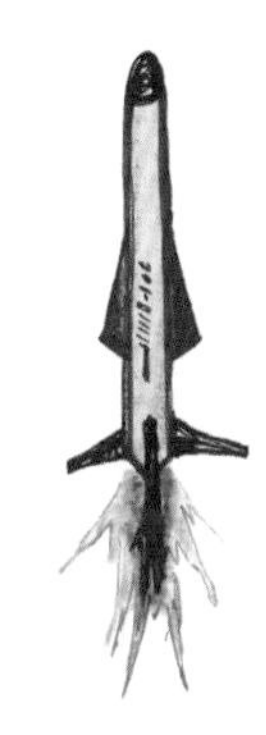

中文名称	1,4 – 桉油醇、1,4 – 桉油精	1,8 – 桉油醇、1,8 – 桉油精
英文名称	1,4 – Cineole	1,8 – Cineole
化学结构	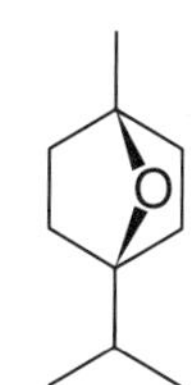 氧搭建的桥的两端分别是 1 号碳（1-C）与 4 号碳（4-C）。	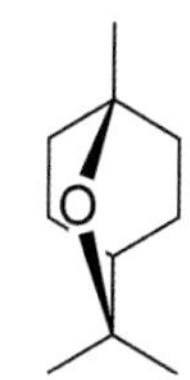 氧搭建的桥的两端分别是 1 号碳（1-C）与 8 号碳（8-C）。
精油来源	尤加利、白千层、茶树、月桂等。	
气味描述	清爽锐利的叶片气味。	
芳疗功效	1. 抗菌，主要针对革兰氏阳性菌。 2. 抗癌，能杀死癌细胞。 3. 祛痰，能促进气管内部纤毛活动排出黏液，咳出黏液。 4. 干化黏膜，譬如收干鼻涕或阴部过多的分泌物。 5. 促进血液循环，增加组织带氧量。 6. 激励单核白细胞生成，提高免疫反应，对抗各种病原体。 7. 穿透肌肤能力强，可与其他精油并用以加速吸收。 8. 激励唾液、胃液分泌。	
心灵功效	如同飞弹一般迅速、准确命中目标。	
注意事项	轻微肝毒性，避免长期大量使用就没有问题。	

5-12-10

沉香醇氧化物

非常温和没有刺激性。图示为沉香醇变成沉香醇氧化物的过程：

[O]

沉香醇　红色虚线：双键先被氧化　蓝色虚线：再环合　沉香醇氧化物

中文名称	沉香醇氧化物
英文名称	Linalool oxide
精油来源	芳樟、樟树、芫荽、沉香醇百里香、高地牛膝草、穗花薰衣草。
气味描述	强烈的清香、芳樟花气味。
芳疗功效	1. 抗菌、抗霉菌。 2. 清除呼吸道黏液。
心灵功效	温柔的呵护、进入可爱梦幻的世界。

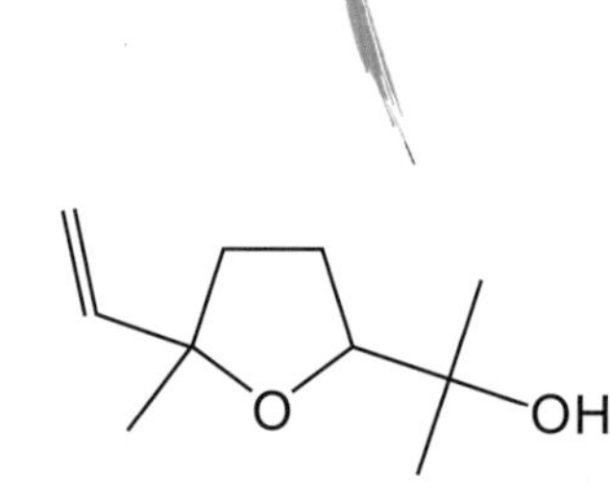

化学结构

OH

5-12-11

玫瑰氧化物

又被称作玫瑰醚，由香茅醇衍生而出，是玫瑰花香的点睛成分。温和的气味，却是相当有“身体感”的成分，可以恢复身体中各种弹力结构（如韧带）的机能。而香茅醇可以同时衍生成顺式玫瑰氧化物 + 反式玫瑰氧化物，在玫瑰中以顺式玫瑰氧化物为主要成分。

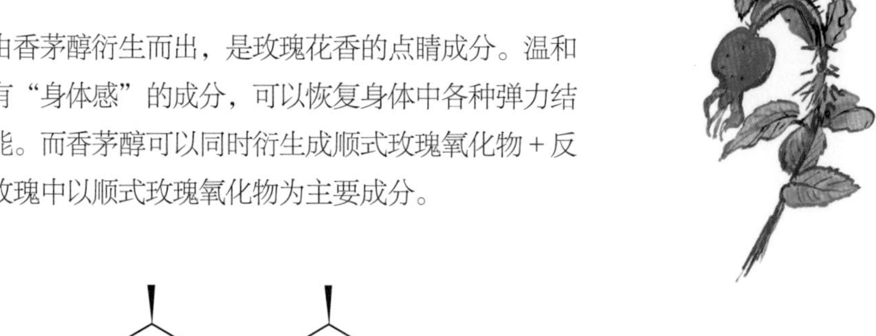

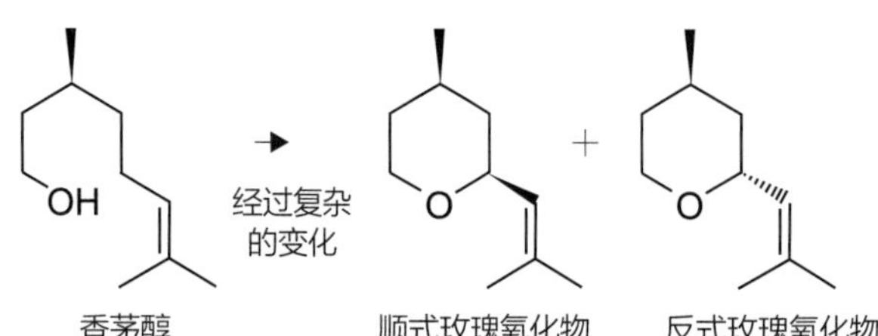

中文名称	顺式玫瑰氧化物、玫瑰醚	反式玫瑰氧化物、玫瑰醚
英文名称	cis-Rose oxide	trans-Rose oxide
化学结构		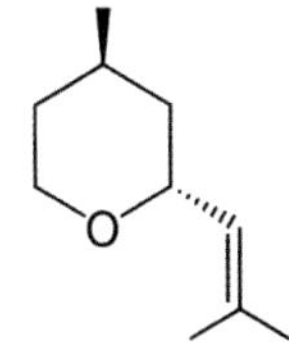
精油来源	玫瑰、玫瑰天竺葵。	
气味描述	细腻偏甜的玫瑰香，带有清新荔枝香。	轻快幼嫩的玫瑰香。
芳疗功效	1. 安抚神经系统。 2. 止头痛、抗沮丧。	
心灵功效	让老去的心灵跳跃起来。	

参 考

1. Essential oil Safety, By Robert Tisserand and Tony Balacs, Churchill Livingstone

2. The Chemistry of Essential oils, by David G. Williams, Micelle Press

3. 有机化学 易光辉 等合译 学富文化出版

4. 许怡兰 Gina 老师 芳香分子与疗愈专门课程

5. 植物化学 颜焜荧著 中国医药研究所出版

6. 实用香料化学 赖耿阳编著 复汉出版社

COLUMN 1
脉轮

脉轮（Chakra），又叫气卦，是印度传统医学阿输吠陀（Ayurveda）对于人体能量的理论。Chakra 有轮子的意思，用来形容能量如旋转般的流动气场。人体有许多脉轮，最重要的是下列七个，各脉轮可以反映该部位的身心状态。

其中，第一与第二脉轮因为有部分重叠，所以掌管的身心状态有些会重复。同样的，第六与第七脉轮也是，例如代表色的蓝与紫，松果体对这两脉轮都有影响，也常与智慧有关联，不过第七脉轮更强调整体合一，也就是每脉轮同时要平衡与整合，因此有人认为白色也是第七脉轮的代表色。

脉轮	名称	代表色	部位	生理状态	心理与能量状态
一	基底轮、 海底轮	红色	会阴、 脊椎底部	骨盆、臀部、腿部、 骨骼关节、排泄功能	生存的基本需求、安全感、恐惧感、 金钱或物质关系
二	性轮、生殖轮	橙色	生殖器官、 下腹部	生殖泌尿功能、前列腺、 卵巢、内分泌功能	亲密关系、生育力、创造力、 性愉悦、罪恶感
三	本我轮、 太阳神经丛	黄色	肚脐附近的 腹部	消化功能、肠胃、 肝、胆、胰	自我意志的中心、自我评价、控制欲
四	心轮	绿色	胸部	心肺功能、循环、免疫	爱、与世界的交流、 付出与接受
五	喉轮	蓝色	喉、颈	呼吸功能、甲状腺、 发声部位、新陈代谢	表达、沟通、共鸣、创造力的实现
六	眉心轮、 第三只眼	靛色、蓝紫色	双眉之间	脑下腺、眼、脸、头部	洞见、直觉、梦想、觉知
七	顶轮	紫色、白色	头顶之上	松果体、大脑、 神经传导物质	灵性联结、自我实现、合一

Part I

Chapter 6

精油在人体的旅程

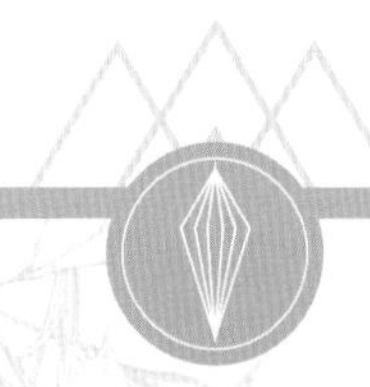

6-1 精油在人体内的路径

前面说过，芳香疗法是利用从植物萃取出来的精油或纯露，借由吸闻、涂抹等方式进入人体，进而改善人的身心状态。然而，精油在人体内的传导路径到底为何？又是怎么作用的呢？从下方图示可以清楚看出，精油能通过口服、塞剂、按摩和吸闻四种方式进入人体，并借由不同管道起不同的作用。

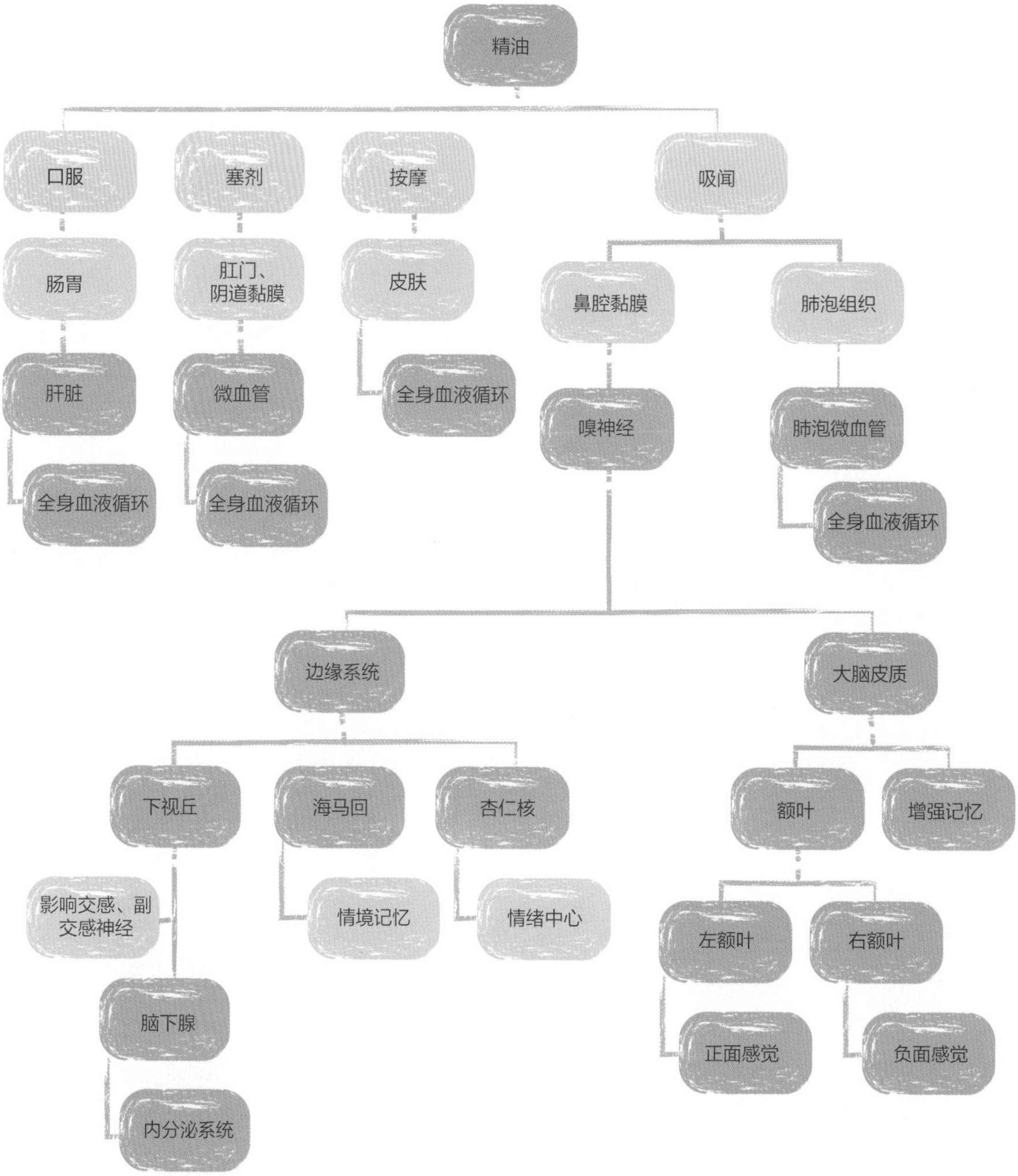

- 精油
  - 口服
    - 肠胃
      - 肝脏
        - 全身血液循环
  - 塞剂
    - 肛门、阴道黏膜
      - 微血管
        - 全身血液循环
  - 按摩
    - 皮肤
      - 全身血液循环
  - 吸闻
    - 鼻腔黏膜
      - 嗅神经
        - 边缘系统
          - 下视丘
            - 影响交感、副交感神经
            - 脑下腺
              - 内分泌系统
          - 海马回
            - 情境记忆
          - 杏仁核
            - 情绪中心
        - 大脑皮质
          - 额叶
            - 左额叶
              - 正面感觉
            - 右额叶
              - 负面感觉
          - 增强记忆
    - 肺泡组织
      - 肺泡微血管
        - 全身血液循环

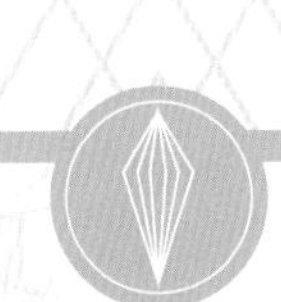

6-2 精油离开身体的途径

精油按摩后经过全身血液循环，约 15 分钟后，就能从尿液中闻到气味；两个小时后，大部分精油就能借由下图所示器官离开人体了。因此只要在正常浓度下使用，并不会对身体造成庞大的负担。但是肝脏、肾脏已经有严重损伤者（到达住院等级），在精油的选择上就必须特别小心，并且调低浓度，才不会增加肝肾的负荷。

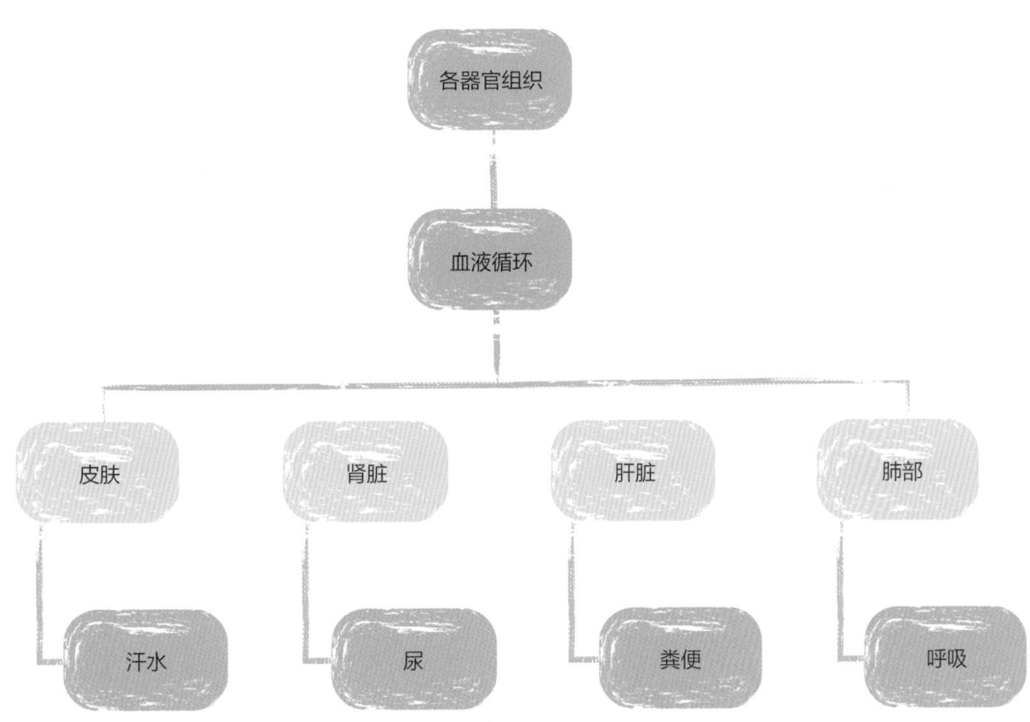

COLUMN 2
香气的世界 & 调香原则

因为人类的嗅觉不像视觉或听觉有那么多元的开发与表现，导致一般人对于香气的文字描述词汇比较贫乏，所以调香师通常会将香气的扩散速度快慢，比喻成合唱团的不同音部，或是金字塔的不同高度，来建立对于香气的描述以及调香的模型。

高音调（前调）

气味扩散速度最快，人常最先闻到此类气味，相对的也消失得最快。前调的气味通常具有清新特质，例如柠檬、佛手柑、柑橘、柠檬香茅、薄荷尤加利。

中音调（中调）

气味扩散速度适中，不会很快飘散、也不过于沉重，是前调与后调的桥梁，也常是调香中的主角。因此中调的气味通常具有明星特质，宜人、好闻或耐闻。例如玫瑰、茉莉、天竺葵、薰衣草、罗勒。

低音调（后调）

气味扩散速度最慢，是人最晚才闻到的气味，相对的也是停留最久，甚至两三天后还可闻到后调气味。它通常具有稳重特质或往下扎根，因此常是根部、木头或树脂类的精油，含有较多的大分子，例如欧白芷根、胡萝卜籽、檀香。

【调香原则】

高、中、低音调的精油，在调香时的比例多寡，仿佛是倒立的金字塔。也就是说，高、中、低音调的比例应该是多、中、少的量。因为低音调气味最持久，加的量要最少，不然会让整体气味太沉重；而前调气味很快飘散，所以加的量要最多，也才能让整体气味更立体。

香气类型

高音

中音

低音

加入的量

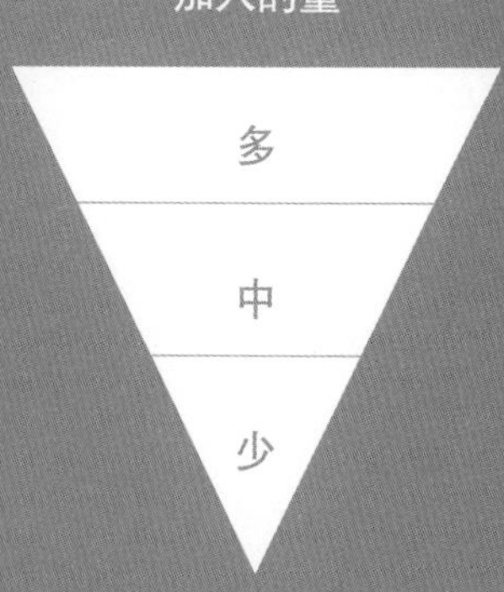

Part I

Chapter 7

精油的药学属性

7-1

止痛

“痛”本身是一种很个人感官的形容词，精油在止痛方面确实有效果，但若感受不到疼痛解除，可能和个人对痛的定义以及敏锐度不同有关。精油止痛分为以下几类：

1 麻醉

精油不比麻醉药能做到全身麻醉，不过特定几种精油却有局部麻醉效果，可以暂时将神经系统的某种传导物质不被受体接收，所以痛觉讯息无法传递。这样的精油通常有时效性，不建议长期使用。一般适用于神经痛，如牙痛、头痛、手术后麻醉痛等。

2 镇痛

通常是通过消炎（抑制白三烯或前列腺素）与促进循环来达到镇痛的目的，是处理疼痛的根本原因。适用在因为发炎导致的疼痛，如肌肉酸痛、伤口疼痛。这类精油往往也能退烧。

3 抗痉挛

痉挛是肌肉细胞不正常放电，导致一整束肌肉不由自主地剧烈收缩，常会引发难以忍受的绞痛。所谓抽筋，其实就是骨骼肌痉挛；又例如痛经、胃痛、肠绞痛，就是该部位的平滑肌痉挛，而呼吸道的平滑肌痉挛就是咳嗽，因此这类精油除了能缓解上述疼痛，也能有效止咳。

7-2

消炎、退烧

发烧是身体发炎的一个表征，所以能消炎的精油通常也能退烧，但是能退烧的精油有可能只是降低体表温度而不一定能消炎。发炎是因为细胞受损而分泌发炎因子，警告全身系统开始备战，而精油消炎是关闭这个警报器，也就是抑制发炎因子（白三烯或前列腺素）的合成，当发炎因子减少，发炎症状就会停止。由于这样做治标不治本，所以还必须找出发炎的原因，再针对原因去调配精油处方，以免身体继续发炎。

7-3

抗菌

精油在抗菌上的应用，也属于西医中“生药学”的一部分，所以有许多相关的实验数据、科学期刊的论文发表以及人体试验，是精油疗效中最多科学佐证的。由于精油的芳香分子复杂，加上萃取自农产品之故，每年每批植物所含成分的排列组合有些不同，导致病原体很难对精油产生抗药性，因此成为最新生物科技所重视的药物原料。在使用这类精油的时候，一个完整的疗程是 14 天，建议不间断使用，一天使用 3 次以上，才能达到最好的抗菌效益。

1 抗菌

阻碍细菌的复制或防止细菌顺利生长，部分精油还具有破坏细菌外膜的功效，再通过淋巴球、白细胞这些免疫大军去吞噬细菌。与抗生素不同的地方是，精油能同时摧毁细菌的生态环境，并提高患者的免疫力。

2 抗真菌、霉菌

抑制霉菌、酵母菌的生长，杀死真菌及孢子，再通过人体免疫消除菌根。

3 抗病毒

病毒虽然很难被精油真正“杀”死，但精油会与病毒竞争人体细胞膜上的受体，或是直接附着在病毒表面，让它没有机会进入细胞复制更多病毒，而拖延病毒的繁衍速度，为人体免疫系统争取更多时间去制造抗体，找出病毒，并且消灭它。

7-4

抗凝血

血小板会在伤口处产生凝血反应，加速伤口愈合，但是中风、高血压等患者的血管已经硬化且有破裂危机，一点点血液中的凝血（血栓）都可能造成更严重的阻塞。而抗凝血精油可以推迟凝血反应，避免血栓或撞伤时的瘀青。但是正在流血或正服用抗凝血、高血压药物的人，不建议使用，以免凝血功能失调而失血过多。

7-5

去瘀、消血肿

富含双酮、三酮成分的精油，可以让身体快速代谢血肿、血块、红细胞废弃物，因此在涂抹后可发现原本瘀青的地方恢复成淡黄色。

7-6

促进伤口愈合

这类精油与前两类精油的作用刚好相反，可以促进凝血，并且加速伤口的细胞组织再生，多半也带有消除疤痕、预防蟹足肿的功效。

7-7

养肝

肝脏是人体的化学工厂，具有天然的解毒机制。全身血液会循环到此地，过滤出脏污毒素丢给肝脏处理，因此生活习惯差、毒素累积多、肝功能不佳的人，肝脏多半会有过度劳累的充血现象。而养肝类精油具有以下几种功效：

1 防止肝脏充血

特别是肝炎患者，肝脏容易充血肿胀，一有不慎会造成内出血，是相当危险的状况。

2 促进谷胱甘肽生成并阻止它被分解

谷胱甘肽是肝脏用来解毒的重要物质。研究显示，当人体遭受毒素入侵时，谷胱甘肽的浓度就会显著下降。

3 抑制细胞色素 P_{450} 活性

P_{450} 是肝脏分解毒素的重要酵素，但是却会产生大量自由基攻击肝脏，因此适时地抑制 P_{450} 活性是有必要的（如喝酒之后）。

7-8

利尿

激励肾脏，加速血液中水分的代谢，促进尿液生成。针对肾脏病患，请稀释后使用。

7-9

消除黏液

呼吸道受到感染，往往会造成分泌物黏性改变，让细菌、病毒更容易附着，产生更多黏液。由于精油经鼻吸收效果十分迅速，因此这类耳鼻喉的问题，多半可以利用精油改善。依照作用的方式不同，可以分成以下几种：

1 抑制黏液形成

当呼吸道有异物入侵或是慢性发炎的情况下，黏膜细胞会大量生产黏液，导致呼吸受到影响，这类精油能抑制黏膜细胞持续产生黏液，恢复呼吸顺畅。

2 化解黏液

这类精油可以让原本浓稠的黏液（如老痰），变得稀薄而容易排出体外。

3 排除痰液

借由刺激支气管黏膜加速纤毛蠕动，用咳嗽方式把痰液强力排出体外。所以已经无法自行咳嗽的病患，不建议使用此类精油。

7-10

抗肿瘤

有别于一般西医的看法，芳香疗法认为肿瘤是全身性疾病的部分表现，通常代表情绪意志的某种不流畅，而好发的位置则明显与特定的情志有关，例如思虑过多容易导致胃癌、情感郁结容易导致乳癌。而精油可以从生理、心理上来着手，疏导这些变异细胞，拨乱反正。以下是精油可以帮助抗肿瘤的几种效用：

1 诱导细胞凋亡

让不正常的肿瘤细胞提早自毁。

2 细胞毒性

精油的细胞毒性与肿瘤细胞结合后，毁灭肿瘤细胞。

3 调节细胞讯号传导

正确的指令，才能让身体各部门运作正常，在第一时间有效发现叛乱细胞。

4 抑制肿瘤细胞增殖

帮助身体的免疫系统争取更多时间消灭肿瘤细胞。

7-10

抗肿瘤

5 抗氧化

减少自由基，就能减少正常细胞被攻击的概率。

6 提高免疫力

纾解各种抑郁的情绪。

7-11

心脏血管养护

精油虽没有直接养心的功效，但是可以调节血压，恢复血管壁弹性。实际作用上可分成以下几种功效：

1 降低血压

借由扩张血管来达到降低血压的功效，通常此类精油也有助眠效果。

2 升高血压

借由收缩血管来提升血压，这类精油多半也能提神。

3 增强血管壁弹性

植物油对于此作用的功效卓越，远远胜过精油。

4 调节心跳节奏

精油通常是通过镇静安抚自律神经系统来调节。

7-12

镇静、助眠

镇静和助眠几乎可以划上等号了。因为人类最容易入睡的状态，正是副交感神经活跃的时候，也就是情绪平稳、心跳频率降低、体温降低的状况下。这类精油具有以下作用：1. 刺激副交感神经；2. 稳定情绪，提升血清素；3. 让呼吸变深长；4. 让思考变缓慢。

7-13

兴奋提神

这类精油能刺激交感神经，增加肾上腺素与多巴胺的分泌，并让思考敏捷。

7-14

促进消化

精油在帮助消化系统上，碍于多数人不敢直接口服，而受到局限，但是纯露和植物油因为口服很安全，所以对于消化系统的帮助较为直接。促进消化的精油通常通过下列三种方式进行：

1 吸闻

影响神经，促进胃液、胆汁分泌，让消化更顺畅。

2 口服

直接影响肠胃，有效地消炎、止痛、抑制胃酸分泌，通过胶囊口服更能保证精油的完整性。

3 肛门塞剂

这种做法对于肠道系统的作用比较显著。由于肛门黏膜处血液流量多，所以能迅速作用于肠道，消除肠绞痛、肠炎或感染问题。此种吸收方式无须先经过肝脏，因此剂量可以比口服浓度高，也可以应用在肝功能差的人身上。

7-15

去胀气

醚类精油能放松肠胃系统的平滑肌，让胀气排出，它们往往也能缓解肠胃痉挛疼痛。

7-16

调节内分泌

通过吸闻可以让精油分子直接影响脑下腺，让这个内分泌总管重新分配身体各部门的荷尔蒙分泌，过高的可以调低，过低的可以调高。另有部分精油具有诱导大脑单独调节肾上腺、胰岛腺、性腺的功效。

7-17

催情

利用精油催情有两种方式，目的是刺激欲望和维持生殖系统的流畅：

7-17

催情

1 费洛蒙效应

花香类精油特别有此作用。由于花朵本身就是植物的生殖器官，此处精油散发出的气味，经过人类鼻腔的犁鼻器后，容易引动情欲，有情人眼里出西施的感动，故也可视为招桃花效应。

2 生殖系统充血

这类精油，会直接使男女双方的生殖器官充血。作用在女性身上会促使阴道、外阴部更加敏感湿润，更能达到欢愉的享受；作用在男性身上则是使海绵体充血，阴茎更敏感硬挺。无论对男还是对女的影响，都是为了使有性生殖过程顺利无阻碍。

7-18

节育

精油不只能催情，同时也能节育，通常可以通过以下两种方式达到：

1 抑制性欲

此类精油可以通过熏香让人的欲望降低，自古常被放在修行者身旁。

2 杀精虫

此类精油也多半有驱虫功效。用的时候必须涂抹在女性生殖道、外阴处，才会有比较好的效果。其中最不刺激、成效较好的是印度楝树油。

Part I

Chapter 8

精油的安全性

自从 2005 年欧盟公布危险性精油的清单后，普罗大众似乎对于使用精油感到战战兢兢，更不用说近年来发生的薰衣草女乳症*、茶树灼伤脸部**这些负面新闻，到底精油的安全性如何？

前面章节曾提到，精油必须稀释后使用，才能避免肌肤刺激性。愈是所谓具“毒性”的芳香分子，在愈低的浓度下使用，反而能减弱毒性成为一种杰出治疗成分，这就有点类似感冒疫苗其实是经过“减毒”的病毒一样。所以精油安全与否，端看芳疗师如何使用。

因此，在使用精油前，得先了解精油可能存在的毒性或危险性，以免在不正确的使用方式下造成遗憾。

* 新闻曾报道一名长期使用薰衣草沐浴乳的男童出现女性特征，然而因为民众无法理解加在沐浴乳中的化学香精并非精油，而污名化了薰衣草精油，大大 打击芳香疗法。

** 一名女子用茶树精油大面积敷脸，导致皮肤溃烂，又是一个不当使用高浓度精油的例子。

8-1

口 服 毒 性

* LD50 是指“能杀死一半试验总体之有害物质、有毒物质或游离辐射的剂量”。用动物（通常是白老鼠）做实验，令其口服精油，测试多少剂量会让其中一半死亡。这个实验有其争议性，多半只记录急性死亡而没有记录到后续影响；另外某些毒性对老鼠有影响却对人类完全无害，或也有相反的。

大部分的精油，是不被允许口服的，一是易对口腔黏膜造成刺激、腐蚀；二是这些物质几乎都通过肝脏代谢，会增加肝的负担；三则是“口服毒性”。以下精油，经过动物实验证实，在大量口服下会有致死性。致死原因多半是所含成分会严重伤害肝、肾，导致衰竭，少数则是影响脑部神经。要谨慎小心！然而无须恐慌，大量口服致死是有明确参考数据的，下表便是根据各精油的 LD50* 所列举的警告名单。

危险等级

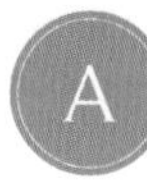

绝对不可口服！

LD50 在 1g/kg 以下 **

**g/kg 这个剂量单位，代表测试者每千克体重所要达到的克数。例如某精油 LD50 是 0.04g/kg，一位 60 千克的成年人则要 0.04 乘以 60，即服用 2.4 克才会到达半数致死量。

精 油	危 险 成 分
波多叶 Peumus boldus	驱蛔素 Ascaridole
蛔蒿 Seriphidium cinum	驱蛔素 Ascaridole
芥子 Brassica nigra	异硫氰酸烯丙酯 Allyl isothiocyanate
艾属 Artemisia spp.	侧柏酮
胡薄荷 Mentha pulegium	胡薄荷酮
艾菊 Tanacetum vulgare	侧柏酮
侧柏 Thuja orientalis	侧柏酮
菖蒲 Acorus calamus	细辛醚 Asarone
苦杏仁 Prunus dulcis var. amara	氢氰酸 Hydrogen cyanide
南木蒿 Artemisia arborescens	异侧柏酮
椭圆叶布枯 Buchu crenulata	胡薄荷酮
辣根 Armoracia rusticana	异硫氰酸烯丙酯
阿法蒿 Artemisia afra	侧柏酮
苦艾 Artemisia abrotanum	侧柏酮
北美乔柏 Thuja plicata	侧柏酮

危险等级

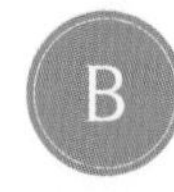

多半有肌肤刺激性，不建议口服！

LD50 在 1~2g/kg

精 油	
芳香白珠 Gaultheria fragrantissima	桦木 Betula spp.
美洲野薄荷 Mentha arvensis	布枯 Barosma buchulina
冬季香薄荷 Satureja montana	叶多香果 Pimenta racemosa
丁香叶 Eugenia caryophyllata	多香果 Pimenta dioica
神圣罗勒 Ocimum sanctum	野马郁兰 Origanum vulgare
牛膝草 Hyssopus officinalis	绿薄荷 Mentha spicata
黄樟 Sassafras albidum	

另外还有一些虽然危险等级不到 B 级以上，但仍具口服危险性的精油：

1. 鼠尾草；2. 尤加利；3. 肉豆蔻；4. 肉桂；5. 樟树（本樟）。

8-2

肝毒性

肝脏负责体内化学物质的转换与代谢，也是重要的内分泌器官，全身的血液都必须经过肝脏过滤解毒，否则将造成身体重大伤害。而某些精油会导致肝脏过度负担，破坏人体解毒机制，不过这是在长期、大量且口服的状况下才会发生，一般按摩或吸闻并不会产生肝毒性。以下列举会造成肝毒性的精油：

精油	危险成分	造成的影响
肉桂皮、叶	肉桂醛	降低谷胱甘肽*浓度。
丁香、多香果	丁香酚	抑制谷胱甘肽生成，造成肝细胞死亡。
洋茴香、茴香、八角	反式洋茴香脑	代谢过程中大量消耗谷胱甘肽。
胡薄荷、椭圆叶布枯	胡薄荷酮	破坏重要的细胞色素 P_{450}**。
胡薄荷、胡椒薄荷	薄荷呋喃	破坏重要的细胞色素 P_{450}。
桧柏、黄樟、樟树、黄金香柳 (Melaleuca bracteata)	苯基衍生物（甲基醚丁香酚 甲基醚胡椒酚、黄樟素）	导致肝细胞突变（癌化）。
零陵香豆	香豆素	肝脏不容易分解，有很大的负担。
山金车、土木香	土木香素	降低肝脏解毒酵素浓度，使得毒物无法分解。
菖蒲	细辛醚	干扰细胞的 DNA 复制，使得制造 P_{450} 的细胞运作不正常，因而降低 P_{450} 浓度。

* 谷胱甘肽 Glutathione，是肝脏中重要的解毒酵素，目的在扫荡自由基，防止 DNA、蛋白质被自由基破坏，若此酵素暂时性消失，在恢复原有浓度之前，自由基会肆意攻击肝脏细胞、红细胞，最严重的状况是，若此时服用阿司匹林（退烧药），将可能导致肝脏衰竭或是溶血性贫血。

** P_{450} 为许多药物、环境污染物或致癌物在肝脏代谢的最主要酵素，大部分可以在肝细胞的线粒体和微粒体中找到，若此酵素被大量破坏，会造成严重肝损伤。

8-3

神经毒性

神经系统的讯息传递所依靠的就是电位与微量化学分子，因此神经讯息很容易受到外在的化学物质影响，人体为了保护大脑，避免过度干扰，遂有一层“血脑屏障”用来隔绝外界化学物质。然而精油脂溶性、分子小、穿透强的特质，恰好能够突破血脑屏障，这大幅增强了精油对于神经系统的益处，但也同时增强了某些精油对于神经系统的毒性。引发痉挛，是其中最容易看到的中毒表征。以下为高剂量使用下会有神经毒性的精油：

精油	危险成分	危险剂量
牛膝草	松樟酮、异松樟酮	0.13g/kg（此实验采用注射）
鼠尾草	侧柏酮	0.5g/kg（此实验采用口服）
樟树（本樟）	樟脑	3.73g/kg
茵陈蒿 Artemisia caerulescens	樟脑、α－侧柏酮	3g/kg
胡薄荷	胡薄荷酮	0.025 g/kg
绿薄荷	薄荷酮	0.2 g/kg
薰衣草棉	蒿酮	非常大量的口服
肉豆蔻	肉豆蔻醚、榄香脂醚，这两个物质在身体代谢的过程中会转化成 TMA、MMDA（类似安非他命的成分）。	非常大量的口服
大麻（植株蒸馏）	四氢大麻酚	大量口服
洋茴香	反式洋茴香脑	0.3g/kg
黄樟	黄樟素，可作为 MDMA（摇头丸）的前身，但人体成功合成MDMA的概率极低，且必须大量使用。	口服

* 低剂量可以麻醉、减少恶心感、刺激食欲，还能减缓阿兹海默症、帕金森氏症、多发性硬化症的症状。
** 低剂量可以提高神经敏锐度，具有类雌激素效应。

造成的影响	类似精油
引发痉挛、神经抽搐、癫痫、心律不整、呼吸急促不规律、昏厥。	
精神异常、迷乱、幻觉、过度兴奋。由于鼠尾草精油中的侧柏酮浓度仅约 50%，除非大量口服，否则难以引发神经毒性。	侧柏、艾菊、茵蒿
引发恶心、呕吐、头晕、神经抽搐、痉挛、癫痫。樟脑其实不算很毒的物质，但是对于癫痫患者特别致命。	
引发癫痫。	艾蒿、南木蒿
引发癫痫，穿越血脑屏障造成脑部病变。	椭圆叶布枯
主要影响小脑，造成抽搐、运动失调、无法平衡、左右不协调、神经麻痹。	
剂量大会头晕想吐，但是薰衣草棉的蒿酮比例最多才 45%，所以并不是很危险。	
造成中枢神经兴奋，引发幻觉、改变感官，导致狂喜、狂悲等情绪起伏。	肉豆蔻籽油 (Nutmeg)、肉豆蔻种皮油 (Mace)
高剂量可直接作用于脑部，左右感知，产生幸福感、疲劳感、空虚感等幻觉。精油中含量仅有 1% ~ 2%，除非大量口服才会过量。*	大麻籽植物油完全不具备四氢大麻酚。
高剂量造成反应迟缓、全身兴奋、昏厥、呼吸困难。**	茴香
黄樟精油富含 80% 黄樟素，作用于中枢神经，引发幻觉。其危险性高，请参照“肝毒性”“致癌性”。	

8-4

致癌性

自从新闻播报出吃九层塔（热带罗勒）可能致癌的消息，有一阵子台湾民众看到九层塔心中就有疑虑，更不用说浓度比植物体活性高数百倍的精油，不过最后证实热带罗勒致癌的新闻是谣传，因为必须每天吃下十盘的热带罗勒才会达到致癌性。一般人恐怕一天内都很难吃下十盘的蔬菜了，何况是热带罗勒。然而，到底所谓致癌性是如何作用于人体的呢？

1. 导致突变：直接进入细胞染色体中改变 DNA，让好细胞变成坏细胞（癌细胞）。
2. DNA 毒性：干扰 DNA 的复制与结构，导致细胞功能异常，最后就变成癌细胞。

那么，是不是一接触到这些物质，就立刻得癌症呢？或是细胞立刻产生变异呢？当然不是！癌细胞没有那么容易形成，必须在致癌物质一直不停地刺激（Dose dependence）下才会产生。本来人体内就有抗癌组织（或基因）去修复坏的细胞，因此只有在长期刺激下，大规模细胞突变后才会产生无法挽回的局面。所以在肌肤外用上，不必太过担心此类精油导致癌变或癌症转移。但是怀孕妇女请避免！特别是黄樟素类精油会通过胎盘造成胎儿畸形。

精油	危险成分	造成的影响	类似精油
黄樟	黄樟素	迅速进入细胞与 DNA 和 RNA 等结合，无法解除，造成细胞永久性变化，形成附加物，若怀孕时期使用可能产生畸形儿。	胡椒、肉豆蔻、八角茴香、热带罗勒，不过上述精油所含危险成分极低，很安全，且香料类植物多少都有黄樟素，但经过蒸馏后多半都挥发了。
热带罗勒	甲基醚蒌叶酚	高剂量有 DNA 毒性，但是在低剂量使用下，又有抗癌的功能。	甜罗勒、神圣罗勒、龙艾、洋茴香罗文莎叶、茴香
丁香	甲基醚丁香酚	在动物实验下，能诱导细胞突变，但是人体实验则无。	黄金香柳、龙艾、西印度月桂
菖蒲	细辛醚	导致肝癌，请参照“肝毒性”。	
肉豆蔻	榄香素	导致肝癌，因为有代谢物，请参照“神经毒性”，会造成肝脏负担。	

8-5

肌肤刺激性

肌肤刺激性分为三大类：

刺激

由于每个人的生活环境、饮食习惯、肌肤状态都不同，很难完整列出所有刺激性的精油。当肌肤产生刺激后，有可能发红、长痘、灼伤、脱皮、患接触性皮肤炎等，而最常发生的原因是精油没有适当稀释就涂抹在皮肤上。因此建议，在使用稀释油前先做肌肤测试：

将你觉得稀释够了的按摩油，涂在肤质较敏感的部位（例如手腕内侧、耳后），过几分钟后观察肌肤的反应，就能知道这个浓度是否会对你的肌肤造成刺激。

下方则是几种易有刺激性的精油：

精 油	危 险 成 分
百里酚百里香、野马郁兰、丁香	百里酚、香荆芥酚、丁香酚
中国肉桂、锡兰肉桂	肉桂醛
柠檬香茅、柠檬香桃木	柠檬醛
黄桦、白珠树	水杨酸甲酯
安息香、秘鲁香脂	安息香酸
摩洛哥玫瑰、茉莉、黄玉兰、零陵香豆	溶剂萃取法的溶剂残留太多（品质差的花香类精油）

敏感肤质者使用以上这些刺激性高的精油，建议稀释到 1% 以下使用。稀释精油的规则如下：

基 础 油 分 量	精 油 量	浓度
10 ml	10 滴	5%
10 ml	20 滴	10%
10 ml	2 滴	1%

如果想要调出浓度 0.1% 的按摩油怎么做呢？先调好 10ml、浓度 1% 的按摩油，倒入 100ml 空罐中，再注满植物油，浓度就变成 0.1% 了。此浓度特别适合依兰这类香气浓郁的精油，或是危险性高的精油。

8-5

肌肤刺激性

过敏

由于每个人的体质不同，过敏原差异太大，无法实际列出什么才是会使人过敏的精油。此外，人体免疫系统可能会对单一成分过敏，第一次使用完全不会有问题，之后每一次使用的过敏强度会加倍，最严重的情况可能导致呼吸困难、休克。所以要记住自己的过敏物质，往后尽量不接触相关过敏原。以下举几个精油过敏的个案作为参考：

精油	致敏可能原因
德国洋甘菊	曾经使用质量差的、连枝带叶一起蒸馏的德国洋甘菊精油，由于德国洋甘菊的枝叶较容易导致过敏反应，一旦人体免疫系统记忆后，即使往后使用高品质的德国洋甘菊精油，仍可能会造成过敏反应。
玫瑰	多半是化工等级玫瑰香料所引起的过敏。由于玫瑰香精被滥用在各种洗剂用品上，成分可能相当低劣，若第一次对此香精过敏，则往后使用到真正的玫瑰精油也易造成过敏。
薰衣草	原因同上。
琼崖海棠植物油	成分中的香豆素是比较大的分子，少数人会有过敏反应，继而对香豆素类的精油可能都会有过敏反应。
佛手柑、柠檬	肌肤感光度增加后，造成紫外线破坏肌肤底层，导致过敏反应，会有黑斑沉淀、久久不退，或是皮肤角化等现象。

自我过敏测试，是在尝试未知精油前的一个好方法：

把预定使用的精油剂量，先调成两倍的浓度，也就是原本想使用浓度 5% 的按摩油，先调成浓度 10% 作测试。涂抹在手臂内侧，再用创可贴牢牢贴住，静候 48 小时。然后再重复一次同样的流程，第二次若出现红、肿、痒、痛，就表示你对此精油成分有过敏反应。

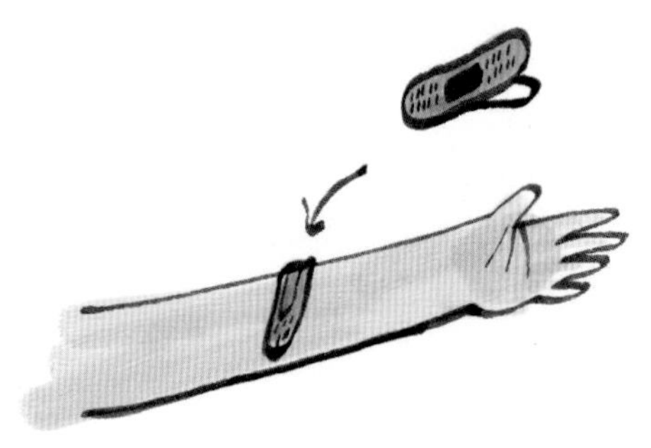

光敏性

所谓光敏性或光毒性，就是让肌肤感光的能力增强，这样不仅容易晒黑，也容易晒伤。精油中若含有佛手柑内酯（bergapten）等呋喃香豆素成分，这些感光物质在吸收紫外线后会变得活跃，于是参与了氧化反应，产生自由基与过氧化物，进而造成细胞损伤。从成分上大概可以想见，会造成光敏性的精油不外乎就是柑橘类精油、伞形科精油。其中，柑橘类的榜首是“佛手柑”；伞形科的榜首则是“圆叶当归”。然而，使用时只要尽量避开白天，就不用担心光敏性反应。精油停留在肌肤数小时之后会被吸收分解，所以睡一晚也就没有光敏性了。

8-6

特殊时期或病症

怀孕 一般芳疗师会建议在怀孕四个月内，不要使用精油，这是为了避免早期流产，因为 16 周之内的胚胎都太脆弱，还没有稳固在子宫内。实际上，精油的香气通过吸闻方式，并不会伤害孕妇及胎儿。若孕妇有任何不舒服的反应，往往来自于孕吐以及怀孕期对于气味的敏感反应。孕妇可以调配精油帮自己按摩，让孕期更舒适，并增加胎儿的安全感，也能帮助亲子互动，增强胎儿的神经敏锐度，但是请勿使用以下几款精油：

精油	危险成分
黄樟	毒性太高，会穿透胚胎。
樟树	具有穿透胚胎能力。
黄桦、白珠树	穿透性太强。
鼠尾草	通经效果可能导致早期（三个月内）流产，但实际上无实验证据。
花香类精油	可能增强孕吐反应、子宫收缩导致些微出血。
被列为具口服毒性、神经毒性或肝毒性的精油	对胎儿有毒性，怀孕全程禁用。

至于类似雌激素、通经的油能否使用？答案是看你有没有需求。由于怀孕时期的激素浓度相当强势（特别是四个月之后），是没有任何精油能动摇的，所以即使使用也不会有显著功效。

哺乳期 虽然精油经过按摩吸收后，会出现在妈妈体内血液中，但通常 1 ~ 2 小时就会代谢掉了，所以不用太担心会混在乳汁中让婴儿吃下，也就是哺乳期仍可使用精油来按摩。如果还是很担心，那么按摩时先避开胸部（免得婴儿吸吮到苦辣滋味），并选在前后两次哺乳的中间来进行（通常精油代谢会比哺乳间隔还快）。 不过有一点要切记，别选择气味太重的精油，以免婴儿闻不到妈妈原本的气味，可能会没有安全感或拒绝喝奶。那么，有没有发奶的精油呢？实际上是纯露的发奶效果远比精油好，请参考茴香纯露；而想退奶的，不妨试试绿薄荷纯露。

8-6

特殊时期或病症

婴幼儿 婴幼儿的身体体积远比成人小，所以外用精油的浓度必须更低。

年 龄	建 议 剂 量
6 个月以内	1%
6 ~ 12 个月	2%
1 ~ 3 岁	3%
3 ~ 7 岁	4%
7 ~ 12 岁	5%
12 岁以上	与成年人同

※ 上述建议剂量，是指要改善身体症状的时候，如果用于平日保养，则需再降低剂量。而且不论用于何目的，都要排除婴幼儿禁用的精油。

蚕豆症 请避开含有樟脑的精油，如樟脑迷迭香、樟树、廉价的薰衣草（通常有很多樟脑）等，详情请参照后面章节各种精油的介绍。

癫痫 请避开含有酮类与神经毒性的精油。

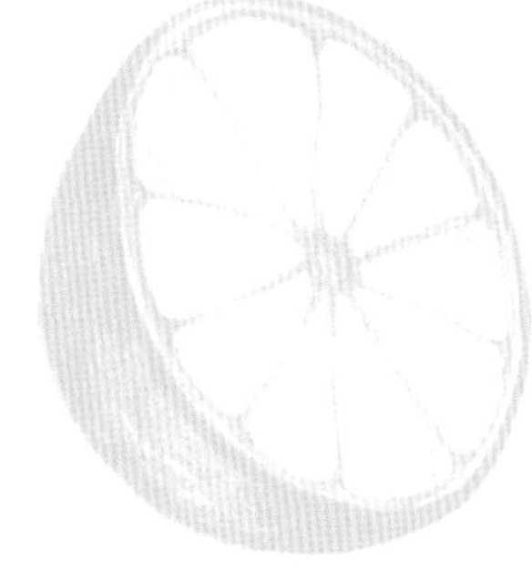

Part I

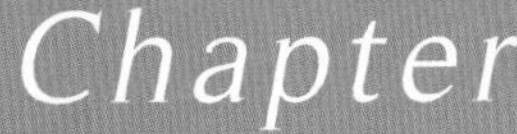

Chapter 9

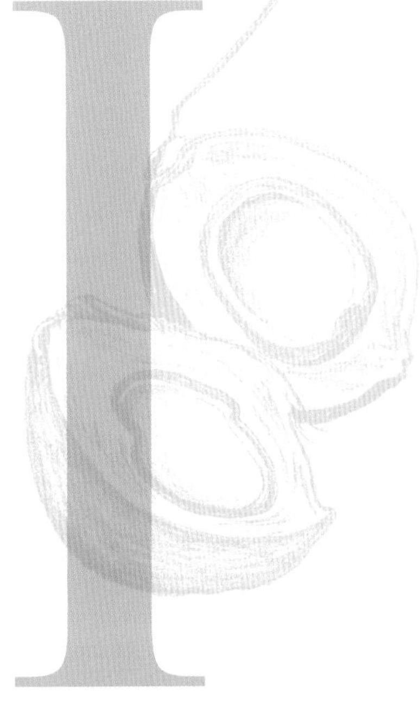

精油的基本应用

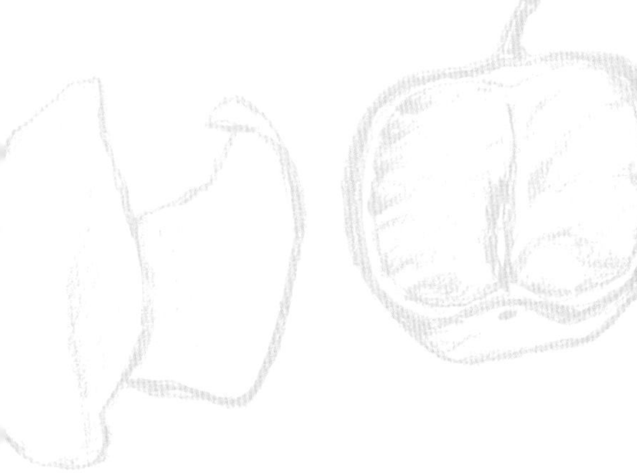

9-1

经皮肤吸收

精油分子很小，所以很轻易就能通过毛孔、汗腺等管道，进入皮肤底层，渗透到微血管中，再经过血液循环到达全身。经皮肤吸收的应用方式有以下几种：

按摩

按摩会运用到一些手法，让血液循环更迅速，精油效果更好。好的按摩手法是非常舒压、能消除疲劳的。基本上，会使用植物油来稀释精油，避免肌肤直接接触造成刺激。稀释方法很简单，只需要准备一个 10ml 空瓶、植物油、精油，先把精油滴入空瓶中，分量如下表所列，再把植物油倒满，就是一罐顺手好用的按摩油了。

浓 度	精 油 量	适 用 时 机
1%	2 滴	婴幼儿；稀释具肌肤刺激性或高毒性的精油。
3%	6 滴	花香类精油最好闻的浓度；长期按摩使用。
5%	10 滴	成年人的一般按摩。
10%	20 滴	患病期间，如正在感冒中。
20%	40 滴	患病期间，希望快速达到功效。
100%	不用稀释	最好不要这样使用，因为精油多数会刺激肌肤。 仅适合特殊紧急状况、需立刻获得疗效时，且只用于局部，例如冒出的痘痘希望隔天可消，但是不建议连续两天以上如此使用。

精油敷包

多半会使用在受伤的肌肉骨骼关节处，也有中耳炎敷包，或是促进排毒的肝敷包。以肝敷包为例，做法如下：

1. 受作者先清洁沐浴。
2. 取浓度 10% 的按摩油，按摩于肝脏对应区域，油量可多一点。
3. 局部敷上干燥纱布，多放几层好隔热。
4. 再将湿热的毛巾或热水袋，或是将盐炒热放入布包中，再放在纱布上，以不烫伤肌肤为原则。
5. 热敷 20 ~ 30 分钟即完成。

涂抹

涂抹是简易的按摩，没有特定手法，通常是小面积、短时间，适合使用浓度高一点（5% ~ 10%）的精油处方。

9-2

经黏膜吸收

精油通过黏膜吸收（例如吸闻是通过鼻腔黏膜，塞剂则是通过肛门或阴道黏膜），会迅速进入微血管，再通过血液循环到达全身。此方式能使有效成分先到达需要的部位，最后才到达肝脏，对于肝脏的负担最小。有以下几种应用形式：

扩香吸闻

一如前述，吸闻是精油在人体的作用路径中，唯一能进入大脑，使精油的效用不只改善身体机能，更能调和心灵的运用方式。最简单的方法就是利用香包、精油喷雾、精油项链等扩香小物，让自己身心灵都得到疗愈。然而随着芳香疗法的逐渐普及，目前坊间的扩香产品也跟着五花八门，光是加热式的扩香方式就包括：传统用蜡烛来加热的、利用灯泡热度加热的或插电式的扩香石；另外还有冷扩香方式，例如利用高速振荡喷出水雾状精油的水氧机、振荡式扩香仪，甚至昂贵的芳香精油空气清净机等等。以下是各种扩香器具的特性：

蜡烛扩香台

点燃下方蜡烛，可提高上方碟内的水温，让精油香气扩散。

优　方便携带，不需要电力，在野外也可以使用。

缺　水若烧干，过高的温度恐让碟子干裂，若精油流出导致闪燃、爆炸，有引发火灾之虑。使用过程若不慎或踢倒，也容易烫伤。

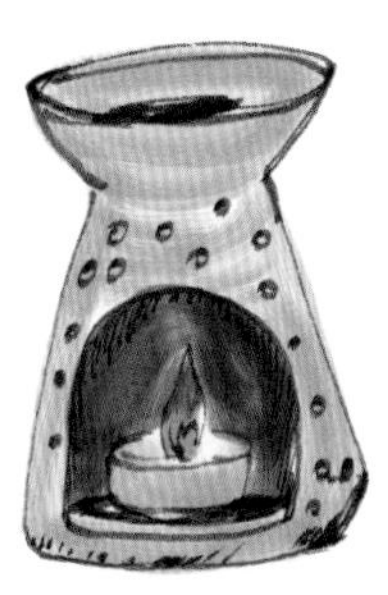

◀蜡烛扩香台

插电式扩香石

利用内部的水泥电阻加热到约 65℃恒温。

优　避免过热，精油用量省，易清理，只需用酒精擦拭，不会增加空气湿度，是最建议芳疗入门者人手一个的家用品。

缺　扩散空间小，适合小房间使用。

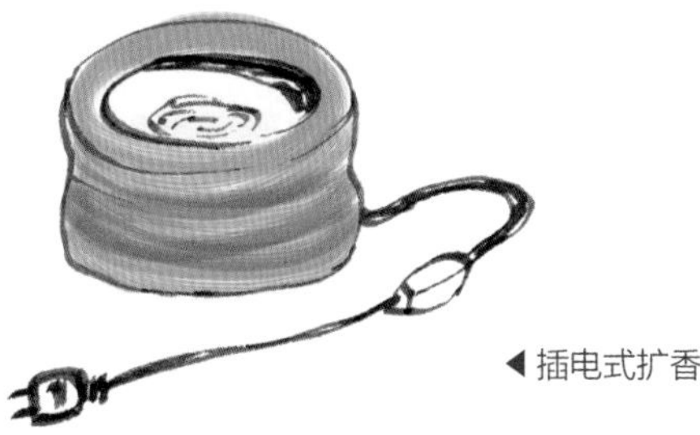

◀插电式扩香石

LED 扩香灯

优　改善了灯泡高热的问题，LED 灯可以让精油低温缓慢挥发，也没有易燃的危险。

缺　扩香范围很小，推荐用于单人、小房间。

USB 扩香台

优　插上计算机就可以扩香、省油、体积小可以随身（计算机）携带。

缺　扩散范围小，占用 USB 插槽。

灯泡扩香台

利用灯泡的热度，将精油气味发散出来。

优　合并照明与芳香，不用的时候还能当作居家布置，美观大方。

缺　温度高，精油容易变质走味，油渍因为高温黏在杯底不容易清理。密闭，灯泡容易烧毁。

9-2

经 黏 膜 吸 收

车用扩香台

优　插上汽车点烟器就能使用，方便、省油、便宜。

缺　容易过热损坏，而且每换一次精油就要换芯片，才不会让各种气味混淆。

扩香风扇

内有棉片吸附精油，再通过风扇将气味扩散出去。

优　结合了扩香石与电风扇的功能，夏天使用一举两得，扩香范围会比扩香石来得大些。

缺　棉片很消耗精油，一次要使用 10 滴以上，每更换气味就得更换棉片。

芳香精油空气清净机

新科技产品，尚有芳香除湿机、芳香空调之类 的三 C 商品。

优　同时让空气清新又扩香，具时尚流行感。

缺　一次精油用量要多，才能扩散到全屋，用量少则感觉不出来。

水氧机

利用高速震荡让水化成雾状喷出，原本是医疗用增湿器，用在治疗呼吸道过敏，后为芳香疗法所用。

优　低温、安全、不会破坏精油气味。精油用量较省。

缺　让空气更潮湿，易滋生霉菌，建议搭配冷气或是除湿机一起使用。精油容易腐蚀内杯，因此内杯需经常替换。不需要内杯的水氧机则是内部零件不易清理，容易被腐蚀故障。

◀水氧机

扩香仪

借由白努利流体力学的作用，将精油从毛细管往上吸，利用物理振荡原理，将精油分子击散为小分子，均匀扩散至空气中。原为治疗呼吸道疾病的医疗仪器，后为芳香疗法所用，具有负离子效应。

优　安全、不会发热，气味不容易变化，扩香范围大、快速，适用于大坪数空间。

缺　精油得加到一定的量才能运作，非常消耗精油。且不可使用黏稠度高的精油，会堵塞玻璃毛细管，导致故障。

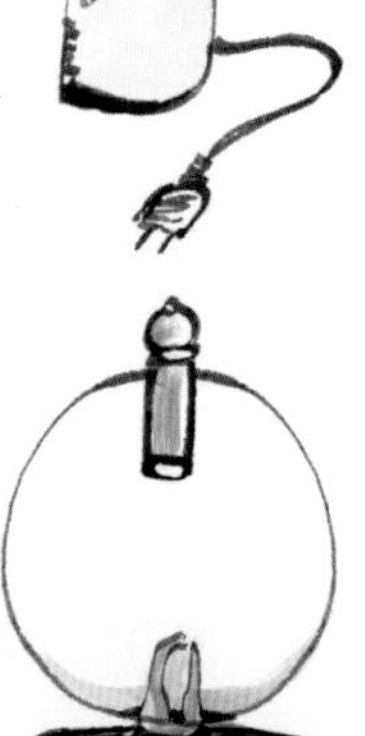

◀扩香仪

扩香竹

优　便宜、方便。只要把竹枝插入精油瓶中就可以扩香。

缺　附带的精油，有些是混掺的人工香精，或是低价的劣质品；若搭配的是天然纯精油则价格较高，且精油耗损速度很快。

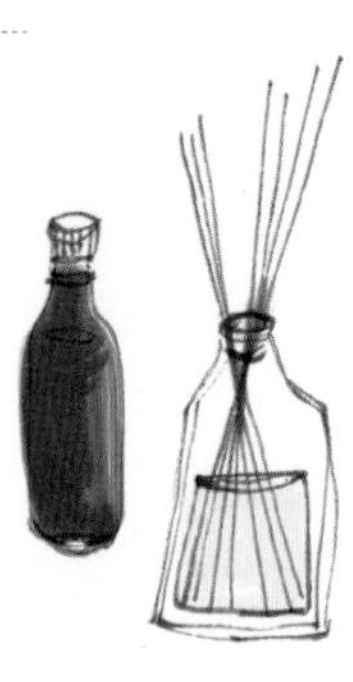

◀扩香竹

精油项链

有陶瓶、木瓶、金属镂空雕花的项链，使用方式是把精油滴入，盖上盖子，通过体温自然扩香。

优　携带方便，兼具美观和时尚。气味随身可闻。

缺　瓶子不易清洗，前次使用的精油味道会残留，影响之后的气味，也导致扩香速度较慢。

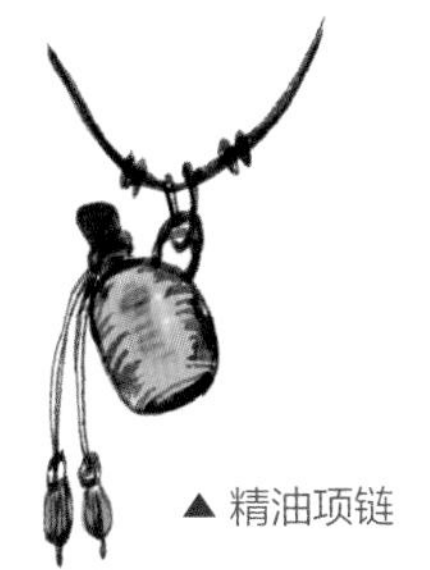
▲精油项链

精油枕头

通常作成颈枕，也有一般枕头形状。内部多半填充红豆、绿豆、大米壳、亚麻籽。使用前先把枕头放入微波炉加热 30 秒后再滴上精油。

优　对于肩颈酸痛的效果卓越，可以同时热敷兼放松。

缺　植物种子放久容易生虫、腐败、发霉。热度不容易控制，恐不小心烫到。

看了这么多芳香扩散器具，其实直接将精油滴一滴在身上的扩散效果是最方便也最便宜的，推荐给大家参考。另外，再补充两种简易的扩香吸闻方式："喷雾"与"蒸气吸入法"。喷雾的做法，是将精油与酒精混合，再加入适量的水，然后喷洒在空间中，能瞬间改变气氛，也能进行能量净化。通常是精油 5%、酒精 15%、水 80%，三者的比例可因应个人或针对的问题来调整。但因为精油不溶于水，所以喷雾中的酒精才是必要角色，而非水，也就是说，可只用精油与酒精，好处是气味扩散快，但有些人对酒精过敏或不喜欢酒精的呛味，那就降低酒精比例，提高水的比例。

蒸汽吸入法，则是取一盆热水置于人的前方，滴入一两滴精油，人再凑近吸闻，可以处理鼻塞、感冒等呼吸道问题。甚至人可披上毛巾，让芳香蒸气更集中而不会扩散到空间中。但要小心热水，以及精油遇热会迅速进入鼻腔，得小心不要被呛到。

而在所有扩香器材中，唯独没有提到直接点火燃烧的熏香精油。这种被称作"香熏油"的产品并非天然精油，而是一种含高浓度可燃液体异丙醇的室内芳香剂，与芳疗无关，完全是人工合成的，且所使用的点火燃烧方式，非常容易爆炸起火，在台湾已经造成数次祝融悲剧，天然精油绝对不可以采用这种模式来应用。

全身浴

全身浴可以促进血液循环，改善虚寒体质，恢复元气。如果没有高血压问题的人，水位可以淹过胸部，让脊椎浸泡在水中。不过水温不宜过高，且时间不要超过 20 分钟。全身芳香浴的方式有二：

1. 精油加植物油调成按摩油，全身涂油后再泡澡。适合已患病，想要迅速发挥精油疗效以改善病征者。
2. 将精油溶解在分散剂（可帮助精油溶于水，如葡萄酒、威士忌）中，混合后倒入浴缸温热水里，再进去泡澡。适合用来消除疲劳，改善气血循环。

局部浸浴

先针对不舒服部位的症状调制芳疗配方，再通过局部浸泡的温度变化，来促进代谢、增加精油的吸收。通常是温水浴，因热度让精油更快更易进入人体；但若是烫伤、急性血肿的初期，则可施行局部的凉水浴。做法上除了全身浴的两种方式外，也可以不加精油、分散剂，只使用纯露倒入水中，但纯露的量就要加多一些（例如 20ml 以上），不过它的好处是温和不刺激黏膜，其弱酸性也有不错的消炎镇静作用。

9-2

经黏膜吸收

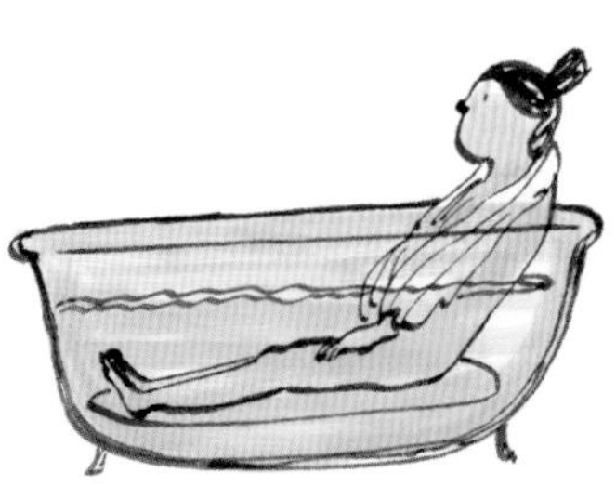

手浴、足浴，除了可缓解局部不适外，也适合手脚冰冷的人。又因为通过末梢神经可达到放松效果，对于神经紧绷或容易失眠的人，也挺适合睡前做足浴。坐浴（臀浴），则适合于生殖泌尿道感染、痔疮患者使用，浴盆的水要能让会阴、肛门都浸泡到。精油浓度不可过高，避免肌肤黏膜受到刺激，而且热度加上密闭空间皆会加速精油的吸收，全身浴或臀浴通常不加超过 10 滴精油。

阴道塞剂

阴道感染时，将低流量棉条沾满已稀释的适用按摩油，放入阴道中，即可达到直接杀菌的护理效果。记得每 3 ~ 4 个小时更换一次棉条。

肛门塞剂

肛门塞剂可使用浓度 10% ~ 15% 的高剂量按摩油，有助于处理急性肠胃系统感染以及下呼吸道感染，对于痔疮、便秘的效果特别直接。做法如下：

1. 将 10ml 椰子油加热融化后，滴入 20 滴精油，充分搅拌（身处炎热地区者，可先取适量蜂蜡加热融化，好帮助塞剂凝固成形。）
2. 趁热倒入子弹形的模型中（可用胶囊的外包装软壳取代），等待塞剂变硬即成形。
3. 变硬后取出，再密封包装，放在冰箱里，需要时再取用。

9-3

经肠胃吸收

利用口服的方式，让精油到达小肠，通过绒毛吸收到血管循环全身。但是此方式会先经过肝脏，因此对肝脏的负担最大，故需经过专业人员的指导，切勿自行贸然进行。应用方式有下列几种：

直接口服

精油需先加入植物油稀释后，才能进行口服，通常是将 1 ~ 2 滴精油加入 1 茶匙植物油中。不喜欢植物油口感的人，也可以选择类似“酊剂”的使用方式，但精油与水并不相溶，所以需先加上天然乳化剂 Fludol。将精油和 Fludol 以 1∶4 的比例调和，调好的混合油才可滴在 1 杯饮用水中服用。不过酚类精油会腐蚀口腔壁、单萜酮类精油具有神经毒性，此两者都不适合这样使用。

胶囊口服

将精油加入空胶囊中口服，目的是被小肠吸收，故多半运用在消化系统类的精油。单萜酮类有毒性，不建议使用。

锭片口服

将精油滴在无味的锭片上，锭片到胃中就会崩解，因此适合胃部疾病使用。单萜酮类有毒性，不建议使用。

Part I

Chapter 10

纯露概论

“纯露”可说是芳香疗法的明日之星！虽在很久以前就为人所知，但相关研究较少，常被归类成精油生产时的副产品，仅运用在化妆品、保养品上，殊不知这“神奇之水”对身心疗愈的功力，完全被小看了！

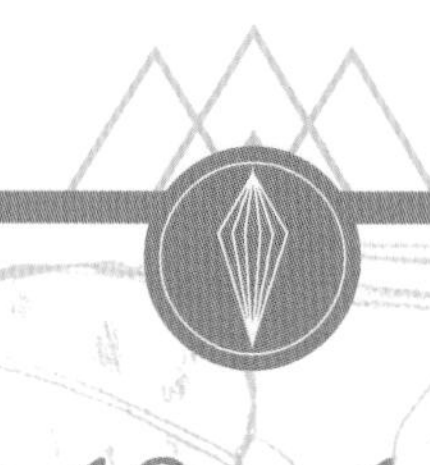

10-1 什么是纯露？

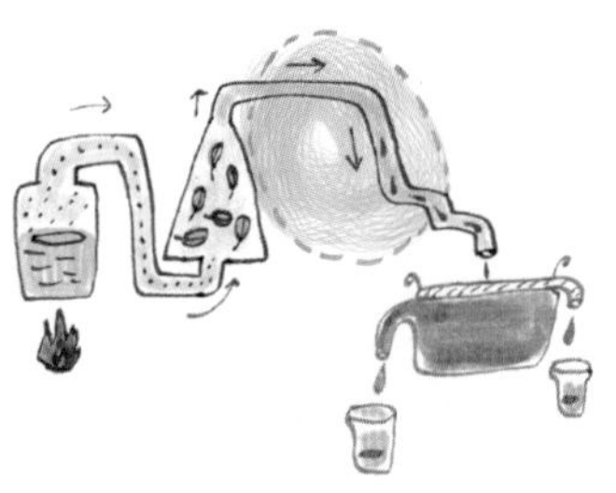

芳香植物蒸馏后，所含的亲油成分会聚集在上层的油相，收集后则为一般所称的精油。而植物经过水蒸气的洗礼，所含的芳香分子会被活化，偏水溶性（例如单萜醇与酸）以及较小的芳香分子会释放到水蒸气中，经过冷凝管的冷却后，水蒸气与这些芳香分子又凝结成水，微量精油也会一并被保留在下层的水相，也就是纯露。纯露与精油可说是很好的伙伴，彼此能相辅相成，呈现出植物最完整的疗愈特质。

真正的纯露，一定要通过蒸馏的过程，且不能添加其他物质。有些厂商为了要维持纯露的稳定性与延长保存期限，会添加酒精或者防腐剂，甚至有厂商直接将“水”加“精油”混合，这些产品都不能称作纯露，顶多只能外用，而且疗效有限。

纯露的质量主要与植物和水质有关。一般而言，用来蒸馏纯露的植物至少是要非化学肥料栽种的植栽，也有愈来愈多农场与厂商使用有机认证的植物来蒸馏。若是使用化学肥料栽种的植物，残留的农药也可能在蒸馏的过程中一并进入到纯露里，如此一来不但没有达到疗愈保健的功效，还有可能会伤害身体。

蒸馏主要是通过将水加热，让产生的水蒸气活化植物中的芳香分子，可想而知“水”所扮演的角色与植物同等重要。水的来源代表着水的质量（口感、洁净度），例如山泉水 > 自来水 > 地下水，因此水源的选择也是影响纯露质量的关键。其他像是蒸馏设备与操作人员的经验，也都会影响纯露的质量。好的纯露不一定会清澈如水，有些精油含量较高的纯露会呈现微浊状态，所以外观并非评断纯露质量的基准。

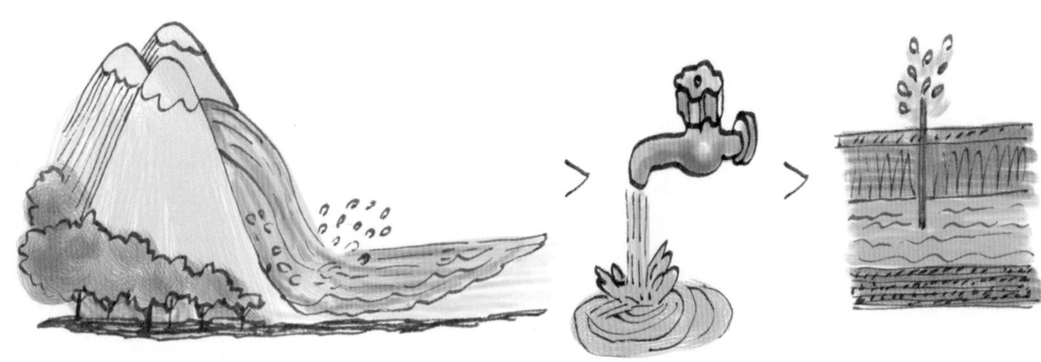

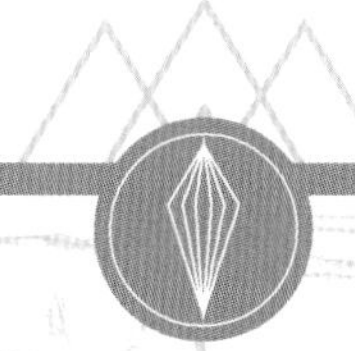

10-2 纯露的功效

纯露中的芳香分子含量远少于精油，大约只占千分之二到千分之三，然而芳香疗法的疗效并非只来自这些芳香分子，也和其所携带的“讯息分子”有关。这些分子启动了人体自愈系统，唤起身体自疗的能力，而人体的组成有70%是水，更能与纯露互动，产生微妙的响应，如同顺势疗法一般，愈低的浓度，反而可以达到愈强大的效果。实际深入使用过纯露的人，便不难体会这神奇的疗效。也因为这种“既微量又强大”的特性，使用上几乎没有禁忌，且十分安全，能够广泛运用在老人、孕妇、婴幼儿，甚至宠物身上。

纯露的pH值约介于2.9～6.5之间，每款纯露不太一样，相同纯露也可能因为保存时间的长短与保存方式的不同，而略有差异，但无论如何皆为酸性。这是因为芳香分子中的“芳香酸”是高水溶性的分子，很适合被保存在纯露中，反而较难存在于精油里。堪称是消炎高手的“酸”，便成了纯露中最有效的成分。

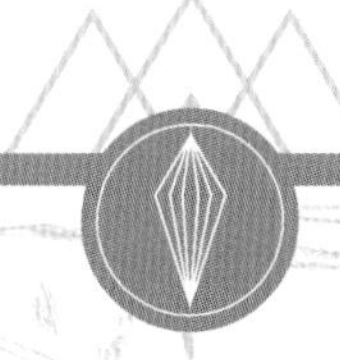

10-3 纯露的使用方式

纯露的使用方式十分多元，若希望达到治疗或是保健功效，口服是最推荐的方法。平时保养时，一般建议可将5～15ml的纯露，加入1000ml的饮用水中，一天内喝完；若是想要治疗某种疾病，或是改善某些症状，则可将纯露的量提高至30ml，并且持续服用三周，不同的纯露饮用量略有不同，在后面篇幅会详加讨论。

纯露的外用方式有很多种，除了当作皮肤的调理液之外，其他像是漱口、阴道与肠道灌洗、眼药水、泡浴、坐浴等，也很常见。纯露还有一个很棒的使用方式，就是拿来净化空间或能量气场，纯露清淡的气味不至于影响他人，或是给人很强烈的存在感与侵略性，“既微量又强大”的特质也能发挥其作用，一扫空间或气场的负面能量，恢复到纯净清爽的状态，很适合身体或能量工作者、客服人员，或是每天需要频繁接触人群的人使用。

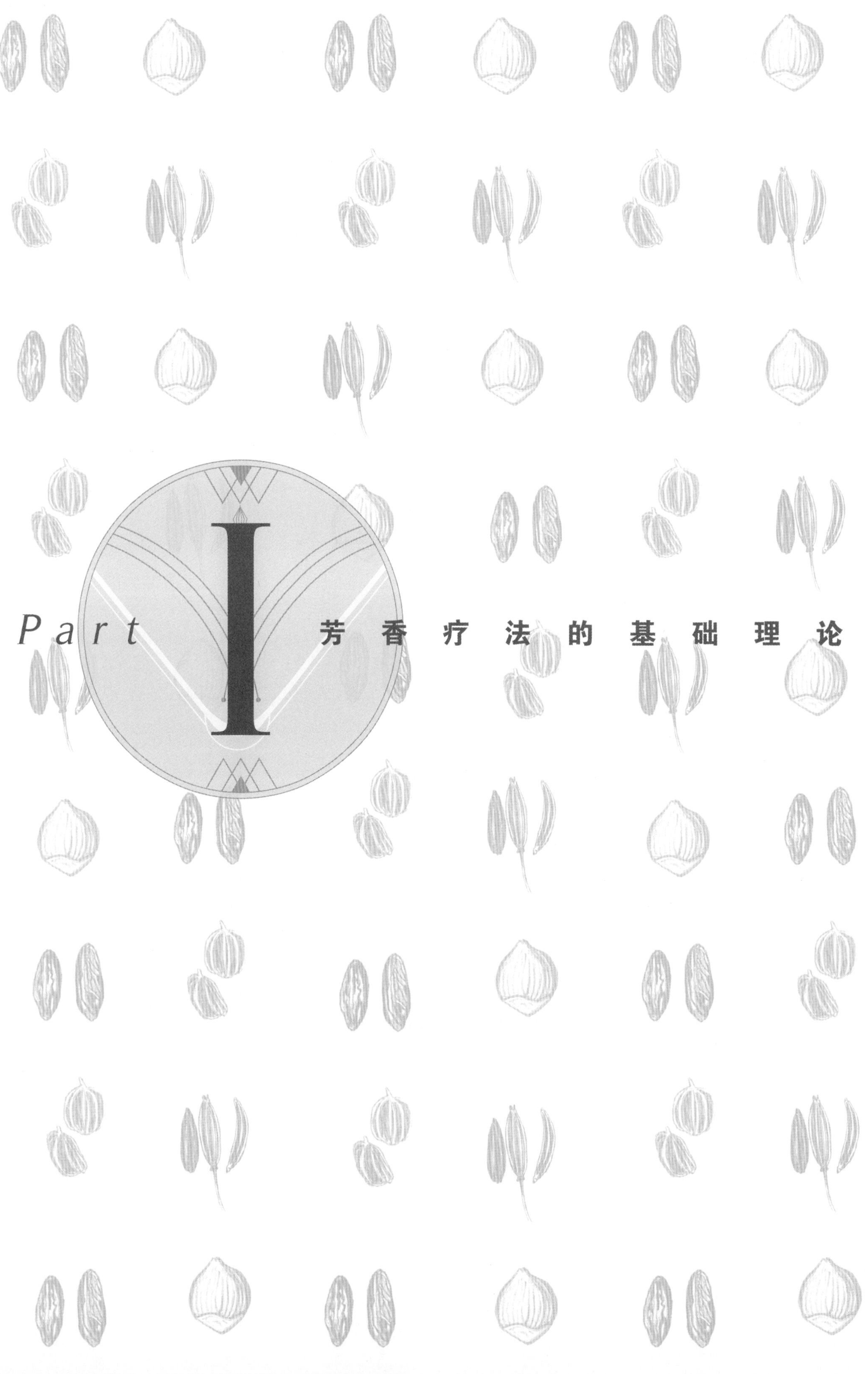

Part I 芳香疗法的基础理论

Chapter

11

植物油概论

对于学习芳香疗法的人而言，植物油几乎是和精油密不可分的，它不单只是引领精油进入身体循环的大使，更多时候扮演着身心问题的治疗大师。四大文明古国，中国、埃及、印度与希腊，都有将植物油运用在治疗疾病与护肤美容的古老智慧：《中国药植图鉴》记载了涂抹椰子油可以治疗神经性皮肤炎；埃及艳后以橄榄油涂抹全身，维持皮肤的柔嫩与发丝的光亮；印度传统医学阿输吠陀（Ayurveda）将芝麻油视为平衡身心的一帖良药，用温热的芝麻油来按摩与敷体，为身体与情绪排毒；古希腊人会用吸满太阳能量的圣约翰草浸泡油来治疗轻度忧郁。从先人的经验之谈中，仔细探究植物油的功效，不禁让人赞叹它的神奇力量！

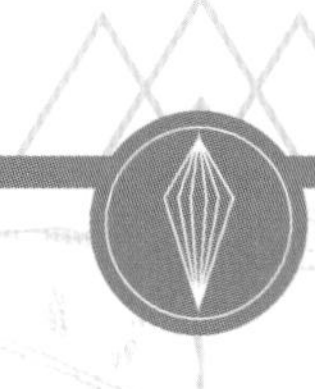

11-1 好油？ 坏油？

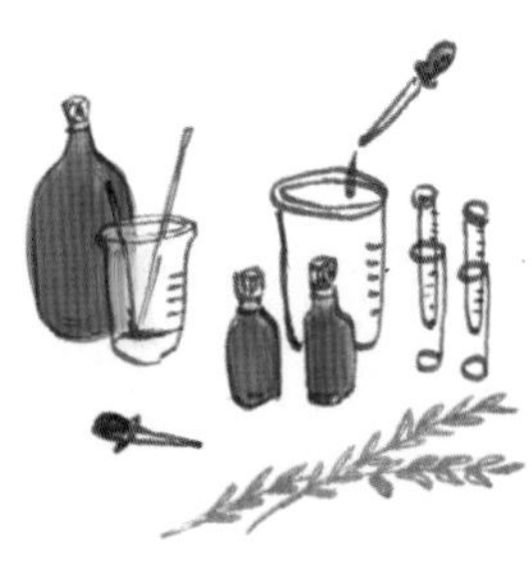

首先要替天然植物油平反一下，它的好处常被“油”的刻板印象所掩盖，这样的误解对人体来说可是一大损失！“油”的形象总是难脱离胆固醇、肥胖与心血管疾病，“少油”几乎已成了现代人饮食习惯的标准之一；也因为其油腻的性质，许多保养品牌竞相推出“无油保养”系列，认为这样就能避免粉刺、痤疮的生成。但是这些对油的控诉并不全然正确，好油或坏油的区别要从其制作方式来判断。

一般令人“避之唯恐不及”（但有人却是“爱不释手”）的，多是动物油或带有反式脂肪酸的高温精炼油，例如牛油、猪油、精制食用油等，人们对油的刻板印象也是来自于此。动物性油脂富含饱和脂肪酸与胆固醇，容易堆积在人体内，但只要适量摄取便不至于造成太大的影响。可是，精制的植物性食用油，经过化学与高温的萃取过程，使得好的脂肪酸转变成反式脂肪酸与自由基，油炸食物或是高温烹调的植物油也是一样的道理，食用这样的油品才是导致肥胖与心血管疾病的主因。反观通过冷压果仁、种子取得的植物油，则有跟上述完全不同的性质，食用这类植物油，不但可以带走血液中不好的脂肪酸，还可以用于皮肤保养，清除粉刺、替肌肤保水与形成一层天然的保护膜，好处多多。

什么样的油可被称作好油呢？我们可以从制作过程来判断！天然萃取的植物油多是冷压而来，也就是将富含油脂的果仁或种子放进机器中低温（低于60℃）压榨；不经任何化学方式而取得的油液，在萃取过程中，不会破坏油的结构与性质，能留住更多的营养成分。因此，以冷压萃取的天然植物油，不只适合作为日常的保健用油，通常也很适合用来保养肌肤、头发。

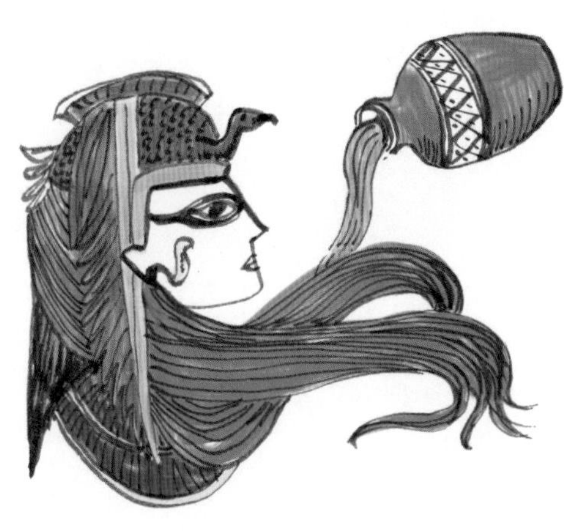

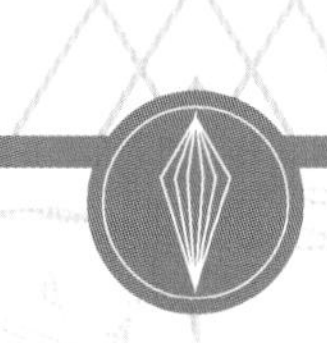

11-2 认识脂肪酸

脂肪酸分为饱和脂肪酸与不饱和脂肪酸，这样的区别主要以化学式的“双键数”而定，不具有双键者称作饱和脂肪酸，具有双键者称作不饱和脂肪酸。双键的数量也会决定脂肪酸的特性，具有一个双键者叫单元不饱和脂肪酸，有两个以上双键者叫多元不饱和脂肪酸。又依据第一个双键的位置，可再细分成 Ω3、Ω6 与 Ω9，其数字乃代表首先出现的双键是在碳链第几位置上，并非指双键的数量。另外，双键数量愈多，愈不饱和，通常活性愈大，但在环境中也更容易氧化变质。

饱和脂肪酸

饱和脂肪酸的性质较稳定，低温时容易凝固，如牛油、猪油、可可脂、椰子油、雪亚脂。过量摄取饱和脂肪酸容易造成肥胖或心血管疾病，但它仍比人造加工油脂与反式脂肪来得健康，只要适量摄取就没问题。若是外用于皮肤，则有不错的保养效果。

不饱和脂肪酸

单元不饱和脂肪酸

Ω9（Omega-9），为非必需脂肪酸，人体可以自行合成，不需在食物中特别摄取，主要代表成分是：**油酸**（Oleic Acid，有 18 个碳原子，1 个双键结构）。常见于橄榄油、昆士兰坚果油与芝麻油。油酸可以促进身体循环、激励消化系统，并且能降低血液中的胆固醇，有助心血管的保养。外用时较有油感，具延展性，所以油酸含量高的植物油很适合用来按摩。

多元不饱和脂肪酸

多元不饱和脂肪酸为必需脂肪酸，人体无法自行制造，需由食物补充，它的好处非常多：促进荷尔蒙分泌、激励消化系统（促进胆汁分泌与脂肪分解）、安抚神经系统、强化免疫功能、减轻发炎反应与修护肌肤。

Ω6（Omega-6），主要代表成分是：

亚麻油酸（Linoleic Acid，简称 LA，有 18 个碳原子，2 个双键结构），常见于向日葵油、大麻籽油、黑种草油。亚麻油酸的性质十分接近人类皮肤的皮脂，容易被吸收，所以外用的感觉是清爽无负担。它可以增强皮肤系统的免疫力与促进皮肤细胞更新。

花生四烯酸（Arachidonic Acid，简称 AA，有 20 个碳原子，4 个双键结构），常见于肉类制品中。花生四烯酸为细胞膜重要的组成成分，会造成发炎反应作为身体的警讯，原本是良好的正常机制。但现代人的饮食经常过度摄取肉类，让 Ω6 与 Ω3 的比值

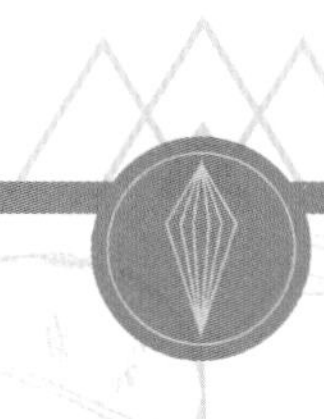

认识脂肪酸

过高（正常建议 Ω6：Ω3 保持在 4∶1 以下），这些进入人体的花生四烯酸会经由转化变成前列腺素 E2（Prostaglandin E2 / PGE2），这是导致发炎的物质，又被称为“坏”的前列腺素。因此现代人的失衡饮食常导致严重发炎问题。

γ－次亚麻油酸（Gamma-Linolenic Acid，简称 GLA，有 18 个碳原子，3 个双键结构），常见于琉璃苣油、月见草油。它可经由转化变成前列腺素 E1（Prostaglandin E1 / PGE1），是可降低发炎的物质，又被称为“好”的前列腺素。所以补充 GLA 可缓解发炎，也能安抚情绪波动或因神经系统所导致的皮肤问题。

Ω3（Omega-3），它是构成细胞膜的主要成分，特别是脑神经细胞与视网膜细胞，也能预防心血管疾病的发生、降低身体的发炎反应与镇定情绪。主要代表成分是：

α－次亚麻油酸（Alpha-Linolenic Acid，简称 ALA，有 18 个碳原子，3 个双键结构），常见于亚麻籽油、南瓜籽油。

二十碳五烯酸（Eicosapentaenoic Acid，简称 EPA，有 20 个碳原子，5 个双键结构）、**二十二碳六烯酸**（Docosahexaenoic Acid，简称 DHA，有 22 个碳原子，6 个双键结构）。EPA 与 DHA 常见于海洋动物脂肪中，如深海鱼油、海豹油，而多摄取含有 α－次亚麻油酸的油脂，也有助于生成 EPA 与 DHA。

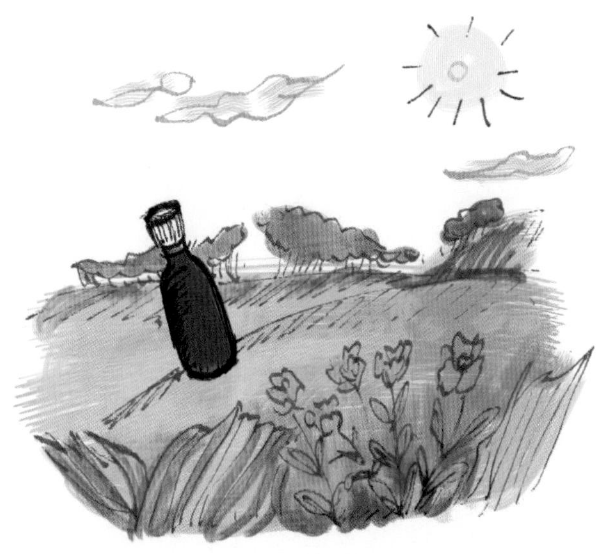

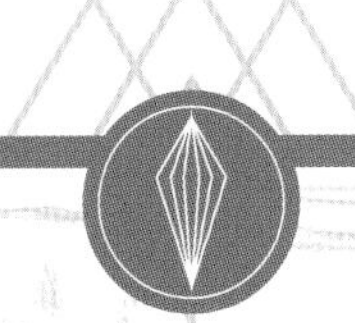

11-3 脂肪伴随物

脂肪伴随物是天然植物油中含有的微量成分，常见的脂肪伴随物如：类黄酮素、胡萝卜素、维生素E、卵磷脂、矿物质等，虽然含量不高，却能提升不饱和脂肪酸的功能，像是对抗自由基、预防慢性疾病、修护皮肤与黏膜、降低胆固醇、促进新陈代谢等，“小兵立大功”可说是脂肪伴随物最好的注解！最重要的是，这些脂肪伴随物只会出现在“纯天然”的冷压植物油中，经过精致化的精炼植物油中是不存在的，这也是为什么一再强调要选用天然冷压植物油的主要原因！

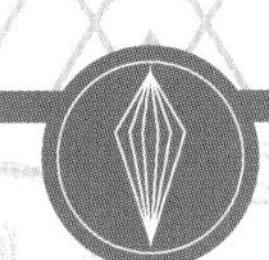

11-4 如何挑选好的植物油？

市面上的油品非常多，取得也非常容易，但在琳琅满目的商品中要如何找到好油？可以从“价格”与“色、香、味”来判断。

价格

天然冷压植物油的产量与精炼植物油相比是比较少的，而油液中所含的营养成分也相对较多，价格上自然不会太便宜。

色香味

好的植物油采用低温压榨的方式制油，油液的性质并没有被破坏，因此可以很好地保留植物本身的天然色泽、香气与味道。

以橄榄油为例：在超市买到强调可以高温烹调的普通橄榄油（其实多为调和油），由于经过精炼过程，外观上呈浅色、清澈液状，闻其气味，没有橄榄特有的香气，价格也较便宜；而在芳疗或有机商店购买的特级初榨橄榄油，价钱可能是普通橄榄油的2到3倍以上，油液呈现墨绿色，并带有橄榄的果香，若直接品尝，还可以感觉到橄榄多酚的苦味或是辣味。但也不是愈香就一定愈好，主要是看不同的冷压植物油所应该呈现的天然色、香、味。例如市面上一般调味用的芝麻油是先炒过再高温压榨，以提高榨油率，其香气浓烈且油色偏深，但是冷压芝麻油的气味就比较清淡，油色也较浅，但保留了比较多营养成分。

除了上述两大辨别重点外，寻找有信誉的店家或品牌购买，也是比较有保障的方式。

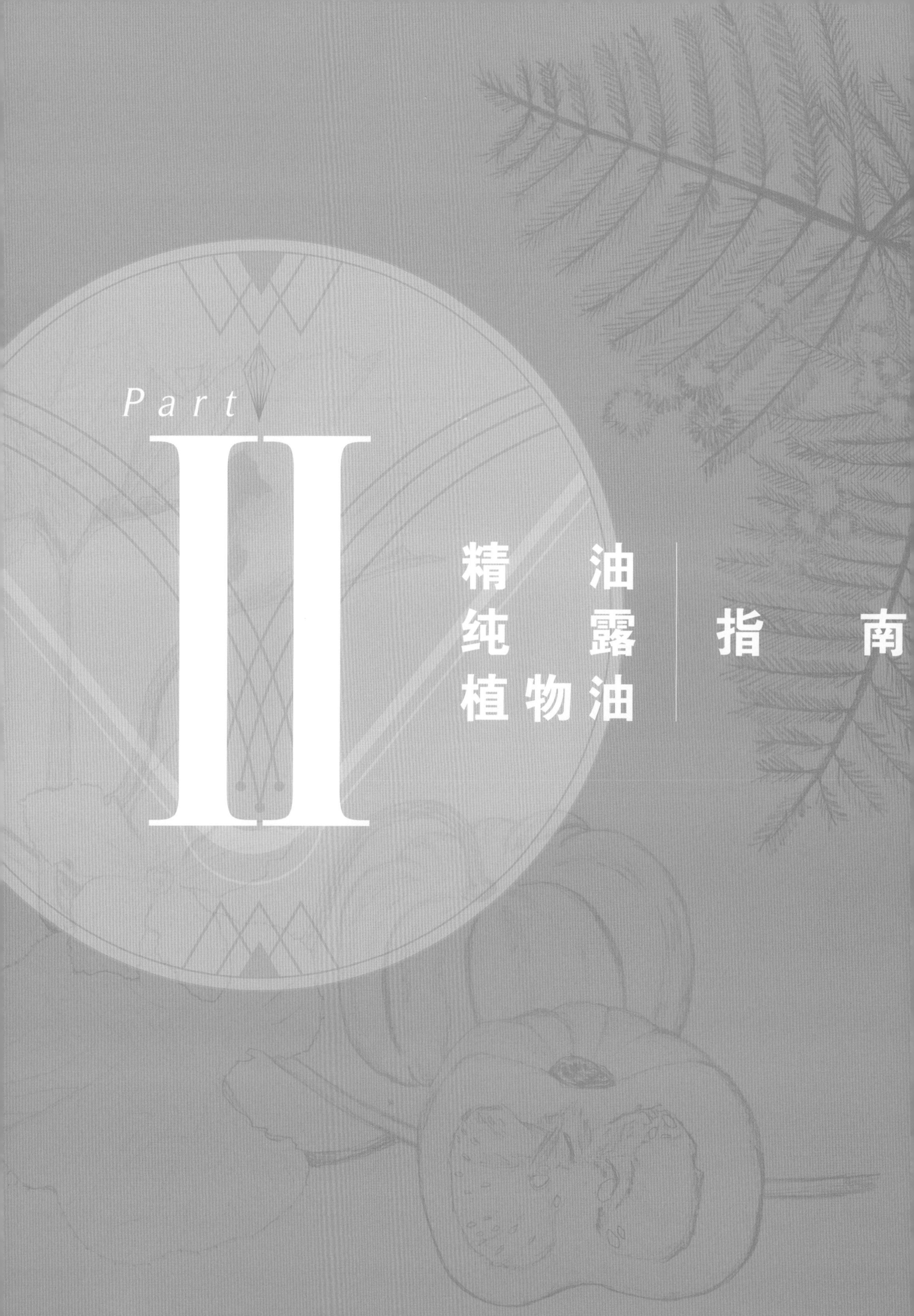

Part II

精油 纯露 植物油 指南

Chapter 1 单方精油指南

1-1 · 松科 · Pinaceae

1-1-1

欧洲赤松

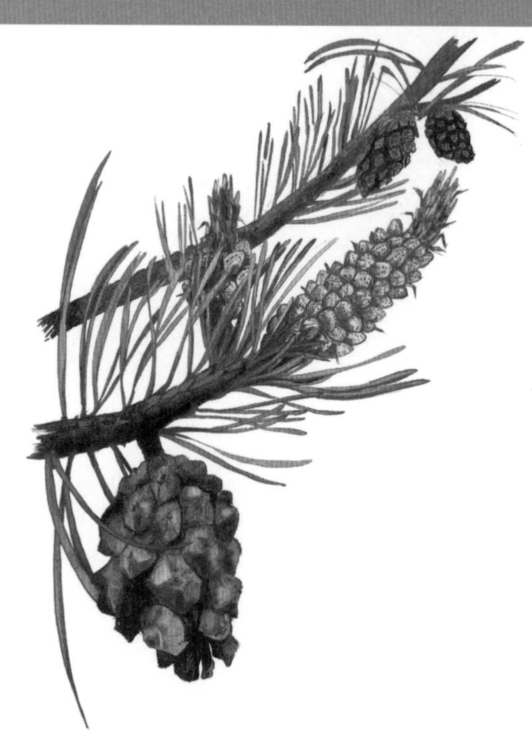

英文俗名	Scotch Pine
拉丁学名	*Pinus sylvestris*
其他俗名	里加松、苏格兰松、挪威松
植物科属	松科松属
主要产地	法国，埃及。原生地苏格兰与北欧国家也在大量砍伐后进行复育。
萃取部位	针叶 / 嫩枝
萃取方式	蒸馏

外观特征

蓝绿色的松针成对生长，长度约 3 ~ 5 公分。树干能长到 36 米高，赤褐色的鳞状树皮是其主要特征。开花季节时会制造出大量的黄色花粉，营造出黄色迷雾，加上耐寒的特性，因此能广泛分布于欧美北部与西伯利亚等严寒又环境贫瘠之处。

精油特性

呼应其红褐色的树干，欧洲赤松精油带着淡淡的铁锈味，并略带草药气味。北非与西亚原始信仰中，会焚烧欧洲赤松的枝叶，以崇拜太阳神、净化能量。北美印第安人则以欧洲赤松的针叶，防止坏血病，并将针叶塞在床垫中驱除虱子和跳蚤。

欧洲赤松是一种与环境及生态紧密结合的植物，其广大林地不仅提供动物与昆虫庇护，也提供苔藓、真菌与地衣植物依附。透过与这些植物的共生，增加了欧洲赤松吸收土壤中微量元素与养分的能力。因此可以想见，欧洲赤松是一种善于利用环境资源，让自己即使在艰困环境中也能茁壮长大的树种，也难怪欧洲赤松的精油总能为饱受压力困顿的心灵与身体，重新注入能量与勇气。

选购重点

许多同属不同种的松树都能萃取精油，有些进口商一律都翻译成松树精油，但松树精油通常指的是欧洲冷杉的精油，因此选购时要注意拉丁学名。

代表成分

单萜烯 70% 以上（α－松油萜、β－松油萜、柠檬烯），酯类（乙酸龙脑酯），单萜醇（龙脑）。

侧重属性

- 生理疗效：激励肾上腺与性腺，具类似可体松的消炎属性，缓解支气管炎、过敏性鼻炎、风湿性关节炎。
- 心理疗效：提升自信，促进活力，增加承担责任与抗压的能力。

使用禁忌

开封后若保存不当，例如未拴紧瓶盖，会造成精油中部分单萜烯成分氧化。氧化后的欧洲赤松精油，对皮肤容易产生刺激性。建议尽量于开封后一年内使用完，若已造成氧化，仍可以熏香，或以较多植物油稀释后用于角质较厚的肌肤。

代表配方

- 风湿性关节炎配方（6%）
  欧洲赤松 4 滴 + 冬季香薄荷 2 滴 + 姜 4 滴 + 安息香 2 滴 + 植物油 10ml。平日早晚涂抹于患处作日常保养，疼痛发作时可加入芳香白珠 5 滴，每两个小时涂抹按摩一次。
- 强壮灵魂配方（5%）
  欧洲赤松 5 滴 + 马郁兰 2 滴 + 柠檬薄荷 3 滴 + 植物油 10ml。每日早晨将配方涂抹于脊椎两侧、腹部与后腰处。

相关精油

黑松 Black Pine

拉丁学名 *Pinus nigra*，主要生长在地中海一带，常见于希腊、土耳其与科西嘉，统称南欧黑松。生于科西嘉群岛的黑松，又叫科西嘉松（Pinus nigra laricio），精油萃取自针叶，主要成分是单萜烯（α－松油萜、β－水茴香萜、柠檬烯），可以治疗呼吸道疾病、止痛、抗发炎、抗痉挛，也能平衡压力，净化空气。

白松 White Pine

拉丁学名 *Pinus strobus*，生长在北美洲。近年来有研究指出其树皮可以萃取出质量很好的花青素，能够抗氧化，防止身体的衰化。精油萃取自针叶，主要成分是单萜烯（α－松油萜、β－松油萜、月桂烯），能激励肾脏，治疗呼吸道疾病，缓解肌肉关节的慢性疼痛。

1-1-2

欧洲冷杉

英文俗名	Silver Fir
拉丁学名	*Abies alba*
其他俗名	银枞、银冷杉、欧洲白冷杉
植物科属	松科冷杉属
主要产地	南欧山区与亚洲
萃取部位	针叶 / 嫩枝
萃取方式	蒸馏

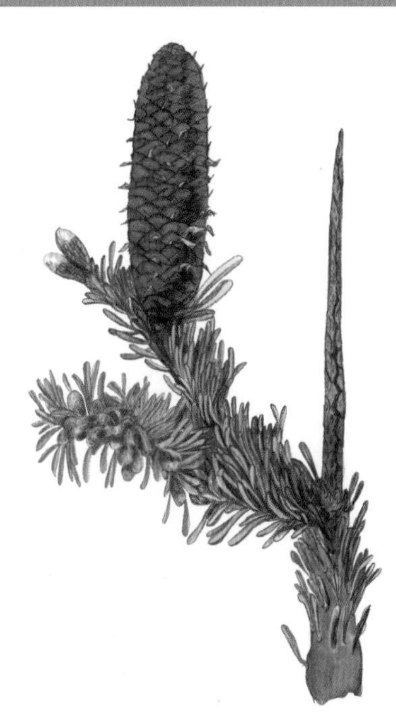

1-1-2

欧洲冷杉

外观特征

是欧洲最高大的原生树种，可以长到 40 ~ 50 米，也是最早被当作圣诞树的树种。具有橙褐色的球果以及油绿色的针叶，针叶背面有两排白色的条纹。略灰白色的树皮是其主要特征，因此也被称作银冷杉。

精油特性

欧洲冷杉的木质部分色白柔软，可作为纸张的原料。浸泡在水中的树皮，是高级松节油的来源。珍贵的精油则是从针叶与嫩枝萃取出来，具有十分明显的松香味，让人有一种走入松树森林散步的清新感受。若与欧洲赤松相比，气味较甜美。

古希腊人将欧洲冷杉加入酿造好的新酒中，作为天然的防腐剂，并增加酒的风味。欧洲冷杉也因其药用价值而在欧洲其他地区极为普遍，传统上妇女会将欧洲冷杉的嫩枝放在水中熬煮制作成感冒糖浆，处理呼吸道感染与发烧的症状，也常被外用治疗肌肉及风湿疼痛。如今欧洲药厂亦将欧洲冷杉作为咳嗽或感冒药剂的原料之一。

比较欧洲冷杉与欧洲赤松，两者同样抗呼吸道感染与关节发炎，但欧洲冷杉原生于较温暖潮湿的南欧山区，与生活在寒冷贫瘠的北欧的欧洲赤松相比，性格上还是略有差异，也因此欧洲冷杉的气味不若欧洲赤松那样艰苦卓绝，给人不屈不挠的感受。相较于此，欧洲赤松更适合身心都处于高压状态，很需要绝处逢生力量的人。

选购重点

因欧洲冷杉带有浓郁的松香气味，有些不肖精油制造厂商会以树皮萃取出的次级松节油混掺，以降低成本提高利润，建议选购时寻找专业的进口商以及具有生产质量认证的精油品牌。

从松树针叶萃取得来的油都可能被称为松针油（pine needle oil），选购时同样要注意拉丁学名，是否为欧洲冷杉。

代表成分

单萜烯 90%（α－松油萜、柠檬烯、樟烯），酯类（乙酸龙脑酯）。

侧重属性

- **生理疗效**：抗黏膜发炎、抗菌、激励免疫系统、改善急性与慢性支气管炎。
- **心理疗效**：享受孤独，摆脱对俗世的眷恋，理性的探索自我内心世界。

使用禁忌

无。

代表配方

- **空间净化喷雾配方**（6%）
  穗花薰衣草 12 滴 + 欧洲冷杉 12 滴 + 杜松 6 滴 + 丝柏 6 滴 + 蒸馏水 25ml + 药用酒精 5ml。装在玻璃喷瓶中，需要时即可适量喷洒 3 ～ 5 下。
  适合空气混浊的办公室、公共空间。也适合创意工作者写作时使用。
- **关节养护按摩油配方**（6%）
  欧洲冷杉 5 滴 + 丝柏 5 滴 + 姜 2 滴 + 植物油 10ml。
  适合下雨天或季节转换时，关节容易疼痛不适的人。将配方早、中、晚三次涂抹按摩于患处。

1-1-3

胶冷杉

英文俗名	Balsam Fir
拉丁学名	*Abies balsamea*
其他俗名	香脂冷杉、加拿大香脂木
植物科属	松科冷杉属
主要产地	加拿大
萃取部位	针叶
萃取方式	蒸馏

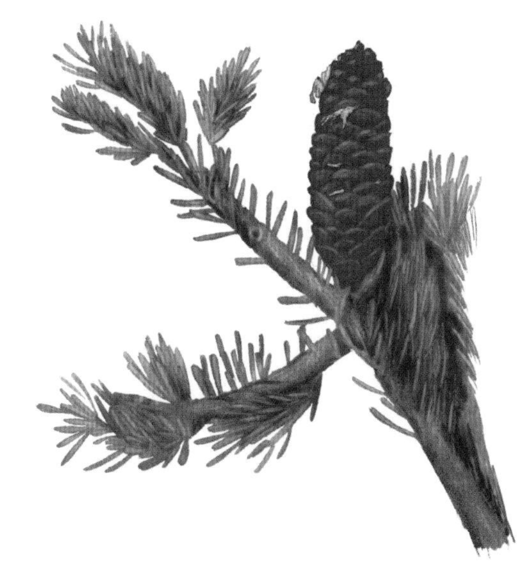

外观特征 树皮切割后会流出甜美的树脂，可制成加拿大香油（松节油的一种）。针叶、枝干与球果也富有馨香的树脂黏液，因此整棵树都散发着芳香，球果紫色，成熟变棕色。

精油特性 胶冷杉的针叶不仅可以萃取精油，也用以制作香包或枕头芯。温暖的树脂香味，使得胶冷杉少了些松科严肃刚强的特质，多了些轻柔的呵护。

树皮所流出的树脂又被称作麦加香脂或加拿大香脂，可制作成漱口水，缓解呼吸道发炎感染的症状。在室内熏香胶冷杉精油，对于过敏性呼吸道问题、感冒，或喉咙发炎，也有极佳的效果。

松科精油普遍有助于处理呼吸道感染，胶冷杉除此之外更擅长消解黏液、化痰止咳，因此若有痰卡在喉咙，或干咳不止，胶冷杉应为首选用油，而非具有干化呼吸道作用的尤加利。

与其他松科冷杉属植物精油相比，酯类含量较高的特质，也让胶冷杉特别适合儿童，包括处理孩童呼吸道过敏与气喘问题。欧洲冷杉是抵抗呼吸道感染的最佳用油，但若有干咳或黏液阻塞在呼吸道时，与胶冷杉合并使用才能达到最好的治疗效果。

选购重点 注意标示上的拉丁学名。

代表成分 单萜烯75%以上（α－松油萜、β－松油萜），酯类（乙酸龙脑酯），倍半萜酮。

侧重属性

- 生理疗效：消解黏液、化痰、止咳、缓解支气管发炎和气喘。
- 心理疗效：理解与平抚成长所带来的伤痛。

使用禁忌 无。

代表配方

- 呼吸道能量平衡配方（5%）
  胶冷杉 5 滴 + 高地牛膝草 3 滴 + 白玉兰 2 滴 + 植物油 10ml。
  每日早晚将配方涂抹按摩于呼吸道区域，包括胸部、喉颈、鼻腔附近，并配合深呼吸 5 ~ 10 次，能处理呼吸道问题并保护能量。
- 加拿大香脂膏配方（3% ~ 5%）
  胶冷杉 10 滴 + 蜂蜡 3g + 植物油 10ml。

1-1-3

胶冷杉

蜂蜡隔水加热至全部液化时，一边持续加热一边慢慢倒入植物油，关火后滴入精油并持续搅拌均匀。趁香膏还是液态时，倒入保存用瓶器，冷却凝固后即可使用。

适合作为随身香膏，涂抹在胸口及颈部两侧，减缓呼吸道发炎感染的症状。

相关精油

西伯利亚冷杉 Siberian Fir

拉丁学名 *Abies sibirica*，主要成分是单萜烯（樟烯），酯类含量较高，因此闻起来更甜，更适合情绪压力引起的咳嗽与支气管发炎。也适合与胶冷杉合并使用，处理儿童呼吸道过敏与气喘的问题。但不具有胶冷杉的倍半萜酮，因此化痰能力较弱。

喜马拉雅冷杉 Himalayan Fir

拉丁学名 *Abies spectabilis*，又称西藏冷杉，生长在西藏与尼泊尔一带，海拔 2700 米至 3900 米的高山。传统用法上，会用其叶片汁液来消除胀气，治疗气喘及支气管炎，抗疟疾，也会利用干燥过后的针叶混合其他干燥植物，制成香锥，燃烧有助消除瘴疠之气，净化气场。精油萃取自针叶，主要成分是单萜烯（α－松油萜、β－松油萜、柠檬烯、β－水茴香萜），能激励淋巴系统，促进循环，治疗呼吸道疾病，有助于抗感染，并且对于关节痛、神经痛也有很好的止痛消炎效果。

巨冷杉 Giant Fir

拉丁学名 *Abies grandis*，又叫北美冷杉，是全世界最高的树种之一，可长至 70 ~ 90 米高。松科冷杉属，味道清新略带果香，如同其高大树形，让人有置身于高处般的舒畅，印第安人会用其树心与树脂来治疗感冒与发烧。精油由枝叶蒸馏而成，主要成分是单萜烯（β－松油萜、β－水茴香萜）和酯类（乙酸龙脑酯），对于呼吸系统有很大的帮助，特别是有黏液的情况，可帮助溶解黏液，又不会使呼吸道过于干燥，也有助于平衡神经系统，激励淋巴系统与提振免疫力，同时也可舒缓关节疼痛，由于气味甜美，适合用来净化空气，也可安抚焦虑的情绪。

高贵冷杉 Noble Fir

拉丁学名 *Abies procera*，原生于西北太平洋一带，是美洲地区热门的圣诞树品种。精油萃取自针叶，主要成分是单萜烯（柠檬烯、α－水茴香萜、β－水茴香萜、α－松油萜、β－松油萜），能够抗感染，激励淋巴系统与肾功能，有助于排水、消除水肿，也能够治疗呼吸道疾病。

毛果冷杉 Alpine Fir

拉丁学名 *Abies lasiocarpa*，原生于西北美洲，也是热门的圣诞树品种之一。精油萃取自枝叶，主要成分是单萜烯（β－水茴香萜、α－松油萜、β－松油萜）和酯类（乙酸龙脑酯），能够激励肾脏，促进淋巴循环，治疗呼吸道疾病，祛痰，帮助“深呼吸”。

1-1-4

黑云杉

英文俗名	Black Spruce
拉丁学名	*Picea mariana*
其他俗名	沼泽云杉
植物科属	松科云杉属
主要产地	加拿大、美国北部
萃取部位	针叶
萃取方式	蒸馏

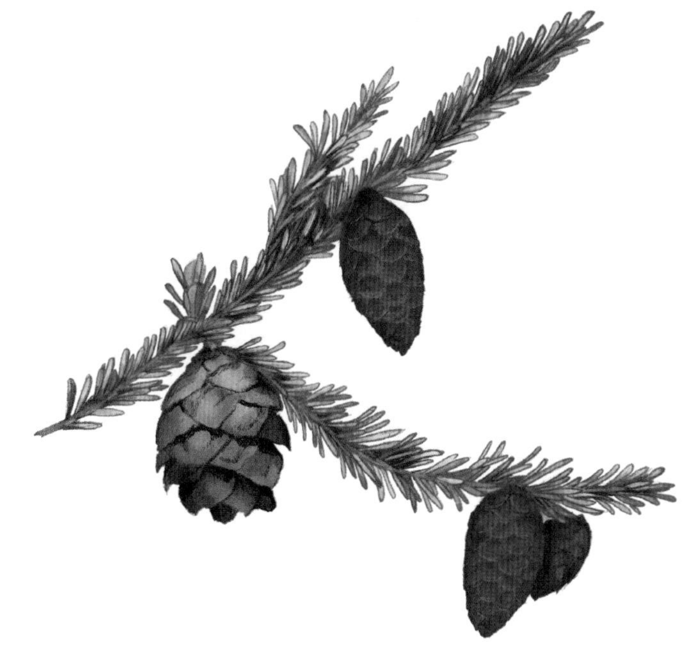

外观特征 不同于其他冷杉属植物的叶端圆钝，黑云杉的叶端十分尖锐，叶片是绿中略带灰蓝色。树形与其他冷杉属植物同属圆锥状，但直径较小，也就是树形较瘦些。球果是鲜艳的红紫色，成熟时变棕色。

精油特性 黑云杉精油带有果醋般的香甜与土壤的潮湿气味，非常适合与柑橘类的香气调和，作为空间扩香与除臭用油。也因具有极佳的水溶性，使用在蒸汽浴与泡浴的历史悠久。在生理上，已有许多研究显示黑云杉的精油能够激励肾上腺，并缓解风湿性关节炎造成的疼痛。又因为容易取得及价格较便宜，因此可取代欧洲赤松作为风湿性关节炎的首选用油。

由于黑云杉小时候长得很慢，与同年纪的其他树种相比，显得矮小而不起眼，却可以在森林中忍受阴暗与潮湿，在成年后迅速生长，发展出自己的态势。这样的特质让黑云杉精油特别适合大器晚成的人，或是在漫长的成长过程中感到卑微、无法展现自我的人。

黑云杉的种子很小，却有很大的翅膀，能够被风传播到很远的地方，从永冻土、腐殖土到沼泽湿地；从温带到亚热带，都能看见黑云杉的踪迹。可见黑云杉精油是适应环境变化极佳的松科用油。若遇到生活或工作带来的挫折感时，黑云杉将是一剂让人增加耐受力，使人能在夹缝中求生存的强心针。

选购重点 除了黑云杉，市面上也可见到红云杉、白云杉与蓝云杉的精油，生理功效相近，但气味与心理疗效有些差异。请因应个人的气味喜好以及能量状态来选择。

代表成分 单萜烯（α-松油萜、樟烯）、酯类（乙酸龙脑酯）。

侧重属性

- 生理疗效：调节脑下腺－肾上腺，平衡过劳所引起的神经系统紊乱与面疱问题，抵抗病菌。
- 心理疗效：找到从失败中重新站起来的力量，肯定自我。

使用禁忌 无。

1-1-4

黑云杉

代表配方

- **太阳神经丛保护配方（5%）**
  黑云杉 5 滴 + 玫瑰天竺葵 2 滴 + 真正薰衣草 3 滴 + 植物油 10ml。每日早晚将配方涂抹按摩于腹部，并配合深呼吸 5 ~ 10 次。除了保护自我能量，也能处理过劳引起的失眠与睡眠质量低落问题。

- **除臭喷雾配方（2%）**
  黑云杉 10 滴 + 柠檬或红桔 10 滴 + 酒精 5ml + 蒸馏水 45ml，装于玻璃喷瓶中。

- **免疫提升配方（3%）**
  黑云杉 3 滴 + 龙脑百里香 2 滴 + 月桂 1 滴 + 植物油 10ml。于季节交替、温度变化较大时，每日早晨涂抹按摩尾椎与胸口，连续使用三周。

相关精油

红云杉 Red Spruce

拉丁学名 *Picea rubens*，主要成分与黑云杉相近，气味甜美，质地较稠。红云杉针叶是北美印第安人制作云杉啤酒的原料，饮用后神清气爽，可以增强气力。

白云杉 White Spruce

拉丁学名 *Picea glauca*，主要成分与黑云杉相近，虽然也有生产精油，但多拿去做植物生长激素的实验，对植物有促进发育的效果。在日常应用上，白云杉主要是用作柜子及纸浆的材料。外观上树皮较软，偏白，黑云杉的树皮则成鳞片状。

蓝云杉 Blue Spruce

拉丁学名 *Picea pungens*，因叶片呈蓝绿色而得名，外形美丽，带给人圣洁的感受。主要成分和疗效也与黑云杉相近。

1-1-5

大西洋雪松

英文俗名	Atlas Cedar / Cedarwood
拉丁学名	*Cedrus atlantica*
其他俗名	亚特拉斯雪松、北非雪松、雪松木
植物科属	松科雪松属
主要产地	法国、摩洛哥
萃取部位	木质 / 针叶
萃取方式	蒸馏

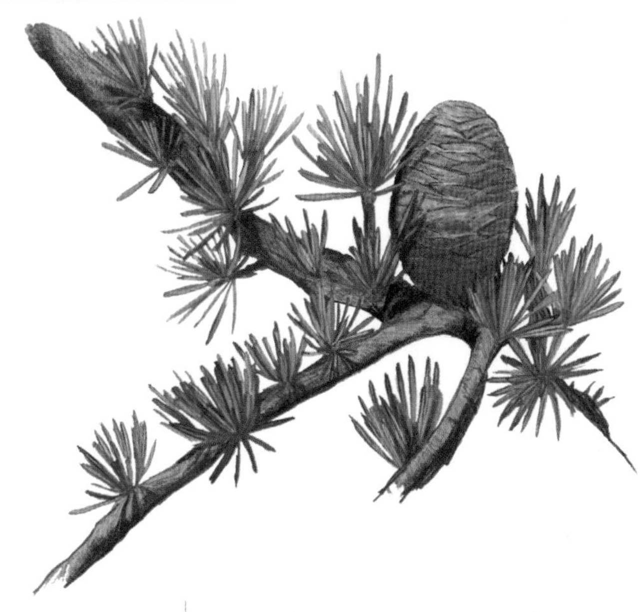

外观特征 树冠呈尖顶，树枝以非对称方式层层交叠生长，末端昂扬向上。具有桶状的球果，深绿色至蓝色的针叶密集轮生。

精油特性 大西洋雪松仍保有其祖先黎巴嫩雪松的样貌与芬芳气味，并生长在北非亚特拉斯山区与南欧庇里牛斯山区。黎巴嫩雪松自古即为神圣的芳香植物，木材用以建造巴比伦空中花园与所罗门神殿，树脂用以熏香、美容保养以及防腐。埃及人也用它当建材，并萃取其精油作为法老王的陪葬品，香气延续千年不减，令人惊艳。但由于过量采伐，现今只剩下少量树群。与其极为相近的亚种——大西洋雪松，则成为建材与芳香疗法中的主流品种。

健康的大西洋雪松会有丰富的地衣（藻菌）共生，故树皮与枝干看起来总像是蒙上一层灰白的薄膜。地衣萃取的原精，具有极佳的定香与凝聚作用；而大西洋雪松精油也具有凝敛的气味与巩固肤发的作用，能抑制头发与皮肤上细菌与寄生虫的繁衍，成为保养油性肌肤与头皮不可或缺的一员。

近年来有相关研究指出大西洋酮具有抗肿瘤与消水肿的特性，让大西洋雪松精油成为抗癌与美体塑身的新明星。乍看之下这两种问题似乎没有关联，事实上都和身心固着以及缺乏流动的状态有关。使用大西洋雪松精油，特别能化解纠结的情绪，推动迟滞的淋巴系统。与此呼应的是有些临床个案在使用时，会产生与水相关的梦境，感受到被引导与流动。

即使没有身心阻塞的问题，当我们面临生命不同阶段的转换，必须适应新的环境或新的角色时，使用大西洋雪松精油也能协助我们建立新的习惯、承担新的责任。因此也适合离乡背井的求学谋职、转换工作跑道的人，或待产的准妈妈使用。

选购重点 质量好的大西洋雪松精油，是从树龄 20 年以上的老树，取其心材削成木屑蒸馏萃取而成。精油的质地浓稠，略带蜂蜜般淡褐色泽。使用一段时间后，精油瓶口也容易有褐色结晶。

如果购买到的大西洋雪松精油颜色清淡，闻起来气味类似冷衫或松树，可能是由针叶萃取的。大西洋雪松针叶精油，是以松油萜及乙酸龙脑酯为主要成分，疗效也较类似松科冷衫属精油。因此选购时请留意原厂瓶身注明萃取部位是木质（wood）或针叶（needle），使用方向会不同。

1-1-5

大西洋雪松

另外，有些芳疗书说雪松精油含有侧柏酮，可能导致流产。但事实上大西洋雪松所萃取出的精油并不含侧柏酮，真正含有侧柏酮的是侧柏（*Thuja occidentalis*）或称崖柏，由于侧柏的英文泛称也叫雪松（cedar）或白雪松，因此常常造成混淆。购买时，请注意精油瓶身上的拉丁学名。

代表成分

倍半萜烯（雪松烯）、倍半萜酮（大西洋酮）、倍半萜醇（大西洋醇）。

侧重属性

- **生理疗效：**消解黏液、消解脂肪、促进淋巴流动排出、抗寄生虫、缓解皮肤炎、抗落发。
- **心理疗效：**面对内心恐惧，安抚分离焦虑，放下旧有习惯。

使用禁忌

无。

代表配方

- **头皮养护配方**（2.5%）
  大西洋雪松 3 滴 + 樟脑迷迭香 1 滴 + 鼠尾草 1 滴 + 椰子油 10ml。
  洗发前，将此配方涂抹并按摩头皮 5 分钟后，再依一般程序洗发，可深层清洁头皮。洗发后也可将上述精油适量加入护发乳中，涂抹在发丝上，则有柔顺与闪亮发丝的作用。
- **窈窕配方**（3.5%）
  大西洋雪松 8 滴 + 丝柏 4 滴 + 鼠尾草 2 滴 + 植物油 20ml。每日早晚将配方涂抹并按摩下半身，能改善水肿与橘皮组织，并预防脂肪不正常堆积。
- **宛若新生配方**（3%）
  大西洋雪松 3 滴 + 马鞭草酮迷迭香 2 滴 + 广藿香 1 滴 + 荷荷芭油 10ml。适合作为油性与面疱肌肤的脸部精华油；若在面临重大改变、觉得胸闷腹痛时，不妨将此配方涂抹在胸口与腹部，深呼吸 3 ~ 5 次，即可获得改善。

相关精油

喜马拉雅雪松 Himalayan Cedar

拉丁学名 *Cedrus deodara*，与大西洋雪松同为黎巴嫩雪松的亚种。喜欢生长在潮湿寒冷的高山，与主要生长在中低海拔以及干燥土壤的大西洋雪松，在血缘上虽是近亲，性格上却不完全相同。喜马拉雅雪松精油的大西洋酮含量高，单独使用可处理水肿与浮肉的问题。与大西洋雪松合并使用，则更能温和地疏通身体中郁结已久的情绪，抚慰并疗愈受创后久久无法释怀的灵魂。

维吉尼亚雪松 Virginia Cedar

拉丁学名 *Juniperus verginia*，又被称作维吉尼亚杜松或铅笔柏，其实是柏科的植物，与松科的大西洋雪松并无血缘关系。维吉尼亚雪松的精油同样含有雪松烯与雪松醇，也是肌肤与头发很好的收敛用油。但不含倍半萜酮，因此与前述两种雪松精油相比，少了倍半萜酮特有的甜味与“水”的气味。但含有较高的倍半萜醇，则更显沉稳与静谧。有助于补强静脉，抗忧郁沮丧，提升自觉，抵御外来的压迫与现实的束缚。

1-1-6

滨 海 松

英文俗名	Maritime Pine / Sea Pine
拉丁学名	*Pinus pinaster*
其他俗名	法国海松
植物科属	松科松属
主要产地	南欧、摩洛哥
萃取部位	针叶
萃取方式	蒸馏

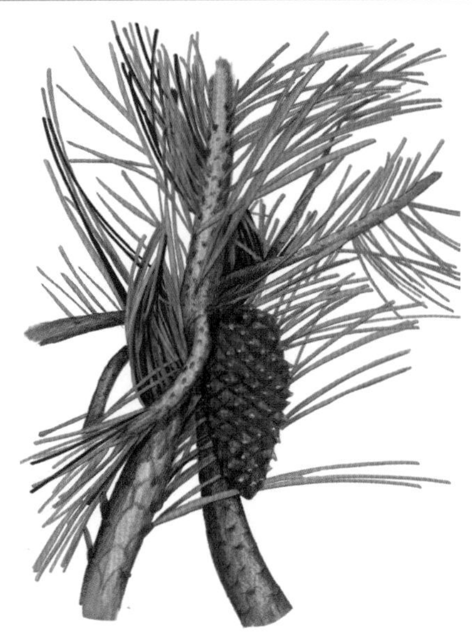

外观特征

分布于低海拔沿海区域，高约 20 ~ 30 米，树皮呈红棕色、有裂纹。

精油特性

生长于法国西南海岸边的滨海松，近年来成为美容界的新兴明星。市面上的抗老保养品常见添加了“滨海松萃取物”，这是由树皮萃取，成分有类黄酮、儿茶素、聚合前花青素、酚酸类，以及已取得专利的多酚类（低聚松树皮多酚，专利名为 Pycnogenol®），这项珍贵成分比葡萄籽更能对抗自由基。而滨海松精油是从针叶蒸馏而来，虽然少了多酚，但抗氧化力也强， 精油成分是以单萜烯、倍半萜烯为主，能够增加肌肤更新的速度，溶解黏液，兼具消炎与轻微止痛的作用，是绝佳的回春精油。

滨海松生长在低海拔沿海区，每天都要饱受强烈海风吹袭，以及高盐分腐蚀其根部，所以滨海松必须自己找到存活下去的方式，也就是体内这些特殊独有成分，有助加速身体的新陈代谢，并提高抗氧化能力，增加换皮速度，以适应严峻的生长环境。往当地沿海看去，一长排的滨海松，仿佛洋溢着潇洒又青春的气息，丝毫没有因环境严苛而产生老态龙钟的模样，这是体内细胞时时处于更新的结果。我们可借由滨海松精油，回复青春的面貌与能量，让身心重新注入活力泉源，并保持对新事物的高接受度。

选购重点

南欧产的滨海松精油是以单萜烯为主，约占 70%；而摩洛哥产的滨海松以倍半萜烯为主，约占 60%。成分因产地的不同而有变化，可针对自己的需求来选购。

代表成分

单萜烯（α－松油萜、β－松油萜、δ3－蒈烯、月桂烯、柠檬烯）、倍半萜烯（β－丁香油烃）。

侧重属性

- 生理疗效：消炎止痛、提振免疫系统、皮肤再生。
- 心理疗效：带来青春与活力。

使用禁忌

无。

代表配方

- 青春活力配方（2%）
  滨海松 2 滴＋柠檬 2 滴＋雷公根浸泡油 1ml ＋沙棘油 2ml ＋玫瑰籽油 2ml ＋甜杏仁油 5ml。按摩于脸部及背部脊椎两侧，持续一星期，将让人意识到：不管外在环境多艰困，身心都能够立即更新，永远处于最佳状态。

1-1-7

其他松科精油

道格拉斯杉 Douglas Fir

拉丁学名*Pseudotsuga menziesii*或*Pseudotsuga douglasii*，松科黄杉属（也叫伪铁杉属，意指与铁杉的外形相近），又俗称为北美黄杉、花旗松，原生于北美洲，是美国人喜欢用来做圣诞树的树种之一。北美印第安人会用其树脂处理烧烫伤及各种皮肤问题与伤口，也会运用枝叶制作成浸液，缓解风湿性关节炎引起的疼痛。精油萃取自针叶，主要成分以单萜烯（α－松油萜、β－松油萜、桧烯）为主，可治疗呼吸道疾病，提振免疫力，缓解关节疼痛等慢性发炎引起的不适。由于味道较阳刚，可以给予坚毅的支持。

落叶松 Larch

拉丁学名 *Larix europea* 或 *Larix decidua*，松科落叶松属，原生于北欧、中欧与西伯利亚。精油萃取方式有两种：针叶萃取与树脂萃取，萃取自针叶者，主要成分是单萜烯（α－松油萜、δ3－蒈烯）与酯类（乙酸龙脑酯），有助于治疗呼吸道问题，特别是止咳平喘。而萃取自树脂者，主要成分是单萜烯（α－松油萜、β－松油萜）、单萜醇（α－萜品醇）与酯类（乙酸龙脑酯），同样有助于治疗呼吸道疾病，平衡神经系统，提振免疫。如同其名，是松科中唯一会变色落叶的品种，此特性能让人有跳脱传统或惯性的眼光，以自我解嘲的能力面对挫折。

加拿大铁杉 Hemlock Fir

拉丁学名 *Tsuga canadensis*，松科铁杉属，生长于北美洲，北美原住民认为其可以帮助戒除所有的瘾头，拥抱生命。精油萃取自针叶，主要成分是酯类（乙酸龙脑酯）与单萜烯（α－松油萜、樟烯），可以治疗呼吸道疾病，特别是咳嗽、气喘等因平滑肌收缩所引起的问题。

北美云杉 Sitka Spruce

拉丁学名 *Picea sitchensis*，是松科云杉属中最大的树种，也是世界上第五大的针叶树。精油萃取自针叶，主要成分是单萜烯（β－松油萜、β－水茴香萜、α－松油萜）和酯类（乙酸龙脑酯），能治疗呼吸道疾病，祛痰，激励肾脏，帮助身体排除水分。

挪威云杉 Excelsa Spruce

拉丁学名 *Picea abies*，或称欧洲云杉，是欧洲热门的圣诞树品种。精油萃取自针叶，主要成分是单萜烯（柠檬烯、α－松油萜、β－松油萜、桧烯）和酯类（乙酸龙脑酯），可以治疗呼吸道疾病，止咳平喘，抗感染，缓解肌肉关节的疼痛与慢性发炎。

土耳其松 Brutia Pine / Cyprus Pine / Turkish Pine

拉丁学名 *Pinus brutia*，松科松属，原生于东地中海地区，是重要的蜜源植物，而土耳其松蜜在当地具有重要的药用价值，可以抗自由基与提振免疫力。精油由针叶蒸馏而得，主要成分是单萜烯（α－松油萜、β－松油萜、δ3－蒈烯），可以止咳平喘，消解黏液，有益于呼吸系统的畅通，能促进身体循环，增强免疫力，还能平衡神经传导物质，有助于释放压力，提振低迷的情绪。

1-2 · 柏科 · Cupressaceae

1-2-1

丝柏

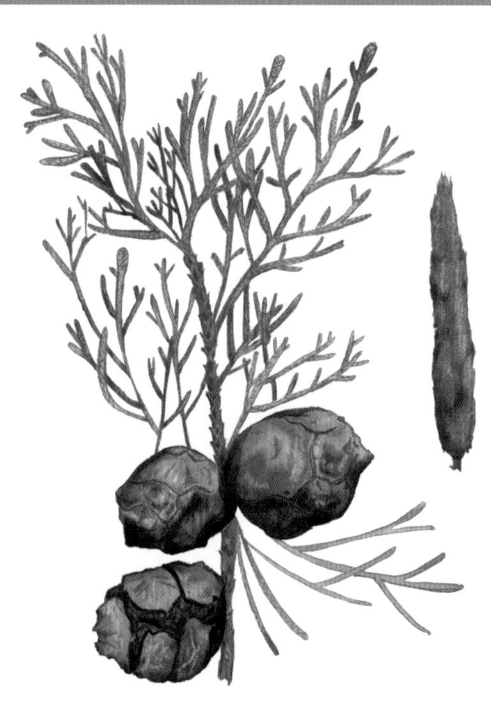

英文俗名	Cypress
拉丁学名	*Cupressus sempervirens*
其他俗名	西洋桧
植物科属	柏科柏属
主要产地	法国、德国、意大利（地中海一带）
萃取部位	枝叶 / 球果
萃取方式	蒸馏

外观特征 树形多是圆锥状或是圆柱状，可以长到30米高，为常绿针叶树。幼株叶片为针状，成株叶片转为鳞状，十字对生，分枝旺盛且叶片浓密，球果直径约为2.5～4公分。

精油特性 丝柏精油的气味是清淡中见滋味，如同其树形：挺直、凝敛、不喧哗，这也反映在精油的特质上，能够给予支持、收敛体液与促进循环、集中注意力。丝柏从古至今皆与“死亡”与“重生”有关，其拉丁种名“sempervirens”正是“永生”的意思。传言耶稣所背负的十字架，就是用丝柏木做成的。若是有机会到法国南部旅行，不难注意到墓园周围种了许多直挺挺的丝柏树，这正是对于先人的祝福与悼念；也由于其极佳的防腐效果，埃及人会用丝柏木制作棺木，伴先人长眠。

丝柏精油最擅长处理的是静脉循环的问题，像是痔疮、静脉曲张、淋巴代谢功能差导致的水肿；而循环的问题常和生命中的爱与活力有关，当感受不到爱与支持时，很容易出现静脉方面的问题，丝柏精油很适合用于这样的生命情境。丝柏也可以处理像是慢性呼吸道疾病、女性经期与更年期症状、情绪低落等问题。每当觉得人生失去方向或支持时，不妨想象在蜿蜒的法国南部小路旁，有一棵棵的丝柏树，坚定地引领我们走过人生的磨难与不开心，改以沉静凝敛的心境来看待世界！

选购重点 请注意拉丁学名。

代表成分 单萜烯（α－松油萜）、倍半萜烯、倍半萜醇、双醇。

1-2-1

丝柏

侧重属性

- **生理疗效**：改善痔疮、静脉曲张、水肿等循环问题，收敛体液、消炎、缓解呼吸道过敏、改善风湿症。
- **心理疗效**：给予支持、稳定心绪。

使用禁忌

乳房有纤维囊肿者应避免使用。

代表配方

- **轻盈排水配方（5%）**
  丝柏 8 滴 + 葡萄柚 4 滴 + 姜 4 滴 + 杜松浆果 4 滴 + 植物油 20ml。洗澡后以向心方向按摩全身，若是局部肿胀则直接涂抹在想要加强的部位即可。
- **凝敛心神配方（3%）**
  丝柏 3 滴 + 岩兰草 2 滴 + 穗甘松 1 滴 + 植物油 10ml。感觉浮躁时，可涂抹于胸口心轮处与后臀荐骨处，并配合 3 次深呼吸。

相关精油

澳洲蓝丝柏 Blue Cypress

拉丁学名 *Callitris intratropica*，顾名思义是产于澳洲的丝柏，而名字中的“蓝”，是因为其精油含有“愈创木天蓝烃”这个成分，因此具有很好的消炎、抗敏功效。精油主成分有倍半萜醇（愈创木醇、布藜醇、桉叶醇）、倍半萜烯（蛇床烯）。澳洲蓝丝柏具有软化皮肤与保湿的效果，近年来也被大量运用在保养品中。

1-2-2

杜松浆果

英文俗名	Juniper berry
拉丁学名	*Juniperus communis*
其他俗名	杜松莓、杜松子
植物科属	柏科刺柏属
主要产地	克罗埃西亚、法国、意大利等地中海沿岸
萃取部位	果实
萃取方式	蒸馏

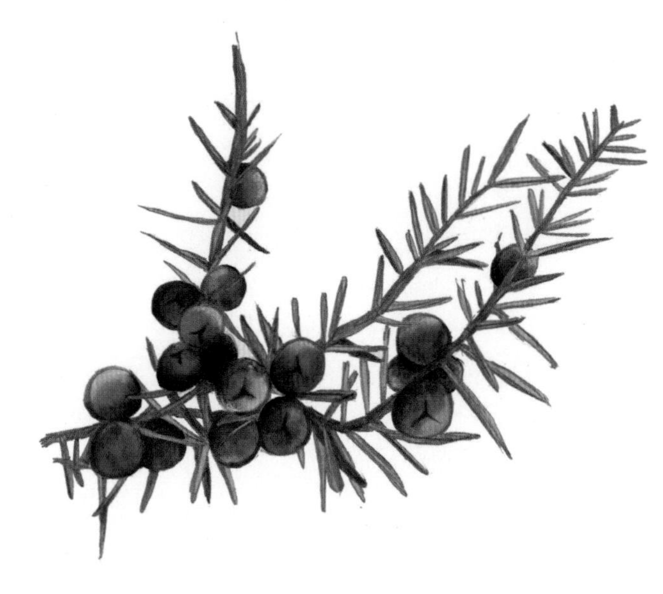

外观特征 可长到 180 公分，为小型的常绿灌木，叶子为三叶轮生。大部分的柏科植物成熟后皆为鳞状叶，但杜松仍为针叶且上头有一条白色的纹路（气孔带），树干为棕红色，圆形的果实在未成熟前是绿色的，需经 2 ~ 3 年才会变成蓝黑色的成熟果实。

精油特性 有名的“琴酒”，又叫杜松子酒，因为里面添加了杜松浆果作为主要香气。在北欧，杜松浆果是非常重要的香料，常用于肉品的烹调，可帮助消化，促进身体循环，吃完之后身体就会感到温暖。中医也会用杜松浆果入药，认为杜松浆果能够入肾经，帮助祛风、除湿、发汗、治痛风与泌尿道感染；藏医用杜松浆果来抗瘟疫；蒙医则会用杜松枝叶入药，帮助产妇缩短产程。

杜松浆果精油在国外的运用历史悠久，在瘟疫、霍乱大流行时间，大量运用于熏香，达到抗菌、抗病毒的效果；而法国医院也会借由熏杜松浆果，来做院内的空气与气场净化，减低院内感染的概率。除此之外，杜松浆果也是非常好的肝肾滋补剂，它能轻微地激励肝脏，调整肝胆失调的问题；对于肾脏功能也有提振的效果，帮助身体排除多余的体液与毒素。以中医的观点来看：肝主怒、肾主恐，当肝脏与肾脏的功能得到平衡，愤怒与恐惧的情绪自然能得到解脱，这也是杜松浆果所能调整的心灵疗效。

选购重点 有些厂商的商品名称并不会写“杜松浆果”，而是写“杜松”，但杜松有可能是由果实或是枝叶蒸馏而得，两种不同部位萃取的精油，成分与功能有些差异，例如：杜松枝叶的桧烯和水茴香萜较高，处理消炎与利尿效果佳；而杜松浆果的月桂烯与柠檬烯较高，气味好闻，通常是优先使用浆果萃取的精油。选购时请注意萃取部位的标示。

代表成分 单萜烯（α－松油萜）、倍半萜烯。

侧重属性

- **生理疗效**：激励肾脏功能（利尿、消水肿）、处理静脉循环问题、缓解肌肉酸痛、消除橘皮组织、治疗膀胱炎。
- **心理疗效**：净化心灵、排除负面能量。

使用禁忌 杜松的利尿效果强，严重的肾脏病患者可能要留意剂量，尤其是由“枝叶”萃取的杜松精油。

代表配方

- **心如明镜配方（2.5%）**
  杜松浆果 2 滴 + 丝柏 1 滴 + 永久花 1 滴 + 佛手柑 1 滴 + 植物油 10ml。每日早晚各一次，涂抹于胸口，有助于排除负面情绪。
- **酸痛掰掰配方（5%）**
  杜松浆果 4 滴 + 甜马郁兰 2 滴 + 完全依兰 2 滴 + 醒目薰衣草 2 滴 + 植物油 10ml。涂抹于酸痛处，可搭配热敷，有助于缓解肌肉的不适感。

相关精油 **高地杜松** Mountain Juniper

生长在海拔 1000 米以上的高处，气味较甜，主要成分比杜松浆果含有较多的酯类与倍半萜醇，非常温和，也适用于孩童身上，可以处理婴儿夜啼的状况。高地杜松的心理疗效，适合处理童年阴影，可拔除深植体内多年的芒刺，也适合各种“第一次”经历到的挫折，帮助内在小孩的疗伤。

1-2-3

桧 木

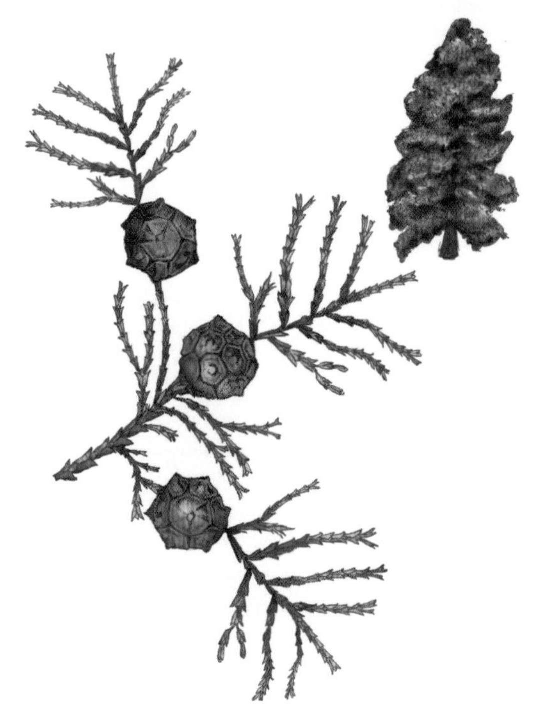

英文俗名	Hinoki
拉丁学名	*Chamaecyparis obtusa*
其他俗名	日本扁柏、火之树
植物科属	柏科扁柏属
主要产地	中国台湾、日本
萃取部位	木质
萃取方式	蒸馏

外观特征

针叶树中数一数二大的树种，可以生长千年，树围可达 20 米，树高可达 50 米。

精油特性

全世界共有七种桧木，是最佳木材的来源，非常珍贵，只分布在台湾地区、日本与北美洲，分别是台湾的扁柏与红桧、日本扁柏与花柏，以及北美洲的美洲红桧（美洲扁柏）、大西洋白桧与阿拉斯加黄桧。

桧木全株皆散发着芬芳气味，站在其树下或木材旁，便能感受到一股平静祥和之气。明显的气味主要是桧木本身含有高浓度的精油，也因为如此，桧木有助燃的特质，可用来钻木取火，故日语称作"Hinoki"，意思是火（hi）之（no）木（ki）。

近年盛行以桧木桶泡澡，在水蒸气的熏蒸下，桧木桶散发出阵阵安定人心的清香，有助于安神与镇定自律神经，并且能改善肌肉酸痛与皮肤问题，主要就是因为木材中的桧木醇被释放出来，作用在身心的结果。桧木百年不受侵蚀的特性，也反映在其抗菌、抗病毒的功效上，若用于环境的熏香，可以净化空间，缓解呼吸道的过敏与不适。桧木精油也能促进身体新陈代谢，改善慢性疲劳。心理疗效方面，高耸稳健的树形，仿佛提供了坚强的后盾，悠然稳定的气味如同定心丸，能让人以不变应万变，站稳脚步不随波逐流。

选购重点

植材来源有限，为避免购买到混掺杉木蒸馏而得的精油，请选购有信誉的品牌。

代表成分

桧木醇、倍半萜醇、倍半萜烯、单萜烯。

侧重属性

- **生理疗效：**镇定自律神经、促进循环、抗菌、抗病毒、治疗呼吸道疾病、缓解肌肉酸痛、抗痉挛。
- **心理疗效：**稳定心绪、给予支持。

使用禁忌

无。

代表配方

- **森呼吸配方（5%）**
  桧木 5 滴 + 芳樟 2 滴 + 澳洲尤加利 2 滴 + 玫瑰草 1 滴 + 植物油章 10ml。呼吸道过敏或不舒服时，可每天 3 次涂抹于呼吸道区域，若是鼻腔干燥肿胀，也可以直接涂抹鼻腔。

- 消除疲劳配方（5%）
  桧木4滴+绿花白千层2滴+柠檬香茅3滴+欧白芷根1滴+植物油10ml。全身涂抹后泡澡，或是沐浴过后进行全身按摩，请连续使用3～5天。

1-2-4

其他柏科精油

暹罗木／福建柏 Siam Wood

拉丁学名 *Fokienia hodginsii*，原生于中国南部、越南与老挝，而以福建的数量最多，故又称福建柏，喜欢生长在湿润温暖的山上。传统会用其心材煎煮服用，能行气止血，止呕。精油萃取自木质，主要成分为倍半萜醇（反式橙花叔醇、暹罗木醇、榄香脂醇），能激励免疫系统，并影响荷尔蒙，用来按摩腹部对于提振男性的性功能有极佳效果。

刺柏／刺桧 Cade

拉丁学名 *Juniperus oxycedrus*，原生于地中海一带，当地人会运用其浆果治疗肾结石、痔疮与感冒，也会燃烧木材驱虫及驱除恶灵。精油可萃取自木质或针叶、浆果。木质精油的成分有比较多的倍半萜类，例如倍半萜烯（杜松烯、丁香油烃）；浆果精油的主要成分是单萜烯（月桂烯、松油萜、柠檬烯）、倍半萜烯（大根老鹳草烯）。有极佳的杀菌、止痒与消炎的效果，常用来治疗皮肤问题，例如：粉刺、牛皮癣、头皮屑，可促进头皮再生，也可疏通淋巴、静脉甚至是能量的阻塞，给予人轻盈的感受。

腓尼基柏 Phoenician Juniper

拉丁学名 *Juniperus phoenicea*，柏科刺柏属，原生于地中海地区及北非。精油可由针叶或浆果蒸馏而得，主要成分是单萜烯（α－松油萜、柠檬烯、δ3－蒈烯）、倍半萜烯（β－蛇床烯、荜澄茄烯），可以促进消化道分泌消化液，帮助消胀气，缓解胃痉挛，还能抗大肠杆菌，并且能消炎止痛，治疗支气管炎与关节炎，以及温和提振免疫力，大人小孩都适合使用。

侧柏 Thuya / White Cedar

拉丁学名 *Thuja occidentalis*，生长在加拿大、美国中北部与东北部，是北美印第安文化中重要的树种之一，用途遍及日常生活。十九世纪时，侧柏被广泛运用在药膏与酊剂，治疗疣、癣与鹅口疮。精油萃取自叶片，主要成分是单萜酮（α－侧柏酮、β－侧柏酮、小茴香酮），有助细胞再生、促进生发、兴奋中枢神经系统、通经、杀菌与驱虫。因单萜酮具有神经毒性，建议低剂量使用，孕妇、婴幼儿、老人与癫痫患者禁用。

1-3 ·橄榄科· Burseraceae

1-3-1

乳香

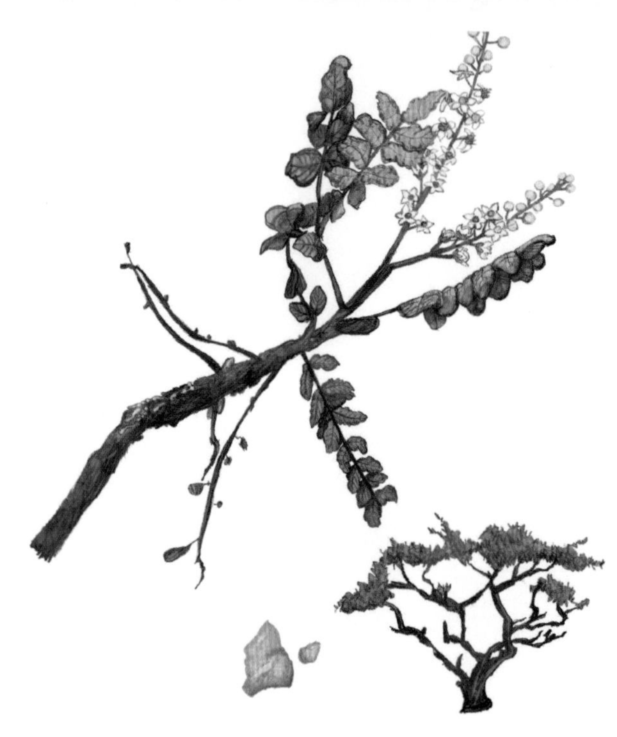

英文俗名	Frankincense
拉丁学名	*Boswellia sacra / Boswellia carterii*
其他俗名	阿拉伯乳香
植物科属	橄榄科乳香属
主要产地	埃塞俄比亚、也门
萃取部位	树脂
萃取方式	蒸馏

外观特征

生长于干旱贫瘠地区，树干粗壮，枝丫扭曲且多刺，切开树皮会流出乳状汁液，接触空气后汁液会逐渐变硬，成为黄褐色半透明的树脂。

精油特性

考古学家在埃及法老王图坦卡门的陵墓中，发现一个被密封的陶瓶，里面装着超过三千多年却依然散发香气的软膏，经过分析辨认后，发现含有被埃及人称为“神的汗液”的乳香。埃及人非常喜爱乳香，运用在日常保养、医疗、仪式、丧礼，以及木乃伊的制作上，常与没药、白松香一同使用。乳香也是耶稣出生时东方三博士赠送的三样礼物之一，另外两样是黄金与没药，由此更知乳香的珍贵地位。

最好的乳香品种是 *Boswellia sacra*，产于阿曼的佐法尔省（Dhofar），乳香不仅是阿曼的国宝，还堪称当地人的民生必需品，除了焚香、入药外，也习惯在口中咀嚼乳香，或浸泡在饮用水中，作为日常养生保健，难怪曾有位阿曼作家写道：“许多人的希望寄托在乳香树上，它是人们的命根子。”乳香在很久以前，便由骆驼商旅运送到圣地耶路撒冷、西方罗马帝国、波斯、东方的印度，甚至中国，并成为著名的中药方。这条著名的乳香之路，在公元 2000 年被联合国教科文组织列入世界遗产，现今的我们只能在断垣残壁中遥想当年这条飘散着乳香的贸易之路。

这古老珍贵的香气，萃取出的精油是属于多分子型（指成分的化学类属有很多种），疗效多元，尤能促进血液循环、帮助伤口愈合、止痛消炎，并能激励免疫系统及对抗肿瘤，非常适合长期心情低落、免疫不振的人。对于呼吸系统及美容护肤，也有绝佳的疗效。

树脂类精油的气味多半偏浓厚，但乳香精油却相对较空灵。天主教仪式会在香炉中焚烧乳香，并加以摇晃，使香气弥漫于教堂之中；若想在家里也感受这股神圣香气，可用乳香精油熏香，借由它向上飘升的空灵氛围，让人感受到与神圣合一的精神力量。

选购重点

因产地不同，所含成分也不尽相同。质量最好的阿曼乳香，因为国内需求很大，出口少，而相近者为邻国产的也门乳香（*Boswellia sacra* = *Boswellia frereana*），主成分是单萜烯，可消炎止痛、提振精神；也含有较多的倍半萜类，具有木质调气味。

市面上较容易买到的乳香精油，是来自东非（即苏丹、埃塞俄比亚、索马利亚）的乳香品种（*Boswellia carterii*），含有较高的乙酸正辛酯、双醇，可帮助放松，调节荷尔蒙，气味相对较甜美。选购时宜注意产地，建议选购有信誉保证的精油品牌。

代表成分

单萜烯（α－松油萜）、酯类、倍半萜烯（β－丁香油烃）。

侧重属性

- 生理疗效：促进伤口愈合、激励免疫系统、抗肿瘤。
- 心理疗效：强化精神力量。

使用禁忌

无。

代表配方

- 清除壅塞配方（2%）
  乳香 25 滴 + 玫瑰天竺葵 5 滴 + 西伯利亚冷杉 10 滴 + 圣约翰草浸泡油 100ml。全身按摩，可加强身体的气血循环，疏通壅塞，并能提升免疫力，让人容光焕发、神采奕奕；另外也可用来加强脸部按摩，尤其从鼻翼两侧到眼睛周围，可改善因长期鼻塞造成的黑眼圈，让人告别熊猫眼。

相关精油

印度乳香 Indian Frankincense

拉丁学名 *Boswellia serrata*，主产于印度西部的沙漠地带，单萜烯含量高，主要疗效为止痛、抗痉挛，印度传统阿输吠陀疗法常用来处理骨骼关节的肿胀僵硬。另外是近年被看重的成分“乳香酸”，对于全身各器官的慢性发炎具有绝佳疗效，不过纯露中的含量反而较高，可多利用。

1-3-2

没 药

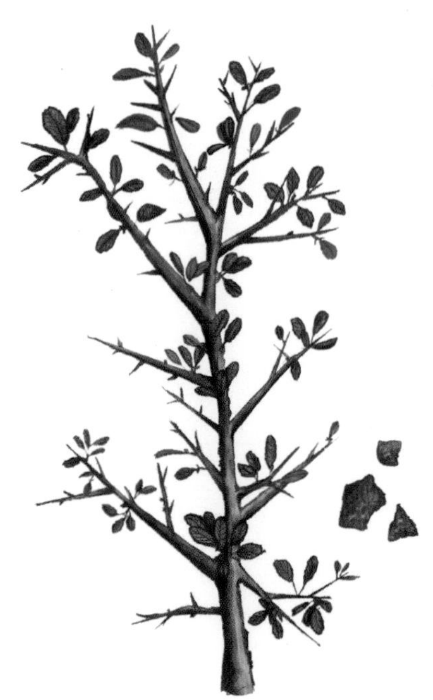

英文俗名	Myrrh
拉丁学名	*Commiphora molmol / Commiphora myrrha*
其他俗名	末药
植物科属	橄榄科没药属
主要产地	索马利亚
萃取部位	树脂
萃取方式	蒸馏

外观特征

生长于干燥险恶的沙漠地带，可长到约 3 米高，树干粗壮，枝上多刺，会从树干渗出芳香树脂。

精油特性

古埃及时代即已广泛运用没药这略带烟熏味的香脂，除了在神圣的太阳神仪式中焚烧没药树脂；也在制作木乃伊时，运用没药的防腐特性，让死者借由这神圣香气，尽快到达永恒的来世。

传说没药如同“圣母玛利亚的宝血”，具有再生的能量，并可净化污秽的身心，故古代在罪犯处决前会让犯人饮用添有没药的酒，以减轻其精神与肉体的痛苦；而战士们会携带没药上战场，有助处理伤口；《旧约圣经》也记载妇女用没药来洁净身体，呼应它对阴道瘙痒、阴道黏膜的伤口有抗菌并促进愈合的疗效。中国的《本草纲目》则记载没药多作为活血与消炎止痛的药引，主要用于处理伤口以及调节妇女生理机能，与西方的古老用法不谋而合。

这神奇的香脂也是古代贵族保养品与香水中重要成分之一，可处理粉刺与面疱等问题肌肤，而且没药带点微苦的烟熏香气，有助将身体过多的火性能量冷静下来，并降低身心过多的欲望，减少与人比较或恶性竞争，故适合用于社交场合，能随时保持冷静、自在又优雅。

没药精油也以擅长处理甲状腺机能亢进而闻名，不输甜马郁兰精油的效果。临床发现许多甲状腺亢进患者，于发病前两年左右，可能身体遭逢巨大伤痛，或身心处在分崩离析状态，使得生命节奏突然错乱，灵魂不知所归。之后，身体借由甲状腺亢进的方式，加速代谢，仿佛这样可以把伤痛快速代谢掉，可是反而造成身心更大的负担。没药精油可把这种节奏错乱不知所归的灵魂凝敛住，愈合充满悲伤与孤独的伤口，重新找回属于自己的生命韵律。

选购重点

精油色泽偏咖啡红，且黏稠。有些制造商为了增加产量，会在蒸馏时加入阿摩尼亚，但这做法将丧失精油最纯粹的疗效。

代表成分

倍半萜烯（蓬莪术烯、榄香脂烯、古巴烯）、单萜烯、倍半萜酮。

侧重属性

- 生理疗效：消炎止痛、促进伤口愈合、调节甲状腺、抑制性欲。
- 心理疗效：帮助冷静，愈合身心的创伤。

使用禁忌

无。

代表配方

- 面疱修护配方（5%）
  没药 5 滴 + 苦橙叶 2 滴 + 白松香 1 滴 + 玫瑰天竺葵 2 滴 + 荷荷芭油 10ml。可涂抹在发炎暗疮、闭锁粉刺上，这类型面疱通常很痛，借此配方可消炎止痛，且尽快排出毒素，也不用担心疤痕。

相关精油

红没药 Opoponax

拉丁学名 *Commiphora erythraea* var. glabrescens，与没药同为橄榄科，但不同种。主要产于东非，气味较没药更为香甜，故又被称为甜没药，是香水工业中调制东方调香气的主要气味来源。功效与没药差不多，但较无抑制性欲的功效，由于含有 α－没药醇（德国洋甘菊精油也有），故消炎效果更优于没药，适用于过敏、红肿皮肤。

1-3-3

其他橄榄科精油

榄香脂 Elemi

拉丁学名 *Canarium luzonicum*，橄榄科橄榄属，原产于菲律宾，树脂的气味略带柠檬香，又有些烟熏味，类似乳香。由于功效也与乳香相似，故又称作穷人的乳香，树脂作为药用已有数千年历史，主要用在治疗刀切伤。精油萃取自树脂，主要成分是单萜烯（柠檬烯、β－水茴香萜）、倍半萜醇（榄香脂醇）和倍半萜烯（榄香脂烯），有助伤口愈合与消炎止血，可用于皮肤保养，有助紧实肌肤，抚平细纹，还能提振免疫力，激励消化系统的运作，缓解支气管炎与咳嗽，也能安抚神经系统、镇定情绪，给予稳定的力量。

秘鲁圣木 Palo Santo / Holy Wood

拉丁学名 *Bursera graveolens*，主要生长在中南美洲，俗名 Palo Santo 在西班牙文中就是“神圣的树木”的意思，当地的民俗用法会拿来治疗胃痛与关节炎，而萨满信仰会燃烧其木材，用来净化人或空间的能量与气场，时至今日，当地人仍保留用秘鲁圣木熏香的习惯。精油蒸馏自木质，主要成分是单萜烯（柠檬烯）、单萜醇（α－萜品醇）与倍半萜烯（β－没药烯）、酮类（香芹酮），能够抗菌、抗病毒，提振免疫力，消炎，治疗皮肤问题。特别的是秘鲁圣木在自然死亡后，还会持续发酵，时间愈久所得的单萜烯与单萜醇愈多，抗菌、抗病毒的效果更好，因此木材的取得多是在其自然死亡之后。

墨西哥沉香 Linaloe Berry

拉丁学名 *Bursera delpechiana*，原产于墨西哥，现在则以印度为主要产区。精油萃取自浆果，主要成分是单萜醇（沉香醇）、酯类（乙酸沉香酯、乙酸牻牛儿酯）和倍半萜烯（β－丁香油烃），能够温和提振免疫力，止痛消炎，抗痉挛，缓解肌肉疼痛，也可镇定中枢神经，安抚焦躁不安情绪。由于成分相当温和，大人小孩都可以使用。

1-4
· 樟科 ·
Lauraceae

1-4-1

芳 樟

英文俗名	Ho Wood
拉丁学名	*Cinnamomum camphora*
其他俗名	香樟
植物科属	樟科樟属
主要产地	中国
萃取部位	叶片
萃取方式	蒸馏

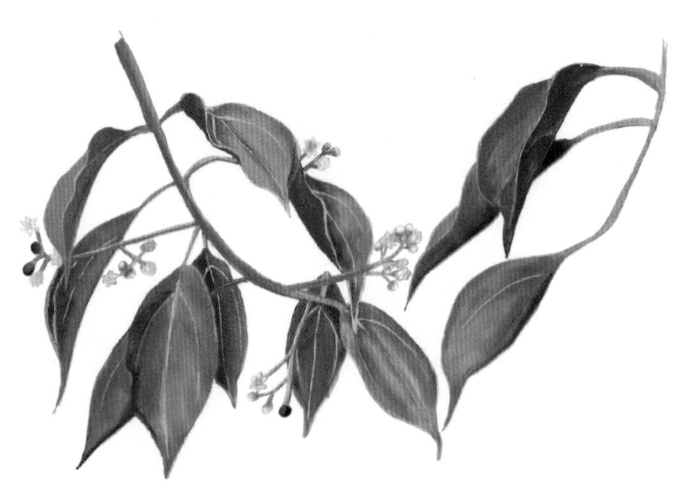

外观特征

大型常绿乔木，树皮有深刻的裂纹，新叶呈嫩红色，成熟后转变成绿色革质叶片，叶形略呈波浪状卷翘，揉碎即可闻到浓郁芳香。

精油特性

芳樟是台湾的原生树种，性喜温暖多雨的气候，早期曾遍及台湾低到中海拔之间的林地，是最常见的林带树种之一。二次世界大战之前曾大量输出到世界各地，为台湾的经济带来重要贡献。

樟科植物的特性之一，是全株都具有香气，这样的特色其实是建基在自我防御的机制上。强烈的香气能够驱除虫害，并且预防细菌感染。在所有樟科植物中，芳樟拥有高比例的沉香醇，反映在生理疗效上，抗菌效果甚至比同类型的花梨木精油更清楚明确。临床可处理所有的黏膜感染，包括呼吸道、消化道及生殖泌尿道；特别是对于心有怨愤（例如遇人不淑、所托非人），所造成的胸闷及呼吸不顺等问题，有独特且细腻的疗效。

芳樟的主根根系强大，扎根很深，气味则如温暖的花香中带着一种向上扬升的飞翔感，这是芳樟独特的植物能量。不少个案在闻到芳樟香气的一刹那间，仿佛有树根从脚底延伸，深入 地心，在短暂的回神片刻后即发现自己又有力气迈出步伐，先前萦绕于心的疲累与无力感居然像变魔术一样就消失了！这就是芳樟的神奇力量，它让人从自己的身体出发，涵养力气，朝目标迈进。

选购重点

芳疗等级的樟树精油有数种 CT，拉丁学名虽相同，但气味上有明显差异，故常将主要成分的化学类属，标示于拉丁学名之后。芳樟的主要分子为沉香醇（Linalool），气味偏花香，消费者在购买时要特别注意萃取的部位及主要化学类属。

代表成分

单萜醇（沉香醇、萜品醇）、氧化物类（沉香醇氧化物）、单萜酮（脂肪族酮）。

侧重属性

- 生理疗效：呼吸道、消化道、生殖泌尿道的感染问题。
- 心理疗效：让心灵能有所依靠，坚持到底。

使用禁忌

无。

代表配方

- 疼惜自己配方（5%）
  芳樟 5 滴 + 花梨木 5 滴 + 圣约翰草浸泡油 10ml。芳樟适合承担压力已超过负荷，可能还夹杂着各种怨愤、无力感等情绪的个案。将此配方涂抹全身，旨在给予力量，并找出身体最需呵护处（可能会以疼痛的方式表述），以利后续调养。此配方于使用初期具有强烈安抚效果，一段时间后再视个案情况来调整配方。

相关精油

樟树 Camphor

拉丁学名 *Cinnamomum camphora*，俗称本樟，精油主成分为单萜酮的樟脑，主要产地为中国和日本。一般说来高剂量使用时可能会产生神经毒性（因为黄樟素），但是中国南方所产的樟树质量较好（黄樟素低），加上其他化学分子的协同作用，毒性更低，一般人在剂量 5% 以下时均可安心使用。但蚕豆症患者须避免直接使用本樟精油（涂抹或口服）。

1-4-2

桉油樟 / 罗文莎叶

英文俗名	Ravintsara
拉丁学名	*Cinnamomum camphora* ct. cineole
其他俗名	罗文莎叶、马达加斯加樟
植物科属	樟科樟属
主要产地	马达加斯加
萃取部位	叶片
萃取方式	蒸馏

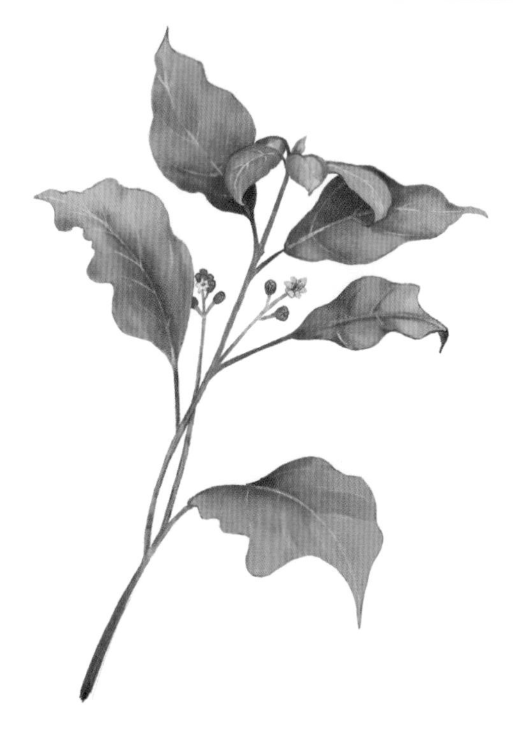

1-4-2

桉油樟／罗文莎叶

外观特征

大型常绿乔木，典型的樟科植物，新叶为红色，叶片柔软，气味较类似尤加利。

精油特性

桉油樟，旧名叫罗文莎叶，唯一的生产区是马达加斯加岛。当地的土语名称是 Ravintsara，有“美好的叶子”之含意，但长久以来被误称为另一种植物 Ravensara，直到 1998 年才正名为“桉油樟”，其叶片富含桉油醇。

桉油樟是欧美国家芳疗界特别重视的精油之一，因为它具有强大的抗病毒功效，而且止咳效果极佳，无论是流感病毒，还是各式疱疹病毒、真菌感染，临床发现其具有强大且立即的疗效。不过它最珍贵的医疗价值，还是在于强化整体免疫力，以及导正紊乱的讯息传导，让生理系统恢复应有的秩序。欧美有些医院会在加护病房使用桉油樟，能降低病毒所引发的呼吸道感染的概率；因此在流感病毒肆虐期间，也可在家中扩香来预防感染，而且桉油樟非常温和，很适合老人与小孩使用。

樟科精油能带来强大的支持力量，桉油樟更是适合身处复杂环境、陷入剪不断理还乱的人际关系的个案。例如家族成员较多又有纠葛情结，或易让人窒息的办公室文化，使用桉油樟后仿佛能隔出一个可容纳自我的小小空间，让人好好舒一口气。

选购重点

芳疗等级的樟树精油有数种 CT。拉丁学名相同，但气味上有明显差异，通常会将主成分标示于拉丁学名之后，桉油樟的主要分子是 1,8 – 桉油醇（cineole），消费者在购买时要特别注意拉丁学名及主成分。

代表成分

氧化物类（1,8 – 桉油醇）、单萜烯（松油萜、桧烯）、单萜醇（α – 萜品醇）。

侧重属性

- 生理疗效：强效抗病毒与抗感染、治疗支气管炎、抗疱疹病毒。
- 心理疗效：重整混乱无序的心理状态、激励提神、保持自信。

使用禁忌

无。

代表配方

- 如鱼得水配方（5%）
  桉油樟 5 滴 + 岩玫瑰 3 滴 + 橙花 2 滴 + 安息香 1 滴 + 苦橙叶 4 滴 + 罗马洋甘菊 5 滴 + 琼崖海棠油 20ml。按摩胸口、腹部、脊椎两侧，可以提升免疫力、抗病毒。此配方也适合对环境适应不良的人，提供支持与关怀的力量。

相关精油

洋茴香罗文莎叶 Ravensara, anise

拉丁学名 *Ravensara anisata*，主成分是醚类（甲基醚蒌叶酚、甲基醚丁香酚）、单萜烯（柠檬烯）、单萜醇（沉香醇），气味闻起来比较接近洋茴香或热带罗勒，主要的生理疗效是抗痉挛与消解胀气，但孕妇与婴幼儿要注意剂量问题。

芳香罗文莎叶 Ravensara

拉丁学名 *Ravensara aromatica*，原生在马达加斯加，对当地人而言是治百病的芳香植物。精油由叶片蒸馏而成，主要成分是单萜烯（柠檬烯、桧烯）、醚类（甲基醚蒌叶酚），有抗菌、抗病毒、抗微生物、抗感染与化解黏液的功效，非常适合治疗呼吸系统的感染，还可以止痛、抗痉挛，缓解肌肉关节的疼痛。其味道十分轻快，也能够用来提振忧郁的情绪。

1-4-3

锡兰肉桂

英文俗名	Cinnamon
拉丁学名	*Cinnamomum verum*
其他俗名	真肉桂
植物科属	樟科樟属
主要产地	斯里兰卡、马达加斯加
萃取部位	树皮
萃取方式	蒸馏

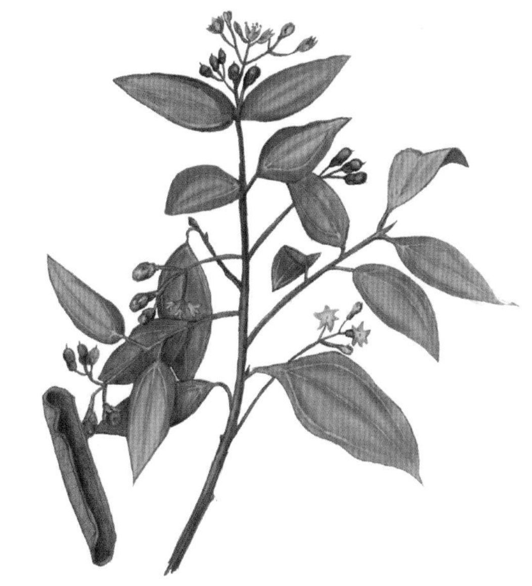

外观特征

常绿灌木，新叶为鲜红色，叶片有樟科典型三出脉，枝叶具有强烈但甜美的气味，主根系入土极深，寿命可达数百年之久。

精油特性

锡兰肉桂是多分子型精油，高比例的肉桂醛，抗菌力一流，一般而言具有激励与补身的功效，能够强化子宫收缩，亦有提振男性性功能的疗效。临床上是处理心循环问题的重要用油之一。对于消化系统则同时具有激励与安抚的功效，便秘与腹泻皆适用。与火暴刚毅的中国肉桂相比，锡兰肉桂的气味较细腻婉转，若个案属于内心百转千折、心因性因素引起生理疾病时，可优先考虑锡兰肉桂。

航海家马可波罗曾形容斯里兰卡是最优雅的土地。除了肉桂之外还产出多种香料植物，例如黑胡椒、丁香及豆蔻等，是一片充满情感与热忱的土地。斯里兰卡也是重要的南传佛教圣地，即使在被长期殖民的摧折下，当地岛民仍保持着乐观勤劳的天性，灿烂质朴的笑容也依然充满着天真与热情，就像是锡兰肉桂的能量特质，火红热力地守护着人们，带来优雅又强大的生命力。

选购重点

由肉桂的不同部位所萃取的精油，在化学分子及疗效上皆有不同，树皮萃取的主要成分是芳香醛，树叶萃取的则是丁香酚，两者气味有极大差异，肉桂叶精油还比较接近丁香的气味。

代表成分

芳香醛（肉桂醛）、酚类（丁香酚及其衍生物）、酯类（乙酸肉桂酯）。

侧重属性

- **生理疗效：**强效抗菌（细菌、病毒、真菌）、促进循环、提振男性性机能。

- **心理疗效：**温暖身心，重新燃起对生命的热忱。

使用禁忌

- 含高比例肉桂醛，未经稀释会刺激皮肤，5岁以下孩童使用可能会造成过敏。
- 高剂量使用时恐有肝毒性，一般建议的安全剂量是1%以下。
- 孕妇禁用。

代表配方

- **感染型腹泻配方**（4.5%）
  锡兰肉桂皮 3 滴 + 野马郁兰 6 滴 + 植物油 10ml。涂抹腹部，重度感染时每 2 小时涂抹一次，轻度感染则约 6 小时涂抹一次即可。

1-4-3

锡兰肉桂

- 糖尿病调养配方（5%）
  锡兰肉桂皮（或中国肉桂皮）2 滴 + 马郁兰 3 滴 + 柠檬马鞭草 5 滴 + 植物油 10ml。涂抹全身，可持续 2 ~ 4 周。

相关精油

中国肉桂 Cassia

拉丁学名 *Cinnamomum cassia*，主产地是中国，萃取部位是树皮、树枝，含高达 75% 以上的芳香醛，比锡兰肉桂的 65% 要高出许多，抗菌力居冠。研究显示，肉桂可提升免疫系统，活化 T 细胞、B 细胞与巨噬细胞，并且有效处理大肠杆菌引起的消化系统症状，例如上吐下泻，且可通肠化气等。具有粗壮火热的性格，活血通经效果十足。临床上也常用来调养糖尿病或有掌控欲性格的个案。中国肉桂的气味比锡兰肉桂更强烈直接，单分子型精油成分（指单一成分含量极高）在对治器官性病变及单一病症的效果，比较强大与直接，但刺激性也更高；相较下，多分子型的锡兰肉桂较温和些且更适合处理复杂症状或情绪问题。

印度肉桂 Indian Cassia

拉丁学名 *Cinnamomum tamala*，原生于印度、尼泊尔一带，不仅运用在料理中，也运用在医疗上，古印度医学阿输吠陀会利用印度肉桂来治疗糖尿病。精油可由树皮或叶片萃取，且产地也有成分差异。若由树皮蒸馏，主成分是高含量的肉桂醛或酚类。若由叶片蒸馏则要区别产地，印度产区的叶片精油，主成分是沉香醇、肉桂醛；尼泊尔产区的叶片精油较温和，主要成分是单萜醇（沉香醇、α－萜品醇）、氧化物（1,8－桉油醇）与单萜烯（α－松油萜），可提振免疫力，抵抗流行性感冒，止泻，调养糖尿病，对于生殖泌尿道感染也有很好的疗效，也能平衡情绪，让人拥有澄清的心智。

1-4-4

月桂

英文俗名	Bay Laurel
拉丁学名	*Laurus nobilis*
其他俗名	甜月桂、桂冠树
植物科属	樟科月桂属
主要产地	克罗埃西亚
萃取部位	叶片
萃取方式	蒸馏

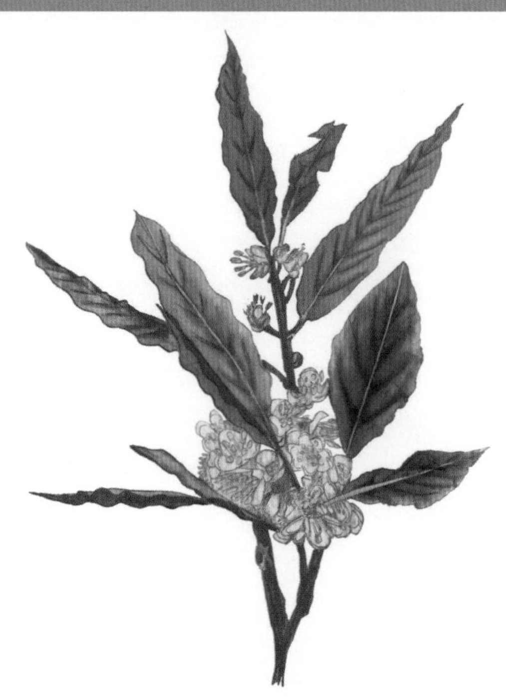

外观特征

常绿小乔木，终年披着绿荫，枝叶向上伸展，卵形革质叶片，边缘略呈波浪状卷翘，开黄色小花，全株皆有香气。

精油特性

月桂在欧美国家是很受人喜爱的植物，它象征着胜利与荣耀。在希腊神话中，美女达芙妮为了躲避太阳神阿波罗的热力追求，求河神把她变成一棵月桂树，阿波罗为了怀念而将月桂叶戴在头上。从此月桂与太阳神同享荣光，唯有各领域的杰出者才能佩戴桂冠，月桂也受到永恒的祝福，具有回春的能量。

樟科主要生长在热带至亚热带地区，月桂却是少数原生于欧洲的樟科植物。其精油的疗愈力强，主要来自丰富多元的芳香分子所产生的协同作用，能激励神经、平衡免疫系统；一些微量成分如丁香酚及其衍生物，则让人常保好奇、精神奕奕。

临床上，月桂精油多拿来处理淋巴阻塞与循环问题，长期使用能化解淋巴肿胀，对于自体免疫系统失调所造成的风湿及关节炎，也有很好的消炎止痛功效。月桂精油也很适合处理有如槁木的枯竭状态，无论是身体机能上的退化，还是心灵上的早衰现象，甚至无法适应更年期的个案，长期使用月桂都能看到令人振奋的回春效果。

选购重点

另有不同产地不同科属的植物亦被俗称为月桂（例如：西印度月桂）的精油，消费者购买时请认清正确的拉丁学名，以免买到不同成分及疗效的产品。

代表成分

氧化物类（1,8－桉油醇）、单萜烯（松油萜）、酯类（乙酸萜品酯）。

侧重属性

- **生理疗效：**平衡自主神经系统、改善淋巴阻塞、消炎、抗病毒。
- **心理疗效：**更新能量，使人感觉自信又强壮。

使用禁忌

高剂量可能会刺激皮肤。

代表配方

- **身心焕新配方**（6.5%）
  月桂 5 滴＋姜 5 滴＋柠檬香茅 3 滴＋山金车浸泡油 10ml。用来按摩全身，能加速新陈代谢，驱除陈腐老旧的能量，纾解迟缓沉重的肌肉酸痛。

相关精油

西印度月桂 Bay St. Thomas / West Indian Bay Tree / Bay Rum

拉丁学名 *Pimenta racemosa*，又称为香叶多香果。它跟多香果 *Pimenta dioica* 都是桃金娘科，但同属不同种，主要产地在牙买加。西印度月桂的主成分是酚类，刺激性较强，当地传统用于治疗肌肉扭伤。此植物的 CT 很多，却都叫作西印度月桂，有西印度丁香月桂（酚类为主）、西印度洋茴香月桂（醚类为主），以及西印度柠檬月桂（醛类为主），消费者可不要混淆了。

1-4-5

花梨木

英文俗名	Rosewood
拉丁学名	*Aniba rosaeodora*
其他俗名	玫瑰木
植物科属	樟科阿尼巴木属
主要产地	巴西
萃取部位	木材
萃取方式	蒸馏

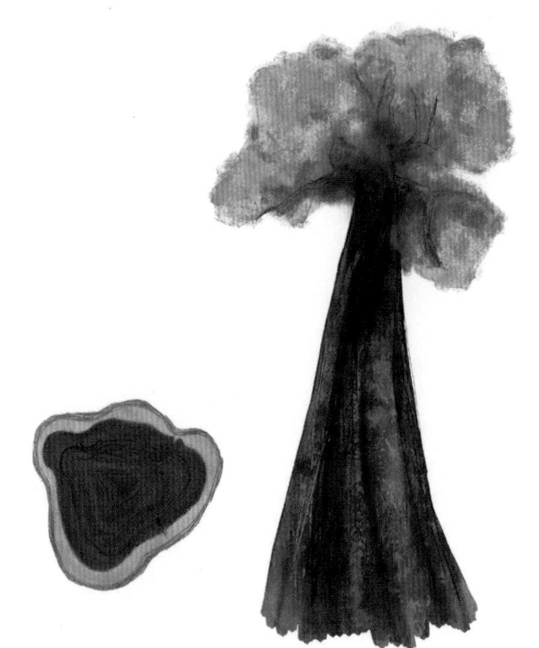

外观特征 树干挺拔，高达 30 ~ 50 米，树皮与心材为红褐色，具芳香。

精油特性 花梨木原生于南美洲热带雨林，精油中含有高比例的沉香醇，气味宜人，故早期大量使用于香水工业中，在二次世界大战之前，全球“沉香醇”市场的两大输出区是巴西的花梨木，以及台湾的芳樟。但这种非永续方式的砍伐，让此树面临绝种危机，故巴西政府在 1932 年颁布了保育法令，只要生产 20 千克的精油便要种植一棵花梨木树苗，未满 15 年的幼龄植株和树干直径低于 12 公分皆不得砍伐等相关措施。

花梨木精油所含的沉香醇能温和抗菌，适合较敏感的黏膜组织，例如生殖泌尿道的黏膜处。它也是提振免疫系统的重要滋补油，在易患感冒的季节，可在空间熏香或调油按摩脊椎两侧。法国芳疗界常用于儿童的呼吸道感染、发烧，以及妇科疾病。

花梨木的气味甜美又温润，很能抚慰人心，带来支持感。由于淡淡花香隐藏在中性的木质香里，是大众（包括男士）普遍能够接受的香气，故一时之间不知道该给个案什么精油，或症状的成因还待抽丝剥茧时，不妨就先试试很能抚慰心轮的花梨木吧！

选购重点 花梨木的亚种很多，也可萃取出精油。秘鲁生产的花梨木精油，虽然品种跟巴西产的一样，但气味较不细致，除了沉香醇含量较低（约 82% ~ 85%），加上蒸馏时疑似混掺其他类似气味的木材，造成质量不如巴西产的花梨木精油。

代表成分 单萜醇（沉香醇）、氧化物类（沉香醇氧化物）。

侧重属性

- 生理疗效：抗菌、激励补身。
- 心理疗效：获得温暖支持，化解冰冷的内心。

使用禁忌 无。

代表配方

· 真情流露配方

花梨木 2 滴 + 柠檬 3 滴。于空间里熏香，适合常隐藏情绪、长期压抑的个案，也适合排斥复杂或陌生气味的人使用。另可将此配方调入 10ml 甜杏仁油中，即剂量约 2.5%，顺时针画圈按摩胸口处，可温暖长期抑郁的内心，感受到被支持的力量，自然而然流露真情，所以也很适合较不知如何表达情绪的男性。

1-4-6

山鸡椒

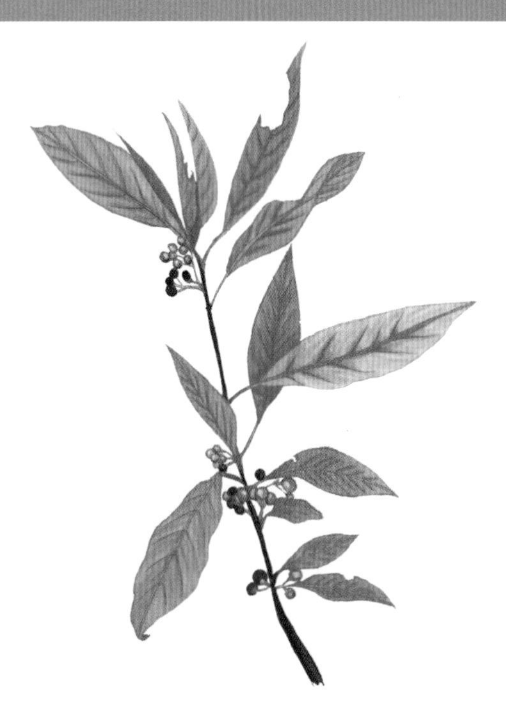

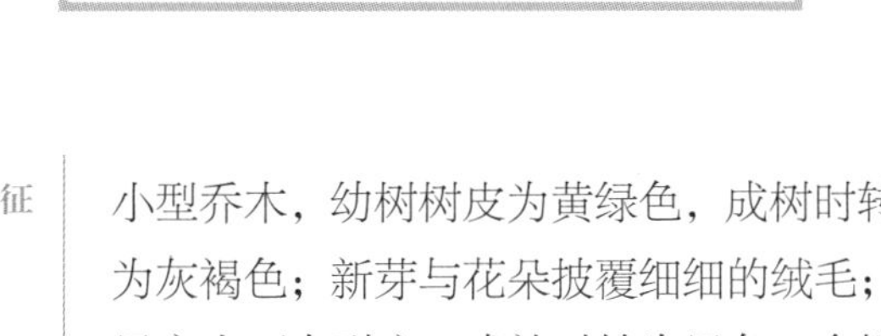

英文俗名	May Chang
拉丁学名	*Litsea cubeba*
其他俗名	山胡椒、山苍子、马告
植物科属	樟科木姜子属
主要产地	中国、印度
萃取部位	果实
萃取方式	蒸馏

外观特征

小型乔木，幼树树皮为黄绿色，成树时转为灰褐色；新芽与花朵披覆细细的绒毛；果实小而有裂痕，成熟时转为黑色；全株（枝、叶、果）皆有清新芳香。

精油特性

山鸡椒是中国常见的野生樟科植物，全株可入药，主要用途为祛风、散寒、理气、止痛等功效，常用于预防及治疗感冒，果实入药可治肠胃寒痛。山鸡椒也是台湾泰雅族经常食用的香料，泰雅语称为“Makao”（马告），有山胡椒之意，极适合用来调理汤品，使汤汁充满清新爽口的香气，亦可搭配肉类料理，能帮助消化、解油腻。

山鸡椒是生长快速的植物，所萃取的精油价格实惠，因为柠檬醛含量极高，常被不肖商人拿去混掺香蜂草、柠檬马鞭草等昂贵精油，或是合成紫罗兰酮香精的原料。

山鸡椒对于消化系统的作用很突出，能温暖肠胃，适合寒冷时节涂抹在腰腹区，可预防空腹及寒冷所造成的疼痛感，亦可消解因为消化不良而引起的胀气。它的抗感染效果颇佳，譬如幽门杆菌所引起的消化问题、十二指肠溃疡、肠炎等皆具良好功效。

山鸡椒可以激励神经系统，却不会影响睡眠。它能提振因情绪所导致的胃口低落。微量的酮类分子能带领人们穿越凡尘俗事，从心灵的制高点来看待情绪议题，涤清各种负面能量，还原身心的澄澈。

1-4-6

山鸡椒

选购重点 在不同的气候与环境下所生长的植物，精油成分的比例会略有差异，请选购有信誉的品牌。

代表成分 醛类（柠檬醛）、单萜烯（柠檬烯）、单萜醇（香茅醇）、酯类（乙酸萜品酯）。

侧重属性

- 生理疗效：抗菌、止痛、十二指肠溃疡、消化不良。
- 心理疗效：天高地远的清新感，随缘又自在。

使用禁忌 高剂量可能会刺激皮肤，建议敏感脆弱肤质或婴幼儿肌肤，使用剂量约在 1% 以内。

代表配方

- 驱赶恐惧配方

  山鸡椒 5 滴 + 野洋甘菊 8 滴 + 胡椒薄荷 5 滴 + 橙花 6 滴。可将此复方纯精油，滴在枕边或是随身香包中；也可将上述配方再加金盏菊浸泡油 50ml，调成剂量约 2.4% 的复方按摩油，于睡前按摩，可安抚恐惧的情绪，适合长期承受精神压力的个案。

1-4-7

其他樟科精油

苏刚达 / 灰叶樟 Sugandha Kokila

拉丁学名 *Cinnamomum glaucescens*，原生于印度、尼泊尔中西部喜马拉雅山区一带。精油由果实蒸馏而得，主要成分是氧化物（1,8 － 桉油醇）、苯基酯（肉桂酸甲酯）、单萜烯（对伞花烃、α－松油萜、β－松油萜）、单萜醇（α－萜品醇），有暖身的特性，有助于促进身体循环，缓解肌肉关节的发炎与疼痛，也能干燥除湿，适合用于潮湿所引起的感染，唯独要注意剂量宜低，以免引起皮肤过敏。苏刚达也能调节中枢神经系统，安抚焦虑、烦躁的情绪。

莎罗白樟 Saro

拉丁学名 *Cinnamosma fragrans*，只生长于马达加斯加，是非常古老的树种，它不是樟科，是白樟科，不过精油疗效接近。当地名称 Mandravasarotra，有“远离邪恶”之意，不只能用来驱除邪灵，也能驱除细菌、蚊虫等。精油萃取自叶片，主要成分是氧化物（1,8 － 桉油醇）、单萜烯（α－松油萜，β－松油萜、柠檬烯、桧烯）与单萜醇（α－萜品醇），能够抗菌、抗病毒，治疗皮肤问题（痤疮、老化肌肤）和呼吸道感染，缓解肌肉酸痛，对于泌尿道、阴道感染也有很好的疗效，也有助于净化气场，带给人神清气爽的感受。

1-5 · 桃金娘科 · Myrtaceae

1-5-1

蓝胶尤加利

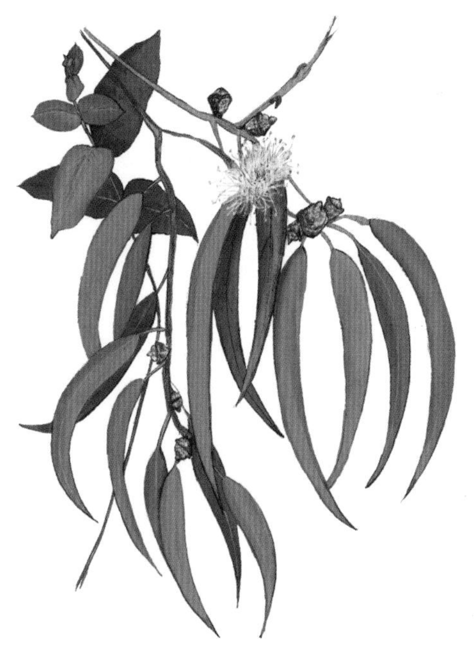

英文俗名	Blue Gum Eucalyptus
拉丁学名	*Eucalyptus globulus*
其他俗名	蓝桉
植物科属	桃金娘科尤加利属
主要产地	中国、西班牙
萃取部位	叶片
萃取方式	蒸馏

外观特征 常绿乔木，树身可长至 50 米，树干光滑，叶片灰蓝，嫩叶为圆形，成年叶片则是修长的镰刀状。

精油特性 澳洲为尤加利树的原生地，目前已知约有九百多个品种。有些品种的木质适合制造建材及纸浆，有些品种的叶片萃油率极高，再加上此家族树种的成长速度很快，非常具有经济价值。

对于生长条件的需求，尤加利需要极大的养分，同时为了供给叶片足够的水分，尤加利的根部会从土地吸取大量的水，因此若将它种植于潮湿闷热、蚊虫密集的地区，将有非常好的调节与舒衡效果，能够抑制疟疾的传染。

尤加利精油主要功效是抗菌，有研究数据显示，将它制作成空气喷雾剂，可以直接杀死空气中 70% 的葡萄球菌；根据科学研究，尤加利精油中的某些成分在与空气接触之后会产生臭氧，让细菌无法存活。难怪自 19 世纪后，瘟疫蔓延之际，尤加利树便基于此目的，开始从澳洲散布到世界各地。

蓝胶尤加利是多分子型精油，除了含有高量的 1,8－桉油醇外，还有单萜酮与其他诸多成分，虽然比例不高，但所产生的协同作用具有一定的医疗价值，譬如处理鼻窦感染与排痰的效果，就比同类型的澳洲尤加利更佳。心灵疗效方面，其树形在阳光照耀下折射出独特的蓝光，仿佛是联结内在自我与外在世界的桥梁，让人无须顾忌外界的过度反应，忠实的表达自己，畅所欲言。

1-5-1

蓝胶尤加利

选购重点

为了萃取出最多量的 1,8 – 桉油醇，并降低一些具有刺激性的芳香分子，有些厂商会采取精馏的方式来萃取蓝胶尤加利精油，但这样将流失一些深具疗效的化学分子，丧失了完整精油的独特性，消费者购买时要特别注意其萃取方法，不要选用精馏或经过加工重组成分的精油。

代表成分

氧化物类（1,8 – 桉油醇）、倍半萜烯（香树烯）、单萜酮（松香芹酮）。

侧重属性

- 生理疗效：化解黏液、抗菌（葡萄球菌、念珠菌）、抗流行性感冒。
- 心理疗效：激励士气、提神醒脑、辩才无碍。

使用禁忌

过量会使皮肤及黏膜干燥，建议使用剂量约 3% ~ 5%。

代表配方

- 流感保护配方
  蓝胶尤加利 4 滴 + 侧柏醇百里香 2 滴 + 欧洲冷杉 2 滴 + 穗花薰衣草 1 滴。以熏蒸法来舒缓呼吸道感染的不适，有助排出黏液。亦可加至 10ml 的向日葵油中，即约 4.5% 的剂量，用来按摩胸口与脊椎两侧。*

相关精油

澳洲尤加利 Eucalyptus Radiata

拉丁学名 *Eucalyptus radiata*，树干摸起来粗粗的澳洲尤加利，是在所有尤加利家族中长得比较慢的树种，却也因此酝酿出厚实滋养的能量，在某些精油典籍中被认为抗菌、抗病毒效果更优于蓝胶尤加利。澳洲尤加利可称作妇幼专用油，除了抗感染功效佳，还能激励免疫系统；它所含的成分比较不会刺激黏膜，不具单萜酮成分，气味也比较甜美，所以很适合小孩使用，是儿童治疗耳鼻喉感染时的优先选择。它对于女性的子宫也有很好的滋养及清洁效果，适用于子宫内膜异位、子宫脱垂、肌瘤等问题，它的机转是强化子宫机能，化解组织沾黏，可搭配其他相关精油协同使用。

史密斯尤加利 Eucalyptus smithii

拉丁学名 *Eucalyptus smithii*，原产于澳洲。精油蒸馏自叶片，主要成分是氧化物（1,8 – 桉油醇）、单萜醇（α – 萜品醇、牻牛儿醇）与单萜烯（α – 松油萜），能抗菌、抗病毒，平衡油脂，治疗痤疮，提振免疫力，有助于畅通呼吸道，特别适用于支气管炎与鼻窦炎，也能缓解肌肉关节疼痛。无论是气味还是功效都非常温和，且不影响睡眠，可以长期使用，也是最适合小朋友、老人或是体虚者使用的尤加利。

史泰格尤加利 Eucalyptus staigeriana

拉丁学名 *Eucalyptus staigeriana*，原产于澳洲，但巴西与危地马拉是史泰格尤加利精油的主要生产地区。精油蒸馏自叶片，略带柑橘的气味，主要成分是单萜烯（柠檬烯）、醛（橙花醛、牻牛儿醛）与酯（乙酸牻牛儿酯），可抗菌、抗病毒，提振免疫力，适合在流感季节使用，也能针对肌肉关节消炎止痛，还能平衡中枢神经系统，有助安抚紧绷的情绪，又能使人保持清醒，很适合在思绪混乱时使用。

* 很早期就把芳香疗法运用在医疗上的瓦涅医师（Jean Valnet），曾有一个配方适用于流行感冒肆虐之际，因为原配方并未注明品种，所以笔者选择对流感病毒有相当疗效的精油来沿用此配方。

1-5-2

薄荷尤加利

英文俗名	Peppermint Eucalyptus
拉丁学名	*Eucalyptus dives*
其他俗名	丰桉
植物科属	桃金娘科尤加利属
主要产地	澳洲、南非
萃取部位	叶片
萃取方式	蒸馏

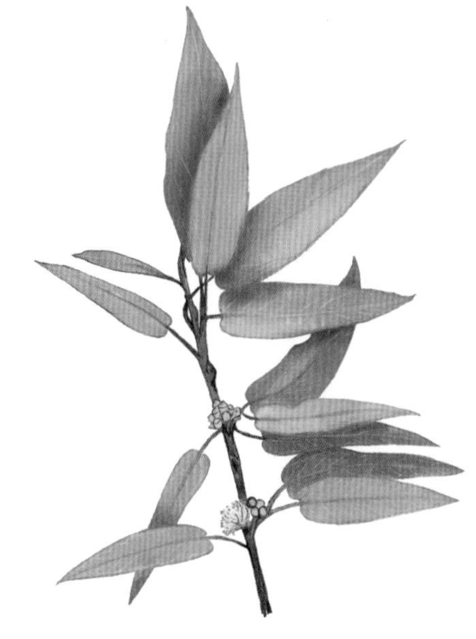

外观特征 大型乔木，叶片银灰色，呈窄长的心型，细嫩枝叶则颜色偏红。

精油特性 尤加利的药用价值由来已久，四万年前的澳洲原住民，已懂得将尤加利叶搓在身上，用来治疗疾病、修护伤口。尤加利树的 CT（化学类型）很多，最广为人知的是 1,8 – 桉油醇，但其他 CT 的尤加利精油也有不容小觑的药学价值，薄荷尤加利即为一例，其主要成分是胡椒酮。

时间推回到公元 1788 年，首批欧洲移民刚迁居到澳洲这块处女地，随船的外科医师约翰 · 怀特（John White），从悉尼港取得了一份由薄荷尤加利所萃取的样本油，送回英国研究证实其医疗价值，薄荷尤加利便成为最早展开商业生产的尤加利树种之一。

临床上我们用薄荷尤加利来处理肾脏疾病，它可以促进肾脏细胞再生，化解尿结石；所含的胡椒酮与胡椒脑，在激励肾脏的同时也不忘滋养，若因过度忙碌忘了喝水而感到肾区酸痛时，可用薄荷尤加利精油 1 ~ 2 滴来按摩肾脏，并记得补充水分，即可得到很好的安抚效果。

肾脏是身体的过滤器，它能过滤体液、维持体内酸碱平衡，中医理论则认为肾与膀胱互为表里，这两个器官的症状，常与各种“人际关系”有关，无论是伴侣、亲子、朋友，还是上司与部属，若在关系之间产生了压力与拉扯，长期下来失衡了，就很可能表现在这两个器官，引发肾脏炎、膀胱炎、尿毒症等症状。薄荷尤加利强劲有力的气味，就像一记当头棒喝，敲醒模糊不清的神智，让沾黏的情绪与身体组织得到疏理，进而找到自己的定位，就不会将彼此交错的能量紧抓着不放。

选购重点 尤加利精油的质量，常与尤加利叶片的质量有关，而生产过程中的细节，例如叶片的置放时间，都将影响最后成品的化学分子与含量，故请选购有信誉的品牌。

代表成分 单萜酮（胡椒酮）、单萜烯（水茴香萜）、单萜醇（胡椒脑）。

侧重属性

- 生理疗效：利肾利尿、化解黏液、抗菌。

- 心理疗效：消除挂碍、摆脱拉扯的情绪、带来行动力。

1-5-2

薄荷尤加利

使用禁忌

单萜酮分子比较刺激，婴幼儿与孕妇禁用。

薄荷尤加利能促进肾细胞再生，但是如果肾脏功能已完全遭到破坏（例如洗肾患者），将不适用此类精油，可改用白松香与侧柏醇百里香，以免带给肾脏更大压力。

一般使用剂量约 3% ~ 5%，效果强烈，使用频率无须过度频繁。

代表配方

薄荷尤加利的疗效非常集中，单一使用效果就很强大。因长期大量使用药物或不当减肥而产生肾功能衰退的个案，可将 1 滴薄荷尤加利加上 1 汤匙南瓜籽油，1 天口服 1 次，可以调理肾脏，促进细胞再生。

※ 此配方不适合长期使用（不超过 1 个月），并需向专业芳疗师咨询。

1-5-3

多苞叶尤加利

英文俗名	Eucalyptus Blue Mallee
拉丁学名	*Eucalyptus polybractea*
其他俗名	蓝叶尤加利
植物科属	桃金娘科尤加利属
主要产地	澳洲、法国
萃取部位	叶片
萃取方式	蒸馏

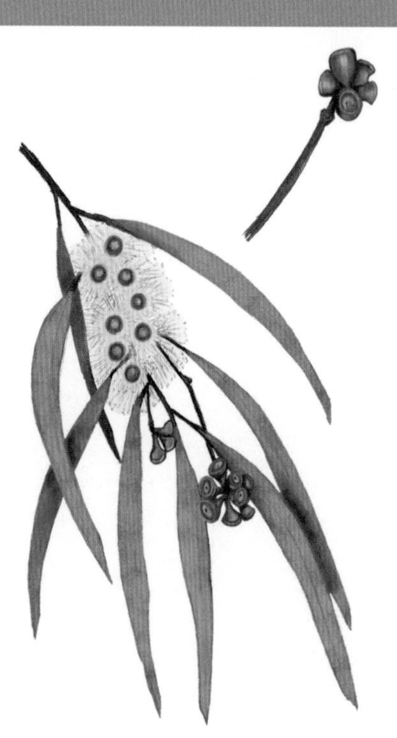

外观特征

乔木，枝叶细茎呈红色，叶片窄长呈灰褐色，远看带着些许蓝光。

精油特性

多苞叶尤加利精油是属于单萜酮类，主成分为隐酮，是精油中比较少见的分子，擅长处理“关系”议题所带来的情绪纠葛与器官病变，高剂量时直接对治生理疾病，低剂量时则用来调节情绪。

如果说薄荷尤加利擅长处理的是大刀阔斧、斩断情丝的气魄，那么多苞叶尤加利擅长的就是穿越表相、直指核心的细腻。

若拿同为多分子型精油的多苞叶尤加利与蓝胶尤加利来比较，前者是与世界同在，后者则是与自己同在，故处理较复杂的心因性疾病时，可优先考虑这款精油。

芳香疗法在调制个人配方时，除了舒缓症状外，也常把个案的性格考虑进去，并将疾病成因以一种更宏观的眼光来诠释，而避免局限在头痛医头、脚痛医脚的迷思中。多苞叶尤加利非常适合表面平静，但内心波涛汹涌的人。这类个案偏向隐忍情绪，以维持表面和谐，但是心中早已充满了猜忌与错乱的紧张情绪，长期下来精神难免耗弱，免疫系统也会产生漏洞，因为所有力气都拿来争斗（不管是对自己还是他人），无法好好关照自己身体，器官当然容易受到感染。多苞叶尤加利的临床疗效，主要用于严重的生殖泌尿道感染。

它对心灵的平衡与协调也有贡献，所含的单萜酮，能振奋神经系统，并导向清明，加上诸多激励人心的芳香分子来协同，让人抽丝剥茧地理清情绪，同时也愿意付诸行动。因此，在为个案调制配方时，多苞叶尤加利便是经常使用到的尤加利品种。

选购重点

生产过程中的细节，都会影响最后成品的化学分子与含量，请选购有信誉的品牌。

代表成分

单萜酮（隐酮）、单萜烯（对伞花烃）、醛类（水茴香醛）。

侧重属性

- **生理疗效**：治疗前列腺炎、生殖器与肛门周围的湿疣，以及淋病披衣菌之类的性病感染。
- **心理疗效**：揭开面纱后的真相，穿越帘幕，勇敢地与世界站在一起。

使用禁忌

单萜酮分子，婴幼儿与孕妇禁用。
一般使用剂量是在3%以内。

代表配方

- **生殖泌尿道抗感染配方**（2.5%）
  多苞叶尤加利10滴＋松红梅5滴＋柠檬细籽5滴＋高地薰衣草15滴＋茶树15滴＋金盏菊浸泡油100ml。可直接涂抹生殖泌尿道，能有效抗菌，并保护黏膜，提升免疫力。如果感染已有一段时日了，可再加入古巴香脂10滴来协同治疗。另外也可搭配纯露来辅助治疗，选用上述配方植物的纯露，调和制成喷剂，如厕后喷洒。

1-5-4

柠 檬 尤 加 利

英文俗名	Lemon-scented Eucalyptus
拉丁学名	*Eucalyptus citriodora*
其他俗名	柠檬桉
植物科属	桃金娘科尤加利属
主要产地	澳洲、巴西
萃取部位	叶片
萃取方式	蒸馏

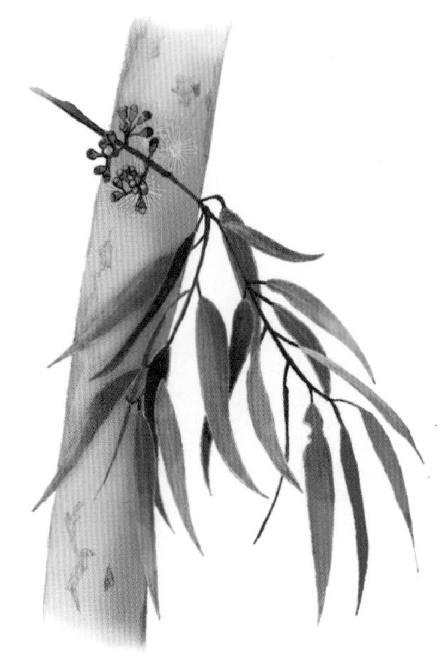

外观特征

常绿乔木，树干挺直，树皮会片状脱落，故光滑而呈灰白色。叶片修长，披棕红色腺毛，搓揉即可闻到类似柠檬的香气。

精油特性

柠檬尤加利原产于澳洲，非常容易种植，生长速度奇快，砍伐后会萌生许多枝条。如此活跃且满溢的生命力，就像杂草般耐操又经得起摧折，正呼应它临床上的功效：常用来处理筋骨劳损，尤其是上半身的关节与肌肉僵硬，止痛效果佳。

柠檬尤加利的主成分为香茅醛，气味强烈，是绝佳的驱蚊剂，可与樟树、香茅、薄荷、薰衣草等精油，调成环境喷雾，是维持环境整洁与空气清净的良方。

消炎止痛是柠檬尤加利的疗愈强项，可应用于身体各个层面，包括五十肩、腕隧道症候群、动脉炎、全身性关节炎，乃至尿道炎、阴道炎，任何重复性的磨擦与损伤所导致的发炎现象，柠檬尤加利都能迅速舒缓症状，其落落大方的气味与能量属性，更提醒人们该适时疼惜一下自己了。

选购重点

因为植物原料的质量不同，导致成分比例差异极大，例如主成分醛类的比例可能从40% 到 80% 不等，疗效当然也有差异，请选购有信誉的品牌。

代表成分

醛类（香茅醛）、单萜醇（香茅醇）、酯类（乙酸香茅酯）。

侧重属性

- **生理疗效**：止痛（尤其是肩背、指 / 趾骨关节）、去风湿、舒缓关节炎、抗心血管疾病。
- **心理疗效**：飒爽飘逸、不拘小节。

使用禁忌

无。

代表配方

- **身心舒缓配方**
  柠檬尤加利 15 滴 + 安息香 10 滴 + 高地薰衣草 15 滴 + 佛手柑 10 滴 + 罗马洋甘菊 20 滴。此复方精油可用来扩香，也可视情况制作成环境喷雾，或调成按摩油，适合用于患病时的护理与环境维护，例如可舒缓带状疱疹引起的疼痛，或是缓解罹病时的身体不适，并能安抚情绪。

1-5-5

茶树

英文俗名	Tea Tree
拉丁学名	*Melaleuca alternifolia*
其他俗名	纸皮树、互叶白千层
植物科属	桃金娘科白千层属
主要产地	澳洲新南韦尔斯区
萃取部位	叶片
萃取方式	蒸馏

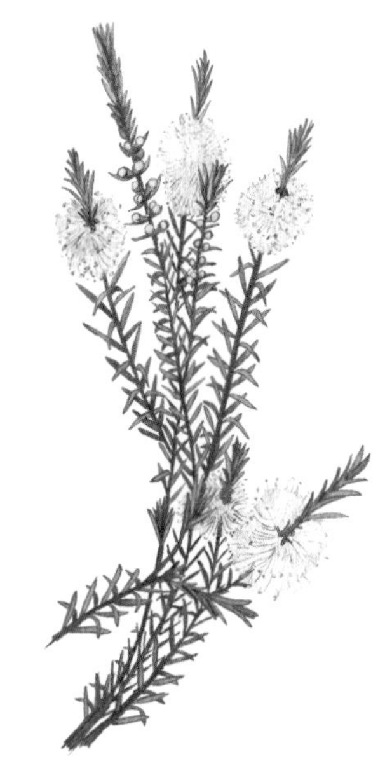

外观特征

树皮呈一层层纸片状，叶形细长如针状，白色花朵如瓶刷，具有强烈芬芳。

精油特性

大名鼎鼎的澳洲茶树，其实跟茶叶一点关系也没有，在植物分类学上，它被归类为桃金娘科白千层属，又名互叶白千层。它的杀菌能力佳，是一种天然的抑菌剂。根据研究，茶树的抗菌效果比最常使用的苯酚要强 12 倍，因此除了广泛用于医疗用途之外，对于环境清洁也很有贡献，能够抑制空气中细菌及霉菌的数量。

茶树精油能促进皮肤细胞再生，文献记载，在二次世界大战期间，澳洲政府就开始将其使用于士兵的皮肤创伤治疗上。它能处理各式开放性伤口，如烧烫伤、擦伤及切伤，也能舒缓蚊虫叮咬所造成的瘙痒感。

茶树虽然抗菌效果佳，但其实相当温和。含高比例的萜品烯－4－醇，临床上可用来治疗尿道炎、辅助抗生素治疗（例如取代盘尼西林）；所含绿花白千层醇，能抗肿瘤又强化免疫系统，再加上萜品烯等成分的协同，临床上非常适合作为放射线治疗，以及重大疾病患者的护理用油，它能保护组织、修护皮肤细胞、排除累积的毒素，与绿花白千层搭配使用，效果更佳。

其实茶树的最重要功效是强化免疫系统，最佳使用时机是防患于未然，或在疾病最初期。最后要提醒的是，任何疗法与配方都需注意安全剂量。以茶树精油为例，它很温和，不刺激皮肤，但若过度使用仍会刺激黏膜（例如过干），或产生过敏。

选购重点

质量好的茶树精油，可以两种成分来当指标，桉油醇含量约在 15% 以下，萜品烯－4－醇则在 30% 以上（最好能超过 40%）。建议选购有信誉的品牌。

代表成分

单萜醇（萜品烯－4－醇）、单萜烯（萜品烯）、氧化物类（1,8 － 桉油醇）、倍半萜醇（绿花白千层醇）。

侧重属性

- 生理疗效：广泛性抗菌（霉菌、真菌、寄生虫），激励免疫系统。
- 心理疗效：让人恢复生机、保持活力。

使用禁忌

无。

1-5-5

茶 树

代表配方

- **皮肤烧烫伤配方（5%）**
  茶树 2 滴 + 穗花薰衣草 2 滴 + 岩玫瑰 1 滴 + 永久花 3 滴 + 罗马洋甘菊 2 滴 + 金盏菊浸泡油 5ml + 圣约翰草浸泡油 5ml。用来涂抹伤处，亦可局部滴纯精油，搭配薰衣草纯露湿敷，效果佳。

- **化疗前后的皮肤护理（5%）**
  茶树 5 滴 + 绿花白千层 5 滴 + 芝麻油 10ml。适合涂抹全身。

相关精油

沼泽茶树 Tea Tree Rosalina

拉丁学名 *Melaleuca ericifolia*。原生于澳洲，气味比一般茶树更甜美，是一款新兴的精油。精油蒸馏自叶片，主要成分是单萜醇（沉香醇）、氧化物（1,8－桉油醇）与单萜烯（α－松油萜、对伞花烃），可以消炎、止痒、抗感染，很适合处理皮肤问题，例如：湿疹、痤疮与疱疹，提振免疫力，治疗呼吸道、泌尿道的发炎与感染，疗效温和，很适合小朋友使用。花梨木因为近年来限制开采导致其精油产量愈来愈少，而沼泽茶树有高达约 50% 的沉香醇含量，所以不妨选择沼泽茶树来替代花梨木。

1-5-6

绿 花 白 千 层

英文俗名	Niaouli
拉丁学名	*Melaleuca quinquenervia*
其他俗名	五脉白千层
植物科属	桃金娘科白千层属
主要产地	澳洲新南韦尔斯、新克里多尼亚岛、马达加斯加
萃取部位	叶片
萃取方式	蒸馏

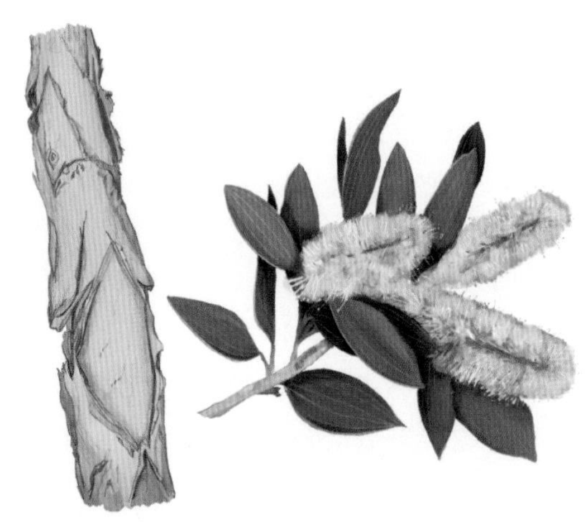

外观特征

实际上开的是白花而非绿花，当花朵绽放时有如拉炮绷开般的绚丽夺目。树皮层层包覆，又不断自然脱落。叶片油亮坚实，并有五条叶脉。

精油特性

原生于澳洲及南太平洋附近的小岛，环境温热潮湿，却少有瘴疠霍乱等疾病的肆虐，当地居民深信它具有对抗湿热环境及病毒侵扰的神奇功效。后来西方国家展开航海大冒险，法国人初来此地也为之惊艳，经由合法掠夺殖民地物资的法国东印度公司的运送，于公元 1853 年起将绿花白千层精油运销到欧洲大陆，从此开启了欧陆人使用此精油的滥觞。

在抗生素还没发明之前，法国的医疗系统常用它来杀菌消毒。其抗菌效果强大，与桉油樟（罗文莎叶）不分轩轾！而且成分温和，是处理孩童及婴幼儿问题时不可或缺的用油。也常用来处理难缠的白色念珠菌感染。

它的特殊成分——绿花白千层烯、绿花白千层醇，目前医学研究指出，对乳癌有一定程度的疗效。

选购重点

容易与白千层精油混淆。在气味上，绿花白千层含有较多的倍半萜类大分子，并多了一些含硫化合物，故气味不若白千层清新上昂，反而多了稳重感。

一般来说，绿花白千层是以氧化物类为主成分，但还有另外两种 CT：沉香醇绿花白千层、橙花叔醇绿花白千层，这两者气味较甜美优雅，也更少见。

代表成分

氧化物类（1,8 – 桉油醇）、单萜醇、倍半萜烯（绿花白千层烯）、倍半萜醇（绿花白千层醇）。

侧重属性

- 生理疗效：助益呼吸道、防止放射线对皮肤的伤害、抗菌、抗肿瘤。
- 心理疗效：安抚虚弱无力的状态，给予温暖的支持，持续前进。

使用禁忌

绿花白千层十分温和，适合拿来当长期保养用油，唯含高比例的氧化物类（1,8 – 桉油醇），扩香时勿太贴近鼻腔口，以免呼吸道急速挛缩而不舒服。

代表配方

- 抗放射线用保养油（5%）
  绿花白千层 30 滴 + 金盏菊浸泡油 30ml。在接触放射线前半小时，全身涂抹。
- 孩童预防细菌感染
  绿花白千层 5ml ＋柠檬尤加利 5ml ＋史密斯尤加利 5ml。可用于环境扩香，每 10 平方米大约滴 4 滴，每 2 小时滴 1 次。或再用植物油稀释成 3% 的剂量后，涂抹于胸口。

相关精油

白千层 Cajeput

拉丁学名*Melaleuca cajuputii / Melaleuca leucadendron*，其气味及成分很接近绿花白千层，但白千层的气味更加上扬，多用来处理深层代谢及帮助发汗。

1-5-7

松 红 梅

英文俗名	Manuka
拉丁学名	*Leptospermum scoparium*
其他俗名	马奴卡、新西兰茶树
植物科属	桃金娘科细籽属
主要产地	新西兰
萃取部位	叶片
萃取方式	蒸馏

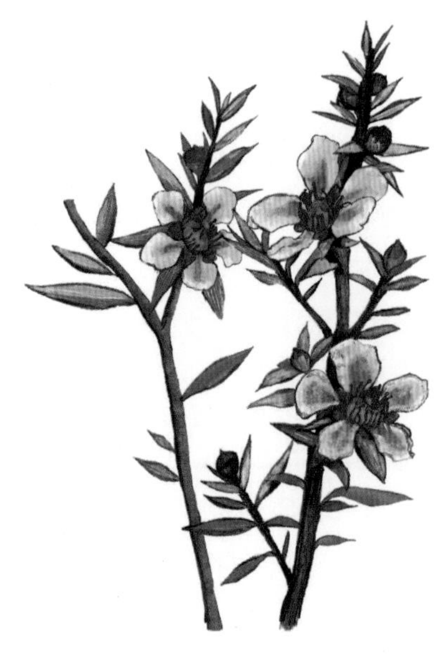

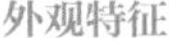

外观特征

多年生常绿灌木，植株高达 2 米，叶形呈倒卵尖矛状，叶面如革质有光泽，花色为红或白或粉红，直径约 1 公分，花瓣 5 枚，于春天或初夏开花。

精油特性

新西兰的原住民毛利人，很早就了解松红梅的好处，例如会用叶子泡茶（又称为“新西兰茶树”的缘故），可以解除头痛、利尿、退烧。也会将枝叶熬煮后的汤汁，拿来消除慢性疲劳所造成的肌肉酸痛，或把枝条放在泡澡水中，用以消减关节疼痛或风湿。若采用熏蒸法，对支气管炎、花粉症、气喘具有一定疗效。口嚼枝条可以帮助睡前放松，嚼食新芽则有助对抗痢疾。松红梅的用途多元，难怪被毛利人奉为最重要的药用植物。早期欧洲移民也借由毛利人的协助，大量使用松红梅而降低了患病率。

松红梅虽然作用强大，却十分温和，故当地常见以此为明星成分的润肤膏或婴儿皮肤用品，成人则拿来作为晒伤、烫伤的修复剂。传统做法是将叶子捣成泥状后敷在患部，现代我们改用便利的精油，可以帮助伤口复原，降低感染。即使是难缠的皮肤问题，如轮癣（金钱癣）及湿疹，修复效果也佳。

虽然又名新西兰茶树，但跟茶树相去甚远，前者是细籽属，后者是白千层属。松红梅的抗细菌能力是澳洲茶树的 20 ～ 30 倍，抗真菌能力则是澳洲茶树的 5 ～ 10 倍，若是野生的高地松红梅，抗菌力又更强。

选购重点

虽然松红梅的功效强大，但知名度不如茶树，一般精油通路可能不易买到，建议洽询专业精油公司或进口代理商。

代表成分

倍半萜烯、倍半萜酮、三酮、倍半萜醇。

侧重属性

- 生理疗效：助益呼吸道、抗菌、抗感染。
- 心理疗效：化解迟滞，前进、提升。

使用禁忌

其重要成分为倍半萜酮，比单萜酮安全许多，但气味浓烈有点像成熟的香蕉，众人喜好差异很大，故调香时宜由低量开始进行。

代表配方

- 抗霉菌配方（5%）
  松红梅 4 滴 + 茶树 1 滴 + 甜杏仁油 5ml。涂抹于患处，每日擦 2 次，急症时则每 2 小时使用一次。

- 皮肤表层受葡萄球菌或链球菌感染的配方（5%）
  松红梅 15 滴＋桉油樟（罗文莎叶）15 滴＋沉香醇百里香 10 滴＋茶树 15 滴＋芝麻油 55ml。涂抹于患部。

相关精油 卡奴卡 Kanuka

拉丁学名 *Kunzea ericoides*，英文俗名乍听下颇接近松红梅的俗名马奴卡，同样是桃金娘科，但卡奴卡树形较高大，精油成分是以单萜烯为主，气味较激励昂扬，疗效则是强化免疫系统与神经系统，可提振身心松散状态。

1-5-8

香桃木

英文俗名	Myrtle
拉丁学名	*Myrtus communis*
其他俗名	茂树、香叶树
植物科属	桃金娘科香桃木属
主要产地	摩洛哥
萃取部位	叶片
萃取方式	蒸馏

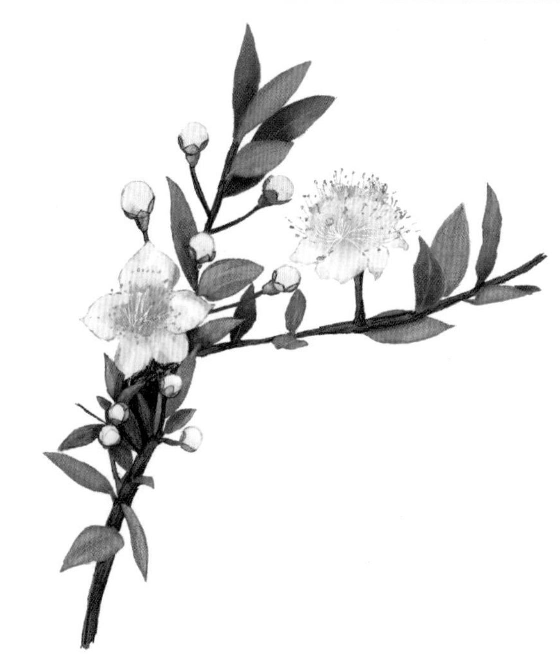

外观特征 可长到 4 米高，革质叶面，具闪亮光泽；花白而芳香，5 花瓣，中心有一大束雄蕊散放；结紫黑色浆果。

精油特性 香桃木是原生于地中海沿岸的桃金娘科植物，尤其在意大利的沿海及内陆山坡很常见，传统药学已有应用。古埃及人用香桃木叶泡酒，来退烧并防止感染；香桃木主成分为氧化物类，充满风的能量，故此用法是将专长发挥得淋漓尽致，善用风除热，并充分达到抗菌效果。

由于具有抗氧化、抗细菌等明确功效，让香桃木精油逐渐受人重视，但在近代医学界发光发热则是公元 1876 年，德萨维涅克（Delioux de Savignac）医生大力鼓吹使用香桃木可处理支气管感染、生殖泌尿系统问题及痔疮。现代更进一步证实，香桃木精油可以抗结核杆菌的病原，这研究的发想是源自科学家对意大利撒丁岛（Sardinian）传统药学应用的观察，再透过临床实验肯定香桃木精油的强大抗菌力，并大大提升其医疗价值。

除了强大的生理疗效，香桃木也是一个擅长与自我对话的精油，每当夜深人静，觉得白天受太多委屈或产生无力感，找不到宣泄的出口时，不妨在浴缸中滴入几滴香

1-5-8

香桃木

桃木精油，一边泡澡一边自我对话，逐渐多了解内心深处，也对人际互动多一分理解与包容。

选购重点

市面上有不同的香桃木精油，成分、气味与疗效皆有些差异，例如在俗名前冠上绿或红这样的形容词，绿香桃木通常指气味较清新优雅，红香桃木通常是酯类含量较多，气味较温暖、安抚人心。而在应用的差异上，举例来说，选用酯类含量高的香桃木精油（例如香桃木酯香桃木），用于睡前扩香，可在不干扰睡眠的状态下，处理儿童的呼吸系统问题；成年人若因呼吸系统困扰而无法安眠时也很有效。

代表成分

氧化物类（1,8－桉油醇）、单萜烯（松油萜）、倍半萜烯、单萜醇、酯类（乙酸沉香酯）。

侧重属性

- 生理疗效：抗菌、保养呼吸道、平衡甲状腺。
- 心理疗效：充分了解自己后，与世界建立联结。

使用禁忌

无。

代表配方

- 鼻窦炎配方
  香桃木 10 滴 + 桉油樟（罗文莎叶）20 滴 + 绿花白千层 15 滴 + 丁香花苞 5 滴。
  在 1 公升的热水中滴入 1 滴复方精油，进行蒸气吸入法，每日 1 次。
- 加强自我对话（5%）
  香桃木 20 滴 + 花梨木 10 滴 + 植物油 30ml。涂抹于第三及第四脉轮，有助联结内在自我。

相关精油

柠檬香桃木 Lemon Myrtle

拉丁学名 *Backhousia citriodra*，与香桃木是同科不同属，产地也不同。柠檬香桃木原生于澳洲，精油主成分为醛类，是柠檬醛含量最高的精油，所以抗菌、抗病毒、抗霉菌的能力非常强，近年有许多药学相关研究并受到高度重视。在心理与能量疗效上，如同其气味特质，带给人“韧而有劲”的效果，即使处在纷杂的环境中，仍能同时保有坚定的心理与弹性的身段，所以较不受外界的感染与影响，是让人化身成“变色龙”的精油。但使用时要留意剂量，因为醛类高剂量时会刺激皮肤。

1-5-9

丁香花苞

英文俗名	Clove Bud
拉丁学名	*Eugenia caryophyllus*
其他俗名	丁子香、公丁香（也有人另外把果实称为母丁香、鸡舌香）
植物科属	桃金娘科蒲桃属
主要产地	马达加斯加、印度尼西亚
萃取部位	花苞
萃取方式	蒸馏

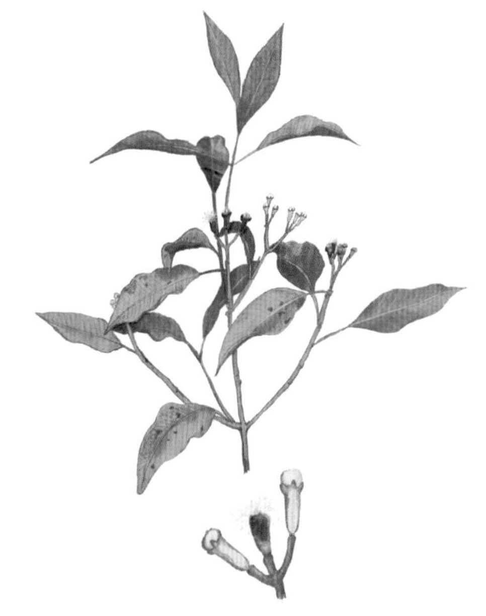

外观特征 叶片坚韧油亮如皮革。花苞长相像钉子。

精油特性 丁香的气味很家喻户晓，因为在传统牙医诊所中闻到的味道，就来自丁香的主成分丁香酚。牙疼时把干燥的丁香咬一咬，马上能舒缓许多。丁香也是常见的卤味包材料，在中国传统文化中被广泛运用在食物料理与中药材上，也是印度咖喱的重要香料。其气味昂扬辛辣又温暖热情，故常作焚香或香烟的添加剂。

未开的丁香花苞，从黄绿色刚转成粉红色时，立即以人工采收，再经过暴晒与阴干，转为咖啡色，才供作香料或药材。其消毒作用强，盛产丁香的热带岛屿，受其庇佑少有湿热气候区的流行传染病，但 17 世纪时荷兰人想独家垄断市场，摧毁许多印度尼西亚岛屿上的丁香树，竟造成岛民开始大量罹病。

中古世纪的希德嘉修女认为丁香能让受寒的人温暖，让发热的人降温，以现代芳疗的观点，丁香具有放松血管的作用，故能既暖身又发风邪。

选购重点 市面上贩卖的丁香精油，有分两种不同萃取部位，以花苞萃取的精油，含有较多的乙酸丁香酯，气味丰富，用法较温和；而以叶片萃取者，丁香酚成分占绝大量，作用与气味更直接，价格也比较低。

代表成分 酚类（丁香酚）、酯类（乙酸丁香酯）、倍半萜烯（β－丁香油烃）。

侧重属性

- 生理疗效：强力抗感染、抗菌；消炎、镇痛（尤其适合起伏性的神经痛）；激励补身（特别能强化生殖机能）；抗肿瘤。
- 心理疗效：乐观自信、鼓舞人心、放下旧包袱。

使用禁忌 丁香花苞是酚类精油中较温和者，但若未稀释仍会刺激皮肤与黏膜，产生发红、刺痛感。

在高剂量长期密集使用时（例如使用 20% 剂量连续半年以上），有肝毒性之虑。但以低剂量作平日保养则很安全，且有养肝之效。

1-5-9

丁香花苞

丁香精油高量时容易刺激子宫收缩，例如分娩前 2 周以 10% 涂抹腰腹，可缩短产程。故在怀孕的前中期，建议避用或只低剂量使用。

代表配方

- 口腔保养配方

  丁香的抗菌效果很适合用来做口腔保健，可做成丁香漱口水。先在玻璃滴瓶中加入丁香花苞精油 20 滴 + 酒精 4ml，成为 5ml 的“丁香酒精”备用。需要漱口时，取 20ml 的水，加入 5 滴丁香酒精，摇晃均匀后用来漱口，能抑菌、预防牙周问题，又令人口齿清新。

相关精油

原产于西印度群岛的多香果（*Pimenta diooca*）、香叶多香果（*Pimenta racemosa*，又叫西印度月桂），两者的精油成分、气味与用途，都颇近似丁香，具有热带国度的魅力香气。

1-5-10

其他桃金娘科植物

柠檬细籽 Lemon-scented Tea Tree

拉丁学名 *Leptospermum citratum*，原生于澳洲与新南韦尔斯，传统上会制作成药草茶来治疗发烧。精油蒸馏自叶片，主要成分是醛类（柠檬醛、香茅醛）与单萜醇（香茅醇、牻牛儿醇），具有极佳的抗菌、抗病毒、抗霉菌的效果。低剂量使用时特别能镇定火暴的情绪，同时也可以灭身体的火，即消炎。

芳枸叶 Fragonia

拉丁学名 *Agonis fragrans*，原生于澳洲西部，是一款新兴的精油，气味类似茶树，但多了股花香，原本被称作是粗茶树，后来才被注册商标名称为 Fragonia，芳枸叶。精油蒸馏自叶片，主要成分是比例相近的氧化物（1,8 – 桉油醇）、单萜烯（α – 松油萜）与单萜醇（沉香醇、α – 萜品醇、萜品烯 –4– 醇），有益于呼吸、神经与免疫系统，被法国潘威尔医师（Dr. Daniel Penoel）推崇。另外也可以治疗各式皮肤问题，如痤疮、疱疹、皮肤炎，以及肌肉酸痛，而其多分子的特性，也有利于平衡情绪，带来和谐与平静的感受，很适合完美主义者使用。

昆士亚 Kunzea

拉丁学名 *Kunzea ambigua*，原生于澳洲东部，也是新兴的精油之一。精油蒸馏自花与叶片，主要成分是单萜烯（α – 松油萜）、氧化物（1,8 – 桉油醇）、单萜醇（蓝桉醇、绿花白千层醇），强力抗病毒，对于耳朵、鼻子、喉咙的感染与发炎有很好的治疗效果，是耳鼻喉科的重要用油，也可以治疗生殖泌尿道感染的问题。它能止痛，舒缓肌肉关节疼痛与偏头痛，治疗皮肤红疹与发痒的问题，对于轻微的焦虑也有安抚的功效。

1-6 · 菊科 · Asteraceae

1-6-1

西洋蓍草

英文俗名	Yarrow
拉丁学名	*Achillea millefolium*
其他俗名	多叶巨草、禾叶蓍
植物科属	菊科蓍属
主要产地	匈牙利
萃取部位	全株药草
萃取方式	蒸馏

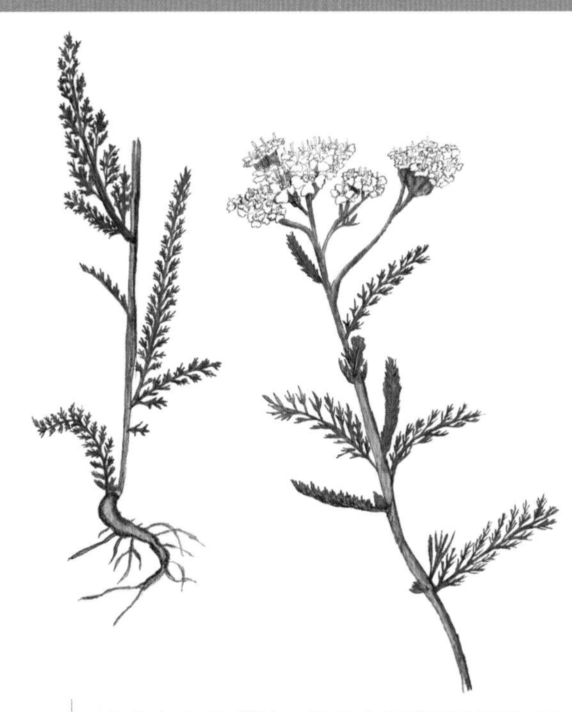

外观特征 蔓生根，茎上有脊，植株高约 30 ~ 60 公分，羽状深裂叶，叶面柔软，灰绿色茎，6 ~ 11月开小白花簇，头状花序。

精油特性 精油关键成分是母菊天蓝烃，这种芳香分子不存在于原本植物体内，是蒸馏过程才产生，其特征是深蓝色，呼应镇定的特质，也让西洋蓍草自古以来有着“最美丽的外伤药草”之称号，并被赋予许多神秘的传说。

其拉丁学名 Achelliea，来自木马屠城记的英雄阿基利斯。他不顾母亲的预言与劝阻，仍在特洛伊战争中披袍上阵，展现出一夫当关的勇猛；传说他受伤时便用西洋蓍草作为止血的伤口敷料。这则故事正带出西洋蓍草的身心疗效，除了强大的消炎与修复力，更给予人清明理解的能力，充分与自我联结。故事中阿基利斯明知最后的命运，仍奋力展现自己的极限，也坦然接受冥冥中的安排，随时做好牺牲的准备，表现出人存在的悲壮性，而非被命定所束缚。

单萜酮与倍半萜烯的协同，让西洋蓍草充分发挥“联结内外”的特性，古今中外不约而同将它作为与神灵沟通的媒介，常用于算命或卜卦。《周易·系辞上》说：“以定天下之吉凶，成天下之亹亹者，莫大乎蓍龟。”意思是判定天下万事万物的吉凶，成就天下勤勉不懈的功业，没有比蓍占与龟卜更显著有效的。古人取满 60 茎以上，且长满 6 尺的蓍草，用来卜卦，植株簇生 50 茎以上者便称为“灵蓍”；西方人则认为在占卜前喝蓍草茶可以提高预知能力；拿着蓍草的枝干，放在枕头下可预

1-6-1

西洋蓍草

卜未来。由上述史料可知，东西方世界都很看重蓍草的灵通力，但其实占卜最终是联结内在自我，充分跟自己的心意交流，而非一味地强求命运或寄望他人。

选购重点 深蓝油色为其最主要的参考指标，偏绿色者代表天蓝烃的含量较少。

代表成分 倍半萜烯（母菊天蓝烃、双氢母菊天蓝烃）、单萜烯、单萜酮（异艾酮）。

侧重属性

- 生理疗效：消炎、治疗肌肉扭伤、通经。
- 心理疗效：毋惊毋恐，做自己的主人。

使用禁忌 婴幼儿、孕妇及癫痫患者禁用。

代表配方

- 肌肉发炎配方（10%）
  西洋蓍草 20 滴 + 芳香白珠 8 滴 + 晚香玉 10 滴 + 柠檬尤加利 12 滴 + 樟树 10 滴 + 山金车浸泡油 30ml。涂抹于肌肉发炎部位，倘若发炎未持续扩散，可略施加按摩手法。
- 生殖泌尿道感染配方（3%）
  西洋蓍草 3 滴 + 绿花白千层 2 滴 + 沉香醇百里香 1 滴 + 甜杏仁油 10ml。局部涂抹于生殖泌尿道，每 2 小时擦 1 次。

1-6-2

龙艾

英文俗名	Tarragon
拉丁学名	*Artemisia dracunculus*
其他俗名	龙蒿
植物科属	菊科艾属
主要产地	法国
萃取部位	全株药草
萃取方式	蒸馏

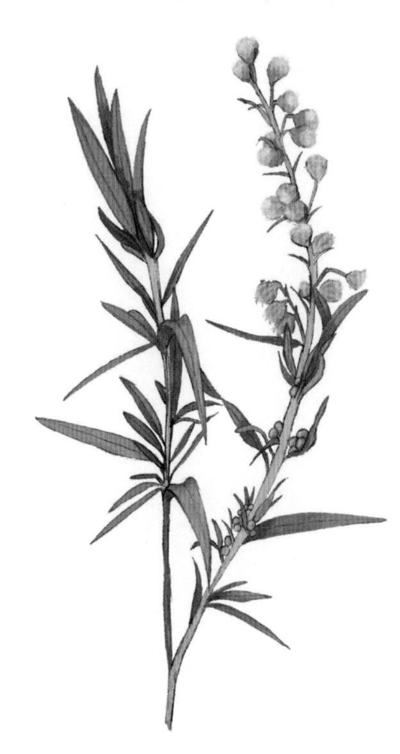

外观特征

叶片翠绿色，狭长，矛形，全缘无裂。植株高 60 ~ 90 公分，约于 8 月开黄绿色小花。

精油特性

其拉丁学名 dracunculus，字根原意是指“小龙”，中古世纪欧洲人常用龙艾来处理被野兽或疯狗咬伤的患部，用以排除毒素。

阿拉伯传统医疗用它来处理肠胃胀气，时至今日，龙艾也变成欧洲人烹饪时的重要食材，最佳搭档是鸡肉；龙艾的特殊气味也适合做调味料，公元 1536 年植物学家鲁利厄斯（Ioannes Ruellius）提到：“龙艾可做成最美味的色拉，无须额外添加盐与醋，因为它本身已兼具这两种调味料。”龙艾如此家常又用途多元，由此也知其精油的强项正是消化系统。

艾属的拉丁字根 Artermisia，是希腊神话中的月亮女神，正呼应此家族植物擅长处理女性生殖问题。龙艾是痛经时的典型用油，所含高比例醚类（约 60% ~ 75%），是强力放松的主要生理机转，也适用其他平滑肌的痉挛问题，如肠胃痉挛、咳嗽、打嗝等。

2006 年的研究报告显示，经常口服龙艾的萃取物，可有效抑制糖尿病患者中的一种主要酵素“醛式糖还原酶”，能延缓糖尿病患者后期的各种并发症，例如白内障等，这项研究结果让大家又见识到龙艾的另一强大本领！

选购重点

请辨明瓶身上的拉丁学名与产地，法国产的质量较优良。

代表成分

醚类（甲基醚蒌叶酚、洋茴香脑）、单萜烯（罗勒烯）。

侧重属性

- **生理疗效**：激烈痉挛、抽筋、打嗝。
- **心理疗效**：放下紧抓不放的纠结，重新拾起动力。

使用禁忌

孕妇建议使用低剂量，从 0.5% 开始试用。

高剂量（超过 5% 以上）可能会有轻微迷醉感，且不宜单独长期使用。

代表配方

- **因紧张引起胀气的配方**（2.5%）
  龙艾 1 滴 + 洋茴香 1 滴 + 茴香 1 滴 + 豆蔻 1 滴 + 苦橙叶 1 滴 + 芝麻油 10ml。涂抹于胀气部位，轻轻按摩即可，每半小时擦 1 次，直到症状缓解。

- **痛经配方**（5%）
  龙艾 4 滴 + 零陵香豆 2 滴 + 桔叶 4 滴 + 荷荷芭油 10ml。经期来临前常涂抹于下腹部，可温暖子宫，避免痛经问题。

1-6-3

艾草

英文俗名	Mugwort
拉丁学名	*Artemisia vulgaris*
其他俗名	艾蒿
植物科属	菊科艾属
主要产地	摩洛哥
萃取部位	全株药草
萃取方式	蒸馏

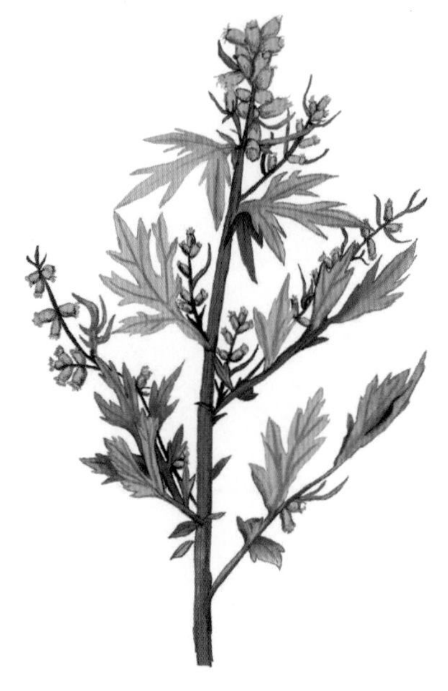

外观特征　高度约 2.5 米，茎干略带红色，叶片绿色但叶背带有银白色，有绒毛，花期是 7 ~ 9 月。

精油特性　在欧洲中古世纪，艾草被视为具特殊保护能力的药草，种植于家中还能驱离花园的飞蛾及其他昆虫；而中国民间习俗，端午节时家家户户将艾草及菖蒲挂在门口，一来避邪，二来驱赶蚊虫，等干掉后再整株泡水熏蒸可消毒止痒，产妇也多用艾水来洗澡。所以无论在东方还是西方，艾草都是流传已久的避邪药草，能带来强大的保护能力；不过中国民间常用的艾草与芳香疗法用的是同属不同种，中国艾草（*Artemisia argyi*）的含酮量较低，相对较安全，而与芳香疗法相同品种者在中国又叫藏北艾，主要产在中国西部。

传统中医有一种利用艾灸帮助胎儿转胎位的做法，即灸艾可有效增加胎儿头部的定位，以利顺产，避免进行 ECV 胎位外转术的后遗症，但若使用不当（例如过量），也可能造成子宫收缩或流产。艾草精油的运用也是如此，因富含高比例的侧柏酮，具神经毒性，让不同学派的看法歧异，有些甚至列为危险精油需禁用，但若能了解其精油特性，以低剂量（约 0.1%）使用，同样可享有艾草精油带来的种种好处。李时珍记载："艾叶味苦而辛，生艾性温，熟艾性热，能升能降，属阴中之阳。"借由这种特性，它适合调理因虚寒体质造成的经期不顺或经血凝滞问题，呼应菊科艾属家族的疗效——有益女性机能。

艾草的梵文是 nagadamni，在印度传统阿输吠陀疗法中为著名用药，专门用来处理心血管相关问题。

另外，艾草经常为巫术所用，10 世纪时它是九种召唤神灵的药草之一。也常用来引梦或占星，最普遍的做法是吸入烟熏的药草气味后，诱发个案引出清晰的梦境，帮助个案更进一步了解自己的问题，精油也有此效果。

选购重点　因为含高比例的侧柏酮，使用时要谨慎些，精油的单次用量不必多，也可购买已调和的复方精油或按摩油，供日常保养使用。

代表成分　单萜酮（α－侧柏酮、β－侧柏酮）。

侧重属性

- 生理疗效：溶解黏液、抗感染、通经。
- 心理疗效：相信可以看见更美好的愿景。

使用禁忌

孕妇幼童不宜；且不宜单独长期使用，最好能与其他精油调和使用。

代表配方

- 月经迟到配方（5%）
  艾草 4 滴 + 罗马洋甘菊 15 滴 + 玫瑰天竺葵 11 滴 + 荷荷芭油 30ml。每天按摩腹部及下背部，然后进行局部热敷或直接泡澡。
- 产后细菌感染配方
  艾草 10 滴 + 罗马洋甘菊 10 滴 + 真正薰衣草 20 滴。滴 3 滴复方精油在纱布上，再以温水沾湿后轻轻揉开，擦拭于患部。

相关精油

苦艾 Wormwood

拉丁学名 *Artemesia absinthum*，苦艾自古即用于驱虫、制作杀虫剂、整肠胃、舒缓痛经，中古世纪人们相信苦艾可以防治瘟疫等疾病。也是苦艾酒的最主要成分之一，但在 19 世纪时曾引发大规模的脑部伤害，原因是其中一个成分苦艾脑（侧柏酮）。精油中苦艾脑的含量高达 3% ~ 12%，它会对脑内的神经传导物质 GABA 产生抑制作用，造成神经系统紊乱或产生迷幻效应，英式芳疗界禁止使用，但德法芳疗界则依特定症状酌量使用。

1-6-4

意大利永久花

英文俗名	Immortelle / Everlasting
拉丁学名	*Helichrysum italicum*
其他俗名	不凋花、蜡菊
植物科属	菊科蜡菊属
主要产地	南斯拉夫、科西嘉岛
萃取部位	花
萃取方式	蒸馏

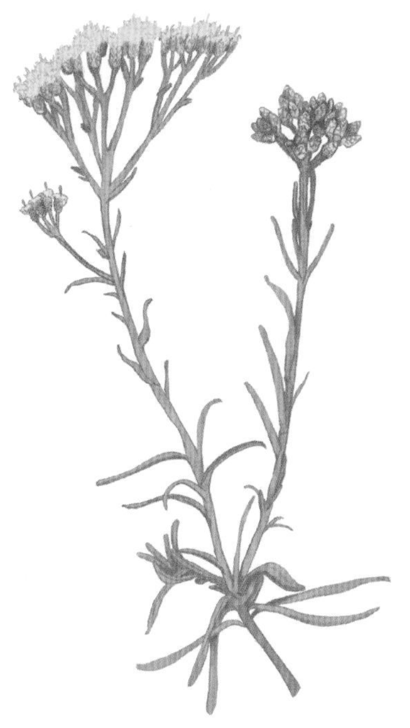

外观特征

小型常绿亚灌木，大约可长到 50 公分高，茎与叶均带银灰色绒毛。夏天开花，花色由黄色逐渐褪至蜡黄色，但不凋零。

精油特性

20 世纪 70 年代后期才进入芳疗领域的意大利永久花，即为一般人口中的“永久花”，在甫加入之初，不论在生理或心理疗效上的表现，都获得极高的评价！在法国被誉为“芳香疗法中的超级山金车”，同时经临床证实，即便长期使用，也相当安全。

1-6-4

意大利永久花

其最大疗效是化瘀，无论是看得见的还是看不见的瘀，生理层面的瘀伤或心理层面的淤积，甚至能量层面的堵塞，均能化解。永久花的气味是如蜂蜜香甜中带点苦涩，仿佛是一种见识伤痛后，产生了理解与接纳而心生的愉悦。永久花也能协助人与心底的慈悲感联结，让情绪感受都能自由地流动，并陪伴人们平静理智地面对。因此，对于告别已知的伤痛或逝去的恋情，永久花能扮演着恒定支持的力量，故能产生舒缓情绪及发挥抗忧郁的最大功效。

主成分是倍半萜酮与双酮，具有单萜酮的所有优点，又不具高度神经毒性。永久花对于各类伤口有快速且显著的疗效，能有效化解血块，激励淋巴流动，消除组织肿胀，促进细胞再生。

而且它亲肤性极佳，即便是脆弱的皮肤，也能不稀释直接纯油使用，想当然尔，回春的经典配方中也少不了它的存在。

不过，其最佳使用方式，类似薰衣草，也就是当与别的精油调和在一起时，能达到最大的协同效果！

选购重点

新鲜的花，比较能蒸馏出气味及质量较佳的精油。此外，意大利永久花精油价格昂贵，仔细判断其拉丁学名，以免买错品种。

代表成分

倍半萜酮与双酮（意大利酮）、酯类（乙酸橙花酯）。

侧重属性

- **生理疗效**：化瘀、促进细胞再生、抗痉挛。
- **心理疗效**：平和地接受逝去的伤痛，看清生命流动的本质。

使用禁忌

作用温和、外用并无禁忌，但孕妇与婴幼儿不应用于口服。而其气味浓烈、甜中带苦，调香时宜从低量开始，避免造成嗅觉上的刺激。

代表配方

- **撞伤瘀伤配方（6%）**
  意大利永久花 6 滴 + 高地薰衣草 4 滴 + 佛手柑 2 滴 + 山金车浸泡油 10ml。每天 2 次涂抹患部。
- **纾解历历在目的伤痛配方（4%）**
  意大利永久花 4 滴 + 大马士革玫瑰 2 滴 + 安息香 2 滴 + 圣约翰草浸泡油 10ml。每天 2 次涂抹心轮，并加以适当按摩及握持，可以充分感受精油的陪伴力量。

相关精油

头状永久花

拉丁学名 *Helichrysum stoechas*，花序较小、花梗较短，又叫法国永久花，精油含有较高的单萜烯，但酯类较少，气味不及意大利永久花的甜，主要作用是抗菌、消炎及抗氧化，对皮肤和呼吸道好。

苞叶永久花

拉丁学名 *Helichrysum bracteiferum*，精油含有较高的葎草烯，消炎作用显著，也有助于提振免疫系统。

1-6-5

土木香

英文俗名	Elecampane / Inula
拉丁学名	*Inula graveolens*
其他俗名	小花土木香
植物科属	菊科旋覆花属
主要产地	法国科西嘉岛
萃取部位	全株药草
萃取方式	蒸馏

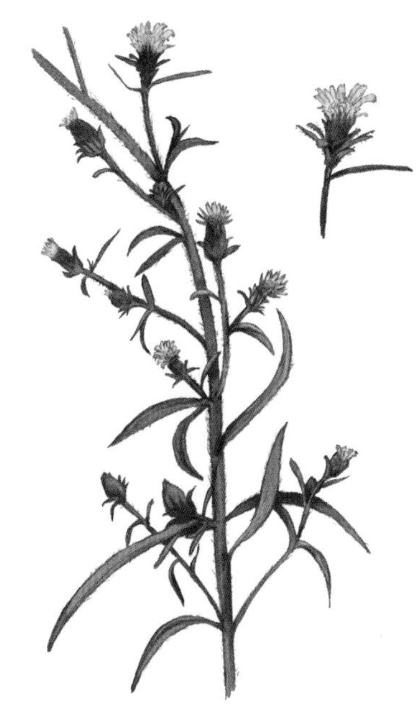

外观特征　草本植物，高约 50 公分，喜欢生长在干旱的土地上，茎叶柔软，叶面呈微卷状，约 8 ~ 10 月开黄花，花叶均较细小。

精油特性　许多人第一次接触精油，便是拿来处理呼吸道问题，因为精油具有分子小、易挥发的特质，很容易进入蜿蜒曲折的呼吸通道，有效处理症状。呼吸道常用的精油大类有酮类、氧化物类、酯类等等，各有所长、也各有所短，例如酮类对于溶解黏液的作用强大，但扩张气管、抗痉挛的能力相对较逊色。不过有一位天王巨星同时兼具这几种能力，那就是土木香精油，它含有特殊成分倍半萜内酯，功效相当于酮类加上氧化物类，能有效排除黏液，带给细胞含氧活力，再加上酯类的镇静安抚、抗痉挛，让土木香成为最佳的呼吸道用油，功能非常强大，尤其针对较复杂难处理的病症，例如鼻腔黏膜细胞长茧、气喘的理疗、长期受到脓痰老痰困扰，或经常想咳嗽却咳不出来，皆是土木香的拿手强项。

但由于土木香精油价格昂贵，几乎媲美花香类精油，故较不普及。虽然精油界中有不少呼吸道及排痰用油可供选择，价格也较为可亲，但若遇到棘手问题，如有长年慢性呼吸道疾病者，已经尝试诸多精油配方仍效果不彰时，不妨让土木香上场，发挥其强大的疗愈力。

选购重点　特征是黄绿色，由于价格昂贵，建议洽询专业品牌或进口代理商。

代表成分　内酯类（土木香内酯）、酯类（乙酸龙脑酯）。

侧重属性

- **生理疗效**：抗痉挛、抗气喘、消解黏膜分泌物。
- **心理疗效**：挣脱挥之不去的延滞，才能得到未知的光明。

使用禁忌　因为疗效强大，部分人士使用后会大量排痰、狂咳，俗称“土木香惊吓”（Inula Shock），建议以低剂量（约 1%）使用，即能避免这种不适感。

代表配方

- **喉咙发炎配方（5%）**
  土木香 6 滴 + 桉油醇迷迭香 4 滴 + 山金车油浸泡 5ml + 芝麻油 5ml。每天 3 次涂抹全颈部。

1-6-5

土木香

- 慢性肺阻塞病配方（1.7%）
  土木香 4 滴 + 大西洋雪松 3 滴 + 香桃木 3 滴 + 圣约翰草浸泡油 30ml。每天 2 次涂抹全胸及后背。

相关精油 大花土木香

拉丁学名 *Inula helenium*，与小花土木香是同属不同种，花叶均较大，精油萃取自根部，对呼吸系统有益，但对皮肤具刺激性。中药则用于理气行气。

1-6-6

德国洋甘菊

英文俗名	German Chamomile
拉丁学名	*Matricaria recutita*
其他俗名	真正洋甘菊
植物科属	菊科母菊属
主要产地	埃及、德国
萃取部位	花
萃取方式	蒸馏

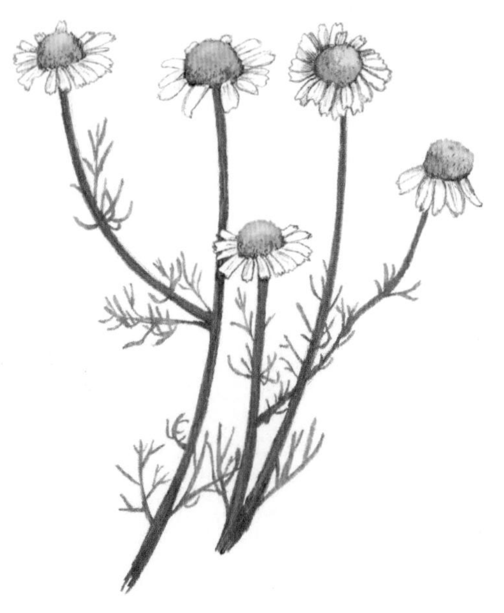

外观特征 典型的白色菊科小花，澄黄的花心其实是管状花瓣，凸出犹如一颗小小的金色太阳，散发甜甜的香气。

精油特性 德国洋甘菊在欧洲是最广泛使用的药草之一，睡前饮用一杯洋甘菊药草茶，在数百年间不知抚平了多少人紧绷的神经系统，提振了多少人身体的免疫力。

在日耳曼的神话故事里，德国洋甘菊是九个神圣药草之一，有医疗及愈合的含意。除了深植于民间的医疗传统，就连艺术与文化领域也不时看见它的踪迹，例如英国著名的儿童文学家波特（Helen Beatrix Potter），她的作品《彼得兔的故事》里，就有一个片段是："顽皮的彼得兔跑到人类的菜园探险吃蔬菜，结果被发现了，全身湿淋淋的彼得兔逃回家后，因为吃得太多又受到惊吓，所以在睡前得到一杯热热的洋甘菊茶来平抚这惊险的一天。”由此呼应德国洋甘菊擅长处理的症状，包括了消化不良、感冒，以及心灵上的紧张不安。

德国洋甘菊精油的重要成分是母菊天蓝烃，呈现颜色是清澈的靛蓝色。但原植物本身并不具备这样的蓝，而是经蒸馏提炼的过程才出现的成分，主要功效是强力消炎。不过，德国洋甘菊精油极优异的消炎效果，实际上是母菊天蓝烃、α－没药醇、倍半萜内酯的协同作用所带来的强效。临床发现德国洋甘菊的强力消炎主要表现在妇科问题（例如痛经）、消化系统（例如十二指肠溃疡）等。

蓝色精油除了消炎外，通常也能止痛、抗皮肤过敏，德国洋甘菊也不例外。对于感染引起的疼痛，如膀胱炎，或受伤引起的关节肿痛、肌肉酸痛，在配方中加入德国洋甘菊精油，搭配具目的性的按摩及冷热敷，都能得到很好的疗效。

至于心灵上的过敏，例如焦虑及内缩，继而表现在皮肤上的疹子或发痒、干燥、脱皮，也都能在这拥有悠远医疗历史的药草中找到缓解的力量。

选购重点

德国洋甘菊中的主要成分母菊天蓝烃，颜色为清澈的靛蓝色，遇冷容易凝结，所以可用荷荷芭油稀释保存。

罗马洋甘菊与德国洋甘菊是不同属不同种的植物，主要功效也大不相同，但市面上名称常有混淆，请消费者认明正确的拉丁学名再购买。

代表成分

倍半萜烯（母菊天蓝烃）、倍半萜醇（α－没药醇）、倍半萜氧化物类、倍半萜内酯。

侧重属性

- 生理疗效：消炎、止痛、抗敏，改善消化系统及妇科问题。
- 心理疗效：镇静平衡神经系统，驱散心中的乌云，抬头即见蓝天。

使用禁忌

无。

代表配方

- 三重喜配方（1%）
  德国洋甘菊 2 滴＋永久花 1 滴＋大马士革玫瑰 3 滴＋ 15ml 圣约翰草浸泡油＋ 15ml 甜杏仁油。可于睡前或任何需要的时候涂抹脸部、全身或脊椎两侧。此配方消炎及安抚性极高，能使禁锢的心灵一瓣瓣溶解开来。高剂量（10%）可调理女性机能问题，例如各种经期胀痛、心因性盆腔发炎；低剂量（1%）则是绝佳的情绪调理配方，尤其是无名的愤怒、各种高亢的情绪，能使其在短时间内冷静下来。另外亦可用来当作敏感性肌肤的保养面油，能够美白、淡斑、愈合伤口、镇静抗敏，搭配玫瑰纯露使用，保湿效果极佳。

1-6-7

罗马洋甘菊

英文俗名	Roman Chamomile
拉丁学名	*Anthemis nobilis / Chamaemelum nobile*
其他俗名	春黄菊、母亲草
植物科属	菊科春黄菊属
主要产地	法国、智利、英国
萃取部位	花
萃取方式	蒸馏

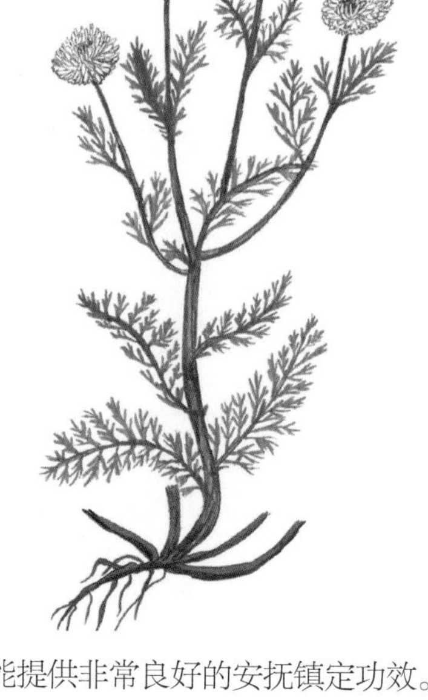

外观特征

羽状复叶具有香气，茎干柔软矮小，根茎匍匐生长，常被当作地被植物而栽种，开白色重瓣的小花，花型饱满，花朵的香气会因产地不同而有差异。

精油特性

俗名 Chamomile 有着“地上的苹果”之意，是形容其香气。在遥远的古埃及时期，罗马洋甘菊因为芬芳香气而被当作神圣药草，祭司会拿它来祭祀太阳神，并且用来缓解高烧及预防中风。而古希腊和罗马时期也都有药用历史，到了公元 6 世纪，更广泛运用在民间医疗上，主要是处理失眠、神经痛、皮肤病、风湿及头痛等问题，饮用罗马洋甘菊药草茶亦可安抚焦虑、歇斯底里、梦魇等情绪。

罗马洋甘菊拥有精油中较少见的酯类，欧白芷酸异丁酯，它具有绝佳的放松效果，可以抗痉挛、安抚神经系统及退烧。在情绪调整上，对突如其来事件感到惊慌失措的个案，能够有效提供如“母鸡保护小鸡”般的安全感，让个案能够安定神经，抚平受到震惊的情绪。用于皮肤系统，则能呵护娇嫩脆弱的肤质，例如婴幼儿皮肤，或不明原因的过敏起疹，以及受到惊吓的皮肤状况，例如激光照射过后的红肿肤质，都能提供非常良好的安抚镇定功效。

罗马洋甘菊精油具有“抚慰”及“保护”特质，亦是极适合婴幼儿使用的芳香守护神，无论是用于感冒退烧，还是情绪受到惊吓、莫名的腹痛、瘙痒（例如水痘）等问题，它都能够抚慰及保护婴幼儿的身与心。

选购重点

罗马洋甘菊与德国洋甘菊是不同属不同种的植物，主要功效也大不相同，但市面上常易混淆名称，请确认拉丁学名再购买。

罗马洋甘菊的气味介于青草香与苹果香之间，但因产地与品种的不同，成分比例及疗效也有些微不同，原则上法国与比利时所栽种的品种，青草味较重，对于神经系统的影响较佳，而英国所栽种的品种则气味优雅甜美，较偏苹果般的香甜，安眠效果较佳，消费者可依目的及喜好来选择。

代表成分

酯类（欧白芷酸异丁酯、欧白芷酸异戊酯）。

侧重属性

- **生理疗效**：抗痉挛、安抚中枢神经系统、缓解婴儿起疹及发烧。

- 心理疗效：平抚焦虑、混乱的情绪，化解恐惧。

使用禁忌　无。

代表配方
- 夜之守护神配方
罗马洋甘菊 5 滴 + 岩玫瑰 3 滴 + 穗甘松 1 滴 + 甜橙 5 滴 + 真正薰衣草 1 滴。此复方精油可于婴幼儿睡前进行扩香，或是再加入 50ml 的甜杏仁油中调成 1.5% 复方按摩油，按摩婴幼儿的双脚、小肚子以及脊椎两侧，可以安抚敏感情绪，建立安全感，并且预防婴幼儿夜啼等问题。

1-6-8

摩洛哥蓝艾菊

英文俗名	Blue Tansy
拉丁学名	*Tanacetum annuum*
其他俗名	无
植物科属	菊科艾菊属
主要产地	摩洛哥、土耳其
萃取部位	开花之全株药草
萃取方式	蒸馏

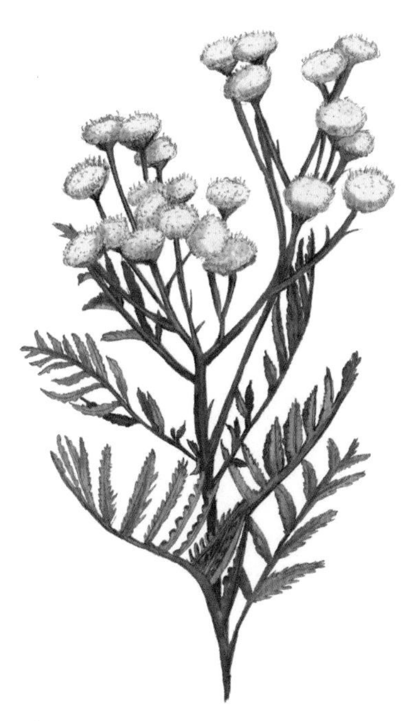

外观特征　典型的菊科花朵，开鲜黄色的花，亦有白色重瓣、黄色花心的品种，气味甜美。

精油特性　在所有的蓝色精油中，摩洛哥蓝艾菊的颜色最深，气味最甜，亲肤性高，故一般大众的接受度很高。其中所含高比例的母菊天蓝烃，对于皮肤与呼吸道的抗敏效果非常出色。商业用途上，常被提取出来作为防晒剂及护唇膏的材料；医学用途上，则利用它来做成具有抗组织胺（抗发炎）效果的药物，是富有医疗及经济价值的药草植物之一。

母菊天蓝烃这个化学成分是菊科植物特有的成分，也是摩洛哥蓝艾菊、德国洋甘菊、南木蒿、西洋蓍草等蓝色精油的颜色来源。上述这些精油在精油界有四大蓝天王的封号，其疗效则普遍反映在抗敏、消炎、抗痉挛、处理消化性溃疡，以及激励肝脏再生等生理功效上。尤其是摩洛哥蓝艾菊，临床显示它能同时激励神经传导与受体，对于人体的免疫系统有强大的激励作用。另外在心理情绪上，对于那些自我防御过度、无法与外界沟通的人，摩洛哥蓝艾菊有助于建立自信与畅所欲言，并且提升面对外界环境变动的适应能力。

1-6-8

摩洛哥蓝艾菊

选购重点

摩洛哥蓝艾菊的精油颜色为静谧的深蓝色，气味很甜。市面上也有些产品是先以荷荷芭油稀释之后才出售。

代表成分

倍半萜烯（母菊天蓝烃）、单萜烯（松油萜、柠檬烯）、单萜酮（樟脑）。

侧重属性

- 生理疗效：抗皮肤及呼吸系统过敏、抗组织胺 / 消炎、改善气喘、缓解肺气肿。
- 心理疗效：提升自信，畅所欲言。

使用禁忌

无。

代表配方

- 自信与勇气配方（5%）
  零陵香豆 2 滴 + 摩洛哥蓝艾菊 2 滴 + 丁香花苞 2 滴 + 香草 1 滴 + 阿拉伯茉莉 3 滴 + 圣约翰草浸泡油 10ml。涂抹喉轮、心轮及第二脉轮，能放松紧绷戒备情绪，提升自信，让人勇于为自己发声。女性生理期、男性更年期亦能使用，以度过周期性的情绪失调。因为摩洛哥蓝艾菊能提升对环境的适应力，适合用于生命情境产生变化时，例如转换新跑道、巨大的环境变动，也帮助融入新环境，提升认同感。

1-6-9

其他菊科植物

野洋甘菊 Wild Chamomile

拉丁学名 *Ormensis multicaulis* 或 *Ormensis mixta*，产于摩洛哥，又叫摩洛哥洋甘菊。精油由花朵蒸馏而成，主要成分是单萜醇（薰衣草棉醇）、单萜烯（α－松油萜、柠檬烯）、氧化物（1,8－桉油醇），能抗菌、抗感染，适用于生殖泌尿系统与皮肤发炎的情况，也能止痛经、偏头痛与肌肉关节疼痛，可以促进肝脏功能，调理肝脏，对于精神紧张所引起的肌肉紧绷，也有放松的效果，有失眠问题的人可以将其列入按摩油配方中，还能帮助找回身体与心灵的弹性。

南木蒿 Southernwood

拉丁学名 *Artemisia arborescens*，原产于地中海一带，是摩洛哥的特产，略带苦味，当地人常会将南木蒿与薄荷叶一起泡茶，于饭后饮用一小杯，有助消积化食。精油由叶片蒸馏而成，主要成分是单萜酮（β－侧柏酮、樟脑）、单萜烯（月桂烯、桧烯）、倍半萜烯（母菊天蓝烃）。可以修护黏膜、化解黏液，有益治疗各种呼吸系统的感染，而母菊天蓝烃具有强力消炎的特性，单萜酮又能促进细胞修护与更新，因此也很适合用来治疗皮肤炎。因含有酮类，孕妇与婴幼儿不宜使用。

印蒿 Davana

拉丁学名 *Artemisia pallens*，产于印度，其花用来献给湿婆神，是印度教中重要的植物之一。精油由叶片蒸馏而得，气味略带发酵感，类似酒香，主要成分是倍半萜酮（印蒿酮）、倍半萜烯（大根老鹳草烯）与苯基酯类（肉桂酸甲酯）。能够消解黏液、抗菌与消炎，可处理呼吸系统及生殖泌尿系统的感染，还能够止痛、抗痉挛，如同其他菊科艾属的植物，很适合女性使用，能缓解痛经与调节经血过少状况。印蒿略带酒香的特性，也能为心灵带来一股小酌过后微醺的感受，能忘却忧虑，放掉我执。孕妇与婴幼儿应小心使用。

银艾 White Sage brush

拉丁学名 *Artemisia ludoviciana*，生长于美洲，又俗称白色鼠尾草，但其实是菊科艾属的植物，并非鼠尾草所属的唇形科（另一俗称白色鼠尾草的则是 *Salvia apiana*，叶片比较厚），美洲原住民常用在各种仪式中，具有净化的效果。精油由叶片蒸馏而成，主要成分是单萜醇（龙脑、沉香醇、艾蒿醇）、单萜烯（β－松油萜、对伞花烃）、酯类（乙酸蒿酯）与单萜酮（樟脑）。能够强力抗菌、抗病毒，能治疗呼吸道与生殖泌尿道的感染，其净化效果就是来自于此特性。还能促进身体循环，排除多余的体液，调理淋巴系统、提振免疫力，针对肌肉关节疼痛也有止痛的效果，针对肌肤则可以治疗痤疮与皮肤炎、淡化疤痕、加速细胞更新。因含有酮类，孕妇与婴幼儿不宜使用。

一枝黄花 Gold Rod

拉丁学名 *Solidago canadensis*，原生于加拿大，具有强大的繁殖力与适应力，因此现在世界各地皆可见其踪迹。精油由花朵蒸馏而得，主要成分是倍半萜烯（大根老鹳草烯）与单萜烯（β－松油萜、柠檬烯、月桂烯），能抗菌、抗感染，提振免疫力与抗肿瘤，还能够缓解呼吸道的痉挛、止咳、祛痰，缓解支气管炎、气管炎的不适，治疗生殖泌尿系统的感染，对于神经系统的失调也有调理的效果，帮助失序的身体归位。

万寿菊 Tagetes

拉丁学名 *Tagetes minuta*，原生于南美洲，现在则主要产于印度、尼泊尔，传统上会用万寿菊药草茶来治疗感冒、呼吸道感染以及胃病。精油由花朵蒸馏而成，主要成分是单萜酮（双氢万寿菊酮、顺式万寿菊酮），具有抗菌、抗微生物、抗霉菌的效果，可用来治疗因为潮湿所引起的感染，如生殖泌尿道感染与香港脚，能软化角质、促进细胞更新，低剂量使用于皮肤上，有助角质代谢与疤痕淡化。含有少量呋喃香豆素，有光敏性，使用后要避免晒太阳。含有单萜酮，有神经毒性，孕妇与婴幼儿不宜使用。

夏白菊 Feverfew

拉丁学名 *Tanacetum parthenium*，原产于欧洲，中文又叫解热菊，在欧洲是历史悠久的药草，早期是用来治疗发烧，近年来则是运用在镇痛，特别是偏头痛、痛经与关节疼痛上。精油由全株植物蒸馏而得，主要成分是酯类（乙酸菊烯酯）、单萜酮

1-6-9

其他菊科植物

（樟脑）与单萜烯（α－松油萜），精油一样有止痛、抗痉挛、消炎的功效，可以处理慢性疼痛、神经痛、偏头痛、痛经与肌肉关节疼痛，以及皮肤炎，还能消解黏液、祛痰。具神经毒性且轻微通经，孕妇与婴幼儿不宜使用。

雅丽菊 lary

拉丁学名 *Psiadia altissima*，生长于马达加斯加，当地人将雅丽菊运用在治疗皮肤问题上，如牛皮癣与皮肤痒。精油由全株植物蒸馏而得，主要成分是单萜烯（α－松油萜、β－松油萜、柠檬烯、反式－β－罗勒烯）、倍半萜烯（大根老鹳草烯、β－丁香油烃），可以抗感染，有益于呼吸道的顺畅、预防感冒，也能治疗各式皮肤炎、牛皮癣与皮肤痒，雅丽菊可以促进身体循环、消除疲劳，能补充身心的能量，改善虚弱不振的状态。

薰衣草棉 Santolina

拉丁学名 *Santolina chamaecyparissus*，又叫棉衫菊或银灰菊，原生于地中海西部与中部地区，在欧洲是著名的驱虫药草，还能驱赶肠道寄生虫。精油由全株植物蒸馏而成，主要成分是单萜酮（蒿酮）、单萜烯（β－水茴香萜、月桂烯），能够抗念珠菌感染、驱蚊虫，还能够舒缓呼吸道的不适。含有单萜酮，有神经毒性，孕妇与婴幼儿不宜使用。

岬角甘菊 Cape Chamomile

拉丁学名 *Eriocephalus punctulatus*，产于南非，是新兴精油之一，当地人相信岬角甘菊能够安抚婴幼儿的惊吓，让他们有美好的梦。精油由开花的全株植物蒸馏而成，是多分子型精油，成分高达两百多种，主要成分是酯类（2－甲基丁酸异丁酯、异丁酸异丁酯），同时具有罗马洋甘菊与德国洋甘菊的特性，能够消炎、抗过敏，很适合用来治疗皮肤的红疹与痒，也有助于肌肉的放松，安抚焦虑、紧绷的情绪，帮助睡眠，由于性质非常温和，很适合婴幼儿使用。

岬角雪灌木 Cape Snow Bush

拉丁学名 *Eriocephalus africanus*，产于南非，是新兴精油之一，因为和迷迭香有许多相近的特质，因此又称为南非野生迷迭香，传统上会用来治疗感冒、胀气与肠绞痛，还能活化头皮毛囊，有助生发，也能当作利尿剂或是排汗剂，帮助排除身体多余的水分。精油由开花的全株植物蒸馏而成，主要成分是单萜烯（桧烯、β－水茴香萜）、酯类（乙酸沉香酯），精油的功效和药草类似，可以促进循环，提振免疫力，也能排除身体多余的水分。

加拿大飞蓬 Erigeron / Canadian horseweed

拉丁学名 *Conyza canadensis*，产于北美洲，北美原住民运用其酊剂来治疗痛风、风湿性关节炎与血管栓塞的问题。精油蒸馏自开花的全株植物，主要成分是单萜烯（柠檬烯、月桂烯）与倍半萜烯（大根老鹳草烯），具有清热解毒的功效，还可以消炎、止痛，很适合拿来调理肝脏，舒缓身体慢性发炎的燥热感。

1-7 ·唇形科· Lamiaceae

1-7-1

真 正 薰 衣 草

英文俗名	True Lavender
拉丁学名	*Lavandula angustifolia / Lavandula vera / Lavandula officinalis*
其他俗名	狭叶薰衣草、细致薰衣草
植物科属	唇形科薰衣草属
主要产地	法国、保加利亚、克罗埃西亚、乌克兰
萃取部位	开花的药草
萃取方式	蒸馏

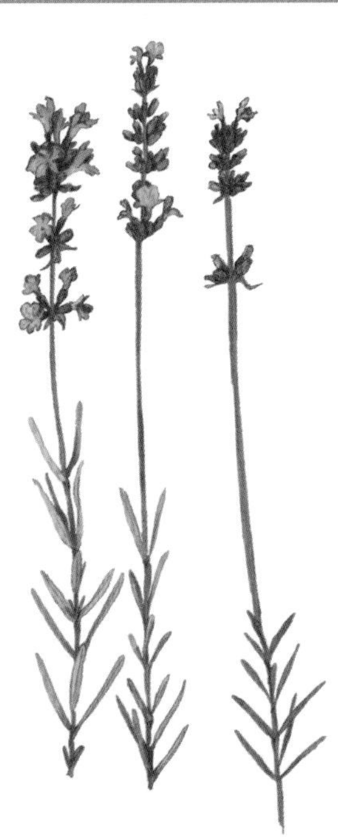

外观特征

四方茎，狭长叶，以灌木型式丛生。穗状花序，花穗较短，紫蓝色花（少数开白花），花茎约 60 公分高且无分支。

精油特性

率先使用“芳香疗法”一词的法国化学家盖特福赛（Gattefossé），在一次严重烫伤时，用薰衣草精油处理，之后没留下任何疤痕，绝佳疗效令他惊艳，从此投入精油的研究与推广并逐渐吸引愈来愈多人重视，可说当代芳香疗法的蓬勃跟薰衣草关系匪浅呀！

公元 1 世纪，药理学与植物学家迪奥科里斯撰写的《药物论》，已有薰衣草用于医疗的相关说明。波斯人及希腊罗马人会在传染病爆发时，于病房内焚烧薰衣草枝，以提升免疫力，并驱除不佳气味。而骁勇善战的罗马军队，更将薰衣草视为必备品，用来治疗伤兵，及安抚精疲力竭的战士。他们将薰衣草放入泡澡水中，借由散发的香气，彻底放松身心。Lavender 的拉丁字根“Lavare”，原意为清濯，再次说明薰衣草在欧洲文明中是与净身分不开的！现代人也喜欢在浴缸内洒上几滴薰衣草精油，全身浸泡，既能消解一天的疲劳，又可增添生活情调。

中世纪时，香水重镇格拉斯（Grasse）会以薰衣草精油染制皮革，当时欧洲一度遭瘟疫肆虐，但皮革工人没染上瘟疫，这让当地人更深信薰衣草的强大功效，能让他们远离瘟疫。

薰衣草也是所有标榜敏感型清洁护理用品的最佳拍档！因为甜美细致的气味，像极了母亲的温暖怀抱，具抚慰力量，让人

1-7-1

真正薰衣草

在最深切的感动中，获得最大的滋养。而且成分多元又温和，适合婴幼儿及长期使用。若与其他精油调和，协同作用可产生一加一大于二的效果，这些都是真正薰衣草之所以独特的原因。

其镇静作用也闻名遐尔，过去欧洲人认为它可克制青少年过盛的情欲及方刚的血气，于是将薰衣草纯露洒在少女的头上，以防止她们在青春期时不慎失足。现代它仍然普遍被用于治疗心绪不宁、头痛、失眠等症状。

真正薰衣草野生于高海拔地区，生长环境愈恶劣，精油质量愈佳。不过传统的栽种方式使得产量逐年锐减中，近年来出现以扦插方式培育的另一品种“梅耶薰衣草”（Maillette），它可在多样环境条件下生长，且萃油率较高，是目前市场上占有率最多的真正薰衣草品种。但既然是扦插繁殖，亲代之间的长相就完全相同，因此，跟野生的真生薰衣草比较时，或许气味的差异不大，但能量上却少了成长过程的挣扎，故疗愈深度较弱些。

选购重点

易与醒目薰衣草精油混淆，故应留意瓶身拉丁学名的标示。就气味而言，醒目薰衣草香甜浓烈，真正薰衣草则香甜中带点青草气息，更为细致；以单价来说，醒目薰衣草由于产量多，因此价格便宜，而真正薰衣草产量很少，相对单价高。

代表成分

酯类（乙酸沉香酯）、单萜醇（沉香醇）、倍半萜烯。

侧重属性

- 生理疗效：镇静、消炎、止痛、降血压、助眠。
- 心理疗效：如同受到母爱的滋养，被全然理解与接纳。

使用禁忌

无。

代表配方

- 心因性的皮肤瘙痒配方（1%）
  真正薰衣草 20 滴 + 甜杏仁油 100 ml。每天涂抹患部 1 ～ 2 次。
- 外伤时的皮肤修护用油配方（2%）
  真正薰衣草 6 滴 + 永久花 3 滴 + 岩玫瑰 3 滴 + 圣约翰草浸泡油 30 ml。涂抹在已止血的伤口上，约 2 小时擦 1 次，可加速伤口愈合，不留疤痕。
- 沐浴净身，可将 10 滴薰衣草精油滴在浴缸中（水温不要超过 38℃，水的高度在胸口下），沐浴后浸泡约 5 分钟即可起身，可消解疲劳并帮助睡眠。

相关精油

跟真正薰衣草相同品种的精油，主要有高地薰衣草（Lavender highland），较温和香甜；喀什米尔薰衣草（Kashmir Lavender），主产于印度喜马拉雅山麓，地处高海拔，酯类含量更高，气味非常甜美，是真正薰衣草界的明日之星。

1-7-2

醒目薰衣草

英文俗名	Lavandin
拉丁学名	*Lavandula burnatii / Lavandula hybrida*
其他俗名	大薰衣草
植物科属	唇形科薰衣草属
萃取部位	开花的药草
萃取方式	蒸馏

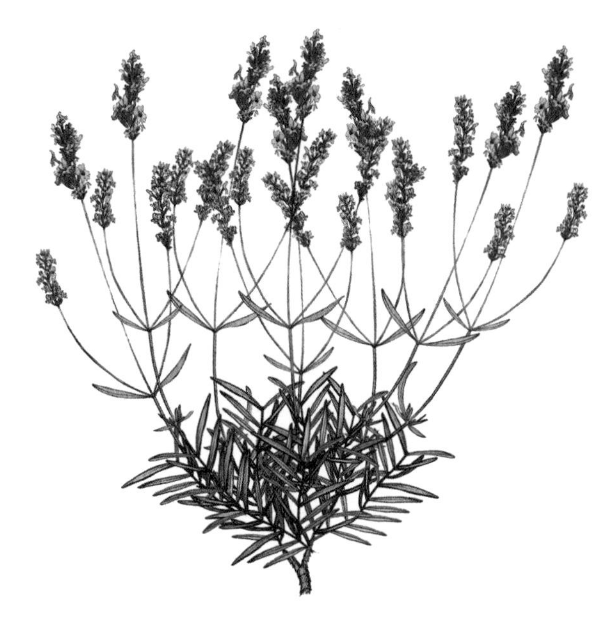

外观特征

四方茎，狭长叶，以灌木型式密集丛生。主茎下方约 20 公分两侧另长侧茎。穗状花序，紫蓝色花，色泽饱满。

精油特性

在风景明信片中看到的典型薰衣草田，普罗旺斯蓝天映衬着满山遍野的紫，就是醒目薰衣草。它生长高度约海拔 500 米，是真正薰衣草（高度约 800 米）及穗花薰衣草（高度约 200 ~ 600 米）的杂交品种。最早是拜蜜蜂勤作工之赐，每年 8 月初当起大自然的传媒。后来人类为求生产效率，1890 年代开始人工栽种，1927 年首度扦插成功，不但能大量生产，相同血统也保证质量稳定，旋即开启了精油为香水工业贡献的序曲。

由于价格便宜（萃油量是真正薰衣草的三、四倍）、气味接近，经常被拿来混掺真正薰衣草。但实际上，两者的成分、作用与能量属性，皆大相径庭。

醒目薰衣草的成分中，有来自沉香醇的温暖支持，及乙酸沉香酯的甜美包容，很适合有空间恐惧症或社交障碍的个案。醒目薰衣草喜欢长在广大的田野中，又能密集丛生，生命力十分坚韧，能抵挡病虫害，故对应性格害羞的人，可以助其适应新环境。

选购重点

常被拿来混充价格较高的真正薰衣草精油，为免因标示不清而买错，建议洽询专业进口商或代理商。

代表成分

酯类（乙酸沉香酯）、单萜醇（沉香醇）。

侧重属性

- 生理疗效：消解肌肉酸痛、处理皮肤问题（抗感染、愈合伤口）。
- 心理疗效：像孩童般天真无邪，让人敞开心扉，无所惧怕。

使用禁忌

少数产地的醒目薰衣草，樟脑含量稍高，倘若觉得该精油闻起来较刺鼻，孩童使用时仍要斟酌剂量。

代表配方

- 消除紧张恐惧的配方（1%）
  莱姆 4 滴 + 醒目薰衣草 3 滴 + 安息香 3 滴 + 甜杏仁油 50ml。每天 4 ~ 6 次涂抹腹部或太阳神经丛，可加强本我自信，消除恐惧。

1-7-2

醒 目 薰 衣 草

- 预防肌肉伤害配方（1%）
  醒目薰衣草 10 滴 + 乳香 5 滴 + 桔叶 5 滴 + 甜杏仁油 50ml + 琼崖海棠油 50ml。在运动前按摩肌肉，能预防运动伤害。

相关精油

超级醒目薰衣草 Lavandin Sweet, super

是众多醒目薰衣草中，酯类含量最高者，气味甜美好闻，抗痉挛效果也最好。

葛罗索醒目薰衣草 Lavandin Grosso

是众多醒目薰衣草中，萃油量最高者，每年的精油产量是真正薰衣草的十倍，但价格大约只有一半。不过酯类含量比较少。

亚拉醒目薰衣草 Lavandin Abrial

气味及作用很接近真正薰衣草，经常被拿来当作真正薰衣草的替代品。近年因病虫害的缘故，产量较少，相对价格也较高。

1-7-3

穗 花 薰 衣 草

英文俗名	Spike Lavender
拉丁学名	*Lavandula latifolia / Lavandula spica*
其他俗名	宽叶薰衣草
植物科属	唇形科薰衣草属
主要产地	西班牙、法国
萃取部位	开花的药草
萃取方式	蒸馏

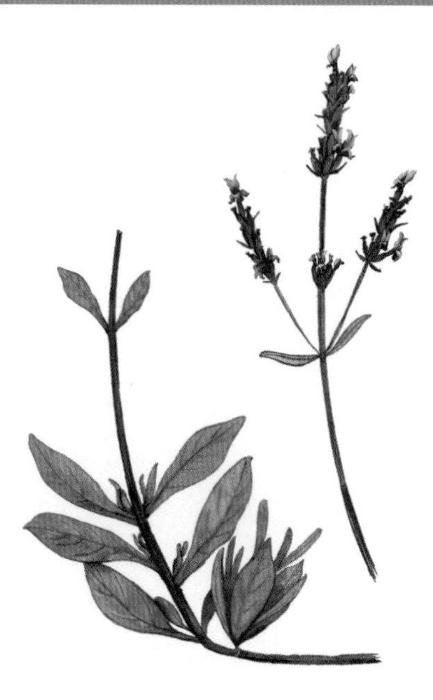

外观特征

外形较高大，穗状花序更为密集，灰蓝色花。幼叶对生、有绒毛、灰白色。主茎两旁有小侧茎，叶子较真正薰衣草大，像汤匙状而非狭长形，以灌木型式丛生，高度从 30 ～ 80 公分不等，最高时可长到 1 米，干枯时呈灰白色。

精油特性

穗花薰衣草又被称作“雄壮薰衣草”，相较于其他外形秀气的薰衣草家族成员，它有着较壮硕的体态，加上充满高音上扬的气味（1,8 － 桉油醇），穗花薰衣草俨然在一片阴柔甜美的薰衣草界中，扮演起“生猛”的角色，对应有如父亲或女强人的形象。故很适合在外过度奔波，一肩撑起半边天，但其实渴望一双无形手来照护自己的人。穗花薰衣草能当起陪伴聆听的角色，给予温暖支持，让人重新拾起动力。

它最为人津津乐道的功效，是对烫伤的照护，若第一时间以穗花薰衣草处理，可以快速消退，且不留下任何痕迹，这归功于沉香醇和氧化物的抗菌与减缓热疼痛效果，以及单萜酮的强大再生力，让患部能尽速复原。

处理幼童的呼吸道问题，也是穗花薰衣草的强项，尤其身处在尘螨无处不在的环境中，它适合用来调理长期的呼吸道困扰。

选购重点

一般不容易买得到，建议洽询专业进口商或代理商。

代表成分

氧化物类（1,8 － 桉油醇）、单萜醇（沉香醇）、单萜酮（樟脑）。

侧重属性

- 生理疗效：处理咳嗽，促进细胞再生。
- 心理疗效：轻快的驭风而行，温和中带着清爽明朗。

使用禁忌

气味上扬，儿童使用时先以低剂量（2%）测试，视情况再行加减。

代表配方

- 烫伤时的急救配方：
  穗花薰衣草、茶树精油以等比例混合。纯油涂在患部，急症时每半小时擦 1 次，待症状趋缓改以 2 小时擦 1 次，可缓和烫伤时的不适、加速伤口复原及皮肤再生。

- 呼吸道畅通专用配方（1.5%）
  穗花薰衣草 2 滴 + 葡萄柚 4 滴 + 白千层 2 滴 + 安息香 1 滴 + 甜杏仁油 30ml。每天早晚各 1 次按摩鼻腔四周。

1-7-4

头状薰衣草

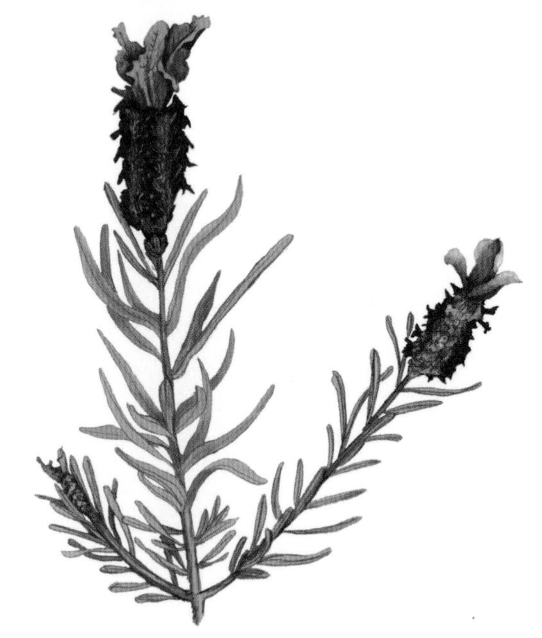

英文俗名	Spanish lavender / French lavender
拉丁学名	*Lavandula stoechas*
其他俗名	西班牙薰衣草、法国薰衣草
植物科属	唇形科薰衣草属
主要产地	西班牙、葡萄牙
萃取部位	开花的药草
萃取方式	蒸馏

外观特征

叶片狭长，灰色，植株可达 70 公分高。圆锥状的花穗短且粗，开美丽的暗紫色花，顶端像蝴蝶翼的苞片为主要特征。

精油特性

西班牙人又称它“加冕薰衣草”，花穗上的苞片，仿佛一只紫色的蝴蝶停驻，也像是为大地与天空接上了天线，正好呼应它含酮类的特质。如此鲜明的外形，适合当庭园观赏植物，也常做成干燥花供摆饰用。

从古罗马时期至中世纪，头状薰衣草常被用于消毒，因为强烈刺鼻的樟脑味，让古希腊罗马人习惯把它放在洗衣房或浴室，借着散放出来的气味，达到环境消毒的效果。时至今日，人们依然把它放在浴缸中或用来洗刷身体，以消毒净身。欧洲人还常将其植株做成杀虫喷雾，特别是对付蚜虫，也用来消毒狗窝。

“灰”绿色的叶面，呼应它富含单萜酮成分，比例高约 70% ~ 80%。故有些人认为危险，加上气味不若其他薰衣草讨喜，而建议扬弃这种“不好用”的薰衣草！但其实仔细分析成分，只有樟脑较具刺激性，小茴香酮及马鞭草酮则温和许多，使用上只要降低剂量，就是溶解鼻腔黏液的绝佳用油！

加上其他成分的协同，特别有助于跟自己对话及联结内外。高比例单萜酮在低剂量使用下，尤能有益神经传导，唤醒我们的感官知觉。

选购重点

一般不容易买得到，建议洽询专业进口商或代理商。

代表成分

单萜酮（小茴香酮、樟脑）。

侧重属性

- **生理疗效：**溶解痰液、杀菌。
- **心理疗效：**开启与内在自我的联结，穿透迷雾。

使用禁忌

孕妇幼儿不宜，若遇特殊情况也要从低剂量（约 1%）使用。

代表配方

- **驱虫喷雾配方（20%）**
  头状薰衣草 10ml + 万寿菊 5ml + 柠檬

香茅 5ml，注入 20ml 的酒精后，充分混合，再加入 60ml 蒸馏水，混合均匀后装入喷雾瓶。用于环境消毒的最后一道程序。

· **鼻腔黏液或痰液溶解配方（1.5%）**
头状薰衣草 7 滴 + 安息香 2 滴 + 甜杏仁油 30ml。每天 4 次涂抹于鼻腔或喉咙周围，可配合按摩。

1-7-5

快 乐 鼠 尾 草

英文俗名	Clary Sage
拉丁学名	*Salvia sclarea*
其他俗名	清澈鼠尾草、南欧鼠尾草、香紫苏
植物科属	唇形科鼠尾草属
主要产地	法国、俄罗斯
萃取部位	全株药草
萃取方式	蒸馏

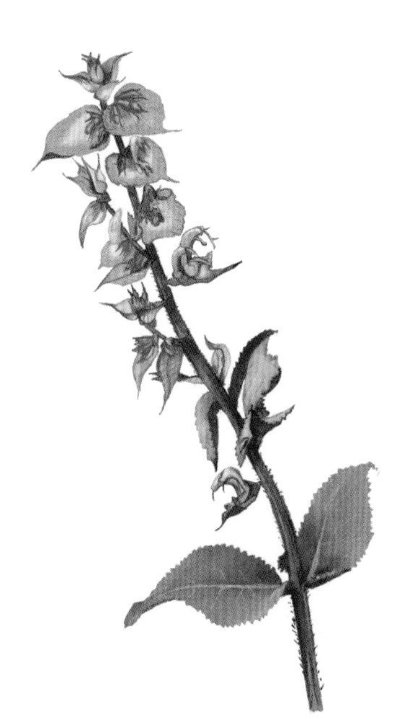

外观特征 叶面有皱褶、布满细小腺毛，四方茎干略带红色，约 8 月盛开白、紫或粉红色的花。

精油特性 古代欧洲人将快乐鼠尾草的种子收集浸泡后，用其汁液来治疗眼睛疲劳、干涩、视线模糊等眼疾，因此又有一个充满灵性的古老名字，叫作“清澈之眼”（Clear-eye）。

精油中最关键成分是双醇（快乐鼠尾草醇），结构近似荷尔蒙，对女性机能有平衡调理作用，再加上含硫化合物，让其气味与功效更贴近生物本能，难怪有人形容“它味道像极了男人的体味！”，这独特的男人味，究竟代表汗臭味抑或男性魅力，正如快乐鼠尾草的气味，大众接受度颇两极化。

但可以肯定的是它有助于现代人找回身体感知，让平时西装笔挺、脑袋过度思考的人，经过快乐鼠尾草的催化后，逐渐卸除不必要的武装，并充分找回身体的自主性，也因此得以放松了。所以使用快乐鼠尾草之后，常容易产生比较生理层面的梦境，经过适当解读会发现，那代表跟最真实的自已紧密联结，或许可从中得到一些启示。

精油成分属于多分子型，疗效多元而全面，让快乐鼠尾草几乎成为治百病的万灵药，跟真正薰衣草一样，适时在配方中加入它，会让整体气味更丰富，效用更加乘！

快乐鼠尾草可处理肩疼腰酸背痛问题，虽

1-7-5

快乐鼠尾草

然也抗痉挛，但对经常用油的人来说，或许当下比较无法感受其抗痉挛作用，也就是说不能等到急症才用，平日就该用它进行身心保养。

以色列的农业研究组织“沃尔卡尼中心”（Volcani Center）近期发现，快乐鼠尾草种子油富含 Omega-3、以及许多积极抗炎抗菌的活性成分，其抗氧化效果甚至可媲美辅酶 Q10 和维生素 E，目前已被大量商业栽种，准备生产作为保健食品。

选购重点

名字与鼠尾草相近，容易混淆，但两者成分差异很大，鼠尾草是以单萜酮为主，快乐鼠尾草是以酯类为主。关键成分是快乐鼠尾草醇，其含量的多寡决定此精油的等级。若想侧重女性机能调理时，建议洽询有信誉的专业进口商或代理商，选购所需的精油等级。

代表成分

双醇（快乐鼠尾草醇）、酯类（乙酸沉香酯）、含硫化合物。

侧重属性

- 生理疗效：抗痉挛、调经、放松。
- 心理疗效：与自我充分联结，让人感到充满希望，顺应该走的方向。

使用禁忌

乳腺病患，癌症病人禁用。

代表配方

- 充血性痛经配方（10%）
  快乐鼠尾草 5 滴 + 罗马洋甘菊 6 滴 + 沉香醇百里香 9 滴 + 山金车浸泡油 10ml。痛经时，每半小时擦 1 次。
- 胸部保养配方（3.3%）
  快乐鼠尾草 4 滴 + 玫瑰天竺葵 4 滴 + 欧芹 4 滴 + 柠檬香茅 8 滴 + 榛果油 30ml。每天沐浴后涂抹胸部，以淋巴引流手法轻轻按摩。

1-7-6

鼠尾草

英文俗名	Sage
拉丁学名	*Salvia officinalis*
其他俗名	洋苏草、庭园鼠尾草、圣母草
植物科属	唇形科鼠尾草属
主要产地	法国、克罗埃西亚
萃取部位	全株药草
萃取方式	蒸馏

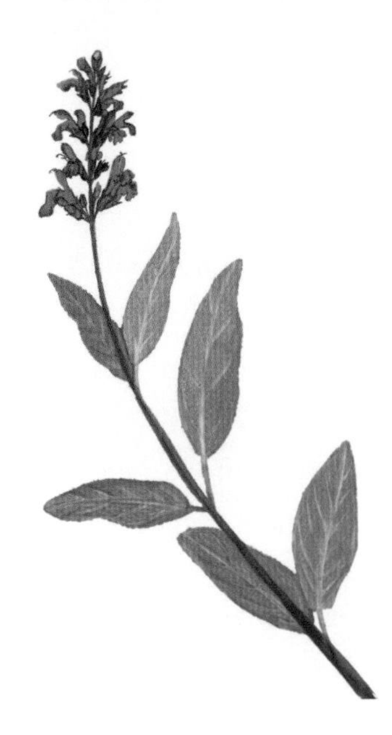

外观特征

小型灌木植物，高约 50 ~ 70 公分，叶片灰绿色，表面毛茸茸，开蓝紫色唇形花。

精油特性

传说圣母玛利亚手抱着耶稣，一路躲避希律王的追兵，最危急时曾拜托花园里的植物来协助，但只有鼠尾草伸出援手，将圣母母子掩护起来。从此鼠尾草又叫圣母草，药草地位崇高，受到圣母祝福："从现在直到永远，你将会是全人类最喜爱的植物，我给予你治疗人类所有病痛以及确保他们远离死亡的力量，正如同你庇护我一样！"

鼠尾草的拉丁学名 Salvia，源自拉丁文 salvare，为"拯救"之意，13 世纪的欧洲流传一句俗谚："花园里有鼠尾草的人家，就不会看见死亡。"鼠尾草具有强大的药学作用，长期在欧洲的医疗保健领域中扮演重要角色，可用来处理肝病、感官能力衰退与记忆力丧失；法国国王路易十四更是每天食用这个万灵丹，法国俗谚即称："鼠尾草能帮助神经，以其强大的力量治愈麻痹，可健步如飞。"希腊人习惯饮用新鲜鼠尾草叶汁，来加强自身免疫力；美国印第安人则用来进行"汗屋仪式"（Sweat Lodge ceremonies），将鼠尾草、雪松等药草，以熏蒸方式施作，据说不管是大病、小病还是心灵受创、精神问题，以鼠尾草为主的汗屋仪式都相当有疗效。

1938 年生物学家科罗斯辛斯基（Kroszcinski）与彼丘斯卡（Bychowska）的研究显示，鼠尾草对于冷感、卵巢充血、生理期疼痛或更年期的大量出汗等妇科问题，有强力的疏通排解效果。正如同为鼠尾草属的中药材丹参（*Salvia miltiorrhiza*），也是妇科常见用药，以活血化瘀见长。

选购重点

有些不同等级，建议可多比较气味感受来挑选质量优良的精油。

代表成分

单萜酮（α－侧柏酮、β－侧柏酮、樟脑）、单萜醇（沉香醇）。

侧重属性

- 生理疗效：通经、消解黏液（化痰）、利胆（促进胆汁分泌）。
- 心理疗效：清澈利脑，回归自我。

使用禁忌

孕妇、幼儿、癫痫不宜。因含高比例酮类，忌单独长期使用。

代表配方

- 经期疼痛配方（10%）
  鼠尾草 10 滴＋永久花 5 滴＋柠檬香茅 5 滴＋山金车浸泡油 10ml。生理期间每天涂抹下腹部至少 3 ~ 4 次，痛经发生当下每半小时擦 1 次。
- 加强免疫配方（1.5%）
  鼠尾草 15 滴＋柠檬香桃木 6 滴＋野马郁兰 6 滴＋绿花白千层 13 滴＋马缨丹 10 滴＋荷荷芭油 50ml。于每天洗完澡后，涂抹全背，并重点涂抹脊椎两侧。

相关精油

狭长叶鼠尾草 Blue Mountain Sage

拉丁学名 *Salvia stenophylla*，stenophylla 即为"窄叶的意思"，原生于南非，又名蓝山鼠尾草，传统用法是在人生病时会燃烧狭长叶鼠尾草为环境消毒，另外也将它和烟草混合在一起，为烟草增添气味。精油由叶片蒸馏而得，主要成分是单萜烯（δ3－蒈烯、柠檬烯、月桂烯）与倍半萜醇（α－没药醇）。能治疗呼吸道疾病、强力止咳，有助提振免疫系统、抗菌，特别是治疗生殖泌尿系统的感染；能激励肝脏，帮助身体排毒与净化，还能抗发炎，缓解皮肤炎或荨麻疹的不适，对于肌肉、关节、神经疼痛也有很好的安抚效果，同时能缓和情绪的紧张与压力，帮助放松。

1-7-6

鼠尾草

三裂叶鼠尾草 Sage Triloba

拉丁学名 *Salvia triloba*，生长于地中海沿岸国家，从很久以前就被希腊人（特别是克里特岛）广泛运用在生活中，举凡美化环境、医药或是料理都会使用，故又叫希腊鼠尾草。而在一些穆斯林仪式上，像是婴儿出生、婚礼、葬礼，也会燃烧三裂叶鼠尾草。精油萃取自开花的全株植物，不像鼠尾草含有高比例的酮类，主要成分是氧化物（1,8－桉油醇）与单萜烯（β－, α－松油萜、月桂烯），使用上十分安全，因此近年来愈来愈受到重视。可治疗生殖泌尿道的感染，尤其是因为慢性感染所导致分泌物不断的情况，也可以治疗感冒、支气管炎与咳嗽等呼吸系统疾病，缓解痛经、胃痛与肠绞痛，镇定过度活跃的头脑，用来熏香可以滋养枯竭的心灵。近期也有研究指出，使用三裂叶鼠尾草精油可以帮助降血压与血糖。不过因为还是含有低量酮类，孕妇与婴幼儿必须谨慎使用。

薰衣鼠尾草 Lavender Sage

拉丁学名 *Salvia lavandulifolia*，原生于西班牙与法国南部，又叫西班牙鼠尾草，当地人会饮用薰衣鼠尾草茶来助消化、止痛经、治疗不孕症与呼吸道疾病，以及放松神经。精油蒸馏自全株植物，主要成分是氧化物（1,8－桉油醇）、单萜酮（樟脑）、单萜醇（龙脑）、酯类（乙酸萜品酯）和单萜烯（樟烯），有益呼吸系统，可帮助消解黏液、顺畅呼吸道；可提神、利脑，增强记忆力；也能促进细胞更新，美白淡疤，还具有通经的效果，能够调整经期。含有酮类分子，孕妇及婴幼儿禁用。

1-7-7

沉香醇百里香

英文俗名	Thyme, linalol
拉丁学名	*Thymus vulgaris* ct. linalol
其他俗名	甜百里香
植物科属	唇形科百里香属
主要产地	法国
萃取部位	全株开花药草
萃取方式	蒸馏

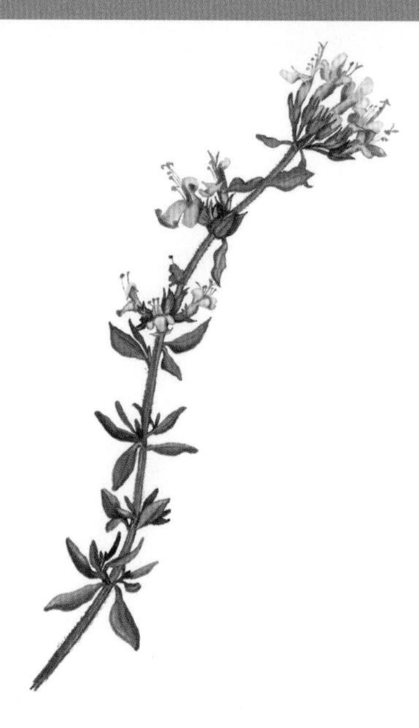

外观特征 低矮小型灌木，生长高度约在海拔 600 米。四方茎，叶片小而卷，叶缘深绿色，5 ~ 7 月份开红色或白色花。

精油特性 走在法国南部普罗旺斯山区，随处可见匍匐在岩砾中的百里香，长相矮小看似不起眼，但以手轻碰就可感觉茎叶之强韧，香气也随即扑鼻而来，生命力令人惊艳。百里香家族庞大，遍布世界各地，会因应产地与环境气候而产生不同精油成分，是 CT 种类最多的精油，有沉香醇、侧柏醇、牻牛儿醇、百里酚等，甚至走在同一条山路上，就可能会触摸到不同化学结构的百里香。

早在三千多年就被人广泛使用，苏美人燃烧百里香来净化空气，防止传染病的散播；古希腊人多加入肉类中，有助防腐，也增添烹调香气；古老医典也记载百里香的疗效，多用来处理各种感染问题。

此家族中以沉香醇百里香精油最为温和、亲肤性极高，且容易取得。属于多分子型结构，疗效多元，可长期作为提振免疫系统的精油，再加上其气味清新甜美，非常适合儿童及老人使用。擅长处理因感冒引发的耳鼻喉问题，或支气管炎、肠胃炎、膀胱炎等感染问题，同时能鼓舞因生病而低落的情绪。它也适合调和其他精油，多有加乘效果，而沉香醇百里香纯露的疗效与应用也广，可多搭配使用。

沉香醇百里香精油对黏膜部位的感染也十分有效，因念珠菌引起的生殖泌尿道感染与瘙痒，可采用坐浴的方式，或稀释植物油后涂抹于黏膜处。也可将温和的沉香醇百里香纯露，加入喷雾瓶中随身使用，非常适合生殖泌尿道容易感染的孕妇。

选购重点 百里香精油的化学结构众多，用法多不相同，选购时除了注意成分标示，也需注意产地，因为不同产区会影响沉香醇的比例。其中以法国产的沉香醇百里香精油，沉香醇含量最高，故建议选购有信誉保证、标示清楚的的精油品牌。

代表成分 单萜醇（沉香醇）、酯类（乙酸沉香酯）。

侧重属性

- 生理疗效：抗菌、抗霉菌（白色念珠菌）、补身、补强神经。
- 心理疗效：消除长期的疲倦以及挫败感。

使用禁忌 无。

代表配方

- 提振儿童免疫力配方（2%）

  沉香醇百里香 2 滴 + 薰陆香百里香 1 滴 + 真正薰衣草 1 滴 + 胡桃油 10ml。每日早晚按摩于脊椎两侧、胸腹、脚底，尤其在季节转换、温差变化大、流感盛行以前就要开始加强。

  若发现小孩长期注意力不够，且经常疲倦没有活力，也可多用此配方按摩，有助补身，更可提振精神。慢性疲劳症候群的成人也适用此配方，边擦边审视是什么原因长期削减了自己的精力，并重新找回孩童般的单纯与活力。

1-7-8

侧柏醇百里香

英文俗名	Thyme, thujanol
拉丁学名	*Thymus vulgaris* ct. thujanol
其他俗名	白百里香
植物科属	唇形科百里香属
主要产地	法国
萃取部位	全株开花药草
萃取方式	蒸馏

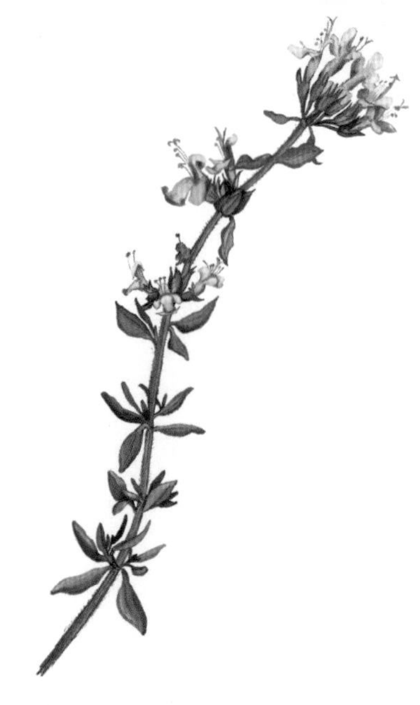

外观特征

低矮小型灌木，生长高度约在海拔 800 ~ 1000 米法国南部山区。四方茎，叶片小而卷，叶缘深绿色，5 ~ 7 月开红色或白色花。

精油特性

侧柏醇百里香与沉香醇百里香是相同的品种，但因为生长地势的变化，让精油的化学结构不同，富含侧柏醇的百里香生长地势更高，而且异常敏感，人工栽种十分不易，导致侧柏醇百里香产量稀少、精油价格居高不下而不易普及。但由于含高比例的养肝成分侧柏醇，在精油界中的地位始终无可取代。

主要作用是加强免疫系统，全面提升肝机能，疗效强大但温和，老少咸宜！在儿童的抗感染用油中，常会与沉香醇百里香精油互相搭配使用；侧柏醇百里香纯露也是绝佳的选择。

肝是身体很重要的排毒器官，也是重要的免疫防卫机制之一，但肝脏内没有痛觉神经，很难在第一时间发现问题，如果长期遭受病毒细菌等感染，免疫系统愈发薄弱，又难以意识自己身体状态，等到发现肝脏出现问题时通常已经非常严重了。所以平日就可多使用侧柏醇百里香精油来作长期保养，尤其在传染病流行期间，或已经重感冒时，加强按摩胸腔处以及脊椎两侧，全面性提升免疫战斗力，帮助恢复对自己身体的觉察以及灵敏度。

选购重点

侧柏醇百里香不易栽种，精油供应不稳定，价格十分昂贵，故在选购时，除了注意成分标示，建议选购有信誉保证的精油品牌。

代表成分

单萜醇（侧柏醇、萜品烯-4-醇）、单萜烯。

侧重属性

- **生理疗效：**抗霉菌（白色念珠菌）、激励肝细胞、提升免疫力。
- **心理疗效：**永不放弃的支持力量。

使用禁忌

无。

代表配方

- **儿童养肝排毒配方（2.5%）**
  侧柏醇百里香 35 滴 + 柠檬 15 滴 + 橄榄油 100ml。每日早晚按摩胸腹和整个后背，按摩 3 个星期后休息 1 个星期，持续至少 3 个周期。此配方非常适合长期体弱多病，而服用过多西药造成肝脏大量负担，整个免疫功能更为低下，容易重复不断感染，形成恶性循环的个案。此配方除了帮助肝脏代谢毒素，更有助于全面提升免疫系统，逐渐脱离药罐子行列。也可搭配饮用侧柏醇百里香纯露，效果更佳。

相关精油

百里酚百里香 Thyme, thymol

拉丁学名 *Thymus vulgaris* ct. thymol。与沉香醇百里香、侧柏醇百里香属于相同品种，但百里酚百里香生长的海拔高度最低，约 400 米，最大产区在西班牙，精油成分富含百里酚，气味强劲呛辣，非常具有火的能量。古罗马时代认为百里香可以激发士兵的勇气，指的就是这种强劲的百里酚百里香。其主要功效为强力抗菌，帮助感染期间的免疫提升，但由于会刺激皮肤，所以用于皮肤敏感、孩童、老人身上时宜注意剂量。

牻牛儿醇百里香 Thyme, geraniol

拉丁学名 *Thymus vulgaris* ct. geraniol。原生于西班牙和地中海地区，生长于海拔约 1200 ~ 1500 米处，因为不难种植，现在于世界各地皆可见。精油由开花的全株植物蒸馏而成，主要成分是单萜醇（牻牛儿醇、沉香醇）、酯类（乙酸牻牛儿酯）与倍半萜烯（β－丁香油烃），具有强力抗菌、抗病毒与消炎的特性，加上性质温和，很适合用来处理皮肤问题，又能增强免疫力，可以治疗生殖泌尿道的感染问题。

柠檬百里香 Lemon Thyme

拉丁学名 *Thymus citriodorus*，顾名思义具有类似柠檬的气味，生长在温暖的南欧，常用来入菜，能增添鱼肉料理的风味。精油由开花的全株植物蒸馏而成，主要成分是单萜烯（α－松油萜、对伞花烃、樟烯、柠檬烯）、单萜醇（沉香醇、龙脑）、氧化物（1,8 － 桉油醇），可以滋补神经系统，改善虚弱疲乏的状态，也能缓解肌肉关节疼痛，且具有调节免疫系统与轻微抗菌抗感染的效果，很适合平日的保养。

龙脑百里香 Thyme, borneol

拉丁学名 *Thymus satureioides*，生长于摩洛哥。精油萃取自开花的全株植物，主要成分是单萜醇（龙脑、α－萜品醇、沉香醇）、单萜烯（α－松油萜、对伞花烃、柠檬烯）、倍半萜烯（β－丁香油烃）与酚类（百里酚、香荆芥酚），能够滋养身心、改善力不从心（包含性功能障碍）的情况。养肝利胆，激励免疫系统，预防各种感染，如：呼吸道、消化道、泌尿道与皮肤，还能滋补男女的生殖系统。因含酚类，可能导致流产与刺激皮肤，孕妇、婴幼儿及皮肤敏感者不宜使用。

野地百里香 Field Thyme / Wild Thyme

拉丁学名 *Thymus serpyllum*，生长于地中海沿岸或北非一带的温暖干燥地区，体型较一般百里香矮小，又叫野生百里香。精油由开花的全株植物蒸馏而成，主要成分是酚类（百里酚、香荆芥酚）、单萜烯（α－松油萜、对伞花烃、γ－萜品烯），强力抗感染、抗菌、抗病毒，能治疗与预防肠胃道、呼吸道与泌尿系统的感染，能提振精神使人有动力，改善虚弱无力的状态，还能缓解肌肉关节疼痛，温暖子宫、促进子宫收缩。孕妇不宜使用。

冬季百里香 Winter Thyme / Thyme P-Cymen

拉丁学名 *Thymus hyemalis*，主要产区是西班牙，精油主成分为单萜烯（对伞花烃、γ－萜品烯）、酚类（百里酚），提升免疫力、抗菌力佳。

1-7-9

薰陆香百里香

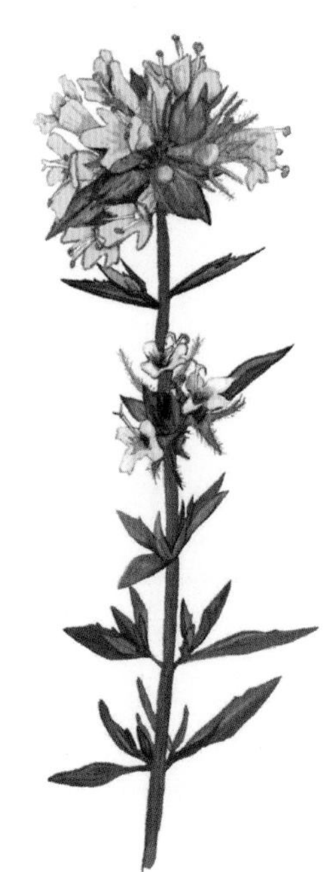

英文俗名	Spanish Marjoram
拉丁学名	*Thymus mastichina*
其他俗名	西班牙马郁兰、马斯提其那百里香
植物科属	唇形科百里香属
主要产地	西班牙
萃取部位	全株药草
萃取方式	蒸馏

外观特征

常绿矮灌木，叶片椭圆且较肥厚，球状花序上开着小朵唇形白花。

精油特性

马郁兰以及百里香的家族庞大，产地遍布各处，化学结构多变且丰富，两者也常有俗名混淆的现象，本次主角薰陆香百里香就是如此。由于叶片较肥厚，不像一般百里香的细小叶片，外形较像马郁兰，加上产地在西班牙，故俗称“西班牙马郁兰”。其实它长相与薰陆香也有些相似，建议以薰陆香百里香来称呼，因为其拉丁学名 mastichina 意思就是“长得像薰陆香”，它果真是百里香家族中相当独特的成员。

精油成分以 1,8 – 桉油醇、沉香醇为主，是最佳的呼吸道感染用油，而且它相当温和，亲肤性强，气味又好闻，非常适合儿童及老人使用。可稀释按摩在胸部、脚底、脊椎两侧，帮助提升免疫力，或制成喷雾喷洒于公共空间降低感染。相对于其他百里香，它成分较复杂，故抗病毒力相对强大，目前是预防流行性感染的新兴精油产品。

由于亲肤性极佳，能够护肤，提高皮肤新陈代谢，某知名品牌的抗皱活肤精华液，便以薰陆香百里香为特色成分。我们可将薰陆香百里香精油加入保养品，或调成面油按摩，除了让皮肤更加细致光滑，也能提升免疫力，预防流感，一举数得。

选购重点

栽培种所萃取的薰陆香百里香，主要成分是 1,8 – 桉油醇（50%）；野生种所萃取的则以沉香醇为主（58.7% ~ 69%）。虽然价格平易近人，但产量少，市面上少见，需特别注意拉丁学名，以免买错造成使用问题。薰陆香百里香其中一个俗名叫西班牙马郁兰，容易与另一个俗名叫西班牙野马郁兰的精油混淆，但后者其实是一种以酚类为主的百里香品种，较正确的名称是头状百里香或突尼西亚百里香（*Thymus capitatus*）。

代表成分

氧化物类（1,8 – 桉油醇）、单萜醇（沉香醇、萜品醇）、单萜烯（松油萜）。

侧重属性

- 生理疗效：抗菌、抗病毒、消解黏液、护肤。

· 心理疗效：增进活力。

使用禁忌 无。

代表配方

· 抗流感喷雾（5%）
薰陆香百里香 60 滴 + 沉香醇百里香 20 滴 + 柠檬 20 滴 + 95% 药用酒精 75ml + 蒸馏水 25ml，装入玻璃喷雾瓶中，摇晃均匀后静置半天，让精油与酒精充分混合。此配方很适合在流感来袭期间，大量喷洒于易受感染的公共空间，并可作为公共马桶、饭店浴缸、电话筒的清洁消毒，或刚进家门后的喷洒净化。

1-7-10

樟脑迷迭香
桉油醇迷迭香
马鞭草酮迷迭香

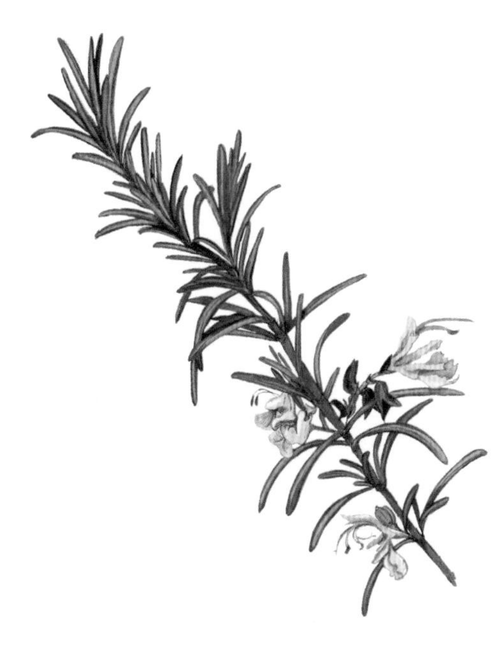

英文俗名	Rosemary
拉丁学名	*Rosmarinus officinalis*
其他俗名	海之朝露（dew of the sea）
植物科属	唇形科迷迭香属
主要产地	地中海沿岸国家
萃取部位	开花全株植物
萃取方式	蒸馏

外观特征 常绿灌木，像一支支朝天的奶瓶刷，细短叶片摸起来像皮革，整丛植物可以长到三人环抱大小、1 ～ 2 米高，而且枝条粗硬会刺人。

精油特性 迷迭香在地中海沿岸国家很常见，主要是它特别喜欢砂质、有点贫瘠干燥的土壤。由于生长环境严苛，迷迭香展现旺盛的生命活力，可以随意插枝生长。而性喜干燥土壤，造就迷迭香有运化水分、养脾除湿的能力，这也展现在精油功效上。

由于出现的历史悠久，许多文学作品常看到迷迭香的踪影，例如莎士比亚的《哈姆雷特》，剧中女主角奥菲丽亚著名的口白：“迷迭香是为了帮助回忆，亲爱的，请您牢记。”迷迭香对于增强记忆、神经系统的帮助，一直为人称颂。常绿簇叶，仿若“不朽”的象征，除了让记忆力持久，还有防腐功效，按摩油中加入几滴迷迭香，就能防止脂肪酸败，也就是延后植物油出现油耗味的时间，这个用途目前大量运用在手工皂制作上。

1-7-10

樟脑迷迭香　桉油醇迷迭香　马鞭草酮迷迭香

《四小偷醋》的故事发生在 18 世纪鼠疫大流行时。有四个小偷研发出以迷迭香为主的浸泡醋，每天冲洗身体，让他们可以自由进出疫区偷东西而不受感染。后来被警察抓到，这个配方才流传开来，而迷迭香可以提升免疫力、预防传染病、抗霉菌的能力也因此被发扬光大。直到现在，迷迭香仍然对于超级细菌（抗药性强的细菌统称），具有强效抑制力，是常出入医院、疫区、第三世界国家的人的必备精油。

一般芳疗最常使用的三种迷迭香 CT（化学类属）如下：

樟脑迷迭香 Rosemary, camphor	是最常见的 CT 型，主产地在伊比利半岛。一般市面上只标明“迷迭香”的精油，几乎多是樟脑迷迭香。新鲜的迷迭香精油中常含有大量龙脑，但龙脑摆放时间久了，之后会慢慢变成樟脑。
桉油醇迷迭香 Rosemary, cineol	北非摩洛哥特产，长相高大粗勇，气味却非常清新，由于酮类含量极少，很适合使用在婴幼儿身上。
马鞭草酮迷迭香 Rosemary, verbenone	非常少见的 CT 品种，产在南欧，里面含有多种微量的酮类，以完美协同作用呈现。

代表成分

樟脑迷迭香	单萜酮（樟脑）、单萜醇（龙脑）、单萜烯（松油萜）。
桉油醇迷迭香	氧化物类（1,8－桉油醇）、单萜烯、单萜醇（α－萜品醇）。
马鞭草酮迷迭香	单萜酮（马鞭草酮）、单萜烯（樟烯）、酯类（乙酸龙脑酯）。

侧重属性

樟脑迷迭香	· **生理疗效**：主要作用在肌肉骨骼系统的回春。恢复肌肉、大脑、心脏、皮肤的弹性。风湿、关节炎、肌肉酸痛者适用。 · **心理疗效**：恢复朝气、开朗、乐观。
桉油醇迷迭香	· **生理疗效**：呼吸系统问题的常用油。与土木香搭配可加乘缓解气喘的功效；与阿密茴搭配可缓解心悸、头昏、高血脂症状。 · **心理疗效**：直爽洒脱，找回好奇心。
马鞭草酮迷迭香	· **生理疗效**：养肝利胆、除皱美颜的能力，居三者之冠。最适合用于脸部或制作肝脏敷包。 · **心理疗效**：清明、冷静、透彻的力量。

使用禁忌

樟脑迷迭香由于含有樟脑，孕妇、癫痫、蚕豆症患者不建议使用。

代表配方

- 匈牙利皇后水配方

  纯水 600 ml ＋酒精 400 ml ＋迷迭香 3 滴＋鼠尾草 1 滴＋香蜂草 1 滴＋真正薰衣草 1 滴＋胡椒薄荷 1 滴＋香草 1 滴＋锡兰肉桂 1 滴＋柠檬 1 滴。这个配方流传许久，据说让伊丽莎白皇后重回青春，也治好了风湿痛。将上述配方混合均匀，放在不透光瓶中，每天摇晃 15 分钟，持续 15 天，并存放在阴凉处。将此配方一天 2 ~ 3 次湿敷患部，可以改善风湿痛、下背酸痛、坐骨神经痛、摔伤、挫伤。也可以当作爽肤水使用，在每日洗脸后，将厚化妆棉或棉球沾取匈牙利皇后水，湿擦脸部，能有效祛除老废角质，恢复肌肤光彩。肌肤对酒精敏感者不宜使用。

相关精油

龙脑迷迭香 Rosemary, borneone

拉丁学名 *Rosmarinus officinalis*, borneone。是樟脑、龙脑兼具的一种迷迭香，主产地在伊比利半岛，对于肌肤较温和不刺激，可以直接运用在酸痛的肌肉上，功效与樟脑迷迭香相似，但是多了龙脑的气味（像冰片），所以更刺鼻带劲，相当适合运动过后使用。

高地迷迭香 Highland Rosemary

拉丁学名也是 *Rosmarinus officinalis*，因为它是生长在较高海拔处的迷迭香，有时会采用某些栽培种例如 *Rosmarinus officinalis Pyramidalis*。高地迷迭香的气味与作用，比较接近樟脑迷迭香加上桉油醇迷迭香的温和版，其主成分有单萜烯（松油萜）、氧化物类（1,8 − 桉油醇）、单萜醇（龙脑），具有舒缓肌肉、提振呼吸、收敛肌肤等效果。

1-7-11

胡椒薄荷

英文俗名	Peppermint
拉丁学名	*Mentha × Piperita*
其他俗名	欧薄荷、辣薄荷
植物科属	唇形科薄荷属
主要产地	法国、印度、美国
萃取部位	全株药草
萃取方式	蒸馏

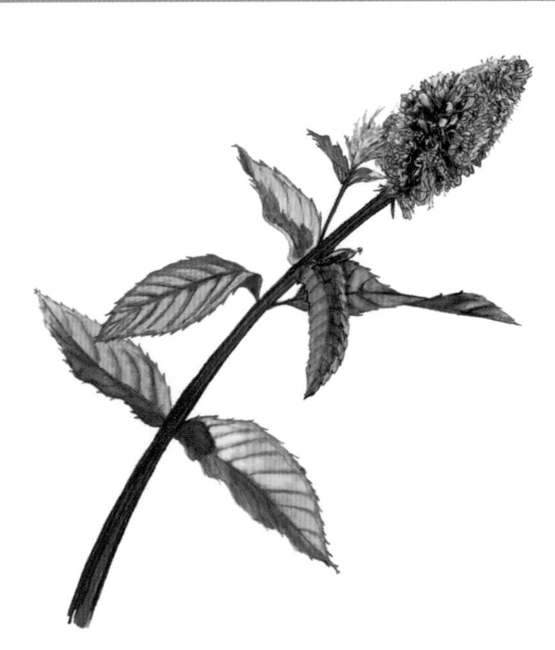

1-7-11

胡椒薄荷

外观特征

紫红色偏黑的茎干，十字对生叶，叶面较其他薄荷瘦，边缘锯齿锐利，深纵裂的叶面纹路，摸起来触感粗糙，手上会残留胡椒般气味。

精油特性

遍布欧、亚洲，是很好种的植物。它是水薄荷与绿薄荷的杂交种，但是又可以细分成：

- 真正胡椒薄荷
  Mentha × Piperita officinali
  开粉紫色花
- 瑞士胡椒薄荷
  Mentha × Piperita swiss
  开白色花
- 米契尔胡椒薄荷
  Mentha × Piperita L. var. Black Mitcham
  有巧克力味

芳疗常使用的是第一种“真正胡椒薄荷”，具有辣味，使用在皮肤上，会刺激冷觉感受器，并且让皮肤、黏膜血管收缩，同时有冰、火的感觉，让痛、痒感觉转移。优点是效果迅速，瞬间退红、消肿、止痒、止痛。缺点是以上效果并不持久，使用一天之后请换其他精油，或是调和复方来加强持久度。

在古希腊罗马时期，人们在宴会时会将胡椒薄荷花冠戴在头上、别在衣服上或是铺在桌巾上，这个香气能避免宾客用餐后酒醉头晕想吐，还能刺激性欲，增加夜晚情趣。而到现代，胡椒薄荷精油也被大量运用在各种助性用品上。

胡椒薄荷精油对于神经与消化系统的联结，助益良多，像是压力大造成的腹泻、熬夜造成的便秘、紧张导致的胃痛胀气、肠躁症，轻轻一抹就能缓解，是居家常备精油之一。

选购重点

酮类和单萜醇含量各约 25% ~ 40%，所以买到的胡椒薄荷，闻起来要又辣又凉，具有冰火感。若气味太过清淡或太甜，表示指标性成分较少。

代表成分

单萜醇（薄荷脑）、单萜酮（薄荷酮）、薄荷呋喃。

侧重属性

- 生理疗效：止痒、止充血、镇咳、缓解头痛（以上是暂时抑止症状）。养肝利胆、改善消化不良、平衡消化与神经系统。
- 心理疗效：强烈的冷热对比感，能帮助人平衡，例如可以消除过多的骄傲，也能补强不足的自信。

使用禁忌

胡椒薄荷所含的酮类，相对来说安全性高，但是它造成的冰火感觉，对婴幼儿、孕妇太过刺激，不宜使用。

勿使用胡椒薄荷精油为幼儿退烧，会更感寒冷，反而不舒服。

代表配方

- 古早航海船员防晕吐的按摩油配方（4%）
  姜 2 滴 + 胡椒薄荷 2 滴 + 植物油 5ml。用来按摩头部，并配合点压刺激合谷穴、内关穴、足三里穴，能有效止吐防晕。如果是怀孕初期的恶心，可以再添加 1 滴柠檬精油，但对于酸味反感的孕妇就别加。

相关精油

米契尔胡椒薄荷 Peppermint Mitcham

具有薄荷巧克力般的香气，大部分用在糕点上。精油的功效与用法很类似真正胡椒薄荷，若与薰衣草精油搭配后气味更能诱发食欲，常拿来作为安抚型按摩油的调香成分。

美洲野薄荷 Field Mint / Wild Mint

拉丁学名 *Mentha arvensis*，又叫作亚洲薄荷、玉米薄荷，精油成分是以薄荷脑为主，安全性较高。闻起来比较甜而不凉，适合给无法使用太强劲的胡椒薄荷的个案。

1-7-12

柠 檬 薄 荷

英文俗名	Lemonmint
拉丁学名	*Mentha citrata*
其他俗名	佛手柑薄荷、莱姆薄荷
植物科属	唇形科薄荷属
主要产地	印度、法国
萃取部位	全株药草
萃取方式	蒸馏

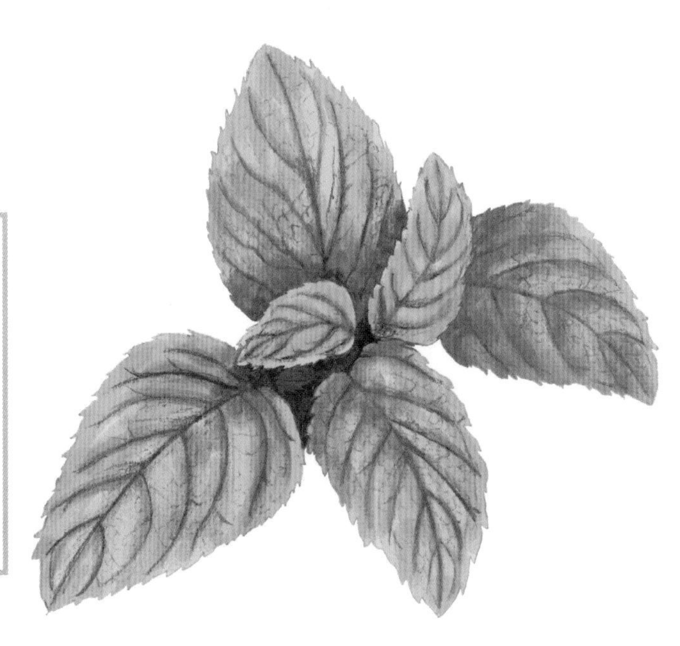

外观特征

十字对生的翠绿色卵形叶，叶面圆滑且边缘锯齿较钝，叶片摸起来触感柔软。

精油特性

被称作有水果味的薄荷，是从水薄荷中选种繁殖的，新鲜叶片会有香甜感，干燥叶片则带清香气味。柠檬薄荷是法国人制造黄绿色利口酒 (Chartreuse) 的主要香料，也常出现在鸡尾酒或色拉中当点缀或配菜。

柠檬薄荷看来圆润多汁，精油用途也特别与女性卵巢的养护有关。在古希腊神话中，冥王黑帝斯与水精灵蜜丝（Mentha，即薄荷属名）偷情，被冥后波瑟芬撞见，在忌妒愤怒下将蜜丝变成一株薄荷，生长于地面任人践踏，但蜜丝的爱并没有因此减退，还是散发出甜美清香，无论如何折损都能随处生长。所以薄荷始终与提升性能量与创造力相关联。

丰富的酯类成分，让柠檬薄荷精油是中枢神经滋补剂，具有安神镇静效果，如果是因为压力大、累过头而导致失眠，使用柠檬薄荷很快就会进入熟睡阶段，醒来之后神采奕奕。

1-7-12

柠檬薄荷

选购重点

单独看英文俗名，很有可能会买到蜂香薄荷（牻牛儿醇为主的唇形科植物，并不是薄荷属，其气味与用途比较接近玫瑰草），请依照学名购买。

柠檬薄荷气味并不像柠檬或佛手柑，而是比较带点花梨木和胡椒薄荷的中和版。有甜味和清凉感，却很清淡，若手上的柠檬薄荷带有酸味那就有问题。

代表成分

酯类（乙酸沉香酯）、单萜醇（沉香醇）、氧化物类（沉香醇氧化物）。

侧重属性

- 生理疗效：抗忧郁、滋补中枢神经、激励生殖系统、助眠。
- 心理疗效：宽圆柔软的叶片仿佛是母亲的大手，和蔼地摸摸头，让人进入深层放松状态，回归应有的休养生息。

使用禁忌

无。安全性非常高的精油。讨厌薰衣草气味的人可以用柠檬薄荷取代。想打起精神的时候，使用它可以提振，但若累过头时使用，有可能会更想睡觉。

代表配方

- 累过头的失眠配方：
  柠檬薄荷 9 滴 + 真正薰衣草 2 滴 + 岩兰草 4 滴 + 红橘 2 滴。于卧室内熏香，能很快让人进入深层睡眠，醒来之后精神百倍。

1-7-13

绿薄荷

英文俗名	Spearmint
拉丁学名	*Mentha spicata*
其他俗名	留兰香、矛薄荷
植物科属	唇形科薄荷属
主要产地	亚洲、美洲；北非（娜娜薄荷）
萃取部位	开花全株药草
萃取方式	蒸馏

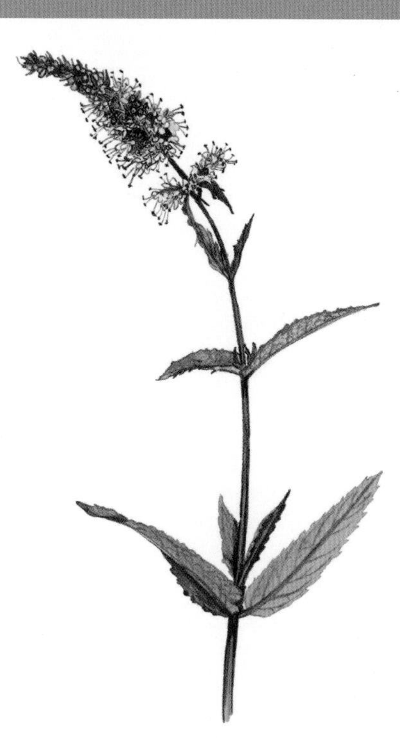

外观特征

从俗名前缀的 spear（矛）可以想见，绿薄荷的叶缘锯齿较锐利，叶面无毛，但茎干有。

精油特性

叶片常被作成茶饮，饭后饮用可舒缓胃痛、胃酸逆流、胀气，纯露也有此疗效。精油用来熏香能刺激神经，使思绪清明。高含量的单萜酮，能促进肌肤更新与修护，手术过后可使用高剂量（20%）涂抹在伤口周围，加速愈合又不易成为蟹足肿，若刚形成蟹足肿时也可以使用。脸部护肤则需将浓度降在 2% 以下。

近年研究发现*，绿薄荷可以改善女性因为雄激素过高导致的多毛、皮肤粗糙、卵巢问题，原因是使用绿薄荷后女性体内的睪酮（一种雄激素）含量会降低。

单萜酮抗霉菌、抗病毒的能力佳，绿薄荷又可令人思绪通透、补强神经，所以对于病毒感染影响神经系统，如带状疱疹，可与玫瑰混合涂抹患处，效果特别好。在园艺用途上，加了绿薄荷的水，喷洒花草，可驱赶毛虫、蚜虫。

选购重点

绿薄荷是三款薄荷精油当中最具甜味的，坊间有些劣质薄荷油是化工合成的薄荷脑，清凉有余却无香甜。

代表成分

单萜酮（左旋藏茴香酮，又称香芹酮，约 60%）、单萜烯（柠檬烯、月桂烯）。

侧重属性

- **生理疗效**：抗霉菌、抗病毒功效强大、平衡过高的雄激素、缓解肠胃不适、止痒、消暑。
- **心理疗效**：提高神经警觉性，让低迷的情绪提振起来，拨开脑中混乱的乌云。

使用禁忌

虽然左旋藏茴香酮含量高，但本身刺激很小。只要剂量在 5% 以下，就可安心使用。孕妇、婴幼儿不宜。若遇特殊情况，请将剂量降至 1% 以下，就不会造成刺激。

代表配方

- **油性头皮洗发水**
  绿薄荷 1 滴 + 迷迭香（品种不拘）1 滴 + 无香手工皂液 10 ~ 15ml（端视发量多寡，若找不到无香皂液，也可用手工皂液）。混合后搓揉打泡，用来洗净头皮，会有相当舒适的清凉感。此洗发水可抑制头皮出油、发痒、头皮屑过多。气味也很适合男性使用。

相关精油

娜娜薄荷 Nana Mint

拉丁学名 *Mentha Spicata* var. nana，又叫作摩洛哥薄荷，是绿薄荷的变种，气味非常香甜。新鲜叶片使用开水冲泡、加糖，是摩洛哥传统的饭后茶饮，对于大鱼大肉、酒足饭饱的胀气、恶心感有相当好的纾解效果，还能一解口中油腻感。

* 2007 年 2 月 27 日 BBC 新闻报道“ Tea 'controls female hair growth'”：http://news.bbc.co.uk/2/hi/health/6376599.stm。

1-7-14

甜罗勒

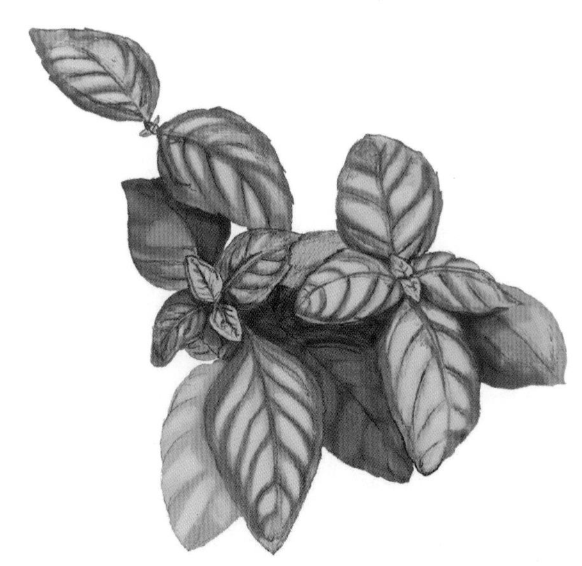

英文俗名	Sweet Basil
拉丁学名	*Ocimum basilicum*, ct. linalol
其他俗名	沉香醇罗勒、地中海罗勒、香草之王（Royal herb）
植物科属	唇形科罗勒属
主要产地	地中海地区、东南亚
萃取部位	开花全株药草
萃取方式	蒸馏

外观特征 不同于其他罗勒，甜罗勒有大又圆润柔软的卵形叶片，十字对生，叶面油亮，叶缘无锯齿。

精油特性 属名 basilicum 一词来自希腊文 basileus，意思是君王。传说君士坦丁大帝在这株明显十字对生的罗勒身旁找到"真十字架"，从此罗勒成为圣水配方中不可或缺的药草。而自古所谓的驱魔，或多或少也与心神混乱有关，足以看出罗勒对于心（包括心智与心脏）的影响。有高血压或是动脉硬化问题的人，可以多使用罗勒来平稳心循环系统。

它又被称作地中海罗勒，在这区域生长的甜罗勒以沉香醇为主，非常温和，是制作意大利面酱汁的主要原料，不论青酱、红酱、白酱，罗勒叶香气一洒下，立刻胃口大开，心情就随之融化了。甜罗勒可以安抚压力大、神经紧张导致的腹痛、肠胃不顺等各种消化问题。

根据生长地与品种不同，罗勒大致可分成五种：

CT	产　地	俗　名	气　味	疗　效
沉香醇 Linalol	地中海（法国）	甜罗勒 Sweet Basil	甜香	平稳心循环
甲基醚蒌叶酚 Methyl-Chavicol	热带区域	热带罗勒、九层塔 Tropical Basil	有八角味	预防抽筋、改善消化
丁香酚 Eugenol	印度	神圣罗勒 Holy Basil	有丁香味	镇痛、抗感染
丁香酚 Eugenol	非洲	辣罗勒、七层塔 Pungent Basil	有丁香味	镇痛、抗感染
柠檬醛 Citral	东南亚（泰国）	柠檬罗勒 Lemon Basil	有香茅味	纾解反胃、恶心

选购重点 留意拉丁学名，热带罗勒 *Ocimum basilicum*, ct. methyl chavicol、神圣罗勒 *Ocimum sanctum*、辣罗勒 *Ocimum gratissimum*、柠檬罗勒 *Ocimum basilicum* var. citriodorum，针对自己的需求选择。

代表成分 单萜醇（沉香醇）、醚类（甲基醚蒌叶酚、甲基醚丁香酚）。

侧重属性

- 生理疗效：肠胃紊乱、心因性消化问题、高血压、动脉硬化、心循环疾病。
- 心理疗效：将过多的心眼心计收摄起来，恢复平淡美好的眼光。

使用禁忌 甜罗勒精油的安全性高，可当婴幼儿用油，但请先确认手上的罗勒是以沉香醇为主，才可放心使用。新闻指出热带罗勒（九层塔）会致癌的传闻，已证实为谣言 *。

代表配方

- 安心好眠配方
  甜罗勒 5 滴 + 真正薰衣草 3 滴 + 罗马洋甘菊 2 滴。取几滴复方精油滴于扩香石，于睡前熏香房间，可让停不下来的思绪变平和，有效处理失眠、多梦、心神耗弱等症状。若将此配方加入 10ml 植物油调制成 5% 按摩油，也可以缓解幼儿的心因性腹痛或是各种肠胃问题。

1-7-15

马 郁 兰

英文俗名	Marjoram
拉丁学名	*Origanum majorana*
其他俗名	甜牛至、马约兰、甜马郁兰、马娇兰
植物科属	唇形科牛至属
主要产地	地中海气候区，主要国家为法国、德国、意大利、土耳其
萃取部位	全株药草
萃取方式	蒸馏

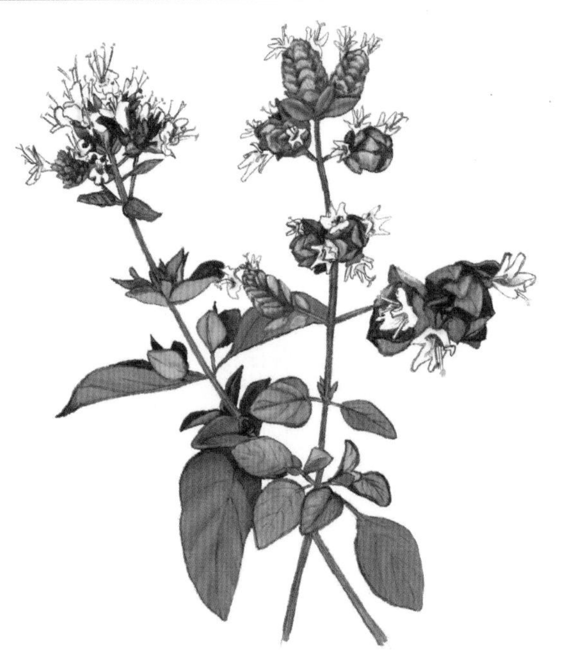

外观特征 多年生草本植物，植株高约 30 ~ 60 公分，仿若地毯铺地而长，也常当作盆栽。卵形叶片，红色茎，会开白花或粉红花，气味甘甜。

精油特性 马郁兰的俗名来自古拉丁语 mariole 及 maiorana，意思是“圣母玛利亚”。它有着芬芳安抚的气味，当孩童感冒、头痛、睡不着的时候，让马郁兰香气在额头上环绕，如同圣母慈爱的手轻抚，很快就能沉沉入睡，并且改善症状。

在希腊罗马神话中，马郁兰是由掌管爱与美的女神维纳斯所创造，所以戴在新婚夫

* http://hospital.kingnet.com.tw/essay/essay.html?pid=12650&category=%E9%81%93%E8%81%BD%E4%B8%8D%E5%A1%97%E8%AA%AA，KingNet 国家网络医院提供。

1-7-15

马郁兰

妻头上，还有洒在床上，可以消除新人的紧张感，拉近亲密关系，从而更加享受幸福。这或许是古人使用马郁兰调节“自主神经系统”的开端，往后它更大大改善现代人神经紧张、失眠、精神亢奋、甲状腺亢进等文明病。

阿拉伯人则将马郁兰用于偏头痛、打嗝、支气管、鼻窦问题上，他们相信马郁兰可以祛风，化解神经和呼吸的阻塞。

选购重点 适合作儿童用油的马郁兰，并没有强烈的香料味或辛辣感，这是它与“野马郁兰”在气味上的最大分别。

代表成分 单萜醇（萜品烯-4-醇、沉香醇）、单萜烯（萜品烯）。

侧重属性

- **生理疗效**：对抗自主神经不平衡导致的失眠、焦虑、消化不良、心悸、高血压、甲状腺亢进、神经痛，以及鼻窦炎、中耳炎。
- **心理疗效**：像地毯铺在地上的马郁兰，知道自己的渺小，因而积极面对大自然，它的气味能给予勇气，让人认清自己能力，懂得量力而为。

代表配方

- **简易又经典的失眠配方**
  马郁兰 2 滴 + 真正薰衣草 6 滴。于睡前进行扩香，舒压安眠的效果极佳。若是因感冒、头疼、耳鸣造成的失眠，也可试试看。

相关精油 西班牙马郁兰 Spanish Marjoram

但其实它是生长在西班牙的百里香，被发现者错认为马郁兰，俗名就此被叫习惯了。其正确名称是薰陆香百里香或马斯提其那百里香，富含氧化物类（1,8 - 桉油醇），主要作用于呼吸系统，能祛痰，消黏液，增加新陈代谢。

1-7-16

野马郁兰

英文俗名	Oregano
拉丁学名	*Origanum vulgare*
其他俗名	奥勒冈、牛至、墨角兰、披萨草
植物科属	唇形科牛至属
主要产地	土耳其
萃取部位	开花全株药草
萃取方式	蒸馏

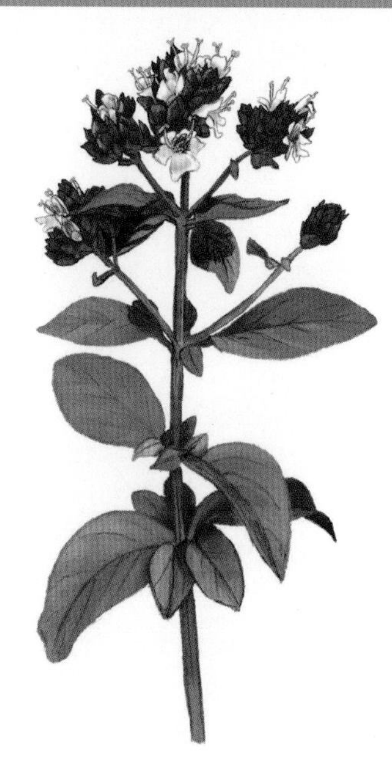

外观特征

铺地生长的植物，高度约 30 ~ 50 公分，叶片比甜马郁兰大又圆，花朵是白色或粉红色穗状花，颜色比较鲜明，气味也比较强劲。

精油特性

俗名 Oregano 来自于两个希腊文 Oros、ganos，意思是“山”、“喜悦”。它喜欢生长在面向阳光的山坡地，仿若被炙阳烤干，难怪这种药草植物有一种火烤的焦味和热力。野马郁兰被当作香料已经有数千年历史，最早从埃及纸莎草文献中即有记载；它是调味啤酒的香料，可以解胀气、打嗝，也可与西红柿搭配制作披萨、意大利面，是一种相当万用且美味的药草植物。

到了中世纪，炼金术师使用野马郁兰制作一种特殊消毒水 Arquebusade water，对各类创伤有良好的洗净力，避免伤口感染、腐坏，促进愈合，也能喷洒在环境中，减少细菌滋生。

到了 19 世纪，卡辛（Cazin）医师对乡间早已广泛使用的野马郁兰，以实际临床实验更进一步确认疗效，内用可治疗哮喘、慢性支气管炎、咳嗽，外敷可治疗风湿、关节痛。

选购重点

特色是强劲的辛辣气味，与甜马郁兰相差甚远，功效完全不同，若是以抗菌、消毒、补身为目的，就要选择野马郁兰。

代表成分

酚类（香荆芥酚、百里酚）、单萜烯（松油萜）。

侧重属性

- 生理疗效：强力抗菌（肺部、鼻窦、淋巴、泌尿、消化系统的感染）；对于顽强病菌感染可以有效对抗病原，又能同时提升免疫力。
- 心理疗效：有冲劲地面对眼前，用热情与行动排除一切困难。

使用禁忌

对肌肤有刺激性，会使皮肤发红、有灼热感，故建议肤质敏感者，浓度要低于 2%，并避免用于黏膜、眼周处。

临床发现此油连续使用的效果较佳。但高浓度可能造成肝肾负担，请稀释在 5% 以下，即可于短期（一周内）连续使用。

代表配方

- **抗菌或预防肠病毒的喷雾配方**
  野马郁兰 30 滴 + 柠檬 40 滴 + 柠檬香茅 40 滴，加入 95% 药用酒精 75ml，再加入蒸馏水 25ml，装进喷雾罐中。摇晃均匀后静置半天，让精油与酒精能充分混合。这是效果强的天然消毒水，外出时可当作“干洗手”使用，或者在进入医院、避免办公室传染时，喷洒在身体的四周，净化附近空气。

相关精油

摩洛哥野马郁兰 Oregano Compacta

拉丁学名 *Origanum compactum*，除了上述成分外还有月桂烯、γ- 萜品烯、对伞花烃，气味比产自土耳其的野马郁兰，更狂野火暴。

西班牙野马郁兰 / 头状百里香 Spanish Oregano

拉丁学名 *Coridothymus capitatus* 或 *Thymus capitatus*，由学名可知这不是野马郁兰品种，较正确名称是头状百里香或突尼西亚百里香，开正紫色的花。由于俗名和学名的混乱，导致这种百里香总是被归类在野马郁兰区，它的成分有高量的百里酚、香荆芥酚，两者总含量超过 70%，是非常火热的气味。使用时宜注意剂量，避免造成皮肤刺激。

1-7-16

野马郁兰

希腊野马郁兰 Greek Oregano

拉丁学名 *Origanum heracleoticum*，开白花，由于含有沉香醇与乙酸沉香酯，香气比较甜，是绝佳的厨房香料。

墨西哥野马郁兰 Mexican Oregano

拉丁学名 *Lippia graveolens*，从学名可知这是一种马鞭草科植物，正确名称是重味过江藤。可以长到两米高，叶片大且墨绿，香荆芥酚含量超过 70%。

1-7-17

牛膝草

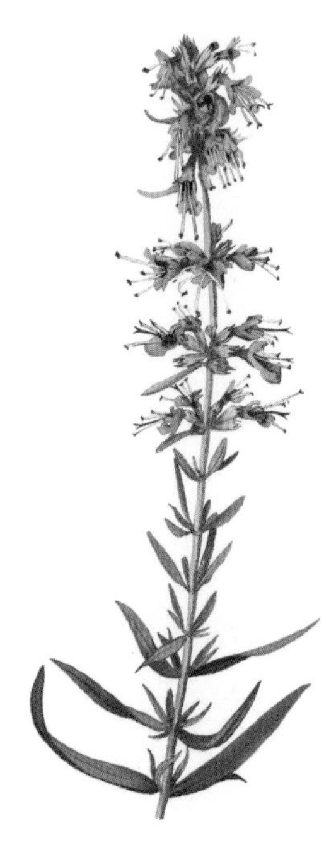

英文俗名	Hyssop
拉丁学名	*Hyssopus officinalis*
其他俗名	海索草、神香草、柳薄荷
植物科属	唇形科牛膝草属
主要产地	南欧，特别是法国、西班牙
萃取部位	开花全株植物
萃取方式	蒸馏

外观特征 约 30 ~ 60 公分高，枝叶多毛，叶片细短、披针型。适合生长在地中海气候石灰岩区，春末秋初会开花，大多数是深蓝色的唇形花，也有粉色、白色花，轮生于细长花穗上。

精油特性 《旧约圣经》中相当著名的神圣药草，名称来自希伯来文 Ezov，有神圣的、洗涤、净化的意涵。“求你用牛膝草洁净我的罪，我就洁净；求你洗涤我，我就比雪更白。”（诗篇 51:7）古代人相信病与罪是等同的，牛膝草植株曾用来洗净痲疯病人，缓和他们的病情，足见其抗菌力之强大。*

到了中世纪，阿拉伯人发现，使用牛膝

* 关于圣经提到的牛膝草到底是不是精油界的牛膝草，目前众说纷纭。但近代研究仍指出牛膝草具强大抗菌力与清洁气管的效果。

草对于淋巴型的人特别有效，这类型的人因为代谢慢，容易水肿，气色往往不好，使用牛膝草治疗后，脸色明显红润，体内积痰也容易排出，故对肺与支气管的帮助最大。

到近代化学发达后，牛膝草对于神经系统的影响力才慢慢被发现，由于特殊的异松樟酮是较危险的芳香分子，可能诱发癫痫，有些人对于牛膝草感到害怕而不太敢使用。但仍不可忽视牛膝草消痰、平哮喘、治感冒的优异能力。

选购重点

牛膝草又可分出一个变种，称高地牛膝草（*Hyssopus officinalis* L. var. decumbens），英文俗名 Hyssop Decumbens，也称作匍匐牛膝草，长得比较矮。

	气　味	作　用	使用方向
牛膝草	高音香调、冲脑，单萜酮为主的精油。	迅速、强效，危险性高。	适合病毒型感染，需要强大抗菌力的青壮年使用。
高地牛膝草	清凉、有尤加利的感觉，以氧化物为主的精油。	温和、缓效，危险性低。	适合一般感染，或是幼儿、体弱人士使用

代表成分

牛膝草	单萜酮（异松樟酮、松樟酮），单萜烯（松油萜）
高地牛膝草	氧化物类（1,8－桉油醇），单萜烯（松油萜、罗勒烯）

侧重属性

牛膝草

- 生理疗效：抗黏膜发炎、抗感染、抗病毒、抗菌（球菌）、消除痰液、促进新陈代谢。
- 心理疗效：提升灵性，适合冥想使用。

高地牛膝草

- 生理疗效：消炎、化痰、补强神经、抗呼吸系统感染。
- 心理疗效：解闷、化解焦虑，适合惨绿少年。

使用禁忌

孕妇、癫痫患者避免使用牛膝草。幼儿严重呼吸道黏液阻塞，可稀释在 1% 以下，或者改用高地牛膝草。

代表配方

- 神圣净化沐浴盐配方
  薰衣草 4 滴＋迷迭香 4 滴＋百里香 3 滴＋茴香 2 滴＋牛膝草 2 滴＋海盐 250ml ＋泻盐 50ml。每次取 50ml 的沐浴盐，撒在浴缸中，做全身泡浴。此为中世纪配方，运用各种圣草制作而成，具有净化、除秽、消毒、治疗各种感染问题的功效。

1-7-18

香蜂草

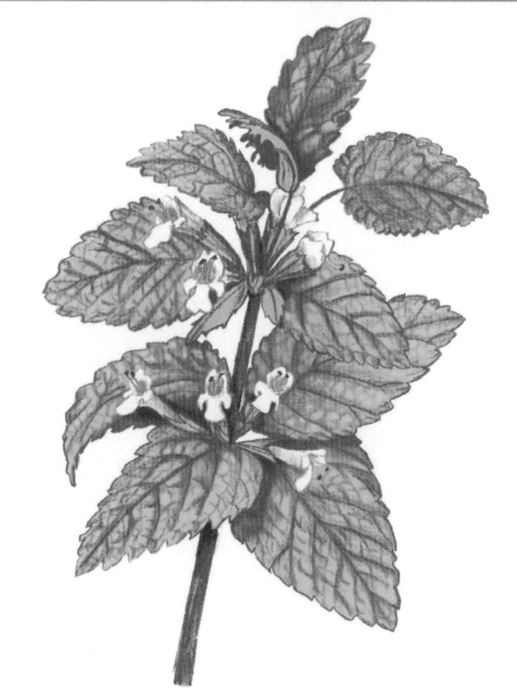

英文俗名	Lemon Balm
拉丁学名	*Melissa officinalis*
其他俗名	蜜蜂草、柠檬香脂
植物科属	唇形科香蜂草属
主要产地	地中海东部、西部，主要在法国
萃取部位	全株药草
萃取方式	蒸馏

外观特征

浅绿色卵形叶，有皱纹和齿裂，摸起来柔软，具有浓郁蜂蜜柠檬香，全株高 60 ~ 120 公分。

精油特性

香蜂草属名 Melissa 源自希腊文，意思是“受到蜜蜂喜爱的草”。中世纪的医师兼炼金术士帕拉塞尔苏斯，将这种药草发扬光大变成万用油，消化、妇科、神经、情绪问题，都可用香蜂草治疗。他还曾说：“香蜂草是治疗心脏的不二选择。”心悸、血压不稳均可搭配按摩获得改善。

2003 年的研究指出，香蜂草精油具有抑制“促甲状腺分泌激素”（TSH）与“促甲状腺激素受体”(TSH-receptor) 的能力，因此可以有效减缓甲状腺亢进、突眼性甲状腺肿的症状。*

香蜂草的心理疗效很强，特别是处理情绪困扰，其酸甜香气可消除紧张，治疗多动、精神紊乱、失眠，可增加生命活力，是各种精神疾病的首选药草。2004 年研究，香蜂草可以治疗轻度、中度的忧郁症，而且没有副作用。**

选购重点

6 ~ 8 吨干燥香蜂草，只能萃出 1 千克精油，萃油难度几乎居所有精油之冠，因此精油价格是媲美玫瑰、茉莉的昂贵花香类等级。相对地，造假率非常高，不肖商人会将柠檬香茅混掺其中，更恶劣的甚至直接将柠檬香茅贴上香蜂草标签出售。所以要判定真伪，除了高单价外，选购国际精油大厂品牌也是一项保证，如果还能亲身闻过真正的香蜂草精油，就更不会被仿品欺骗了。

代表成分

醛类（柠檬醛、香茅醛）、倍半萜烯（大根老鹳草烯）、单萜醇。

侧重属性

- 生理疗效：抗忧郁、滋补中枢神经、强健心脏血管、平衡甲状腺亢进、助眠。
- 心理疗效：强化自信、提升能量、愈合心灵破碎。

* Santini, F, et al. (2003, Oct). In vitro assay of thyroid disruptors affecting TSH-stimulated adenylate cyclase activity. Journal of Endocrinological Investigation, 26(10), 950-955. PMID: 14759065.

** Abascal, K. and Yarnell, E. (2004, Dec). Nervine herbs for treating anxiety. Alternative and Complementary Therapies, 10(6), 309-315. doi: 10.1089/act.2004.10.309.

使用禁忌 无。

代表配方

- 加尔莫罗香油 Carmelite
  香蜂草 30 滴 + 柠檬 30 滴 + 丁香花苞 15 滴 + 肉桂 10 滴 + 芫荽 5 滴 + 马郁兰 3 滴 + 欧白芷根 3 滴，在 100ml 空瓶中混合，再倒满基底油。是由中世纪加尔莫罗修道院研制的，具有镇静效果，以及改善自主神经失调症状，例如：烦躁、不安、兴奋、心悸、歇斯底里、发冷汗、头痛、忧郁等。

1-7-19

广藿香

英文俗名	Patchouli
拉丁学名	*Pogostemon patchouli*
其他俗名	绿叶刺蕊草
植物科属	唇形科刺蕊属
主要产地	热带气候区，如印度、印度尼西亚
萃取部位	全株药草
萃取方式	蒸馏

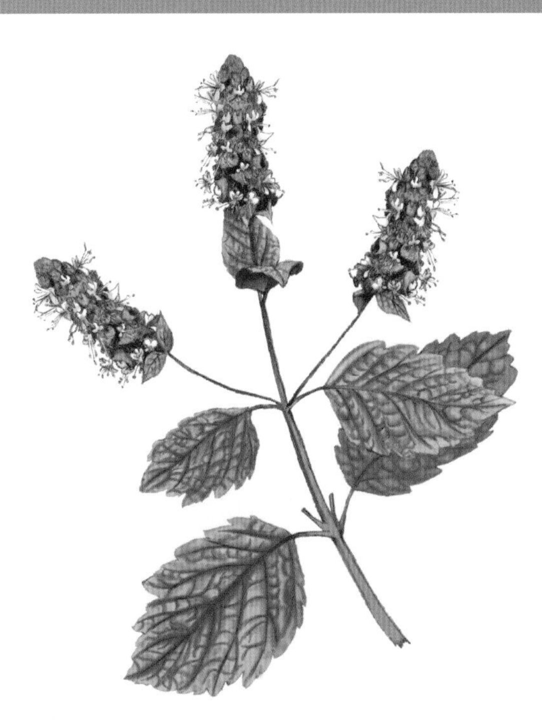

外观特征 多年生草本植物，四季都会开花。绿色卵形大叶片，有不规则的齿裂，皱褶深，触摸起来粗糙却无细毛，香味浓郁。

精油特性 俗名 Patchouli 来自于南印度的泰米尔语 patchai（绿色的）、ellai（叶子）。普遍长在热带气候区，能有效驱逐蛾类昆虫。在 18、19 世纪，丝绸或羊毛要输出到欧洲时，会在布料之间放入广藿香叶片，以避免飞蛾潜入产卵，吃掉这些可口的蛋白质纤维。历史学家推测，欧洲人总是从东方运来的布匹中闻到广藿香气味，于是把它视为东方香调的代表。

广藿香对肌肤细胞有抗老功效，被广泛用于回春抗皱产品中，也能帮助愈合伤痕、抗菌、减缓红肿瘙痒，功效相当多元。

广藿香的气味是属于深沉朴实的低音香调，能稳定情绪、安抚神经，故对于失眠、头痛、受凉、肠胃失调，用它来按摩可解除不适。用来熏香则如心灵鸡汤，能化解内心的空虚寂寞感。它也是冥想用香的成分之一，据说静坐时使用，可以联结到地球的意志，感受这颗水蓝星球和这片翠绿大地。

1-7-19

广藿香

选购重点

广藿香的新鲜叶片，先经过稍微发酵后再蒸馏成精油。刚蒸馏出来时是透明淡黄色，但气味很尖锐、高音，这时还不适合使用，需让芳香分子经过一年时间沉淀融合，尖锐的气味才会沉稳下来，油色也慢慢变红、变黏稠。放置的时间愈久，气味愈稳重深沉，最后变成暗琥珀色的黏稠油，才是真正成熟的广藿香精油。

代表成分

倍半萜醇（广藿香醇）、倍半萜烯（大根老鹳草烯）、倍半萜酮（广藿香酮）。

侧重属性

- 生理疗效：消除壅塞、浮肿，缓解便秘，补强静脉、消除充血（静脉曲张、痔疮），促进组织再生，愈合各种皮肤炎、龟裂、化脓。
- 心理疗效：让喜悦一点一点地流过全身细胞，安抚躁动，带来平和心境。

使用禁忌

无。

代表配方

- 爱情灵药古法配方（25%）
  广藿香 6 滴 + 檀香 6 滴 + 依兰 6 滴 + 丁香 6 滴 + 肉豆蔻 6 滴 + 橄榄油 6ml。广藿香可增加香水中的异国风情，也是定香的重要成分，所以自古流传的爱情灵药配方，常会加它来增添慵懒迷醉的氛围。在西方魔法师眼中，6 这个数字是具有神秘力量的，所以上述配方精油皆用 6 滴，混合均匀后当作香水，擦在耳下、胸口或任何你觉得性感的部位。这个配方具有浓厚的费洛蒙功效，容易吸引男性青睐。

相关精油

有人称广藿香为“到手香”、“过手香”，因为手摸过叶片后，手会香香的，但俗名“到手香”的植物有很多，极容易混淆，包括以下几种：

左手香

拉丁学名 *Plectranthus amboinicus*，叶子非常肥厚，毛茸茸的，手一触摸就很香，是台湾民间常用药草。它很容易落地生根，随意摘一片叶子插地就能生长。摘下叶片直接冲泡热水，就是香喷喷的左手香茶。便秘的人可多喝这种药草茶，通便效果佳。

藿香

拉丁学名 *Agastache rugosa*，又称作土藿香，是用来作“藿香正气水”的中药材，可入肺、脾、胃三经，属性土。主要用于夏季的热感冒、肠胃型感冒，可以止泻止吐。

1-7-20

其他唇形科精油

冬季香薄荷 Winter Savory

拉丁学名 *Satureja montana*，唇形科香薄荷属（又名风轮菜属），原生于温暖的南欧，不只能够入菜，也是著名的药用植物，可以用来缓和肠绞痛与痛经、促进消化、止吐。精油由开花的全株植物蒸馏而成，主要成分是酚（香荆芥酚、百里酚）、单萜烯（对伞花烃、γ－萜品烯）与单萜醇（萜品烯－4－醇），强力抗菌、抗感染，可治疗呼吸道、生殖泌尿道与消化道的感染，能促进身体循环，升高血压，提振生殖系统与性欲。含有高比例的酚类分子，不宜长时间与高浓度使用，以免造成肝肾负担，孕妇与婴幼儿则应避免使用。

希腊香薄荷 Greek Savory

拉丁学名 *Satureja thymbra*，生长在地中海地区，在希腊克里特岛可见其大量生长，是重要的蜜源植物。精油蒸馏自开花的全株植物，主要成分是酚类（香荆芥酚）与单萜烯（γ－萜品烯、α－松油萜、β－松油萜），能强力抗菌、抗病毒、抗微生物、抗霉菌，还可以促进身体循环、提升血压，改善手脚冰冷的状况，同样可以温暖生殖系统，有催情的效果，如同为身体添加柴火一般，也可以增加活力与动力。

岩爱草 Dittany

拉丁学名 *Origanum dictamnus*，唇形科牛至属，是一种只野生于希腊克里特岛山区的药用芳香植物，象征爱情，也常被用来催情。由于生长在山区岩壁，采集不易，自古以来有许多人为了取得这款爱情灵药而断送性命，也为岩爱草增添了一股神秘气质。医学之父希波克拉底也用其作为治疗消化系统不适、痛经与皮肤问题的处方。精油由开花的全株植物蒸馏而成，主要成分是酚（香荆芥酚、百里酚）与单萜烯（γ－萜品烯），有助滋补身体，提振精神，治疗呼吸系统、消化系统与生殖泌尿系统的感染，还能促进循环，增加性欲，加速伤口愈合。含有高比例的酚类分子，不宜长时间与高浓度使用，以免造成肝肾负担，孕妇与婴幼儿则应避免使用。

1-8 ·伞形科· Apiaceae

1-8-1

欧白芷根

英文俗名	Angelica root
拉丁学名	*Angelica archangelica*
其他俗名	洋当归、天使草、圣灵根
植物科属	伞形科独活属
主要产地	欧洲，如匈牙利、法国
萃取部位	根部
萃取方式	蒸馏

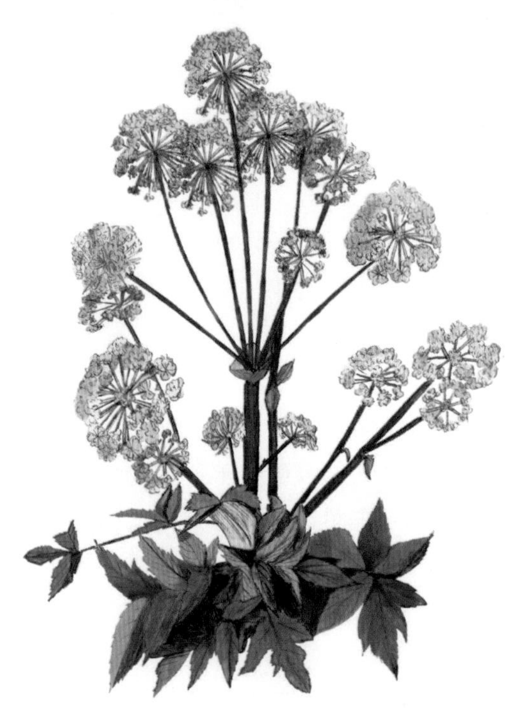

外观特征 多年生植物，但常被作为二年生植物栽培，野生则常见于北欧的湿地、水边。紫色茎干非常粗壮，高度可达 2 米，初夏至盛夏开花，圆形簇生黄绿色小花。

精油特性 属名来自希腊文 arkhangelos，意思是“大天使”。据说 15 世纪黑死病大流行时，大天使托梦给一位修士，教他使用欧白芷制作药水治愈了众多的病患，而这神奇药草的开花时期又刚好是天使节 5 月 8 日左右，因此被冠上大天使的称谓。在往后的岁月中，欧白芷如带着圣光一般能防御各种疾病或邪灵，它被用来作各种护身符、解毒剂、药水。

欧白芷几乎能疗愈所有的传染病，事前可预防，病后可调养。它特殊的气味可以加在酒精饮料中；粗壮的茎干制作成糖渍蜜饯，也是很棒的养生零嘴。可以将它视为有病治病、没病强身的补品。

近年来科学研究逐渐揭开了欧白芷的神秘面纱，特殊的麝香味来自环十五内酯这种极微量成分，只有根部萃取才能收集到较多量。气味有类似费洛蒙功效，若与玫瑰精油一起使用，能加强催情挑逗氛围，强化女性生殖系统，恢复平衡喜乐的能量。

选购重点 从新鲜采收的欧白芷根中萃取的油色清淡如水，单萜烯含量很高，气味轻盈；若是陈年老根萃取的油，则颜色深棕黏稠，有木质类混合麝香的气味。建议购买中间程度的油（采收后有经过摆放和干燥），颜色约浅黄色至橙色，既有丰富的单萜烯，也有麝香的动物气味。

若是从欧白芷“种子”萃取的精油，水茴香萜含量较高，几乎没有内酯成分，气味比较像胡椒，没有麝香味。

代表成分 单萜烯，另外有些微量成分：环十五内酯（pentadecanolide）、白芷内酯、蛇床素等。

侧重属性

- 生理疗效：主治伤风感冒、大病初愈、生活过劳、筋骨酸痛、思虑过多的头痛，能安抚中枢神经系统、改善睡眠困扰。
- 心理疗效：消除焦虑、补充元气，强大的保护伞给予安全感。

使用禁忌 具有光敏性，但在低剂量（1% 以下）使用时无须太担心。可以助眠，但剂量高时反而会让人精神百倍，睡前使用请注意浓度。

由于对女性月经周期有调节作用，怀孕初期（三个月内）不建议使用。

代表配方

- 元气补充养身浴配方
  欧白芷根 3 滴 + 甜罗勒 2 滴 + 姜 1 滴 + 葡萄酒 10ml。混合后倒入充满热水的浴缸中，用来全身泡澡，可以舒缓背、腰、肩颈的筋骨疼痛，并补充虚耗的能量，而随蒸汽上升的香氛也能纾解因为过劳造成的头痛、失眠困扰。这是充满热力的配方，若感冒受凉使用也能发汗驱寒。

相关精油

印度白芷 India Angelica Root

拉丁学名 *Angelica glauca*，又称新疆羌活，主要产在印度、中国、阿富汗边界。精油主成分是单萜烯（α－松油萜、β－水茴香萜、柠檬烯），主治风湿、风寒、感冒，有祛风止痛的功效。印度阿输吠陀则用来滋补女性机能，具有回春效果。

中国当归 Chinese Angelica Root

拉丁学名 *Angelica sinensis*，是中药常用的当归，十全大补汤主要成分，女性活血补血的重要药草。精油主成分是内酯类（藁本内酯、正丁烯内酯），因此气味跟圆叶当归非常近似，也都有平喘止痛效果，不同的地方是，中国当归还含有阿魏酸与当归酮，同时具有促进子宫收缩与子宫放松的协调力，并且抗凝血、预防血栓，因此经期当中不适用，而是用在经期结束后。

1-8-2

茴 香

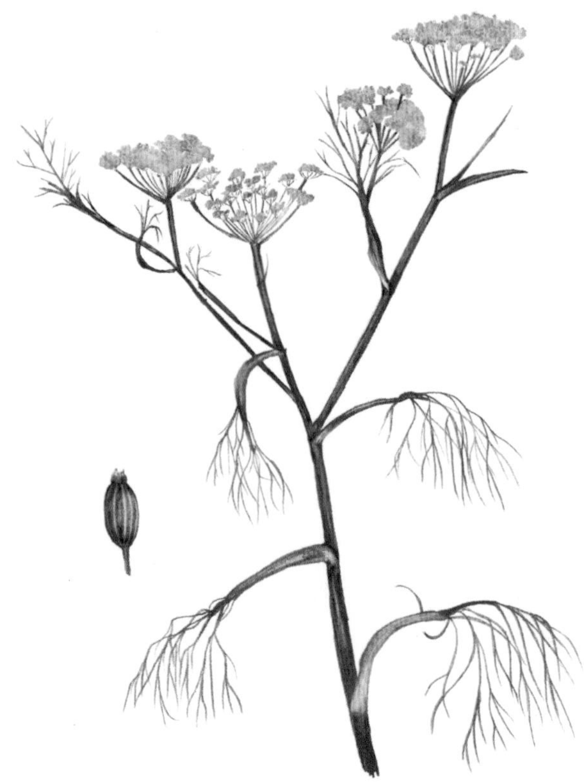

英文俗名	Fennel
拉丁学名	*Foeniculum vulgare* var. dulce
其他俗名	甜茴香、甜莳萝、面包籽
植物科属	伞形科茴香属
主要产地	欧洲滨海处，如西班牙、保加利亚、克罗埃西亚、乌克兰
萃取部位	种子
萃取方式	蒸馏

外观特征

多年生植物，深根强健，开黄色伞状小花，细嫩茎叶，小叶如发丝，和莳萝长得很像，但是比较高瘦，植株可以长到 2 米。

精油特性

属名来自于拉丁文 fenuculus，意思是“小干草”，原因是它如发丝状的小叶，闻起来像干草的气味。最早的埃及纸莎草文献中，就常见茴香用来当作辛辣佐料，加在食物中能帮助消化。在古罗马时代，配药宝典中将茴香当作绝佳的利尿剂，可以分解肾结石，并透过尿液排出。人们相信这是可以净化肠胃的药草，因此茴香种子成为法王路易十三的饭后小点，搭配糖粉咀嚼，就能让腹胀满盈的胃轻松许多，还能润肠通便。

近年研究发现，从茴香种子中萃取的精油，具有增加身体中雌激素活性的功效*，是来自洋茴香脑这种醚类，因此可以用在经前症候群、痛经、月经不顺、更年期等各种雌激素失衡的女性问题上。在欧洲如荷兰，妇女生产后，亲友会赠送茴香糖果，香甜好吃又能刺激女性生殖系统的恢复。

茴香茶作为发奶饮品已经有相当古老的历史，实际上它是促进“喷乳反射”，而不是增加总奶量，而哺乳无法成功绝大多数是乳腺阻塞，或是出奶过慢所导致，所以茴香在这方面的功效卓越。不过根据经验，茴香纯露的发奶效果更优于茴香精油，不妨试试看。

除了母亲使用外，茴香也是新生儿肠绞痛必备用油，使用含茴香的按摩油按摩腹部之后，婴儿的肠胃胀气、绞痛症状会明显缓解**。

选购重点

甜茴香很容易和苦茴香搞混，因为它们的学名几乎一样，只是不同的变种产品而已，但是苦茴香的单萜酮明显高出许多，危险性较高，一般芳疗少见。

* Malini, T., et al. (1985, Jan-Mar). Effect of Foeniculum vulgare Mill. seed extract on the genital organs of male and female rats. Indian Journal of Physiology and Pharmacology, 29(1), 21-6.

** Alexandrovich, I., et al. (2003, July-Aug). The effect of fennel (foeniculum vulgare) seed oil emulsion in infantile colic: a randomized, placebo-controlled study. Alternative Therapies, 9(4), 58-61.

	学　名	主要成分（数值粗略，仅供参考）	一般用法
甜茴香	*Foeniculum vulgare* var. dulce	醚类（52% 反式洋茴香脑、23% 甲基醚蒌叶酚、2% 艾草醚）	芳疗、药用
苦茴香	*Foeniculum vulgare* var. amara	醚类（48% 艾草醚、28% 顺式洋茴香脑）、单萜酮（18% 茴香酮）	香料、食品加工用

名称若只写“茴香”几乎是指甜茴香，即英文俗名 sweet fennel，而特别标示 bitter fennel 的才是苦茴香，若仍无法分辨时可以借由闻气味来区别，甜茴香的气味比较近似八角，而苦茴香近似欧芹。

代表成分

见上表。

侧重属性

- 生理疗效：激活雌激素、平衡雄激素过高导致的长痘多毛、调整经期、止痛经、通便、驱胀气、帮助消化、缓解肠绞痛、促进乳汁分泌。
- 心理疗效：放慢脚步，体会耐力与宁静，恢复女性能量。

使用禁忌

虽然说洋茴香脑具有激活雌激素的功效，但并无法代替雌激素，也无法补充身体中的雌激素，所以使用之后并不会造成雌激素过高的副作用（如子宫内膜异位、卵巢囊肿、乳癌），不会导致相关疾病恶化。但是内分泌失调是一种很复杂的机转，保守来说，仍然不会把茴香当作上述疾病的优先用油配方。

代表配方

- 哺乳用按摩油配方（0.5%）
  茴香 3 滴 + 檀香 2 滴 + 玫瑰籽油 10 滴 + 鳄梨油 50ml。按摩在乳晕以外的胸部区域，特别是有硬块的地方，细心顺着乳腺方向来回按摩，可以刺激喷乳反射，以及疏通乳腺。此配方的气味清淡，不会影响婴儿的食欲，还能避免乳房肌肤出现皱纹、肥胖纹，对于乳房疼痛也有镇痛效果。

相关精油

洋茴香 Anise

拉丁学名 *Pimpinella anisum*，又称大茴香，从种子中萃取精油，气味和甜茴香很像，但主成分反式－洋茴香脑却高达 90% 以上，类雌激素效益更高，对抗月经问题、丰胸的效果更好。这么高量的醚类，怀孕四个月内不建议使用，一般人使用剂量超过 2% 就会开始感到昏沉松软，因此较少出现在市面上。

八角茴香 Star Anise

拉丁学名 *Illicum verum*，俗称八角，中式卤包里的必备材料。近年来因为达菲中有八角萃取物，造成此精油的风行，主要成分与洋茴香非常类似，都含有高比例的反式－洋茴香脑，因此怀孕四个月内不建议使用。成分还有洋茴香醛、柠檬烯，香味较洋茴香丰富。种子的星状长相仿佛神经元，呼应它能促进神经系统与免疫系统的联结。

1-8-3

小茴香

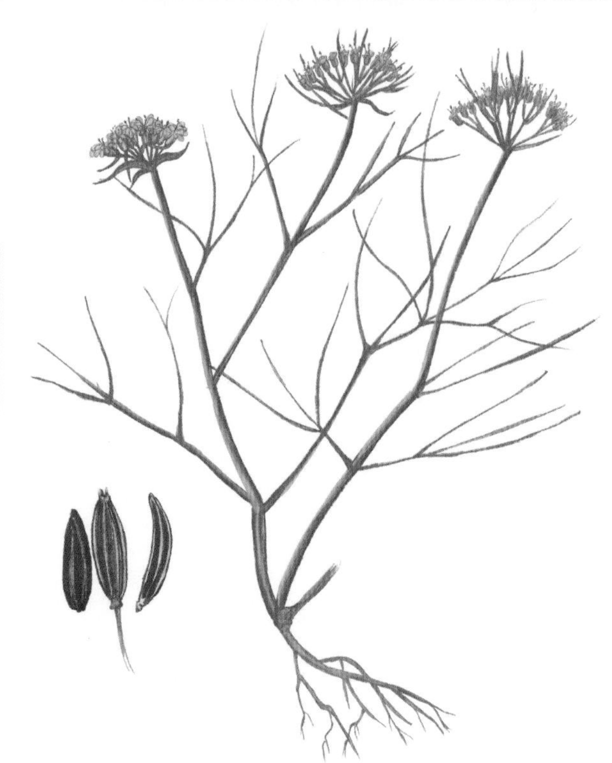

英文俗名	Cumin
拉丁学名	*Cuminum cyminum*
其他俗名	孜然芹、孜然、枯茗、安息茴香
植物科属	伞形科孜然芹属
主要产地	东地中海地区、伊斯兰国家，如埃及、印度
萃取部位	种子
萃取方式	蒸馏

外观特征

二年生草本植物，高约 30 公分，开伞状小花，种子比茴香长、更偏褐色。

精油特性

小茴香被人类运用的历史从五千年前就开始了，俗名 Cumin 可能来自古老的闪族语 gamun，红海两岸的古文献中提到，它可以制作面包、香料、药物。传说上帝还亲自教导人类。《以赛亚书 28：27》：“打小茴香是不用尖耙的，轧大茴香也不用碾轮；而是用杖打小茴香，用棍打大茴香。”

古希腊罗马的医生，擅长使用小茴香治疗消化系统问题，提升免疫力，预防感冒。在伊斯兰地区，小茴香可说是羊肉料理中的必备香料，它能中和羊膻味，让肉质更鲜美可口，即使吃下大量油脂也不易腹痛。

小茴香有一种特殊气味仿佛男人体味，中世纪人们相信，它可以当作春药，促进新婚夫妻的幸福，让彼此坚守爱与忠诚。而这特殊的费洛蒙气味来自小茴香醛，在适当的稀释下，原本浓呛的体味会转成舒服的家居气息，令人感到温暖安心，消除焦虑。

中医认为小茴香气味甘甜，辛温无毒，具有温中暖脾、降火平肝、开胃下气、消食化积、醒脑通脉、祛寒除湿、祛风止痛等功效。如果想煮一杯异国风味奶茶，只要在水中加入红茶叶、牛奶、蜂蜜、小茴香种子、姜片、豆蔻种子、胡椒颗粒，一起炖煮 20 分钟以上，辛香驱寒的奶茶就完成了，是能驱逐各种感冒症状的饮品。

选购重点

新疆是中国最大的小茴香产区，品种来自伊朗，萃出的精油，芳香醛比产自印度的少，因此气味比较清新，没有那么强的“体味”；若把芳香醛类的多寡当作质量标准的话，印度、埃及产区是较优良的。

代表成分

芳香醛（小茴香醛）、单萜烯（松油萜）、醛类（对薄荷双氢醛）。

侧重属性

- 生理疗效：激励消化、开胃、驱胀气、处理甲状腺低下、淡化黑色素。
- 心理疗效：焦虑、鼓舞、催情、消除压力。

使用禁忌

无。

代表配方

- 暖胃催情按摩油配方（3%）
  小茴香 3 滴 + 胡椒薄荷 1 滴 + 黑胡椒 2 滴 + 植物油 l0ml。用来按摩腹部、腰部、大腿，有良好的祛风消胀效果，能促进血液循环。些微刺激肌肤，带有浓厚的身体气味，可以勾起食欲或性欲，特别适合男性使用，若女性按摩在腰部还能加速脂肪分解、紧实局部。

相关精油

黑种草 Black Cumin / Nigella

拉丁学名 *Nigella sativa*，又称作黑色小茴香，但其实是完全不同的品种，主产区在摩洛哥，由于跟埃及很靠近，这两种精油容易混淆。黑种草有特殊的黑种草酮、百里醌，近年研究能对抗高度恶化的肿瘤*，提升整体免疫，可说是明日之星。黑种草的精油单价较高，但是黑种草冷压植物油则较平价，口服黑种草植物油可以消炎、预防消化道癌化，也是另外一种选择。

1-8-4

芹菜

英文俗名	Celery
拉丁学名	*Apium graveolens*
其他俗名	西洋芹菜、旱芹
植物科属	伞形科芹属
主要产地	地中海气候区，如法国、希腊
萃取部位	种子
萃取方式	蒸馏

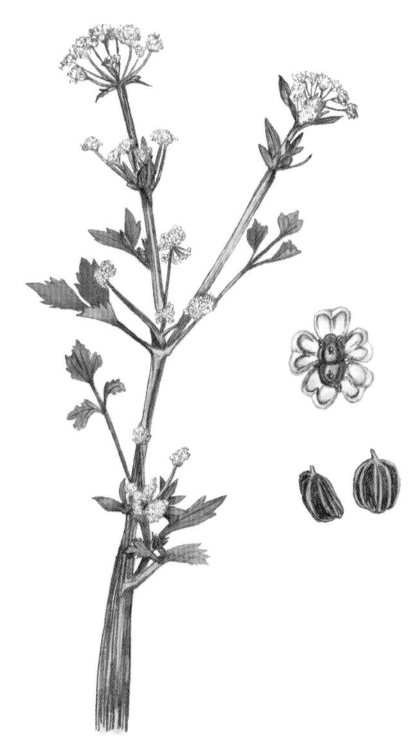

外观特征

一年或二年生草本植物，高约 50 ~ 80 公分。茎中间为空心，羽状复叶，花白色。喜欢盐分高的土壤，耐寒不喜高温，最佳温度约在摄氏 15 ~ 20 度。

精油特性

在古希腊时代，奥林匹克赛过后两年，有纪念大力士赫尔克里士的尼米安竞技会，优胜者将会得到野芹菜冠，有别于奥运的月桂冠。芹菜拉丁学名的种名是指“重味

* Koka, P.S., et al. (2010, June). Studies on molecular mechanisms of growth inhibitory effects of thymoquinone against prostate cancer cells: role of reactive oxygen species. Experimental Biology and Medicine, Vol. 235.

1-8-4

芹菜

的”，属名则来自德文Eppich，意思是“黑暗”，可能与古代芹菜被视为幽暗冥界的媒介，是带来噩耗的植物有关。但是加入芹菜的餐点太美味了，人们很快就摒除迷信，开始大量使用这种特殊风味的香料。

西汉张骞通西域，带回芹菜籽栽种，从此在中国发扬光大。中医使用芹菜增加血管壁润滑度，降低血脂清除坏胆固醇，是心脏循环用药。经过当代研究发现，古老智慧是有用处的，芹菜特殊的呋喃化合物，可以降低收缩压，预防中风和心脏病的危险。除此之外，还会激发小肠黏膜、肝细胞、胃对于去毒酵素（GST）的活性。*

褐脂质（lipofuscin）是一种过氧化的脂肪和蛋白质的聚集废物，会累积在肝脏、皮下形成黄斑，若沉淀在脑中则会使记忆力下降，是一种让身体老化的物质。使用芹菜可降低体内褐脂质，最大目的不在美白，而是净化血液、肝脏。

芹菜有名的美白淡斑能力，据实验证实是能有效地抑制酪氨酸酶（Tyrosinase），这是形成黑色素的重要物质 **。但是芹菜根、茎所萃出精油，都含有呋喃香豆素，这是会造成光敏性、增加晒黑概率的成分；唯独种子没有，因此芹菜精油宜选由种子萃取的。

关于芹菜可以催情的功效，应该是误解，其成分中并不含有雄酮（androsterone），而是极微量的雄烯酮，并不能转化成睾酮。可以促进发汗，却无法刺激雌性生物发情。

选购重点 芹菜全株精油具有呋喃香豆素，会引发光敏性。建议选用种子萃取的精油。

代表成分 多种香豆素与内酯、单萜烯、倍半萜烯（芹子烯，又叫蛇床烯）、醚类（香豆素醚）。

侧重属性

- **生理疗效：**利尿、美白肌肤、净化肝肾、清血降压。
- **心理疗效：**净化欲望，解放身心。

使用禁忌 种子萃取的精油无光敏性。但是少数人的肌肤天生对芹菜过敏，请先在手臂内侧测试，无红肿，再使用。

代表配方

- **芹菜甜橙美白卸妆清洁油配方（2%）**
  芹菜 1 滴 + 甜橙 3 滴 + 橄榄油 10ml。洗脸前，如一般卸妆程序，仔细按摩脸上粗皮、彩妆、粉刺处，让清洁油吸附脏污后，使用纸巾擦拭多余油脂，再使用温水洗脸。由于卸妆清洁大都在晚上，所以无须担心光敏性问题。

相关精油 水芹 Water dropwort

拉丁学名 *Oenanthe javanica*。中国芹菜有两种，南方盛产水芹，北方产旱芹。水芹对于肝脏有很好的保护力，效果不输给旱芹，但是心血管的保养就略逊一筹。

* 严建刚，张名位，杨公明，池建伟．芹菜提取物清除自由基作用研究．食品科学，2004, 25(8): 39-42.

** Aydemir, T. and Akkanli, G. (2006, Aug 23). Partial purification and characterization of polyphenol oxidase from celery root (Apium graveolens L.) and the investigation of the effects on the enzyme activity of some inhibitors. doi: 10.1111/j.1365-2621.2006.01191.x.

1-8-5

芫荽

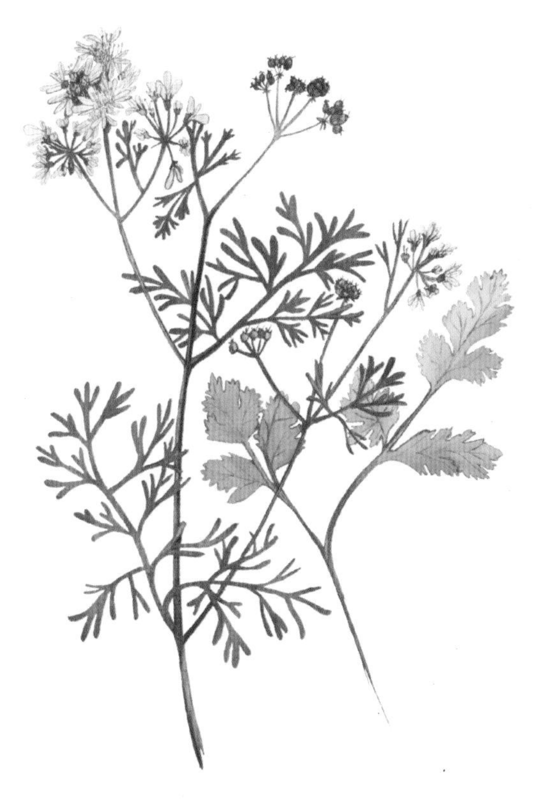

英文俗名	Coriander
拉丁学名	*Coriandrum sativum*
其他俗名	香菜、胡荽、臭虫草
植物科属	伞形科芫荽属
主要产地	遍布欧亚大陆温带气候区，如俄罗斯、匈牙利、斯洛伐尼亚
萃取部位	种子／叶片
萃取方式	蒸馏

外观特征

一至二年生草本植物。相当耐寒，高度为 30 ~ 100 公分，全株无毛，有强烈香气，叶片扇形有不规则锯齿。粉红、淡紫、白色的娇羞花朵，花谢后形成球形小果实，直径约 1.5 公分。

精油特性

属名是由撰写《自然史》的古罗马作家老普林尼（Gaius Plinius Secundus）命名，意思是“闻起来像跳蚤”，乃形容叶片的强烈气味。虽然被视作香料植物，但是人们对芫荽叶片的喜恶评价很两极。但种子气味则完全不同，被称作像是吗哪、天粮的气味与口感，《圣经 · 民数记》中如此形容：“吗哪仿佛芫荽子……把吗哪收起来，或用磨推，或用臼捣，煮在锅中，又作成饼，滋味好像新油……”欧洲多半使用芫荽种子做菜、点心或灌入香肠中添加香气。

当汉朝张骞通西域带回这种植物后（中医称为胡荽，胡 = 外来，荽 = 香口也），立即受到欢迎，被大量使用在各种中国料理中，芳香又辟秽醒脾。

种子萃取的精油有温和芳香的特质，中医相信它能祛除肉毒，辟一切邪气。高剂量使用（30% 甚至更高）可治疗化脓性感染，使创面洁净干燥，促进组织生成，疮面愈合。若脓疮发在眼睑处，也可以低剂量涂抹（1% ~ 2%），消肿解毒。

近来研究证实，芫荽种子精油的特性温和，适合长期按摩使用。能保护肠道，降低胆固醇、结肠癌恶化概率*。

选购重点与代表成分

精油萃取分种子与叶片两种不同部位的萃取，成分与功效完全不同。

* Chithra, V. & Leelamma, S. (2000, Aug). Coriandrum sativum—effect on lipid metabolism in 1, 2-dimethyl hydrazine induced colon cancer. Journal of Ethnopharmacology, 71(3), 457-463.

1-8-5

芫荽

萃取部位	种　子	叶　片
主要化学类属	单萜醇	醛类
重要成分	右旋沉香醇 60% ~ 80% γ－萜品烯 8% 香豆素及内酯（微量）	正癸醛 15% 反式癸烯醛 16% 正癸醇 14%
抗氧化力	普通	优 *
气味优雅度	芳香	强烈，评价两极
强项功效	保养卵巢、肠道 （骨盆腔内脏器）	抗氧化、清除自由基、 体内重金属
抗菌力	芳香温和， 可以化脓、去湿	优异，抗细菌（革兰式阴、阳性菌；绿脓杆菌除外）、 抗真菌（白色念珠菌）

使用禁忌

萃取部位	种　子	叶　片
刺激度	几乎不具光敏性，急症可用高剂量（30% ~ 60%），不会刺激肌肤，低剂量（5% 以下）可长期使用。	无光敏性，但会刺激肌肤，建议低剂量（5% 以下）使用。

侧重属性

- **生理疗效**：改善消化不良、食欲不振、肠胃溃疡等症状，清疮解毒。
- **心理疗效**：过度理性或过度感性，都能调整到身心平衡状态。

代表配方

- **莱姆芫荽色拉酱**
  橄榄油 190ml ＋白酒醋 60ml，使用电动打蛋机高速强力搅拌（也可以使用果汁机），在还没变成色拉酱前，边搅拌边加入莱姆精油 7 滴＋芫荽精油 3 滴＋ 1 大匙果糖（若觉得不够甜可以再加）＋ 1/4 匙盐（也可更少），确定充分混合变成白色色拉酱。适合搭配野菜、水果一起吃，特别是气味浓厚的青椒、莴苣等。淋上酱料后，可再撒些南瓜籽、现磨黑胡椒，更有风味。

* Wangensteen, H., Samuelsen, A. B., & Malterud, K. E. (2004, Nov). Antioxidant activity in extracts from coriander. Food Chemistry, 88(2), 293-297.

1-8-6

胡 萝 卜 籽

英文俗名	Carrot Seed
拉丁学名	*Daucus carota*
其他俗名	红萝卜、野胡萝卜、人参（日本的称呼）
植物科属	伞形科胡萝卜属
主要产地	地中海沿岸，如法国、埃及
萃取部位	种子
萃取方式	蒸馏

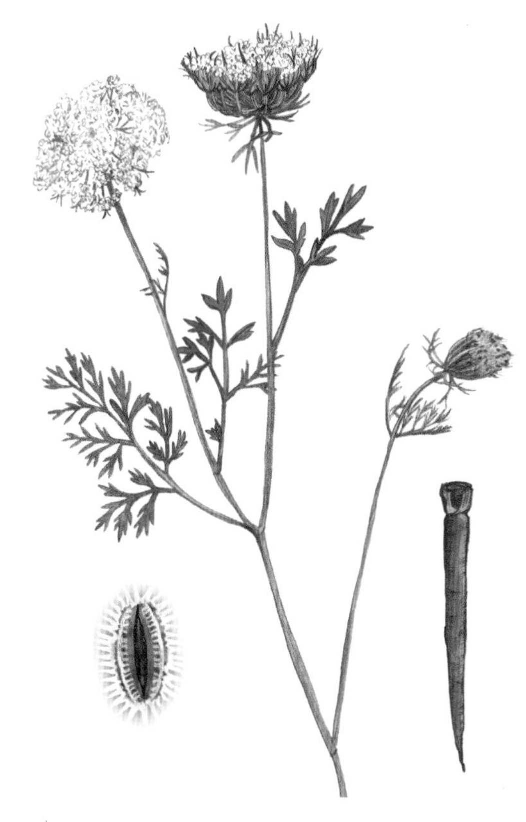

外观特征 二年生草本植物，紫心白花伞状花序，与其说像大伞，更像大碗，因为在还没全开花时会往圆心集中靠拢，感觉很有凝聚力。

精油特性 属名来自希腊文 daukos，意思是燃烧，形容它根部的鲜艳色彩以及辛辣口感。但用来萃取精油的品种，与一般食用品种不同，是野生胡萝卜，其种子的精油含量高，块根很细小、不可食。胡萝卜自古就用作养肝利胆*、消除结石、净化皮肤、消除黄疸、解毒的重要药材。精油稀释后全身按摩，可以治疗关节炎、痛风、皮肤湿疹、癣、溃疡，是一种加速体液流动，达成排毒效果的精油。**《岭南草药志》："燥湿散寒；利水杀虫。主治久痢；久泻；水肿；宫冷腹痛。"

护肤方面，特别适合干性肌肤，可以淡化肝斑、老人斑、汗斑，也能活化红细胞，提升免疫力。因此护肤用品中加入此精油，可以让肤色红润有朝气，看起来较年轻。而且它没有光敏性，没肌肤刺激性，不会致敏。

近年来，胡萝卜籽精油常被使用在安宁病房，因为它针对受损肌肤的修护力非常强大，能激励肌肤底层细胞再生，同时活化皮下组织。新的研究指出，针对慢性发炎（特别是胃、肝、乳房），可以根除发炎因子，是防癌或病中照护的重点精油。

选购重点 胡萝卜籽最具特色的成分是胡萝卜醇，其含量多寡很重要。胡萝卜醇含量少的精油，会有较高比例的松油萜（常产自东欧国家），较清透、质地稀，但肌肤修护力较低。而胡萝卜醇含量多的精油，抗皱、美白效果好，但是有浓郁的特殊气味，调香不易，选购时可以依据所需功能性来判断。

代表成分 倍半萜醇（胡萝卜醇）、倍半萜烯（β-没药烯）、醚类（细辛脑）。

* Bishayee, A., Sarkar, A., & Chatterjee M. (1995, July 7). Hepatoprotective activity of carrot (Daucus carota L.) against carbon tetrachloride intoxication in mouse liver. Journal of Ethnopharmacology, 47(2),69-74.
** Momin, R. A., Witt, D. L. De, & Nair M. G. (2003, Sep). Inhibition of cyclooxygenase (COX) enzymes by compounds from Daucus carota L. seeds. Phytotherapy Research, 17(8), 976–979.

1-8-6

胡萝卜籽

侧重属性

- 生理疗效：促进细胞再生、修护肌肤、调节内分泌、养肝利胆、清血利尿、补强气血、抗老防癌。
- 心理疗效：减少过多的压迫，充满泥土能量，让心灵净化，回归自我。

使用禁忌

无。坊间有孕妇禁止使用的传言，实际上是针对胡萝卜“叶”精油可能导致雄激素提升而有此顾虑，种子萃取的精油并不会造成孕妇危险。

代表配方

- 抗晒淡斑脸部用油配方（1%）
胡萝卜籽 2 滴＋檀香 4 滴＋玫瑰天竺葵 3 滴＋玫瑰 1 滴＋玫瑰籽油 10ml ＋荷荷芭油 40ml。适合干性肌肤，如果是更干燥、受损、老化的肌肤，可以将基底油中的玫瑰籽油分量提升、荷荷芭油降低。此配方可以淡化黄斑色素、提亮肌肤、防晒伤。可以在擦高系数防晒乳前使用，保护底层肌肤。

1-8-7

莳萝

英文俗名	Dill
拉丁学名	*Anethum graveolens*
其他俗名	土茴香、野茴香、黄瓜草
植物科属	伞形科莳萝属
主要产地	欧洲、印度、中国
萃取部位	全株 / 种子
萃取方式	蒸馏

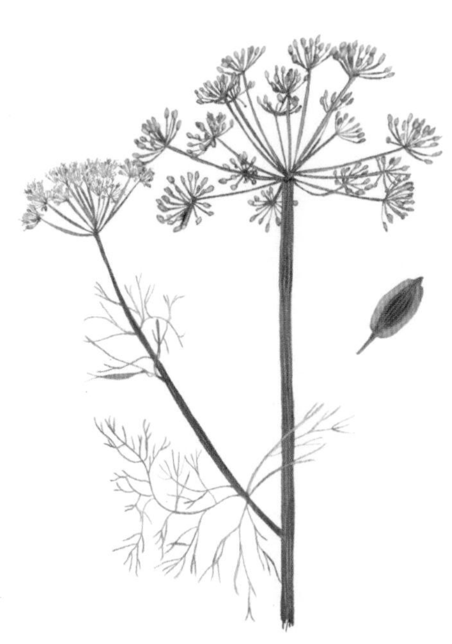

外观特征

外观与茴香相似，可以长到 90 ~ 150 公分高，叶片如发丝状，主茎比茴香粗，种子较大、圆扁，整体外形比茴香更秀嫩精致。

精油特性

莳萝是非常古老的药用植物，英文俗名来自北欧文 Dilla，意思是镇静、平稳。常作为婴幼儿肠胃胀气、绞痛时的祛风镇静药草，可以视作洋茴香的幼儿用油版本；也能促进通乳、发奶，只是没有茴香的效果强。

五千年前的埃及、希伯来人就已使用莳萝，特别是在巴勒斯坦有大量种植，人们相信莳萝具有止嗝功效，但更重要的是它的香料价值。在东欧、中亚地区，这是相当适合搭配鱼料理、炖菜的新鲜香料，可消除油腻和腥味。莳萝有助消解脂肪、利脑，对于心血管有预防保护的作用。

在台湾的菜市场上，摊贩卖的新鲜“茴香”，其实几乎是莳萝，两者极容易混淆。将它切碎后烘蛋，就是一道非常适合幼儿的菜肴，它含少许醚类，能让孩童消除压力、放松情绪，所以对于学龄中的小孩，因为焦虑造成的气喘、鼻过敏，或者因为害怕被责骂导致的便秘、腹泻，都有根本的治疗效果。

选购重点与代表成分

精油萃取有全株与种子两种不同部位的萃取，成分有些许差异。

萃取部位	全　株	种　子
主要化学类属	单萜烯	单萜酮
重要成分*	α－水茴香萜 25% 肉豆蔻醚 10%	藏茴香酮 40% α－水茴香萜 25%
强项功效	止肠胃绞痛	消胀气

侧重属性

- 生理疗效：除肠胃胀气、帮助消化、镇静止痛（绞痛）、促进发汗、帮助睡眠、预防动脉硬化。
- 心理疗效：针对细致的心灵，给予存在感，肯定自我。

使用禁忌

若萃取自全株，无特殊禁忌；但若萃取自种子，藏茴香酮高，孕妇、婴幼儿应避免使用。

相关精油

- 莳萝热敷包：
海盐一碗，放入旧锅（因为盐会刮伤）中热炒，或是用微波炉加热 1 分钟，祛除湿气。将 60cm 见方的纱布 3 张重叠放好，加入适量的热海盐（小心烫手）+莳萝 3 滴+红桔 5 滴，混合后把纱布捆成球状，即可使用。例如放在小孩的腹部（注意温度），可以有效舒缓胀气，消除肠胃绞痛，帮助排气、排便。

* Blank, I. & Grosch, W. (1991). Evaluation of potent odorants in dill seed and dill herb (Anethum graveolens L.) by aroma extract dilution analysis. Journal of Food Science, 56(1), 63-67.

1-8-8

圆叶当归

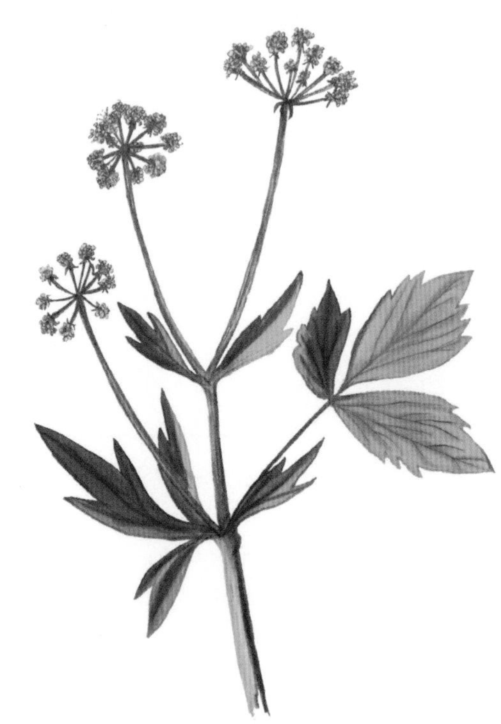

英文俗名	Lovage
拉丁学名	*Levisticum officinale*
其他俗名	美极草、爱之欧芹、假芹菜
植物科属	伞形科拉维纪草属
主要产地	中欧
萃取部位	全株药草
萃取方式	蒸馏

外观特征

植株可长至 120 ~ 150 公分高，叶片其实不圆，反而较像掌形，开着伞状小黄花，全株具有芳香。

精油特性

圆叶当归精油具有浓重的药味，与中药材“当归”同为伞形科、但不同属种。当归是取其根熬煮成药，为著名的通经活血药；圆叶当归则是著名的排毒养肝精油，而且早在古罗马时代便拿来入菜，味道极似芹菜，入药则能治疗黄疸与肝功能不良的症状。

圆叶当归精油中最特殊的成分，是含有 10 种以上的呋喃内酯，且占了高达约 50% 的比例，这种罕见的大分子擅长养肝排毒。还含有能放松、抗忧郁的香豆素，所以圆叶当归极适合长期压力下，累积太久身心毒素的个案。

现代人讲求速效，当身体不舒服时就想快点用药物控制下来，反而更增添肝肾的负担。近年来则风行另一种负担，因为保健意识抬头，到处充斥着各种保健食品信息，每天早上吃的营养补充品常比早餐还要丰盛，再加上对于生命的欲念持续爆满，事事都想周全，反而本末倒置，让身心充斥更多不必要的东西，拥挤到无法动弹。以上这类身心常过度负担的个案，身体触感常有明显特征，就是按摩时会感觉到潮湿黏稠，宛如陷入泥沼的臃肿感，甚至皮肤会有些莫名疹子，圆叶当归精油的强项就是梳理开这种潮湿、黏稠、臃肿感。中医说“肝喜条达”，因为肝的工作是疏泄一身秽气，而能舒畅升发，若身心不舒展就容易造成肝气郁结，久了，人生就真的从彩色变成黑白。

“肝开窍于目”，常驻足网络流连各种讯息，这举动其实蛮伤肝的，所以很简单的排毒养生法，就是闭起眼睛，推开各种信息诱惑，真实感觉大自然的运行，从中理解到人生的奥秘，多让身体跟着大自然同步运作，就是最佳的养生方式。

选购重点

建议选购有信誉的精油品牌。

代表成分

呋喃内酯、香豆素、呋喃香豆素。

侧重属性

- 生理疗效：解毒、补强神经、轻度抗凝血。
- 心理疗效：排除长期累积的疲倦与毒素。

使用禁忌

由于含有呋喃香豆素，具光敏性，使用后避免晒太阳。排毒效果佳，建议不宜单独长期使用，宜搭配其他精油一起使用。

代表配方

- 养肝配方（3%）
  圆叶当归 30 滴 + 摩洛哥玫瑰 30 滴 + 椰子油 100ml。直接涂抹于肝脏的对应区，用三天停一天，持续半年，可改善长期服用药物造成的皮肤暗沉、晦黄，也会让脸上的斑转淡。此配方最适合晚间 11 点前使用，因为晚间 11 点到隔夜 3 点是中医认为肝胆经的主场时间，而且圆叶当归是特殊的助眠精油，使用后会突然变得十分想睡，睡眠也对养肝很重要，所以为了彩色人生，就让自己回归到最符合自然的节奏。
- 牛皮癣配方
  若有牛皮癣的状况，也可使用上述配方，不过浓度可调整为 5%，让人退下难堪、纠葛的心理毒素，换回崭新且清爽的皮肤状态。

1-8-9

其他伞形科精油

阿密茴 Khella

拉丁学名 *Ammi visnaga*，原生于欧洲、亚洲与北非。根据记载，早在中世纪，古埃及人就会拿阿密茴来治疗泌尿道、呼吸道以及心血管疾病。精油由开花的全株药草蒸馏而成，主要成分是单萜醇（沉香醇）与酯类（甲基丁酸异戊酯、异缬草酸戊酯）与呋喃色酮（Khellin），有强力抗痉挛的功效，可用于治疗气喘，也有助于血管扩张，适用于扩张冠状动脉，增加血流，舒缓轻微的胸闷。有光敏性，皮肤敏感者应小心使用。

藏茴香 Caraway

拉丁学名 *Carum carvi*，原生于西亚、欧洲及北非。其使用记录可以追朔到公元 3000 年前，除了作为香料入菜之外，也被当成药材使用，古埃及人会用来做尸体防腐，古希腊人会用来做爱情灵药。精油萃取自种子，主要成分是单萜酮（香芹酮）、单萜烯（柠檬烯）与单萜醇（顺式香芹醇），能够消毒、防腐，消解黏液，促进消化系统的运作，改善消化不良、肠胃胀气与腹绞痛的问题，由于富含酮类，能利脑，让头脑保持清醒与专注。但因具有神经毒性，孕妇、婴幼儿禁止使用。

1-8-9

其他伞形科精油

印度藏茴香 Ajowan

拉丁学名 *Trachyspermum ammi*，原生于东地中海地区，现在主要栽种在伊朗和北印。在印度常被用来入菜，抗感染且有助消化，也被运用在阿输吠陀，能够增强火的能量。精油由全株蒸馏而得，主要成分是酚类（百里酚）与单萜烯（γ－萜品烯、对伞花烃），强力抗菌、抗病毒、抗感染，能提升消化之火，帮助消化与治疗肠胃型流感，具有提振的特性，不只可以提振精神、升高血压，改善虚弱无力的状况，也可以促进性欲，改善性冷感。因富含酚类，容易刺激皮肤，宜低剂量使用，孕妇、婴幼儿则禁止使用。

海茴香 Sea Fennel

拉丁学名 *Crithmum maritimum*，又称为岩巉海菜，因为喜欢长在海岸边而有此名称。植株含有特殊的矿物盐，古代水手喜欢烹调它，当作航海时的香料。精油由全株蒸馏萃取，主要成分是单萜烯（萜品烯、水茴香萜、桧烯），占比高达 90%，利肾，适合处理循环代谢不佳的问题，例如橘皮组织、水肿、结石。

白松香 Galbanum

拉丁学名 *Ferula galbaniflua*，原产于伊朗和中东，据《旧约圣经》记载，白松香树脂为神圣的焚香原料之一。精油蒸馏自树脂，化学成分多元，主要是单萜烯（α－松油萜、β－松油萜、δ3－蒈烯）和倍半萜醇（白松香醇），能促进血液循环，排除多余体液，平衡神经系统，放松脑袋，也可以用来治疗伤口与慢性皮肤发炎的问题。对于呼吸道问题，如咳嗽、支气管炎与消化道问题，如胀气、消化不良，因含有微量香豆素，能止痉挛，可以缓解痛经。有轻微通经效果，孕妇禁止使用。

欧芹 Parsley

拉丁学名 *Petroselinum sativum*，古希腊罗马时期，会运用欧芹的种子来治疗泌尿系统的问题，像是膀胱炎、肾结石等。精油由全株萃取而成，主要成分是单萜烯（柠檬烯、α－松油萜，β－松油萜）与醚类（肉豆蔻醚、芹菜脑），有助排除体液，止痉挛（特别是痛经），也能够调理子宫，如调节经期、改善经前症候群、帮助子宫收缩，对于消化系统的问题也有很好的疗效，像是消化不良、胀气等。因有通经的效果，孕妇禁止使用。

1-9 ·芸香科· Rutaceae

1-9-1

苦橙

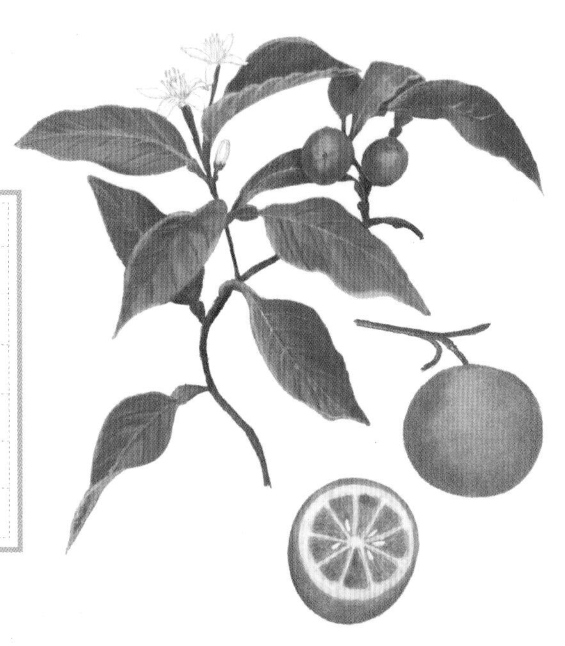

英文俗名	Bitter Orange
拉丁学名	*Citrus aurantium bigarade*
其他俗名	酸橙、回青橙
植物科属	芸香科柑橘属
主要产地	意大利
萃取部位	果皮
萃取方式	压榨

外观特征 叶片为油亮革质，子母叶。果实小且味道酸，果皮橙红色，可长时间悬在树上，若不摘则翌年转回绿色，故又叫回青橙。当结新果时，不同世代的果实会一起出现在树上。

精油特性 原产于中国华南地区、印度东北部及中亚一带，16 世纪以后才逐渐流传到意大利等地中海地区种植。苦橙树的用途很多元，萃取白色花朵可做成橙花精油，蒸馏叶片即为苦橙叶精油。果实在未成熟、已成熟时采收，分别可制成中药的枳实、枳壳，具有整脾健胃、促进肠道蠕动的功效。

值得一提的是苦橙树的特征，数代的果实可出现在同一棵树上。从植物能量学来看，呼应它可处理家族里代代相传或社群里互相影响的情绪议题。因此苦橙精油擅长处理隐微复杂的情绪，譬如受到掌控（压力）、没有自信（忧郁）、神经紧绷（焦虑）等问题。

选购重点 柑橘类精油虽常是制造果汁的副产品，但高质量的芳疗等级精油，不会在生产过程中掺入添加物。然而工业用的等级（如供清洁剂的原料），基于经济效益而有不同流程，例如让果皮先浸泡石灰水以提高萃油率，或将已压榨过精油的渣渣，再作二次利用。

另外，柠檬烯是橙精油的主要成分，其特性是容易氧化，且不易进行再加工，所以市面上也出现了去萜烯（分馏柠檬烯）的精油，其气味比较强劲。

上述这些加工精油，由于大量生产，价格

1-9-1

苦橙

相对便宜，但在心灵功效上无法与原精油相提并论，因此购买时一定要注意。

代表成分

单萜烯（右旋柠檬烯）、呋喃香豆素。

侧重属性

- 生理疗效：安抚镇静神经系统、健胃、促进循环。
- 心理疗效：抗忧郁，让人欢愉自信。

使用禁忌

内含呋喃香豆素而具光敏性。若纯油涂抹，晒到太阳，可能会导致皮肤产生灼伤似的水泡及色素沉淀。因此使用后 12 小时内要避免太阳直射。柠檬烯效果强劲，剂量过高亦会刺激皮肤，老人、小孩与敏感性肌肤者请酌量使用。

代表配方

- 清新环境喷雾配方（2%）
  苦橙 10 滴＋百里酚百里香 5 滴＋柠檬香茅 5 滴＋ 75% 酒精 50ml。充分摇晃均匀后即成环境喷雾，喷洒于空间或浴室中，能提振精神并达到杀菌的效果。

相关精油

甜橙 Sweet Orange

拉丁学名 *Citrus sinensis*，同是芸香科柑橘属，甜橙的外形、功效也与苦橙相近，两种精油的成分皆以单萜烯为主，只在少量的芳香分子如醛或酯上有些微差距。苦橙的气味，兼有橙花的轻盈、苦橙叶的苦涩，比起单纯甜美的甜橙多了一些细微的层次。但甜橙的圆润温暖，自古即深获众人喜爱，很适合与肉桂、丁香花苞等香料类精油调和，在寒冬中带来暖意，去秽纳喜。

1-9-2

橙花

英文俗名	Neroli
拉丁学名	*Citrus aurantium bigarade*
其他俗名	苦橙花
植物科属	芸香科柑橘属
主要产地	摩洛哥、莫桑比克、意大利
萃取部位	花
萃取方式	蒸馏

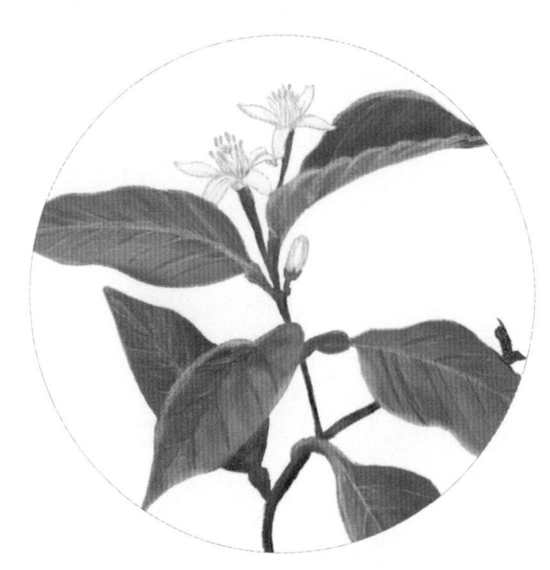

外观特征

橙树开花时，纯白洁净的花瓣包围着鹅黄色的花心，气味浓郁。

精油特性

橙花精油与香水文化一向焦孟不离，回溯至公元前二百年，塞班人（Sabines）就已经把橙花油拿来当香水使用。17 世纪时，德国女公爵奈洛莉公主（Prinzessin von Neroli）特别钟爱橙花的气味，使它变成王公贵族争相流传的香水配方，并跃升为香水史上的重要角色，橙花因此又名“Neroli”。

树龄 20 年以上的苦橙树，方能蒸馏出质量优良的橙花精油，而决定其气味特征的，主要是珍贵的微量芳香分子，例如素馨酮。橙花的气味馥郁而优雅，会让人沉静而忘忧；洁白花朵仿佛带来纯净能量，可一扫心灵上的阴霾，特别能安抚愤怒的情绪。

最让人赞颂的功效，在于处理长期累积的紧张与焦虑，所以在欧洲，象征幸福忠诚的橙花，经常成为新娘的捧花及头花，借以消除新人忐忑不安的情绪。笔者曾将它涂抹在一位心事重重、无法放松的个案的眉心与胸口，在极短的时间内顺利安抚她凝滞心中的情绪，恢复了平静。

选购重点

照理说，苦橙或甜橙的花朵，皆可萃取成精油，但苦橙花精油在质地与气味上更胜一筹，所以芳疗等级讲的橙花精油，是指苦橙花精油。由于取得不易、价格昂贵，市面上也会出现一些混搀或合成的橙花精油。主要是以合成沉香醇（花香）及柠檬烯（果香）来鱼目混珠，价格便宜很多，但少了珍贵的微量成分，疗效大减，一定要细心选购。

代表成分

单萜醇（沉香醇、橙花醇）、单萜烯（右旋柠檬烯）、酯类（乙酸沉香酯）、倍半萜酮（素馨酮）。

侧重属性

- 生理疗效：抗菌抗病毒（退烧）、补强肝胰、助产（强化骨盆腔肌肉）。
- 心理疗效：抗沮丧、开阔心胸、平抚情绪。

使用禁忌

无。

代表配方

橙花精油是妇女的良伴，美白肌肤的效果极佳，还能处理怀孕期会面临的各种身心灵问题，包括抚平产前产后忧郁、预防妊娠纹、淡化色素等。将 1ml 橙花精油加入 30ml 荷荷芭油中，可做成脸部保养按摩油；怀孕期妇女则可用来涂抹按摩胸口和腹部。

1-9-3

苦橙叶

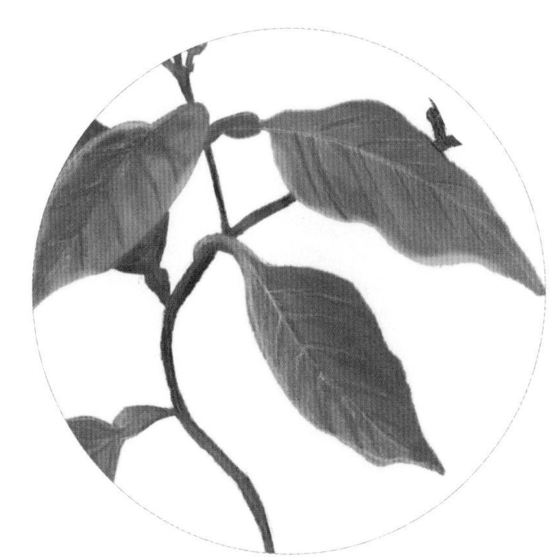

英文俗名	Petitgrain（小颗之意）
拉丁学名	*Citrus aurantium bigarade*
其他俗名	回青橙
植物科属	芸香科柑橘属
主要产地	意大利、巴拉圭
萃取部位	新鲜的嫩叶
萃取方式	蒸馏

外观特征

叶片较厚实，革质，椭圆形，呈卷皱波浪状。

精油特性

苦橙叶精油的价格较平实，素有“穷人的橙花”之称，但它本身的芳疗价值已独树一帜。最初的苦橙叶精油是从苦橙树未成熟的小颗果实提炼出来的，因为严重影响了果实的产量，所以后来才改为蒸馏苦橙树的枝叶来萃取精油，却也开启了苦橙叶在芳疗价值上崭新的一页。

苦橙叶与真正薰衣草在化学属性上很相近，皆是由高比例的乙酸沉香酯及一定比例的沉香醇为主，这样的组合带来镇定神经系统的绝佳功效，能有效提升睡眠质量，而苦橙叶精油有能增加动能的含氮化合物，所以比真正薰衣草多了一种跃动的精神。对于在框架下成长、或是个性刻板严肃的人，能提升“改变的勇气”，也能柔软身段，支持人们在一成不变的忙乱生活中，还有力气开出新的火花。

选购重点

苦橙叶精油的主要成分是酯类，特性是容易水解。所以用“水蒸气蒸馏法”要比“水蒸馏法”所萃取的精油质量好，乙酸沉香酯的成分较高。

另外，市面上有一种号称“顶级”的苦橙叶精油，价格介于叶与花之间，作用也介于两者之间，但其实是同时萃取自橙花及叶的复方精油，气味多了橙花的优雅。

代表成分

酯类（乙酸沉香酯）、单萜醇（沉香醇）、含氮化合物。

侧重属性

- 生理疗效：抗痉挛、调理感染性面疱、抗呼吸道感染。
- 心理疗效：抗压力、改善冬季忧郁症和失眠问题。

使用禁忌

无。

代表配方

- 全橙焕新配方
  苦橙叶 + 橙花 + 苦橙，依照个人喜好调整比例，再加入荷荷芭油，调成 5% 的按摩油，用来按摩脸部及全身。集合了整棵苦橙树的菁华，气味温暖抚慰人心，对于降低皮脂过盛也很有效。苦橙叶很适合处理压力下产生的面疱，若再搭配苦橙叶纯露来贴敷，消炎效果更佳。

1-9-4

红桔

英文俗名	Mandarin
拉丁学名	*Citrus reticulata*
其他俗名	橘子
植物科属	芸香科柑橘属
主要产地	意大利、法国
萃取部位	果实
萃取方式	压榨

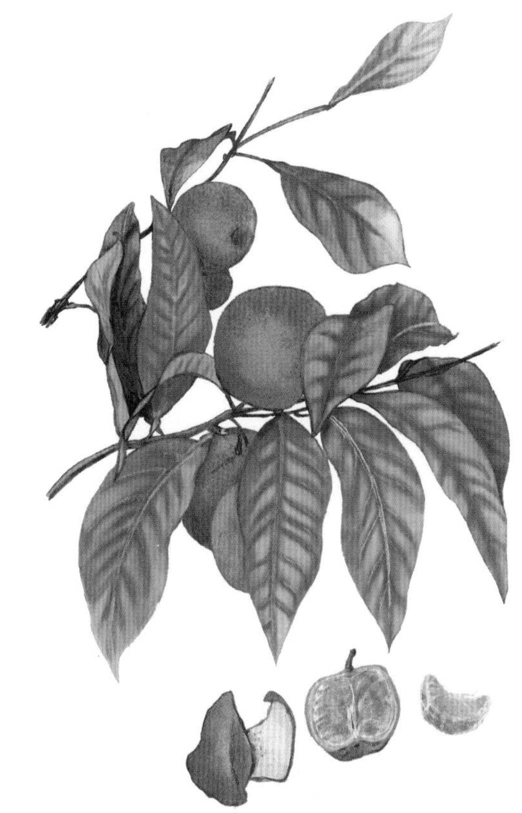

外观特征 枝叶茂盛，橙红色的果实成串缀满枝头，果皮较橙容易脱离。

精油特性 桔、橘，两字是同样意思。中国人很喜欢橘，举凡逢年过节、送礼、祭祀，都少不了这象征吉祥与丰盛的水果，典籍与文献记载更不乏其身影出现。橘的品种很多，常见供食用者有椪柑、桶柑，但拿来萃取精油的是不同品种的“红桔”。

不管是在亚洲还是欧洲，人一闻到红桔精油常会直觉地联结到小孩，除了它的气味温暖甜蜜能博得孩童的喜爱外，其性质温和，能调节小儿肠胃系统。例如法国芳疗界常将红桔精油与其他柑橘属精油（例如橙花）调成复方按摩油，来处理儿童消化不良与打嗝等问题。

红桔精油含有微量的邻氨基苯甲酸甲酯，可抗痉挛与增加动能，因此与深层恐惧、童年阴影或内在孩童有关的生命经验，都能在所属配方油中加一些红桔精油，可增添温暖抚慰与调节情绪的效果。此外它也是在同类型精油中最温和可亲的，老人与孕妇都很适合使用。

选购重点 桔精油有两种，较常见的是“红桔”，气味较甜美丰润；“绿桔”（Green Mandarin）的气味则新鲜细致，因为它是果实较青绿时即采收萃取，消费者可依喜好来选购。

代表成分 单萜烯（柠檬烯）、单萜醇（沉香醇）、苯基酯（邻氨基苯甲酸甲酯）、呋喃香豆素。

侧重属性

- 生理疗效：调节消化系统（镇定肠道／开胃）、调节中枢神经（提神／助眠）。
- 心理疗效：抚顺疲劳、激发创意、促进和谐感。

使用禁忌 内含呋喃香豆素，具光敏性。若纯油涂抹，

1-9-4

红桔

晒到太阳可能会导致皮肤产生灼伤似的水泡及色素沉淀，因此使用后 12 小时内要避免太阳直射。

代表配方

- 儿童万用配方

红桔 12 滴 + 甜橙 10 滴 + 柠檬 12 滴 + 橙花 3 滴 + 莳萝 3 滴。于儿童房内扩香，一次约 3 ~ 5 滴；或将 2 滴复方精油加入 10ml 的甜杏仁油中，调成约 1% 的按摩油（3 岁以上儿童可调成 3%），用来按摩小儿腹部与背部，能安抚神经，调节消化不良引起的腹痛问题。其实任何与儿童有关的情境，均可用到红桔精油，但婴幼儿使用要注意剂量问题。

1-9-5

桔叶

英文俗名	Petitgrain, Mandarin
拉丁学名	*Citrus reticulata*
其他俗名	橘叶
植物科属	芸香科柑橘属
主要产地	法国
萃取部位	叶片
萃取方式	蒸馏

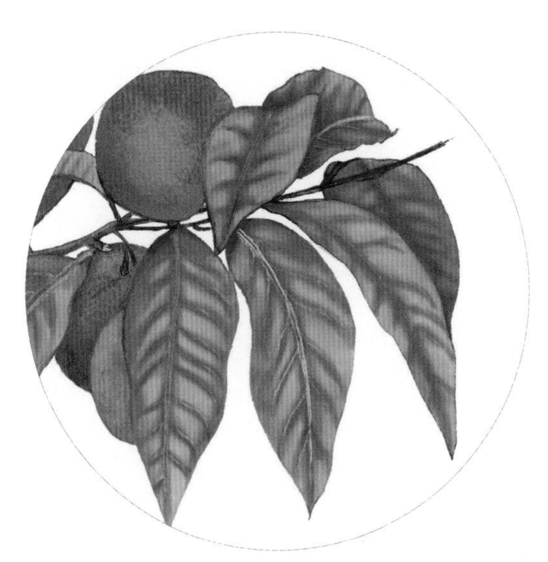

外观特征

枝叶细长有刺，叶子为倒卵型，叶两翼较狭长，可看到半透明油点。

精油特性

桔叶在文献研究上较少，因经济价值不如果实，通常是以修剪植株后的枝叶来作为精油材料。桔的原产地，经考据很可能来自中国南方，当地的温暖气候与肥沃土质非常适合桔树生长，难怪外观看来总是枝繁叶茂、结实累累。

谈到桔叶精油就不得不提的芳香分子——邻氨基苯甲酸甲酯，是一种含氮化合物，能带来如动物般的原动力，并有强大的抗痉挛效果，常见于芸香科的精油中，但以桔叶的含量最多。

桔叶的强力放松效果，很像一张安全保护网，让人暂时隔离于各种濒临崩溃的情绪之外，而以一种带有安全距离的角度，来重新调整步伐，找回生命的节奏。故很适合处理现代人在面临高压时，引发的各种身心症状，例如极度焦虑或忧郁所导致的失眠困扰。

选购重点 桔叶精油的颜色比橙黄色略深，质地带点黏稠。因为邻氨基苯甲酸甲酯的比重，稍比水重，而桔叶含有高比例的邻氨基苯甲酸甲酯，故滴入水中会呈半浮半沉状。

代表成分 苯基酯（邻氨基苯甲酸甲酯）、单萜醇（沉香醇）、单萜烯。

侧重属性

- 生理疗效：强力抗痉挛、强力镇静。
- 心理疗效：处理压力症候群、身心官能症。

使用禁忌 无。

代表配方

- 心灵暗夜配方（4.3%）
  桔叶 5 滴 + 高地薰衣草 10 滴 + 缬草 3 滴 + 马郁兰 10 滴 + 佛手柑 10 滴 + 莱姆 5 滴 + 圣约翰草浸泡油 50ml。取适量按摩全身再泡澡，能有效安抚情绪，帮助睡眠，迎向生命暗夜之后的黎明。桔叶擅长处理心因性疾病及所有的压力症候，例如头痛、失眠、经期失调等，主要功能在于调节神经传导物质，以及平衡内分泌失调，所以不见得要高剂量才有效，低剂量反而能让人愉悦放松。急症时可使用到 10% 的剂量，平时保养则用 2% 的剂量即可。

1-9-6

葡萄柚

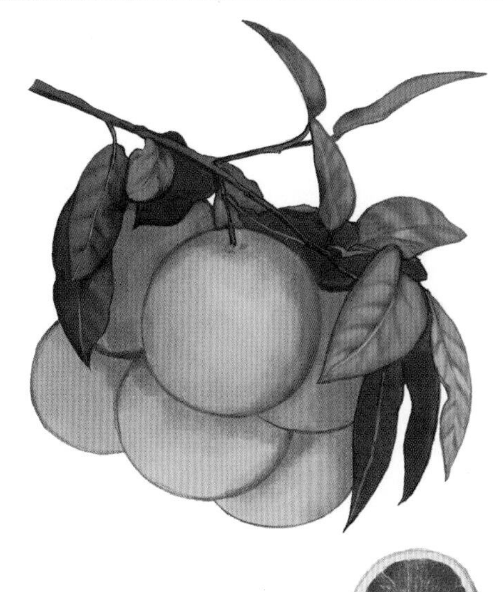

英文俗名	Grapefruit
拉丁学名	*Citrus paradisii*
其他俗名	西柚
植物科属	芸香科柑橘属
主要产地	以色列、巴西、美国
萃取部位	果皮
萃取方式	压榨

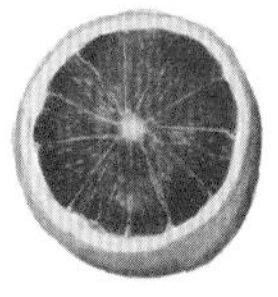

外观特征 果实较大，呈扁圆形，果皮平滑，为淡黄色或淡红色，成串聚集于枝叶上。

精油特性 柑橘属的植物拥有悠久的历史，随着人类文明与商业活动的迁徙，而发展出许多品种，葡萄柚就是柑橘家族里比较年轻的成员。它是“橙”与“柚”的混血品种，18 世纪才出现于西印度群岛，20 世纪后逐渐

1-9-6

葡萄柚

传至世界各地。虽然葡萄柚只有短短四百多年的历史，但它促进淋巴流动的极佳功效，早已成为现代人“减肥”时的精油圣品。

事实上，葡萄柚精油擅于处理的是“心因性”所导致的肥胖问题。特别是它成分中高达 90% 以上的柠檬烯，能有效激励神经传导物质，促进多巴胺的分泌，提升创造力，并能处理大脑退化问题，例如改善帕金森氏症的相关症状。此外，葡萄柚精油可用来调整时差，其充沛的阳性能量，对于长途旅行的疲惫、水土不服导致的情绪低落，都能以促进脑内啡分泌的方式，达到为大脑加油打气的功效。

葡萄柚在身体与心灵各层面的疗效，都能与“酒神”的意象联结。在希腊罗马神话中，酒神是掌管欢乐与丰盛的神祇，最著名事迹就是以流浪祭司的身份，改善了当时许多人（身体）与神（心灵）之间的距离。葡萄柚就如同酒神一样，所到之处无不吸引众多狂热信徒，其兼具流畅与洞察的特质，除了能帮助身体“减压”之外，更让人以轻松的心情来贴近与理解这个复杂世界。

选购重点

芳疗等级的葡萄柚精油有两种，白葡萄柚 (Grapefruit) 的气味清雅活泼，粉红葡萄柚 (Pink Grapefruit) 的气味沉稳清甜。而粉红葡萄柚对于促进淋巴循环、处理橘皮组织的效果更好。

代表成分

单萜烯（右旋柠檬烯）、醛类（牻牛儿醛）、呋喃香豆素。

侧重属性

- **生理疗效：**激励肝脏分泌胆汁、抗带状疱疹病毒、改善橘皮组织。
- **心理疗效：**抗季节性情绪失调，保持兴趣、精神熠熠。

使用禁忌

内含呋喃香豆素，具光敏性。葡萄柚精油所含的柠檬烯，是所有柑橘属精油中最多的，作用效果强劲，但剂量过高亦可能会刺激皮肤，使用时需留意。

代表配方

- **身心灵大扫除配方**（5.5%）
  葡萄柚 3 滴 + 喜马拉雅雪松 3 滴 + 丝柏 2 滴 + 柠檬叶 2 滴 + 檀香 1 滴 + 椰子油（或芝麻油）10ml。遇到心情沮丧就想暴饮暴食的个案，特别适合此配方，用来按摩全身，并加强腰腹及下半身。亦可加入 2 匙天然海盐（细盐），静置片刻，等海盐充分浸泡按摩油后，用来做全身去角质，帮助脂肪燃烧又能排除多余体液，最后再将剩下的海盐置入泡澡水中，在家即享受一个幸福又放松的减压 SPA。

1-9-7

佛手柑

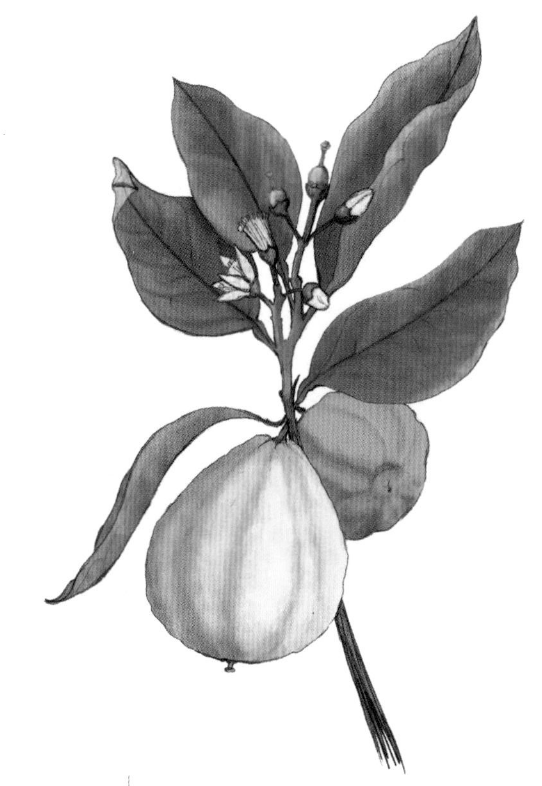

英文俗名	Bergamot
拉丁学名	*Citrus bergamia*
其他俗名	贝加蜜柑、王子梨
植物科属	芸香科柑橘属
主要产地	意大利
萃取部位	绿黄色的果皮
萃取方式	压榨

外观特征

花、叶、果都比一般的柑橘属植物要小而细致，果实类似梨形，有浅浅的皱纹，与大众印象中的观赏型果实（爪形）是不同的品种。

精油特性

在所有柑橘家族中，佛手柑的形象就像是兼具阳光清朗与优雅纤细的意大利花美男。它的身世神秘，有别于原生地是东亚的其他柑橘属，佛手柑的原生地在西方，纤细的佛手柑对于土壤与气候有特定的需求，目前的主要产区是意大利南部的卡拉布里亚，以及西非的科特迪瓦。

不同于其他柑橘类精油的阳光满点，佛手柑的气味好像多了一层水气，比较朦胧柔和。那是因为除了柠檬烯、香豆素外，它的代表成分是安抚性高的乙酸沉香酯，因此在气味上多了一种温暖的花香，在疗效上比其他柑橘属兄弟更能贴近人心、带来慰藉。

若要选择一款精油可一举数得，同时能提振人心又能放松情绪，有极佳的生理抗菌功效又能帮助心灵减压，佛手柑精油将在首选名单中。临床芳疗研究发现，佛手柑精油具有类似触媒转化剂的作用，很适合搭配其他精油，能产生强大的协同作用，加速疗效反应。因此，平凡如面疱、皮屑、油性皮肤问题；常见如膀胱尿道感染、疱疹病毒；乃至严重的心因性问题如厌食、忧郁等，不妨在配方中加入佛手柑精油，临床上常带来出奇疗效。

选购重点

市售的佛手柑精油有绿、黄两种，黄色是由较成熟的果实压榨而成，酯类成分较高，气味较圆柔甜美。

代表成分

酯类（乙酸沉香酯）、单萜烯（右旋柠檬烯）、单萜醇（沉香醇）、呋喃香豆素。

侧重属性

- 生理疗效：抗菌抗感染、退烧、缓解脂漏性皮肤炎。

使用禁忌

- 心理疗效：激励精神、放松情绪、抗沮丧。

1-9-7

佛手柑

使用禁忌

内含呋喃香豆素，具光敏性。若纯油涂抹晒到太阳，可能会导致皮肤产生灼伤似的水泡及色素沉淀，因此要避免太阳直射或建议夜晚使用。

代表配方

- **全方位儿童抗菌配方（5%）**
  佛手柑 8 滴＋橙花 3 滴＋岩玫瑰 5 滴＋桉油樟（罗文莎叶）5 滴＋芳樟 3 滴＋大西洋雪松 3 滴＋牛膝草 3 滴＋甜杏仁油 30ml。可涂抹于全身或脊椎两侧，能协助退烧，全方位抗菌，止咳及化解黏液。

相关精油

FCF 佛手柑 Bergamot FCF

市面上有所谓 FCF 佛手柑精油，是已祛除呋喃香豆素、不具光敏性的精油成品，拿来当皮肤保养品不具刺激性，但在气味与心灵疗效上已不如完整的佛手柑精油强烈，消费者可依使用目的来选购。

佛手柑叶 Petitgrain Bergamot

由佛手柑的叶片所蒸馏的精油，主成分是单萜烯（柠檬烯）、单萜醇（沉香醇）、酯类（乙酸沉香酯、乙酸萜品酯）。适合处理情绪困扰或因而引起的其他症状，例如情绪所导致的消化、皮肤等问题。

1-9-8

莱姆

英文俗名	Lime
拉丁学名	*Citrus limetta*
其他俗名	无籽柠檬
植物科属	芸香科柑橘属
主要产地	墨西哥
萃取部位	果皮
萃取方式	压榨 / 蒸馏

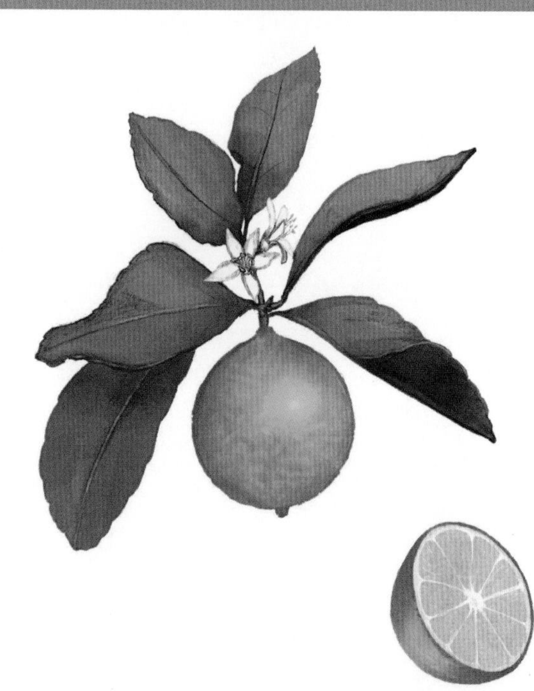

外观特征 植株有刺，叶缘呈波浪状，花朵纯白色，果实浑圆，少了柠檬的两端乳状突起。

精油特性 原生于印度，中古世纪经由十字军东征逐渐传入西方，它的气味在柑橘家族中是比较鲜明活泼的，又带点异国风，非常适合与昂贵花香类精油一起调香，能在花香调中带出一种神秘华丽的气息。

从成分来看，含有微量的醛与邻氨基苯甲酸甲酯，让莱姆精油像是吟游诗人，具有创造与抒发心情的潜能。它能让人带着好奇心观赏世俗风景，并且保持幽默感，故很适合心情郁闷、常觉得自己有苦说不出口的个案。莱姆精油能让人放松心情，并且适当地表达情绪，在苦痛中依然能展现诗意。

选购重点 柑橘属果实通常是用压榨法萃取精油，但莱姆比较特别，市面上同时可以找到两种萃取方式。果皮压榨的莱姆精油具光敏性，气味较接近原果实；蒸馏萃取的莱姆精油则无光敏性，酯类含量较高，气味独特。

代表成分 单萜烯（右旋柠檬烯）、酯类（乙酸沉香酯）、苯基酯（邻氨基苯甲酸甲酯）、呋喃香豆素。

侧重属性

- 生理疗效：抗肠胃痉挛、提升免疫机能。
- 心理疗效：保持幽默感、苦中作乐。

使用禁忌 内含呋喃香豆素，具光敏性。但蒸馏萃取的莱姆精油则无此禁忌。

代表配方

- **心轮的绿色回春配方**
  莱姆 3 滴 + 佛手柑 5 滴 + 大马士革玫瑰 5 滴 + 波旁天竺葵 2 滴 + 胶冷杉 4 滴 + 欧白芷根 1 滴 + 广霍香 2 滴。此复方精油可用来扩香，亦可加植物油稀释后，按摩胸口或当作随身香气，给予心轮更多爱的力量。

1-9-9

柠 檬

英文俗名	Lemon
拉丁学名	*Citrus limonum*
其他俗名	药苹果
植物科属	芸香科柑橘属
主要产地	意大利、美国、阿根廷、以色列
萃取部位	果皮
萃取方式	压榨

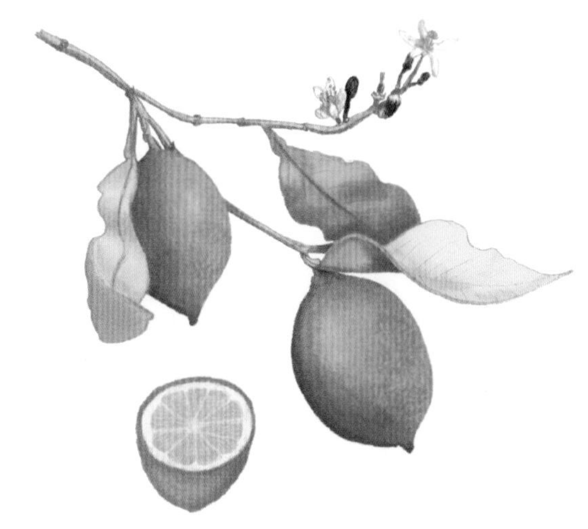

1-9-9

柠 檬

外观特征

叶片为深绿色，边缘呈波浪状；花苞带着淡淡的紫色；果实依成熟程度不同而有绿色及黄色两种，两端有乳状凸起。

精油特性

柠檬原生于亚洲，由印度传入波斯，再随宗教军队传入西方，为历史悠久的芳香植物，公元前1000年即有栽种历史。相对于其他柑橘属的精油，柠檬的气味有着不容动摇的威严与刚硬线条，伴随着直冲脑门的活泼飒爽，让吸闻者刹时神清气爽。

柠檬是如此普及又深化于现代人的生活中，故气味很具指标性，极容易辨识出来，当人吸入鼻腔的那一刻，酸甜清香的味道使脑海也立即浮现出清新健康的形象。然而，在中世纪的西方，它经常被用于丧葬祭仪中，或用来驱散充满瘟疫的空气。不难推想，在医疗及卫生环境都不理想的年代，人们自然想用气味清新的柠檬，来达到净化空气与杀菌的功效，并且保护自己以避免恶灵的干扰；流传至今日，适合睡前在小孩床边，滴上一滴柠檬精油平抚孩子的恶梦。

当代医疗科学界对于柠檬精油的研究，一直不断有新发现。它抗菌效果特强，是防治流感病毒的极佳选择，还有些机构正在研究柠檬精油的抗癌力（抑制癌细胞）。柠檬精油可刺激白细胞来防卫人体，达到抗感染及消炎的效果。

它也适合用来调理循环系统、净化身体、清血及养肝，可处理静脉曲张、动脉硬化、肝肾失调等。美容方面，可治疗痘痘油性皮肤、美白肌肤、抗头皮屑，唯需注意其光敏性。

选购重点

市面上有黄柠檬和绿柠檬的精油，黄柠檬比较常见，绿柠檬气味较清新。

代表成分

单萜烯（右旋柠檬烯）、倍半萜烯（β-没药烯）、呋喃香豆素。

侧重属性

- **生理疗效**：抗皮屑芽孢菌、化解结石、调理肝功能失调。
- **心理疗效**：镇静神经、强化心灵。

使用禁忌

内含呋喃香豆素，具光敏性，涂后避免日晒。由于柠檬烯含量高，可能容易刺激皮肤，老幼与敏感肌肤者请从低剂量开始使用。

代表配方

- **“衣橱里没怪兽”配方**
  柠檬10滴＋甜橙5滴＋高地薰衣草10滴＋安息香5滴。此复方精油于孩童睡前扩香，能削减莫名恐惧感，兼具空间净化与杀菌效果，让孩子一夜好眠。

相关精油

柠檬叶 Petitgrain Lemon

由柠檬树的枝叶与嫩芽所蒸馏的精油，主成分是柠檬烯、柠檬醛、乙酸牻牛儿酯、丁香油烃、牻牛儿醇。同样具有柑橘属叶片的清新愉悦特质，以及可处理精神或情绪方面困扰的功效，能抗沮丧，给予鼓励支持。

1-9-10

其他芸香科精油

日本柚 Yuzu

拉丁学名 *Citrus medicus junos*，产于日本。精油由果皮压榨萃取，与其他柑橘类精油相比，气味较细致，加上数量较少，因此价格是柑橘类精油中较昂贵的。主要成分是单萜烯（柠檬烯、γ－萜品烯、月桂烯），能够调节皮肤的油脂，治疗面疱、缩小毛孔、淡化痘疤，很适合青春期或油性肌肤使用，也有助于紧致肌肤、消除橘皮组织，还能改善肠胃胀气与便秘，平衡神经系统，带来愉悦正向的感受。具有光敏性，使用后应避免晒太阳，以免皮肤过敏。

泰国青柠 Combava / Kaffir Lime

拉丁学名 *Citrus hystrix*，原生于东南亚印度尼西亚、尼泊尔、菲律宾与泰国，也可在马达加斯加与留尼汪岛见到。常用于料理中，特别是咖喱酱与泰式酸辣汤。精油萃取方法可分果皮压榨或叶片蒸馏，果皮精油主成分是单萜烯（柠檬烯、松油萜）、单萜醇（萜品烯－4－醇），净化与杀菌的效果佳。而泰国青柠叶精油主要成分是醛（香茅醛）、单萜醇（香茅醇）与酯类（乙酸香茅酯），可以用来驱蚊虫，舒缓蚊虫叮咬的不适，能抗菌、抗病毒，预防感冒，青翠的果香调也能提振忧郁的情绪，让人能够轻松面对烦闷的生活。

克莱蒙橙 Clementine

拉丁学名 *Citrus clementine*，产于西班牙、意大利、法国等地中海国家，早期使用在香水工业，近年来才被运用在芳香疗法中。精油可由叶片蒸馏或是果皮压榨而得。克莱蒙橙叶精油的主要成分是单萜烯（桧烯）与单萜醇（沉香醇），具有补强中枢神经系统的效果，可以帮助抗压、抗忧郁、纾解紧张与焦虑的情绪，安抚惊吓，治疗失眠，还能帮助皮肤平衡油脂。而克莱蒙橙精油的主要成分是单萜烯（柠檬烯、月桂烯、α－萜品烯），能够促进身体循环、改善橘皮组织、预防妊娠纹，治疗痤疮、平衡油脂。克莱蒙橙精油具有光敏性，使用后应避免晒太阳，以免造成皮肤过敏。

咖喱叶 Curry Leaf

拉丁学名 *Murraya koenigii*，又叫可因氏月橘，芸香科月橘属，原生于印度与斯里兰卡，是咖喱酱的重要原料，在阿输吠陀医学中则拿来治疗糖尿病。精油由叶片蒸馏而得，主要成分是单萜烯（α－松油萜、桧烯、β－水茴香萜）与倍半萜烯（β－丁香油烃），能够促进身体循环，强化心血管功能，调理肝肾，并能抗细菌、抗病毒、抗真菌，预防感染，还能消除自由基，推迟身体老化，用来保养皮肤则有明亮肌肤与保湿的效果。

1-9-10

其他芸香科精油

卡塔菲 Katafray

拉丁学名 *Cedrelopsis grevei*，原生于马达加斯加，传统上会用来治疗疟疾、发烧与缓解肌肉疲劳，也会使用在妇女生产后的调理。精油由木质蒸馏而得，主要成分是倍半萜烯（苡四环烷、β－榄香脂烯、古巴烯、杜松烯、蛇床烯），保湿、抗老化的效果很好，还能抗发炎，治疗皮肤炎，舒缓风湿性关节炎，预防因雌激素流失而造成的骨质疏松，可以治疗更年期导致的阴道干燥，是更年期的重要用油。

开普梅 Cape May

拉丁学名 *Coleonema album*，原生于南非。精油由叶片蒸馏而成，主要成分是单萜烯（α－，β－水茴香萜、月桂烯、柠檬烯）、倍半萜烯（大根老鹳草烯）和单萜醇（α－萜品醇），能够促进淋巴循环，排除多余的体液，消除橘皮组织，强力消炎与止痛，舒缓关节炎、肌肉酸痛，治疗慢性皮肤炎，预防泌尿道感染，调理中枢神经系统，帮助摆脱负面情绪，重新获得勇气与积极向前的力量。

圆叶布枯 Buchu, round

拉丁学名 *Agathosma betulina*，原生于南非，当地人会将叶片浸泡在白兰地、醋或茶水中，来治疗肠胃道与泌尿道的不适。精油自叶片蒸馏而得，主要成分是单萜酮（胡薄荷酮、薄荷酮）与单萜烯（柠檬烯、月桂烯），能够治疗膀胱炎，帮助身体除湿，排除过多的体液与黏液，还可以提神醒脑，促进肌肤细胞更新，亦能强力止痛、通经。略带肝毒性与神经毒性，孕妇与婴幼儿禁用。

竹叶花椒 Szechuan Pepper

拉丁学名 *Zanthoxylum alatum*，生长在中亚地区例如尼泊尔。精油萃取自果实，主要成分是单萜醇（沉香醇）、单萜烯（柠檬烯）、苯基酯类（肉桂酸甲酯）与氧化物（1,8－桉油醇），能促进身体代谢，提振免疫力，抗感染，例如预防与治疗呼吸道、肠胃道、泌尿道的感染，还能修护伤口，止痛（痛经、关节肌肉疼痛、风湿痛），平衡情绪，让人感觉温暖。

印度花椒 Indian Pepper

拉丁学名 *Zanthoxylum rhetsa*，原产于印度。精油由果实蒸馏而成，略带果香，主要成分是单萜醇（萜品烯－4－醇）与单萜烯（桧烯、α－萜品烯、α－，β－松油萜），抗菌、抗病毒的效果很好，还能驱虫，当地用来预防与治疗霍乱，可以缓解气喘，还能够止痛，和丁香花苞并用可以止牙痛、风湿关节疼痛。

1-10 · 豆科 · Fabaceae

1-10-1

零陵香豆

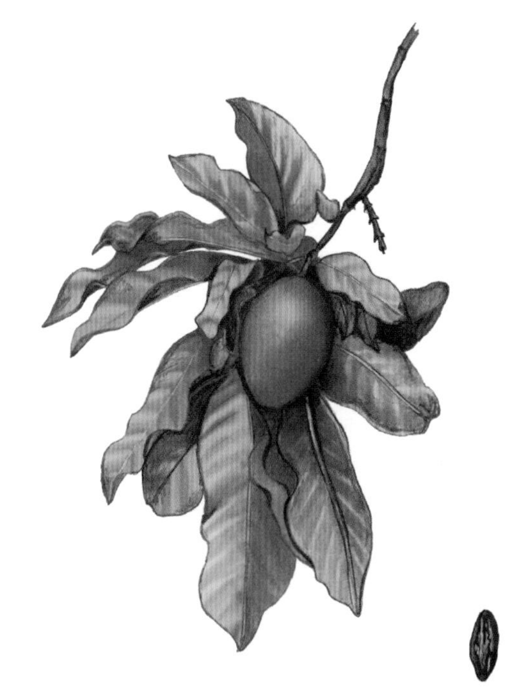

英文俗名	Tonka
拉丁学名	*Dipteryx odorata*
其他俗名	香豆、东加豆
植物科属	豆科二翅豆属
主要产地	委内瑞拉、巴西
萃取部位	种子
萃取方式	溶剂

外观特征

树身高大，叶片椭圆油亮，开白色小花，果实外覆浅褐色硬壳，内有黑色种子，经腌渍后即为零陵香豆。

精油特性

零陵香豆的气味，仿佛是一股满溢着美妙回忆的气息。初闻时就像在胸口放进了一道光，温暖的光晕柔化了心中的界限，让人只想好好地伸展一下身体，并深深叹一口气。它带点杏仁坚果及香甜焦糖的气味，总是能带领人们回到记忆中最温暖愉悦的日子，并且重温幸福美好的感觉。

原生于南美洲的零陵香豆是雨林植物，早期的采收者每到采集的日子就会全家出动一起深入险地，通力合作以取得这珍奇的豆科香料。它的制作过程跟香草有点类似，但是简易许多，首先敲开硬壳取出种子，然后浸泡在朗姆酒中腌渍，待种子表面产生白色的霜状结晶，即形成了主成分为香豆素的零陵香豆原料。

在南美洲，零陵香豆是当地原住民的传统药用植物，主要功效为利胆（促进胆汁分泌）、抗痉挛、以及降低血糖。在现代芳香疗法运用上，零陵香豆的原精也有异曲同工之效。

原精中含有 60% 左右的香豆素。气味轻巧的 α 苯基吡喃香豆素，不同于柑橘属精油中的呋喃香豆素，所以不具光敏性。临床上常用于放松中枢神经系统及肌肉组织，西方有些医院会用来减轻患者的疼痛。另外，它也能够促进血液循环，并且具有抗凝血的作用，所以很适合使用在现

1-10-1

零陵香豆

代人常见的慢性疲劳症候，例如用脑过度、应酬造成的心血管疾病、失眠、长期肩颈腰的酸痛等症状。

科学研究对于香豆素一直有些不同争议，譬如过量会致癌，但是也有研究指出香豆素能够抗肿瘤，尤其是抑制乳癌细胞。在此，请秉持一贯的态度，于安全剂量下使用精油，那么就能欣然领受这自然界难能可贵的疗愈礼物。

选购重点 零陵香豆原精浓稠易沉淀，为了调香方便，常会先以植物油或酒精稀释才贩卖。

代表成分 香豆素、微量芳香醛。

侧重属性

- 生理疗效：缓解慢性疼痛、改善心血管疾病、强力抗痉挛。
- 心理疗效：给予温暖舒适的感觉、放松、鼓舞情绪。

使用禁忌 高剂量的香豆素具有清凉、抗凝血的作用，若正在服用抗血栓、抗凝血等药物时，使用上需特别注意。

过量可能麻痹心脏，请低剂量使用。

代表配方

- “谢谢你曾经爱过我”配方（4.5%）
  大西洋雪松 5 滴 + 零陵香豆 1 滴 + 摩洛哥玫瑰 3 滴 + 圣约翰草浸泡油 10ml。此配方适合处理失恋情境，用来按摩脊椎两侧及胸口，能让人保持流畅，不执着于已逝的恋情。零陵香豆的温暖放松效果极佳，在特定配方中属于不可或缺的辅助角色，因为气味鲜明，所以用量不需太高，有时一滴原精即绰绰有余。

1-10-2

银合欢

英文俗名	Mimosa
拉丁学名	*Acacia dealbata*
其他俗名	银荆
植物科属	豆科含羞草亚科金合欢属
主要产地	摩洛哥
萃取部位	花
萃取方式	溶剂

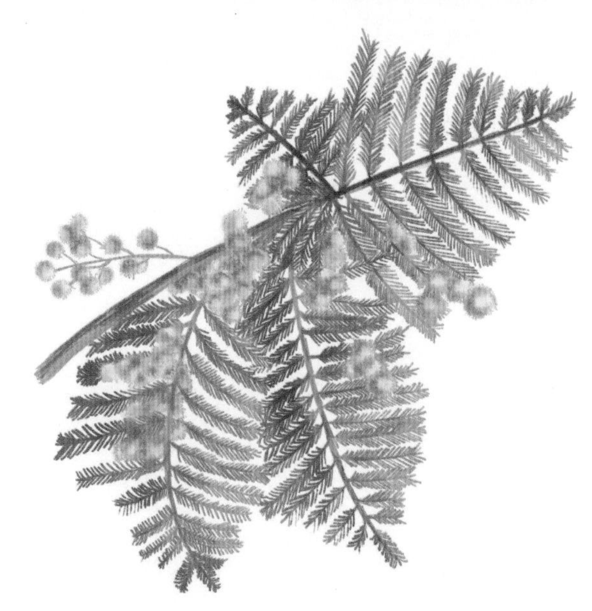

外观特征

大型乔木，羽状复叶，毛茸茸的花朵与含羞草非常类似，开花时满树金黄，气味清香。

精油特性

原生于澳洲的银合欢，同科属的还有澳洲的国花金合欢，相较之下，银合欢的气味清爽许多，反而比较近似在台湾常见但不同属的相思树。当穿梭于银合欢树林下，清新的花香仿佛能穿透细胞，让人疑似进入了梦中的香格里拉，感觉世界分外透明。

银合欢的树身高大，但凑近端详却发现枝叶相当纤细；花朵虽娇小可爱，但盛开时丛聚树头，又让人感觉缤纷热闹。从植物能量学的角度来看，拥有强壮树身的植物精油，总是能给予人强大的支持力量（例如芳樟），而花朵纤细的植物则如同安静倾听的好友，让人可以很安心地发泄情绪。银合欢结合上述两类特质，因此极适合用在性情安静害羞、不擅长表达自己的个案上，尤其在遇到别人不当对待时，每每感到不知所措，于是个性更加内缩，或是因为满腹委屈而对世界逐渐疏离，不只自己生闷气，也让身边的人不知该如何与之相处。银合欢能让人开放心胸，愿与这个世界磨合，重建自信，并有支撑自己的勇气。

银合欢在香水业界有一定的地位，通常是拿来调和各种相互冲突的香气，以达到协调美感。它同时是绝佳的护肤用油，倍半萜烯、芳香酸的成分能温和镇定肌肤，加上苯环芳香族，更能安抚敏感、压力所产生的皮肤问题，例如暗沉。在芳香酮的加持下，银合欢亦能修护细胞，淡化疤痕，很适合术后的皮肤保养，重建美丽的肌肤。

以上疗效正呼应意大利的一个习俗，人们会在妇女节这一天，送一束小小的银合欢捧花给所有认真生活的女人，借着这个贴心的举动，芬芳的银合欢让女人们能更加欣赏自己与众不同的美丽。

选购重点

银合欢原精质地浓稠，但颜色比其他原精来得淡，气味也很清雅，放上一段时间后可能凝固、不易使用，所以市面上常以荷荷芭油稀释后再贩卖。如果买到未经稀释的原精，建议购买后立即用荷荷芭油稀释与定香，不仅有利保存，更能维持质量。

代表成分

苯基醛、酸类。

侧重属性

- 生理疗效：修复伤口、促进细胞再生、收敛油性敏感肌肤。
- 心理疗效：回归自我、心平气和、消除恐惧。

使用禁忌

无。

代表配方

- 美白修护万用面油配方（3%）
  银合欢 4 滴 + 永久花 2 滴 + 醒目薰衣草 5 滴 + 岩玫瑰 2 滴 + 檀香 5 滴 + 玫瑰籽油 5ml + 沙棘油 5ml + 圣约翰草浸泡油 20ml。很适合作为日常脸部护肤油，另外对于术后的疤痕重整、淡化色素及预防蟹足肿，也很有效。

1-10-3

古 巴 香 脂

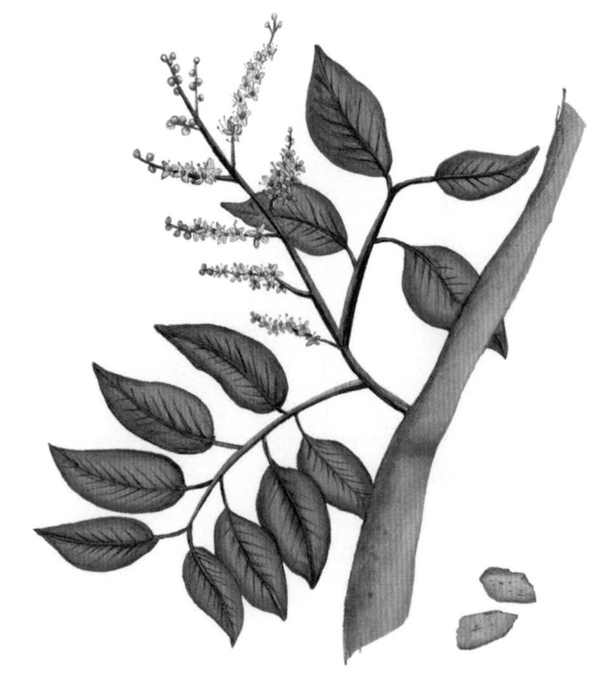

英文俗名	Copaiba balsam
拉丁学名	*Copaifera officinalis*
其他俗名	柯柏胶树、柯拜巴脂
植物科属	豆科苏木亚科古巴属
主要产地	巴西
萃取部位	树脂
萃取方式	蒸馏

外观特征

落叶乔木，羽状复叶，白色的小花中央有一圈长长的雄蕊包围花心，在树干钻洞会流出树脂。

精油特性

来自巴西雨林的古巴香脂，也许不是大众熟悉的植物，但如果提起同科亲戚的艳紫荆、阿勃勒等庭园常见树木，大家或许会有些印象，因而对古巴香脂木的外形与疗愈特质产生一些联想。

从拉丁学名 officinalis（药用的）就可了解它具有药用价值的身份。止血效果不输没药，自古便是亚马孙河印第安人拿来收敛及愈合伤口的最佳良药。古巴香脂精油拥有高比例的倍半萜烯成分（达 70% ~ 90%），是单分子型精油，可推测它对于某些特定的人体系统具有相当强大的功效，没错，古巴香脂擅长处理的部位是皮肤与生殖泌尿系统。

古巴香脂是天然的抑菌剂，抗感染能力特佳，对于皮肤、黏膜组织（包括呼吸与泌尿系统）的感染与发炎，都有很好的舒缓效果。适合拿来处理有伤口的痘痘肌肤与皮屑感染。另外，深层的感染需要一段时间调理（约 2 ~ 4 星期），因此像是久病不愈（如久咳），或是潜伏期长的生殖泌尿道感染（如淋病），用古巴香脂来长期调理，效果很显著。

豆科精油通常具有穿透性极佳的疗愈特质，像是零陵香豆；甚至有时候予人一种透明感，例如银合欢；而古巴香脂的气味，比较淡定，却有一种如蜂蜜般的温暖，相当容易亲近，也非常适合与其他精油调和，它能稳定一些易挥发的芳香分子，因此很适合用来定香。这样特质的精油，能协助人放下缠绕心头的尘埃，明心见性，不卑不亢地确立自己的位置与姿态。

选购重点

古巴香脂精油为淡黄色，主要成分为大分子的倍半萜烯类，没有明显的香气，只有淡淡的清香。

代表成分

倍半萜烯（β－丁香油烃、α－古巴烯、反式 α－佛手柑烯）。

侧重属性

- 生理疗效：强力消炎、抗泌尿道感染、抗支气管感染、修护溃疡性伤口。
- 心理疗效：给予温暖、淡定、强化自我存在感。

使用禁忌

无。

代表配方

- 私密处保养配方（4%）
  多苞叶尤加利 10 滴＋古巴香脂 10 滴＋佛手柑 5 滴＋沉香醇百里香 10 滴＋芳樟 5 滴＋金盏菊浸泡油 50ml。可直接涂抹于腹部与生殖泌尿区，能有效处理念珠菌、淋病双球菌、披衣菌等感染问题。如果涂抹黏膜后有刺激或干涩感，可再用植物油稀释降低剂量。

1-10-4

其他豆科精油

鹰爪豆 Broom

拉丁学名 *Spartium junceum*，豆科蝶形花亚科鹰爪豆属，原产于地中海地区。精油是由花朵透过溶剂萃取而得，主要成分是脂肪族酸（十六酸、辛酸）、脂肪族酯类、苯基酯类，能抗白色念珠菌，调理心血管系统，让人能够敞开心胸去体验世界。

秘鲁香脂 Peru Balm

拉丁学名 *Myroxylon balsamum*，豆科蝶形花亚科南美槐属，原产于中美洲萨尔瓦多。精油萃取自树脂，主要成分是苯基酯类（苯甲酸苄酯、肉桂酸苄酯）与倍半萜醇（橙花叔醇），有强大的止痛抗痉挛效果，并且能修护血肉模糊的伤口。其气味香甜，可以加深呼吸深度，帮助畅通呼吸道，开阔心胸，可将之纳入急救精油之一，急救肉体也急救心灵。

香脂果豆木 Cabreuva

拉丁学名 *Myrocarpus fastigiatus*，豆科蝶形花亚科香脂果豆属。又名巴西檀木，生长在巴西、巴拉圭一带，当地人传统用法是用来治疗伤口、预防溃烂。精油由木材蒸馏而得，主要成分是倍半萜醇（橙花叔醇、金合欢醇），对于伤口的修护效果很好，可以治疗溃疡、防止疤痕产生、美白淡斑，也能够治疗感冒与缓解咳嗽，舒缓肌肉关节疼痛。

1-11 ·禾本科· Poaceae

1-11-1

柠檬香茅

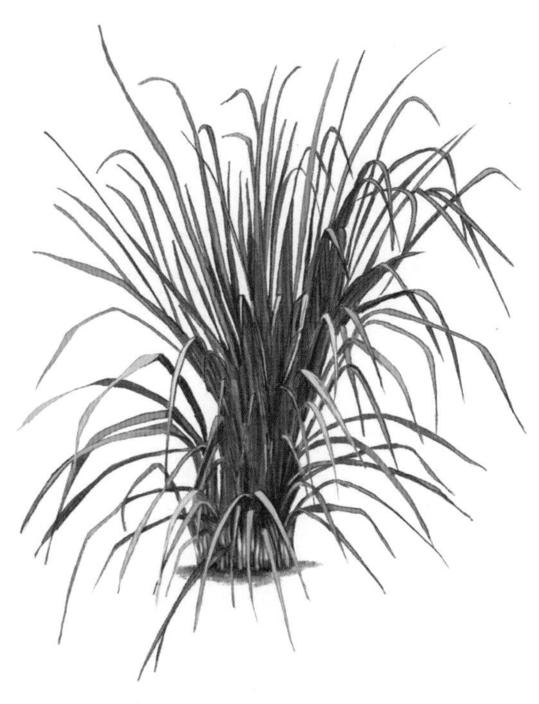

英文俗名	Lemongrass
拉丁学名	*Cymbopogon flexuosus / citratus*
其他俗名	柠檬草
植物科属	禾本科香茅属
主要产地	尼泊尔、坦桑尼亚
萃取部位	全草
萃取方式	蒸馏

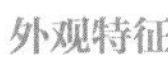

外观特征 叶片细长，大量丛生似杂草，坚韧，全株芳香。

精油特性 搓揉柠檬香茅的叶片，带点刺鼻的柠檬香气马上溢散出来。炎热的东南亚国家多会在烹调食物时添加这种酸甜的香气，除了刺激食欲，也可抗菌，著名的泰式酸辣汤就是添加了柠檬香茅。

芳疗用途上除了可处理抗菌、抗病毒的问题，柠檬香茅精油最突出的地方，还是处理腿部酸麻、肿胀等各种循环问题，所以是“瘦腿”配方里不可或缺的精油之一。近年研究指出，柠檬香茅能够调节多巴胺的分泌，这是一种“创造力荷尔蒙”，对于慢性疲劳症候群，或常觉得生活乏味的人，可以振作精神，发挥创意，找到生活新鲜感。

曾有个案描述，在以柠檬香茅为主调的按摩过程中，觉得自己原本紧绷沉重如石块般的身体，仿佛长了柠檬香茅的叶子，整个拉长开来，让身体变得十分轻盈，内心也觉得可以再度憧憬梦想。所以柠檬香茅精油适合想要转换的人，不仅能转换身体的状态，也转换心情，抛开旧有包袱，迈向新生活。

选购重点 常用的柠檬香茅有两大种类：

1. 东印度柠檬香茅（*Cymbopogon flexuosus*），原生于印度德干高原，柠檬醛含量高，气味细致，质量佳，由于印度当地的需求量大，所以市面上买到的多半是尼泊尔产的，质量也不错。

2. 西印度柠檬香茅（*Cymbopogon citratus*），虽然种名的意思是带有柠檬气味，但实则月桂烯含量较高，精油也较黏稠，现以马达加斯加产的品质较好。

代表成分

醛类（柠檬醛）、倍半萜醛、倍半萜醇。

侧重属性

- 生理疗效：抗霉菌、改善浮肉、缓解腿部酸麻无力。
- 心理疗效：给予转变的力量。

使用禁忌

使用柠檬香茅后的反应，有人觉得放松，也有人觉得提神，其实这是富含醛类精油的特性，剂量高则振奋提神，低则镇静松弛，请依需求来调整剂量。

不过剂量过高，有可能会刺激皮肤，宜注意。在处理脚部扭伤急救时，剂量可高达10%，若因皮肤较敏感，而觉得刺痛难耐，马上添些基底油涂抹稀释即可。

代表配方

- 腿足强健配方（5%）
  柠檬香茅 4 滴 + 葡萄柚 4 滴 + 杜松 2 滴，加入延展性好的基底油（例如橄榄油、椰子油、芝麻油）约 10ml。双腿，帮助我们站立和行走在这个世界上，稍有不适，我们的活动力就会降低许多，对生命的想望也会迟滞难行。中医认为脾胃是后天之本，有趣的是脾胃经络也从双腿开始，所以若想养生长寿就要经常按摩腿部。除了用上述配方来按摩双腿，更可加强刺激小腿胫骨两侧的脾胃经络，尤其是胃经上的足三里穴，也是消水肿的穴道。按摩完再来泡脚，原本疲惫又臃肿的双腿，马上就轻盈如飞。所以这配方也很适合外出旅行使用，无论是乘坐长程交通工具（如挤在狭小的飞机舱里），还是不断走路、逛街购物所造成的腿部问题，甚至对旅行引起的时差、水土不服等问题都有帮助。

相关精油

爪哇香茅 Citronella, Java

拉丁学名 *Cymbopogon winterianus*，主要成分为香茅醛，气味较柠檬香茅强劲粗犷。而我们常提到香茅可以驱蚊虫，其实指的是这个品种，驱蚊效果比柠檬香茅更为突出。

1-11-2

玫 瑰 草

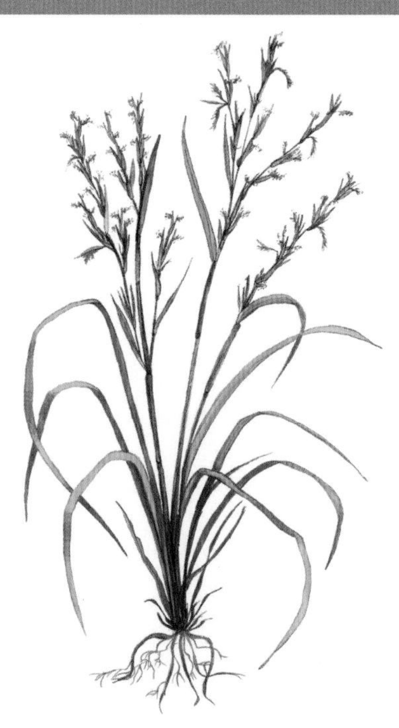

英文俗名	Palmarosa
拉丁学名	*Cymbopogon martinii*
其他俗名	马丁香（由学名音译而来）
植物科属	禾本科香茅属
主要产地	尼泊尔、印度
萃取部位	全草
萃取方式	蒸馏

外观特征

叶片细长，大量丛生似杂草，可长至 3 米高。

精油特性

这个在野外长得像杂草的植物，却散发着接近玫瑰的香气，因而被命名为玫瑰草。其价格比玫瑰便宜许多，早在 18 世纪就常被不肖商人混搀在玫瑰精油中，也同天竺葵一样有“穷人的玫瑰”之称，原因在于质量佳的玫瑰草含有将近 80% 的牻牛儿醇，这是其香气与疗愈的重要来源。

旅人们常有如下经验，在旅行时若遇到水土不服，就使用当地产的药草，疗愈效果最突出。这是因为药草的生长特性，就是顺应当地自然环境而生，所以可依据这个自然法则来选用合适精油。而原生于印度湿热环境的玫瑰草，便是旅行于热带国家时的最佳良伴！高温潮湿气候所导致的感染，大多是肠胃炎、阴道瘙痒发炎、香港脚等问题，这都是玫瑰草精油的强项。

旅行中或在户外时，要能怡然自得，总得先放下原本在都市的惯性，例如过多的人工修饰、精致包装、讲求快速便利等等，才能真正回归到大地，去拥抱这简单纯朴又带点草莽的特殊美感。建议这时不妨多使用玫瑰草精油，让它带点花香与青草香的温淳，帮助人找回最原始的动物本能，去顺应天地，无入而不自得。

临床曾遇到一个案，是十足的都市女孩，但新交往的对象很喜欢爬山健行，为了男友，她尝试走向户外，刚开始觉得还满愉快的，但野外生活的不便逐渐带给她极大的适应困扰，也陆续出现生殖泌尿道感染问题。芳疗师建议她将玫瑰草精油制成喷剂，于外出如厕时使用，在家则用玫瑰草为主的按摩油，涂抹腰腹区及生殖泌尿道区，可以改善感染问题，并让她在野外生活更自在开怀，不但让伴侣感情加温，也发现更不一样的世界。

选购重点

市面上的玫瑰草精油有两种，一种为 Motia，牻牛儿醇含量较高，质量佳，是真正的玫瑰草；另一种为 Sofia，又叫姜草，牻牛儿醇含量较少、柠檬烯较多，价格较便宜。印度当地商人的传统判别方法，是摇晃玫瑰草精油，泡沫上升后若能迅速消失，则没混掺。

代表成分

单萜醇（牻牛儿醇、沉香醇、橙花醇）、酯类。

侧重属性

- 生理疗效：抗霉菌、补身、补神经、补子宫。
- 心理疗效：放掉杂乱思绪，让人感受到质朴大地，充满活力。

使用禁忌

亲肤性极强，但敏感肌肤需再降低剂量，特别是脸部建议稀释至 0.5%。

代表配方

- 外出如厕的清爽喷雾配方
  玫瑰草精油 10 滴 + 佛手柑精油 10 滴 + 檀香纯露 80ml ＋药用酒精 20ml。每次如厕后即喷洒在生殖泌尿道，可杀菌消毒、防止感染，并能减缓瘙痒及异味，令人感觉清爽。

相关精油

蜂香薄荷 Monarda

拉丁学名 *Monarda didyma*，是唇形科蒙那达属（或被翻译成美洲薄荷属或麝香薄荷属），并非一般常见的薄荷家族（唇形科薄荷属），产地在法国。牻牛儿醇的含量是精油中最高的，抗菌力强，可用来处理面疱、油性、问题皮肤，但要斟酌剂量。蜂香薄荷的花瓣鲜红醒目，仿佛在原野中要燃烧起来，其植物能量让人深信自己是光芒万丈的。

1-11-3

岩兰草

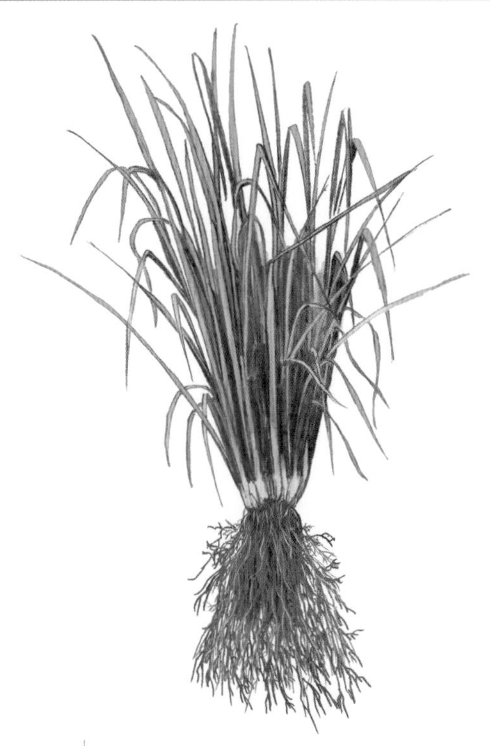

英文俗名	Vetiver
拉丁学名	*Vetiveria zizanoides*
其他俗名	香根草
植物科属	禾本科岩兰草属
主要产地	印度、印度尼西亚、拉丁美洲
萃取部位	根部
萃取方式	蒸馏

外观特征

外观与香茅相似，叶片狭长，高约 2 米，根部芳香，主根甚至可长达 10 米，周围还有细密的气根，紧抓土地。

精油特性

印度在午后常高温近 40 度，人们会躲在岩兰草根编织成的遮阳棚里避暑，如果将水洒在遮阳棚上，便会透出让人消暑的清凉香气，可解除皮肤快被晒干的不适感。印度诗人曾描述，岩兰草闻起来就如同第一场久违的季风雨，洒在被烈火烤过的土地上所蒸散出来的气味，是让大地之母重新苏醒的绝妙之香。

1-11-3

岩 兰 草

岩兰草拉丁学名的 zizanoides 意思为“沿着河边”，表示岩兰草原生地是在潮湿河岸边。其绵密发达的根部，抓地力极强，生命力旺盛，即使遇到水灾或干旱，也能存活，故许多国家引进它作为水土保持的重要植物，防止土壤冲蚀，保有适当水分。

另外它具有强大的代谢能力，在污染的环境中仍可生长，并改变土质。这样的植物形态，正呼应岩兰草对于随时需要因应环境调整的身体功能，如内分泌、神经、循环等系统，有很好的平衡功效。因此印度传统医学阿输吠陀疗法，会将岩兰草根磨碎，做成身体敷膜，来降低因发烧或中暑造成的高体温；也会用岩兰草精油按摩关节，以减缓风湿痛。

岩兰草精油能够促进血液循环，增加红细胞生成，但因为红细胞生命周期约 4 个月，所以在冬天有手脚冰冷问题的人，可以从夏天就开始将岩兰草精油稀释来按摩全身。它不像肉桂精油的大热，气味反而带给人镇静感，非常适合炎热或烦躁时使用。

岩兰草有“镇静精油”的称号，除了来自土地的能量外，它富含的三种倍半萜类分子，能帮助释放深层恐惧、消除莫名不安。这类恐惧的源头，有可能是出生时遭遇难产，或母亲怀胎时的强烈不安感，让孩子长大成人后仍带着无法言说的阴影，这时可多用岩兰草精油按摩腰腹部，让体内的大地之母复苏，重新保卫她掌管的疆域。

从事身心疗愈的工作者，在疗程前可先将一滴岩兰草精油涂抹在腹部，也就是第三脉轮的太阳神经丛，可带来强大的保护能量，并维持自己与个案之间的平衡交流，不会过度消耗，也不会过度干涉，能适当地站在协助者的位置。

选购重点

精油的色泽为琥珀般棕色，且油质浓稠厚重。 至少要种植两年以上的岩兰草根，所萃取出的精油质量才较佳。由于需徒手挖掘在地下绵延的根系，再加上精油比重大，蒸馏需费时 18 ~ 24 小时，耗力耗时故价格不会太便宜。目前岩兰草精油的商业产区在印度、印度尼西亚爪哇、海地、留尼旺岛、马达加斯加岛等地，其中以马达 加斯加岛、留尼旺岛所生产的，别名为波旁岩兰草，气味最丰厚，有近似檀香的高贵木质香，价格也较高。

代表成分

倍半萜醇（岩兰草醇）、倍半萜烯（岩兰草烯）、倍半萜酮（岩兰草酮）。

侧重属性

- **生理疗效**：促进循环、改善风湿关节炎疼痛、调节雌激素、滋补生殖系统、放松神经、 提高睡眠质量。
- **心理疗效**：消除强烈恐惧，让身心能随时调整到最佳位置。

使用禁忌

无。

代表配方

- **岩兰草水疗配方**
  加 1 滴岩兰草精油在水中，用来洗脸或按敷脸部，可净化皮肤，使之透亮白皙。加 5 ~ 10 滴在温水中泡脚，可消除异味，治疗香港脚。
- **调理痘痘配方**
  若以较高浓度局部涂点在粉刺、面疱上，能让红肿的痘痘缩小。

1-12 · 姜科 · Zingiberaceae

1-12-1

姜

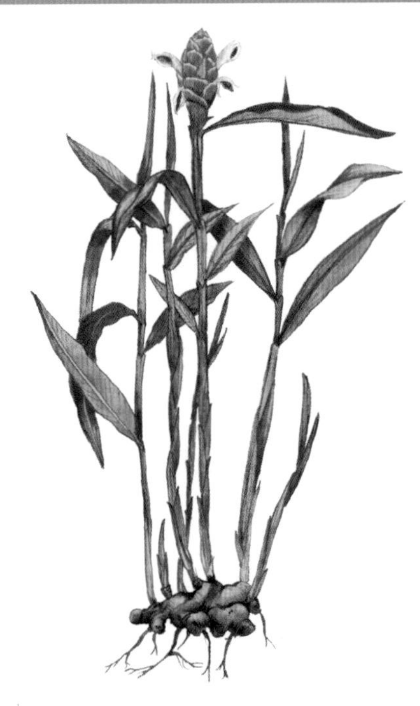

英文俗名	Ginger
拉丁学名	*Zingiber officinalis*
其他俗名	畺、生姜
植物科属	姜科姜属
主要产地	马达加斯加、中国
萃取部位	根茎
萃取方式	蒸馏

外观特征

叶柄像芦苇，叶片像尖矛；地下块状根茎似手指。

精油特性

中国人非常熟悉姜，无论在日常烹饪还是在药材方子上，都可见其芳踪。孔子的长寿养生秘诀是“不撤姜食，不多食”，每顿饭都要配姜，但也不能多吃。古医书“伤寒论”在药方中广用姜，可祛风寒风湿、温胃止吐、补充阳气。妇女坐月子时，常以姜炒麻油再炖鸡鸭，极具滋补效果，助其迅速恢复体力。

传至欧洲，古希腊罗马人用姜来处理胃疾。西方人也开始使用姜来做甜食，加至饼干或蛋糕中，不仅增加风味，也可驱寒。但在早期，姜仍是昂贵的东方香料，所以只用于重大节日，例如圣诞节，这也是姜饼屋的由来。

姜的印度梵文名，意思为宇宙，呼应姜具有温和及平衡的疗效，更可强化其他药用植物的功效。在印度阿输吠陀疗法中，常使用姜来排毒。毒素就是身体不需要的东西，当身体细胞承载过多不必要的讯息时，头脑就会噪声频繁，这也算是广义的毒素。姜精油富含的倍半萜烯以及单萜烯，可清除这些多余讯息，帮助身体恢复平衡。另外，姜精油对于骨骼关节也有不错的效果，近代很多科学研究确认姜精油可处理慢性风湿症、减缓关节炎的疼痛与肿胀。

选购重点

由坚硬的地下茎萃取，蒸馏非常耗时，故精油价格偏中高。姜精油在市面上可见到两种萃取方式：蒸馏萃取的姜精油，具有生姜的气味与疗效，却没有辛辣口感，但二氧化碳萃取的姜精油则会辣口。

1-12-1

姜

代表成分

倍半萜烯（姜烯、倍半水茴香烯、芳姜黄烯、金合欢烯）。

侧重属性

- **生理疗效：**健胃、排毒、抗风湿、止晕。
- **心理疗效：**补强腹部的本我轮能量，让人更自信自在。

使用禁忌

煮姜汁作为药浴使用时，皮肤会有辛辣刺激感，但蒸馏而得的姜精油并不会萃取出辛辣的成分，所以不必担心姜精油会造成皮肤过敏。但若以二氧化碳萃取的姜精油，对皮肤仍有一些辣感，要注意剂量。

代表配方

- **关节保养配方（5%）**
  姜 20 滴 + 红桔 10 滴 + 山金车浸泡油 30ml。此约为一星期的按摩量，涂抹于关节或循环不佳处，尤其适合老人家使用。带点甜味的温暖，不仅让人感觉到关节被滋补而产生活力，也可帮助消化。姜非常适合处理关节灵活度不够、循环不佳的问题，气味很适合搭配柑橘属精油。

相关精油

大高良姜 Galangal Root

拉丁学名 *Alpinia galanga*，又称红豆蔻，地下茎块也充满芳香与辛辣，与姜不同处是它根部外皮泛红。精油主成分是苯基酯（对甲氨基肉桂酸甲酯）、氧化物类（桉油醇），对于无法说出且长久累积的情绪，有很强大的疏泄功能，经常胸闷腹胀的人可多使用。

泰国蓼姜 Cassumunar Ginger

拉丁学名 *Zingiber cassumunar*，原生于泰国，经常被运用在泰式料理与泰式按摩中，可以帮助暖胃以及治疗疼痛。精油由块茎蒸馏而成，主要成分是单萜烯（桧烯、萜品烯）与单萜醇（萜品烯-4-醇），促进循环，提振免疫力，广效抗菌、抗病毒、抗微生物，还能强效抗发炎与止痛，因此常被用来治疗类风湿性关节炎等关节肌肉的不适。

1-12-2

豆蔻

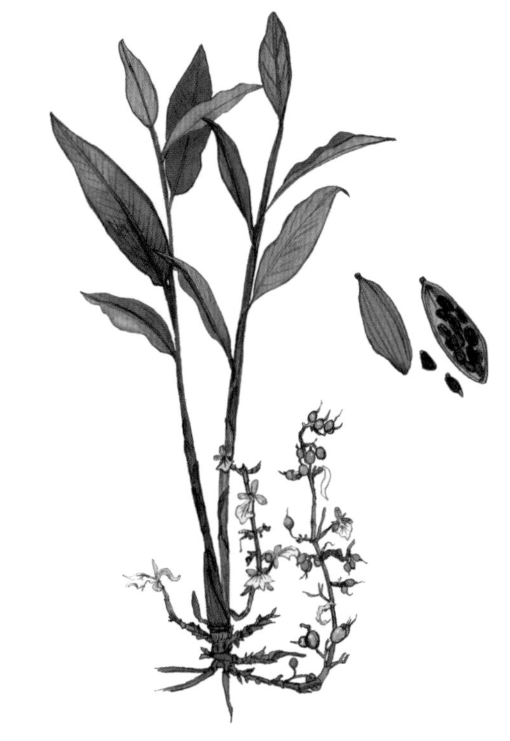

英文俗名	Cardamon
拉丁学名	*Elettaria cardamomum*
其他俗名	小豆蔻
植物科属	姜科小豆蔻属
主要产地	厄瓜多尔、印度、斯里兰卡
萃取部位	果实
萃取方式	蒸馏

外观特征 强壮匍匐地下根茎，叶茎似芦苇，可长至3米高。总状花序，可结芳香的绿色扁状果实。

精油特性 前往印度旅行会发现豆蔻时时出现在周遭！热腾腾的印度奶茶，总会添加豆蔻，既添香味又能祛风；餐厅门口常备有豆蔻制成的绿色小丸子，让客人咀嚼后能祛除浓重气味，让口齿芬芳。

古希腊罗马人，透过贸易将豆蔻从印度运送至欧洲，多用来制成香水或利口酒；早期的阿拉伯人会将豆蔻种子磨碎，加入咖啡里。豆蔻的特殊香气，在这些地区多作为烹饪调味使用，又被称为“来自天堂的谷粒”（Grains of Paradise）。

豆蔻原产于南印度，最佳生长环境是海拔1000米以上的潮湿森林，这呼应它性温、可除湿，所以在印度传统阿输吠陀疗法中，豆蔻的主要疗效是点燃消化之火，也是生命之火。火可祛除胃中的过多水气，更有助消化食物将养分提供到身体各器官，这也与中医认为脾胃为后天之本不谋而合。所以任何消化不良、肠胃胀气都可使用豆蔻精油，尤其肠胃型感冒所引起的腹泻，更为其强项。

阿输吠陀医生总爱在药方里加点豆蔻种子，因为它温暖又带点清凉甜味，能让药较好入口，除此之外，它还能让药的疗效加乘。所以在任何精油配方里添加一点豆蔻精油，也会有意想不到的独特香气及疗效。

选购重点 豆蔻与肉豆蔻的中文俗名容易混淆，豆蔻是姜科，精油主成分是氧化物类与酯类，温和且安全；肉豆蔻则是肉豆蔻科，精油主成分是醚类，不宜过量使用。

代表成分 氧化物类（1,8－桉油醇）、酯类（乙酸萜品酯）。

侧重属性

- 生理疗效：健胃、除口臭、抗黏膜发炎、化痰。

1-12-2

豆蔻

- 心理疗效：思绪敏捷，沟通无碍。

使用禁忌　无。

代表配方
- 天然清口配方：
  豆蔻精油1滴，加入1茶匙橄榄油中，漱口或服用。在吃过大蒜、洋葱等浓重口味的食物后，总会令人退避三舍，这时不妨试试此配方，不但口齿芬芳，又可健胃整肠。也适合处理肠胃型感冒。

1-12-3

姜黄

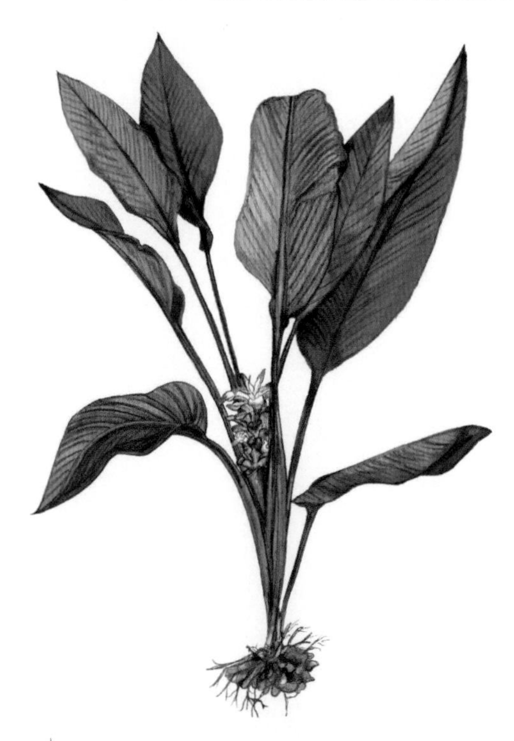

英文俗名	Curcuma / Turmeric
拉丁学名	*Curcuma longa*
其他俗名	秋郁金
植物科属	姜科姜黄属
主要产地	印度
萃取部位	根茎
萃取方式	蒸馏

外观特征　叶大、纹路明显立体，花色鲜艳，块状地下茎，具有芳香气味。

精油特性　姜黄根所磨出的深黄色粉末，是咖喱最主要色泽来源。除了广泛运用在烹饪中，也常用于皮肤美容。印度新娘在出嫁前会将姜黄粉、白檀香粉、扁豆粉、樟树粉、橘子树根粉等等，调和成身体敷膜使用，目的是让皮肤柔嫩、呈现黄金般的光泽。而且印度不论男女，在沐浴前会先用按摩油按摩身体，再使用姜黄做成的敷料去刷洗全身，干净程度不输肥皂。现代研究也发现姜黄在抗氧化、消炎、杀菌上的效果突出，难怪在高温炎热的印度会运用这样的方式来洁净身体。

印度传统阿输吠陀疗法常用姜黄来治疗肥胖症，姜黄精油可以促进胆汁分泌、消解脂肪。至于坊间热衷的“姜黄素”并不存在精油当中，不过在倍半萜类分子的协同作用下仍能抗肿瘤，特别是对于皮肤癌、子宫颈癌、肝癌、胃癌等，皆有显著疗效。另外，姜黄精油对于减缓阿兹海默症，也有神奇效果。

印度人认为皮肤是身体最大的吸收器官，故涂抹在皮肤上的一定也要能入口才行。我们不妨多效法印度人保养身体的生活哲学，平常可多吃姜黄饭或咖喱饭，并经常使用姜黄精油按摩全身，让身心常保净化。

选购重点

姜黄（Curcuma longa）、郁金（Curcuma aromatica）是同属不同种，两者的中英俗名经常互相混淆，自古药草文献也常将之视为同物，或将彼此视为别名，其长相、气味、功效很接近。李时珍比较两者：“姜黄、郁金，形状功用大略相近，但郁金入心专治血，姜黄入脾兼治血中之气。”也就是说，姜黄比郁金更猛烈些，购买时请注意学名。

代表成分

倍半萜烯、倍半萜酮、倍半萜醇。

侧重属性

- **生理疗效**：抗肿瘤、癌末照护、止痛消炎、养肝利胆。
- **心理疗效**：让身心大扫除。

使用禁忌

姜黄是天然的黄色染料，所以使用姜黄精油时最好能避开衣服，以免被染色。

代表配方

- **产妇坐月子时会阴伤口的保养配方（0.5%）**
  姜黄（或郁金）1 滴 + 瑨崖海棠油 10ml。直接涂抹会阴处，有助止痛消炎，加速伤口愈合，并预防感染。此配方也可做预防子宫颈癌的保养用油。
- **身心大净化配方**
  姜黄 20 滴 + 椰子油 20ml，调匀后再加入约 15 克的海盐，用来搓洗全身皮肤，可祛除老旧角质，恢复细致光滑。

1-13 · 马鞭草科 · Verbenaceae

1-13-1

柠檬马鞭草

英文俗名	Lemon Verbena
拉丁学名	*Lippia citriodora*
其他俗名	马鞭草
植物科属	马鞭草科过江藤属
主要产地	智利、巴拉圭
萃取部位	叶片
萃取方式	蒸馏

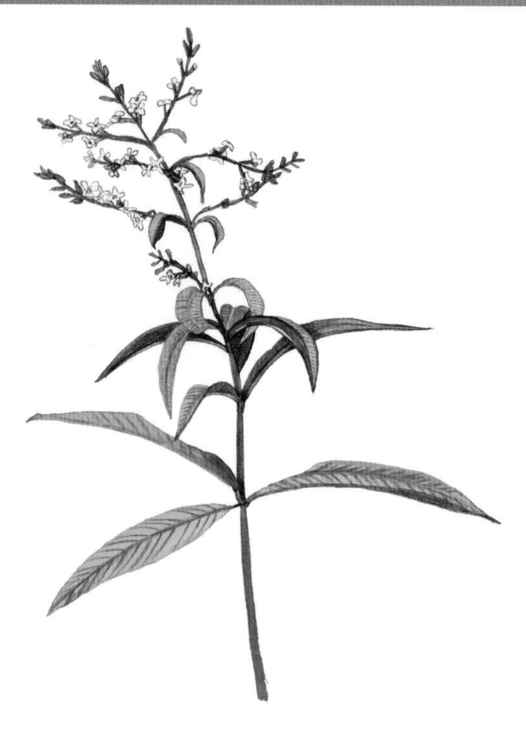

外观特征 植株约 30 ~ 80 公分，叶片细长像柳叶形刀，表面有腺毛，以手轻抚即有香气。

精油特性 柠檬马鞭草原产于南美，17 世纪时被西班牙人移植到欧陆，其带点花香的柠檬气味，大受市场欢迎，而有“药草茶女王”之美称。人们常将其叶片捣碎，添加在食物、饮料或胶冻类的甜点中增添香气。它同时也受到香水和保养品工业喜爱，推出以柠檬马鞭草为主调的香水，或以它为主题设计了多款身体保养系列。柠檬马鞭草之所以受欢迎，主要原因是气味层次很丰富，比起其他较直呛的柠檬调精油如柠檬香茅，它更为细致优雅。

俗名 Verbena 在罗马文中的意思是“祭坛植物”。在巫术盛行的年代，它是被女巫拿来制作爱情灵药的重要配方，传说可让爱情死灰复燃；若是将其药草束悬挂在门口上，则可驱赶恶灵。

那么应用在芳香疗法方面，是可以驱赶什么样的恶灵呢？就是扰乱内分泌腺体的恶灵，让人充满了控制欲、过度张狂的恶灵。由于柠檬马鞭草精油富含多种芳香分子，能调节甲状腺、肾上腺以及胰岛腺体，对于甲状腺亢进、糖尿病有突出功效。这类患者在人格上多半具有强烈控制的一面，常陷入过度抓取而不自知的状态；通常是源自于恐惧匮乏，担心自己没有足够资源，所以盖了座防御功能极强的城堡，强力守住资源来保护自己。柠檬马鞭草精油散发出的复杂香甜气味，可穿透那层层关卡，松开那层层防卫，重新恢复真实的感受力，让创造力与想象力能自由流动，便不再时常忧惧自己人生有什么损失了。另外，重度忧郁者在早期也会有这种过度防卫状况，可多使用柠檬马鞭草精油来强化并平衡其心灵。

柠檬马鞭草属于多分子型精油，也有突出的抗菌、抗病毒，甚至抗肿瘤的功效。虽然精油价格昂贵，但只需要少量便可发挥强大功效，而且与其他精油调和可产生强大的协同作用，是值得好好深入研究的精油！

选购重点

萃油量极少（0.02% ~ 0.05%），是目前市面上最难蒸馏的精油之一，因此精油价格相当昂贵，常有不肖商人用柠檬香茅、玫瑰草、山鸡椒或单体柠檬醛来混掺贩卖，建议选购有信誉的品牌。

代表成分

醛类（柠檬醛，即橙花醛 + 牻牛儿醛）、倍半萜烯（β－丁香油烃）、单萜烯（柠檬烯）。

侧重属性

- 生理疗效：镇静、抗感染。
- 心理疗效：放掉控制欲，让身心有更多流动的空间。

使用禁忌

含微量呋喃香豆素，注意光敏性。

有些书籍会提到孕妇不宜使用柠檬马鞭草精油，因其所含的马鞭草甙（Verbenalin）会造成子宫强烈收缩，恐有流产之危险，但实际上该成分并不存在于精油中，所以无须担心，而且对于怀孕后期易疲惫的状况，柠檬马鞭草精油反而能增添元气。

代表配方

- 放掉控制欲配方（3%）
  柠檬马鞭草 2 滴 + 佛手柑 4 滴 + 圣约翰草浸泡油 10ml。当遇到以下状况：察觉自己容易暴饮暴食；常将生活填塞得满满的；任何事情都想亲力亲为，或想要凑一脚；当别人不认同我的想法时，却要假装自己可以接受，表现出和蔼可亲，但内心已经抓狂；常因没依照自己意思进展的事件而忿忿不平，甚至导致失眠；以上诸多状态，可赶紧使用此配方按摩整个胸腔、腹部，并用抓捏的方式按摩上手臂内侧到腋下，将这些反映控制欲的紧绷肌肉群，慢慢松开来。此配方若不加植物油则适合在空间中熏香，尤其是想法僵化、亟需突破、需崭新创意的办公室空间；也适合卧房，在寂静夜晚中让自己挣脱控制的枷锁，换得一夜好眠。

相关精油

爪哇马鞭草 Verbena Javanica

拉丁学名 *Lippia javanica*，原生于南非，精油成分除了柠檬烯、牻牛儿醛、沉香醇，还有多种毒性不高的酮类，当地居民多用来退烧、处理感冒与蚊虫叮咬。

1-13-2

贞节树

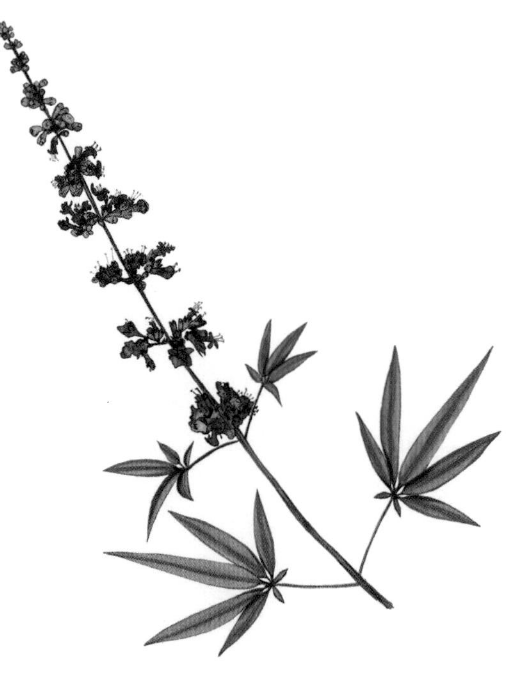

英文俗名	Vitex / Chaste tree
拉丁学名	*Vitex agnus castus*
其他俗名	牡荆子
植物科属	马鞭草科牡荆属
主要产地	法国、以色列
萃取部位	叶片 / 果实
萃取方式	蒸馏

外观特征

落叶小灌木，植株高约 5 米，花为紫色，果实小颗似胡椒，成熟会转红。

精油特性

古罗马时代，妇女便会食用贞节树果实，因为当时的人认为它可以抑制性欲，帮助那些长年先生在外征战、自己独守家园的妇女安稳情绪；或者将贞节树叶子铺在床上维持她们的贞洁；故其果实有“贞洁莓”或“圣洁莓”之称，需要禁欲苦修的僧侣也会在修道院里栽种，又称“僧侣的胡椒”。拉丁学名 agnus 就是希腊文“贞节”之意。

现今由于环境荷尔蒙的影响，人体内雌激素普遍过盛，再加上人工雌激素的运用，造成妇科问题节节攀升，尤其是致命的子宫颈癌。这时候科学家又制造出人工黄体酮，让妇女在选择荷尔蒙补充疗法时，同时使用这两者，企图模仿人体内的荷尔蒙生态，结果却让妇女罹癌率更加攀升。这说明一点，人体中又抗衡又合作的复杂机制，是很难用简单逻辑去掌控的，并非是少的加一加、多的减一减就能成功。

而贞节树制成的锭片或精油，是透过影响脑下腺，来调节人体内黄体酮与雌激素的平衡，所以非常温和与安全。由临床与研究结果显示，用来治疗子宫肌瘤、子宫内膜异位、卵巢囊肿、经前症候群、更年期的潮热、阴道干涩、情绪易怒易沮丧等妇科问题，是目前自然疗法诊所最常开出的处方。

蛮多精油具有影响雌激素的作用，但贞节树精油是少数直接影响黄体酮，单是这点就弥足珍贵。黄体酮主要是维持分泌性良好的子宫内膜，以及减少痛经，减少来经前后的水肿，还有天然的抗沮丧功能，由此可知古代为何会食用其果实来舒缓情绪。

贞洁，以及守贞的古老秘方，这些概念对于现代女人来说，似乎显得严肃与过时，但我们不得不省思，避孕药或 RU486 堕胎药等人工荷尔蒙的发明，是否让我们泛滥于性爱当中，反而丧失了更多的健康与自由。而贞节树精油富含单萜烯，有助于与自己的身体充分沟通，了解到适度控制欲望也是一种保护自己的方式。

选购重点

贞节树精油可由叶片或果实蒸馏，果实蒸馏的单萜烯含量较高，品质较佳，也相对较贵。

代表成分

单萜烯、氧化物类。

侧重属性

- 生理疗效：促进黄体素分泌。
- 心理疗效：让过盛的欲望恢复到原有的平静。

使用禁忌

建议怀孕妇女不要使用，也不要与人工荷尔蒙同时使用。

代表配方

- 女性安稳配方

贞节树精油 1 滴 + 1 汤匙南瓜籽油（另可选择月见草油、琉璃苣油或黑种草油等，富含 γ- 次亚麻油酸的植物油）。每日早晨空腹口服，建议可选择月经的后半期开始，三个星期之后休息一个星期，可以有效改善经前症候群和更年期的不适。

1-13-3

其他马鞭草科精油

马缨丹 Lantana

拉丁学名 *Lantana camara*，原生于中南美洲，现在则可见于世界各地的热带与亚热带区，中西方的传统医学史皆有使用马缨丹作为药材的记录，中南美洲用来治疗癌症、皮肤痒与水痘等，而中医则用来消肿解毒、祛风止痒。马缨丹的果实与茎叶对哺乳类动物是有毒性的，但由蒸馏而得的精油并没有毒。精油可由花朵或叶片萃取，且不同产区的成分也不同，但通常主要成分有倍半萜酮（印蒿酮）、倍半萜烯（α- 葎草烯、β- 丁香油烃）与单萜烯（桧烯、对伞花烃）。马缨丹精油有很好的抗病毒效果，很适合用来对抗流感病毒，也可以用来处理皮肤问题，像是湿疹、发痒等，唯需要有心理准备的是，可能会有一段时间的“好转反应”，以帮助身体排除更深层的毒。

1-14 ·杜鹃花科· Ericaceae

1-14-1

芳香白珠

英文俗名	Wintergreen
拉丁学名	*Gaultheria fragrantissima*
其他俗名	冬青
植物科属	杜鹃花科白珠树属
主要产地	尼泊尔、印度东北、中国西南、北美的高海拔地区
萃取部位	叶片
萃取方式	蒸馏

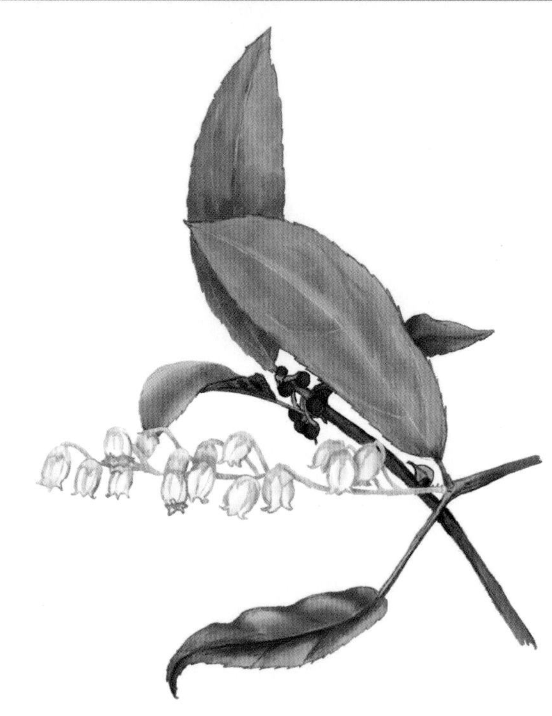

外观特征 2 ~ 3 米高的常绿灌木，叶片表面油亮如皮革；花朵白色带点粉红，形状如吊钟；结红色小浆果。

精油特性 芳香白珠树，生长于环境条件严苛的高山区，可想见拥有强大的疗愈能量。其气味是带点花香的清凉薄荷味，在生活周遭经常闻到，常被添加于牙膏、口香糖、糖果中。但最著名用途是强大的止痛及消炎效果，精油含有约 80% 水杨酸甲酯，这也是市面上肌肉酸痛药膏常见的主成分，芳香白珠堪称芳疗界的天然撒隆巴斯。举凡急性背痛、关节炎、风湿痛，都能运用高剂量的芳香白珠树精油，得到迅速又有效的舒缓。不过也由于这么强烈的止痛效果，不宜长时间高剂量使用，否则真正需要时反而效果不彰。

它除了适合急用外，在平时以极低剂量来作日常保养，能让身体在适当时间获得充分的休息，不过度使用，不过度消耗，时时保持身体的高度觉知，就算所处环境需要克服许多难关，也能透过芳香白珠的能量，增强自己的抗压性。由于它可以促进血液流动，并且达到放松的效果，所以对于心肌梗塞患者也相当不错，但必须以低剂量作为平日保养。

曾有位个案，性格属于过度积极型，长期处在精神紧绷状态，时有睡眠困扰，故希望透过按摩来放松。但当他躺上疗程床后，身体与头脑仍对周遭环境随时保持着战斗状态，根本难以放松。这时在按摩油中加些芳香白珠精油，在清凉又浓郁的气味包围下，让个案抛开备战状态，进入深层睡眠中，连原本紧绷的肌肉也慢慢松开了。疗程结束后，个案主述许久没有如此熟睡过了，而且精神能量变得非常饱满。

选购重点

市面上会看到另一种白珠树精油，学名 *Gaultheria procumbens*，又称“平铺白珠”，匍匐生长，植株高度低于 10 公分，水杨酸甲酯含量可高达 90%，气味几乎等同于撒隆巴斯。而芳香白珠，因为另含有苯甲醛，而多了一种杏仁气味，更为香甜，刺激性较低，也能减少平铺白珠高量水杨酸甲酯带来的溶血危险，所以现今芳疗界常选用芳香白珠。

代表成分

苯基酯（水杨酸甲酯）。

侧重属性

- 生理疗效：消炎、止痛、抗痉挛。
- 心理疗效：身体觉知变强，心灵觉知也会更强。

使用禁忌

芳香白珠树精油忌口服，仅能外用。临床上发现，0.5% 剂量即可发挥止痛效果，所以需注意剂量上的运用。剂量过高或滥用，易刺激皮肤，也可能导致出血或呼吸困难。血友病患者避免使用此精油（可能较难凝血而造成内出血现象），也应避免跟抗凝血剂同时使用。

代表配方

- 拉拉队加油配方（5%）
  芳香白珠 2 滴 + 摩洛哥玫瑰 8 滴 + 甜杏仁油 10ml。睡前按摩背部与胸部，能让人抛开当日的煎熬情绪，进入梦乡好好修复能量，隔天再好整以暇去面对。

相关精油

黄桦 Yellow Birch

拉丁学名 *Betula alleghaniensis*，桦木科桦属，树皮可蒸馏出精油，含有高比例的水杨酸甲酯，所以止痛消炎效果绝佳，与芳香白珠精油不相上下，但近年由于原料工厂混掺人工合成的水杨酸甲酯的情况非常严重，质量不佳，故建议可改用芳香白珠精油。

1-14-2

髯花杜鹃

英文俗名	Rhododendron
拉丁学名	*Rhododendron anthopogon*
其他俗名	高山杜鹃
植物科属	杜鹃花科杜鹃花属
主要产地	尼泊尔
萃取部位	枝叶
萃取方式	蒸馏

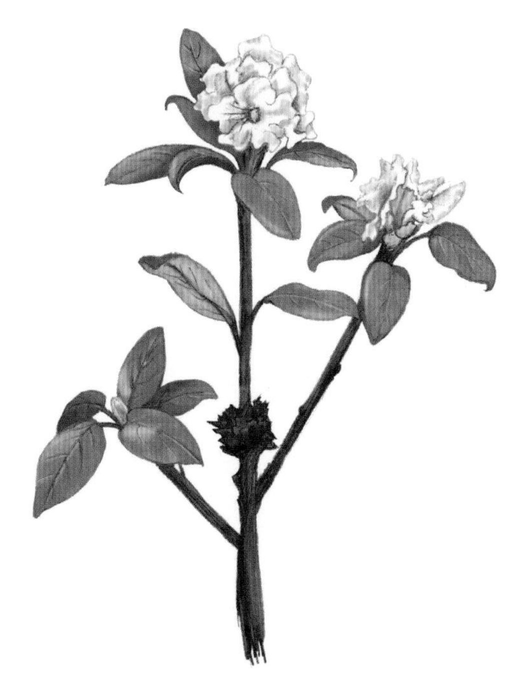

1-14-2

髯花杜鹃

外观特征 常绿小灌木，非常矮小，不超过 30 公分；叶片似皮革，具芳香气味；其变种甚多，有开白色、粉红色、红紫色或黄色的花，在喉部内面常有一圈明显的髯毛，故被称为“髯花杜鹃”。

精油特性 高山国家尼泊尔所发现的杜鹃品种有超过 100 种，被当地认为是神圣植物之一，更选作代表国家精神的国花。不过开着鲜红色花朵的国花，通常指的品种是学名 *Rhododendron arboreum* 的树形杜鹃，而萃取精油的则是 *Rhododendron anthopogon*。杜鹃入药由来已久，尼泊尔人使用叶和花煮成药茶，治疗因感冒造成的喉咙痛及头痛，而西藏寺庙会使用杜鹃叶加上杜松枝条来焚香，有助于精神的提振与集中，并带给人净化与神圣感。

研究发现髯花杜鹃精油可以促进养肝排毒、消炎止痛，并协助身体对抗感冒病毒的侵袭，所以对于肌肉酸痛、关节炎，以及感冒着凉造成的流鼻涕、鼻腔脓肿或支气管炎，都有相当大的帮助。

研究发现生长在高山上的植物，常具有提振并滋补神经系统的效果。髯花杜鹃生长于喜马拉雅山区约海拔 4000 米处，即使这么艰困环境下依然绽放美丽花朵，不禁令人赞叹髯花杜鹃的超强适应能量，不让自己轻易屈服，而是直接面对严峻的现实考验，并从中找到适合自己生存的方式。这也是属于阴性特质的强大力量，因此相当适合女性或者想重新找回阴性能量的人所使用。这开着五彩花朵的髯花杜鹃，仿佛是女娲补天时所提炼的五彩石，协助女娲辛劳整治她所柔情创造的人世间。所以当人因遭逢太多现实的困难，而不断被压迫与磨损，已经精疲力尽、非常沮丧与绝望时，髯花杜鹃精油能净化磨损的身心，暖化已冻结的思维模式，重新找回自己的力量，选择真正适合自己的生存方式。对于即将要面对挑战的人，髯花杜鹃能强化身心的耐受力与应变能力。

选购重点 属中等价位，建议购买有信誉的品牌。

代表成分 单萜烯（松油萜）、倍半萜烯（β－丁香油烃）、倍半萜醇。

侧重属性

- 生理疗效：消炎止痛、调节前列腺素合成、强化免疫系统。
- 心理疗效：增进坚持与耐受的能力。

使用禁忌 无。

代表配方

- 提升耐受力的配方（3%）
  髯花杜鹃 15 滴＋甜橙 10 滴＋岩兰草 5 滴＋圣约翰草浸泡油 50ml。按摩脊椎两侧肌肉、或者关节处，至少连续使用一个星期，可舒缓肌肉与关节的酸痛，消除疲惫感，也带来女娲补天般的精神力量，在面对所创造的世界被破坏时，一边忍受着伤痛，一边仍努力修补，就是如此强悍的生命力，能帮助人度过所有的磨难。

相关精油

杜鹃花原精 Azalea

拉丁学名 *Rhododendron spp.* 主要产于法国，俗名 Azalea 意思为“满山红”，这开满山谷的红色花朵可用溶剂萃取出原精。主要成分为苯基酯，气味稍浓厚，生长地的海拔比髯花杜鹃低，花香中带点药草般的气味，不同于主成分为单萜烯、高山冷冽的髯花杜鹃。有首流行歌唱着“思念是一种病”，这种病就可以使用杜鹃花原精，稀释后用来按摩因为思念而郁闷到快要爆炸的胸口。

1-14-3

其他杜鹃花科精油

格陵兰喇叭茶 Labrador Tea

拉丁学名 *Ledum groenlandicum*，生长在加拿大、北美洲一带，喜欢潮湿寒冷处，艰困的生存条件更激发其强大疗愈力。精油萃取自全株植物，主要成分是单萜烯（α-松油萜、β-松油萜、柠檬烯、桧烯）、倍半萜烯（蛇床烯），对于肝脏有强大的解毒与净化功能，还能调理神经系统，安抚紧张与烦躁，改善失眠，治疗皮肤问题，诸如：干癣、湿疹、牛皮癣、头皮屑、蚊虫叮咬等，也能消炎抗过敏。外用没有禁忌，但孕妇及孩童禁止口服。

1-15
·败酱草科·
Valerianaceae

1-15-1

穗甘松

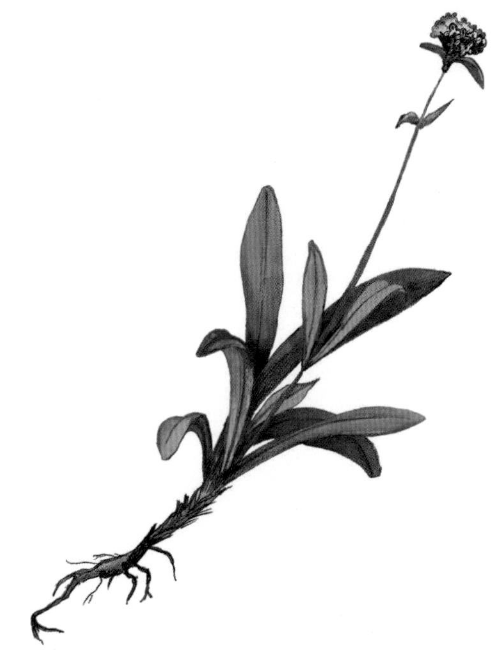

英文俗名	Spikenard
拉丁学名	*Nardostachys jatamansi*
其他俗名	喜马拉雅缬草、甘松（Nard）
植物科属	败酱科甘松属
主要产地	北印度山区
萃取部位	根部
萃取方式	蒸馏

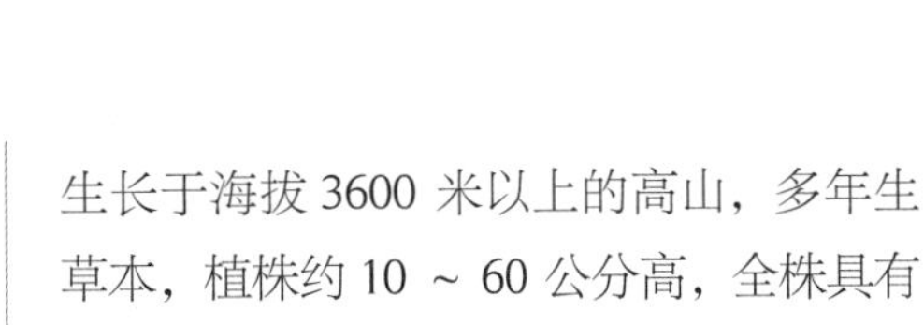

外观特征

生长于海拔 3600 米以上的高山，多年生草本，植株约 10 ~ 60 公分高，全株具有强烈气味。

精油特性

曾有人形容穗甘松的气味像山羊，低沉如泥土又带点动物味，的确让某些刚接触芳香疗法的人们望之却步，但其强大的心灵疗效，自古就备受推崇。《圣经 · 约翰福音》中曾描述名为玛利亚的妇人，以极珍贵的真哪达香膏（jatamansi），涂抹耶稣双腿，犹大看到便说："不该如此浪费，应该把香膏卖钱救济穷人。"耶稣则回答："且由她去吧！因为常有穷人与你们同在，只是你们不常有我。"

真哪达即穗甘松，此香膏价格非常昂贵，当时妇女为了得到它作为嫁妆，需储存将近一年的工资方可购得。所以贪婪的犹大其实是希望可以变卖香膏从中获取利益，甚至不惜出卖耶稣。而耶稣虽已感知，但他借由自己的被背叛、牺牲受难，而理解身为人必有的局限性；他的一席话提醒世人，人一生中总是得面对世俗的物质课题，但如果只在这之中挣扎、难以放手，将容易忘记精神性灵才能让自己真正超脱。即使已走在追求灵性的道路上，也难免遇到物质课题的阻碍，唯有先宽恕自己，也宽恕他人，才能够真正超越苦难。

若过度胶着于金钱与情爱的纠结关系中，或因被人背叛而耿耿于怀，或因某些事件无法原谅他人和自己，就让穗甘松来协助面对，给予灵魂以超越的勇气与力量。而过程中因内心纠结容易产生神经、消化、皮肤系统的问题，例如莫名头痛、失眠、神经性皮肤炎、因情绪引起的皮肤过敏、肠躁症等，也可以透过穗甘松精油得到安抚与解决。但并不是保证用了这油，烦恼就会像泡泡快速消失。想象一下耶稣受难的过程，就知道这一路不是那么好受，却是值得追求的灵性道路。

选购重点 多是野生，少有人工栽植，以 2 ~ 3 年的质量最佳。在秋冬之交的喜马拉雅高山上采收，是一件非常艰辛的工作，所以穗甘松精油非常珍贵，价格昂贵。

代表成分 倍半萜烯（广霍香烯、古芸烯）、倍半萜酮（缬草酮）、倍半萜醇、倍半萜醛（缬草醛）。

侧重属性

- 生理疗效：安抚强化脑下腺、助眠、镇静、调节荷尔蒙。
- 心理疗效：学会宽恕的力量。

使用禁忌 无。

代表配方

- 原谅配方（4.5%）
  穗甘松 2 滴 + 檀香 2 滴 + 岩玫瑰 1 滴 + 摩洛哥玫瑰 2 滴 + 摩洛哥茉莉 2 滴 + 圣约翰草浸泡油 10ml。涂抹于眉心、头皮和胸口，可让自己穿越纠结，身心舒展，放下一切。

相关精油 甘松 Chinese Nard

拉丁学名 *Nardostachys sinensis*，与穗甘松是同属不同种，产于中国西南部（西藏、甘肃、青海、四川、云南）。为中药材，用于处理脾胃问题。甘松也是古法制作线香的重要调香配方之一，这样说来，古代民俗偏方中在小孩受到惊吓时，庙方会用香灰泡水给小孩喝，似乎也不无道理，但现代制香常会添加不明人工合成物，自然不赞成这么做。甘松精油非常适合处理怀孕时各种疑难杂症，如胀气、情绪低落以及小儿消化不良。

1-15-2

缬草

英文俗名	Valerian
拉丁学名	*Valeriana officinalis*
其他俗名	欧缬草
植物科属	败酱科缬草属
主要产地	东欧
萃取部位	根部
萃取方式	蒸馏

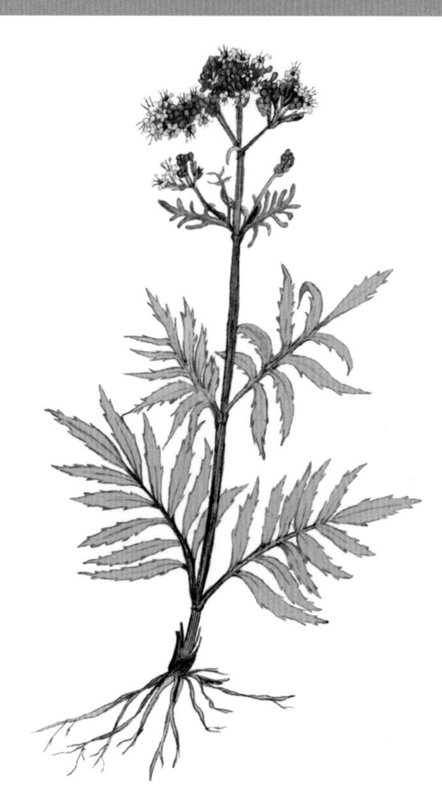

1-15-2

缬草

外观特征

多年生草本，植株约 1 ~ 2 米高，比生长在高山上的穗甘松来得高大，开粉红或白色小花，根部会散发浓重气味。

精油特性

缬草的学名源自拉丁文 valere，意为“身体强壮健康”，但也有人认为是指其气味强烈。的确，缬草根或萃取出的精油，浓重的气味常令人却步，堪称不宜人精油排名第一，但缬草却是欧洲专治失眠的著名古老药方，可处理现代人最困扰的睡眠质量问题。连英国侦探小说家克莉丝蒂的推理名著《东方快车谋杀案》，出现的重要线索——镇定剂，就是含有缬草的成分；此作家当时身处在第一、二次世界大战中，人们常用此药草来治疗战火下饱受的惊吓与紧张焦虑。

近代科学研究发现，只要有压力或过多刺激，都会引起脑中重要神经传导物质 γ－胺基丁酸（gamma-amino-butyric-acid, GABA）的分泌量下降，人会变得容易紧张、恐惧与愤怒，这也是处于高压环境下的现代人常见的情绪困扰。由于缬草的古老功效，使得现代科学家致力研究缬草成分，发现能够帮助平衡 GABA；另外研究也发现缬草对于多动儿、恐慌症，均有显著改善效果。

那么，还需要因为其特殊气味，而拒绝这么有疗效的精油吗？另一有趣的发现是对气味极为敏感的猫咪，却十分喜爱缬草精油，当主人以缬草配方进行自我按摩后，人体散发的气味常会吸引猫咪好奇地靠过来舔舐。

选购重点

萃油量少，蒸馏费时，因而价格不便宜。

代表成分

倍半萜酮（缬草酮）、倍半萜醛（缬草醛）、倍半萜烯（β－丁香油烃）、酯类（异缬草酸异丁香酯）、单萜烯。

侧重属性

- **生理疗效**：镇静、消炎止痛、强力助眠。
- **心理疗效**：安定心神。

使用禁忌

孕妇禁用。

代表配方

- **安眠配方（5.5%）**
  缬草 2 滴＋多香果 1 滴＋香蜂草 3 滴＋马郁兰 2 滴＋真正薰衣草 3 滴＋圣约翰草浸泡油 10ml。缬草的气味特殊，但此配方是透过甜美的真正薰衣草和马郁兰，以及柠檬香的香蜂草、温暖的多香果来调和，具有放松安眠效果，也适用于肌肉紧绷、经前症候群的情绪不佳，或更年期妇女的睡眠困扰。

相关精油

印度缬草 Indian Valerian / Tagar

拉丁学名 *Valeriana wallichii*，产于印度，其精油气味较近似穗甘松，常被用来混充采收困难的穗甘松。在印度被用来熏香衣服，也作为仪式或咒术上重要的焚香祭品，在阿输吠陀疗法中则运用印度缬草精油来治疗神经问题患者，是绝佳的神经滋补剂，但若过量可能产生暂时呆滞现象。

1-16 ·牻牛儿科· Geraniaceae

1-16-1

波旁天竺葵

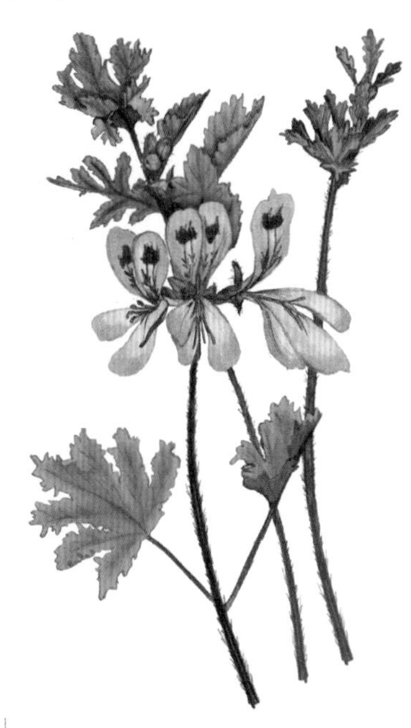

英文俗名	Geranium, bourbon
拉丁学名	*Pelargonium asperum*
其他俗名	花头天竺葵、石蜡红、洋葵
植物科属	牻牛儿科天竺葵属
主要产地	北非、埃及
萃取部位	叶片
萃取方式	蒸馏

外观特征 多年生草本植物，全株披覆绒毛及腺毛，叶片边缘有不规则的羽裂，开粉色花朵。

精油特性 天竺葵的品种繁多，但供精油商业生产的品种几乎都集中在留尼旺岛（古称波旁小岛）、马达加斯加、埃及与中国。其中以东非的留尼旺岛产的质量最佳，当地还盛产香草、甘蔗、咖啡等经济作物。另外北非生产的波旁天竺葵质量也相当优秀。

波旁天竺葵属于多分子型精油，是非常出色的荷尔蒙调节剂，能调节过度分泌的压力荷尔蒙，对于非器质性的身体问题，如心循环、更年期症状，都具有很好的平衡功效。其抗病毒效果，也比同类型的玫瑰天竺葵要突出，由于亲肤性佳，不刺激皮肤，并且具有净化、消炎、止痛的功效，临床多用来处理带状疱疹，或调理受伤皮肤，例如疤痕护理。

天竺葵是女性必备精油之一，波旁天竺葵对于更年期妇女的帮助尤为出色。它能预防褥疮，处理痔疮，消除阴道的干涩感，亦能处理血肿的问题；在心灵层面，它能平抚因不安全感所引发的焦虑情绪，放开因害怕失去而产生的掌控欲，让人恢复内心的柔软与安定。

比较波旁天竺葵与玫瑰天竺葵的成分差异，波旁天竺葵多了气味上扬的分子，例如香茅醛、薄荷脑，以及令人向内省思的分子，例如倍半萜烯、倍半萜醇，所以波旁天竺葵的气味层次更丰富，多了清凉舒爽的青草调，在疗愈特性上比较坚定内省，能帮助人不再纠结于现状，打开心眼，重新界定自己的位置，转移执着与僵固的焦点，重新看待周围美丽的世界。

1-16-1

波旁天竺葵

选购重点 建议选购有信誉的品牌。

代表成分 单萜醇（牻牛儿醇、香茅醇、薄荷脑）、酯类（甲酸牻牛儿酯）、醛类。

侧重属性

- **生理疗效**：激励肝脏与胰脏、改善内分泌失调（更年期、糖尿病）。
- **心理疗效**：温柔与坚定，平抚空巢期的情绪不安。

使用禁忌 无。

代表配方

- **得到解脱配方（10.5%）**
  波旁天竺葵 8 滴 + 薰陆香 5 滴 + 丝柏 5 滴 + 永久花 3 滴 + 山金车浸泡油 10ml。每日涂抹三次，持续一个月，此配方适合长久处在厌腻状态下的个案。还能缓解痔疮带来的不适，对于静脉曲张也有很好疗效。

相关精油 玫瑰天竺葵 Rose Geranium

拉丁学名 *Pelargonium roseum*，目前最大生产国是中国，外形与波旁天竺葵几无分别，精油成分中牻牛儿醇的含量较少，但香茅醇的含量较多，因为分子种类较单纯，再加上类似花香的沉香醇及玫瑰氧化物，因此气味较甜美，护肤效果极佳，为轻熟女必备的精油。

它的疗效其实与波旁天竺葵很类似，对于荷尔蒙的调整也很出色，但临床上比较常用来保养生殖泌尿系统，具有激励补身之功效；用于护肤上，紧实收敛的效果颇佳。玫瑰天竺葵的气味宜人，很适合用来调制随身香气，全身按摩效果美妙，可以安抚极端忙碌后随即而来的空虚与寂寞，温暖疲惫的身心。

1-16-2

大根老鹳草

英文俗名	Geranium Zdravets
拉丁学名	*Geranium macrorrhizum*
其他俗名	大根香叶草、老贯草
植物科属	牻牛儿科老鹳草属
主要产地	保加利亚
萃取部位	开花的整株药草
萃取方式	蒸馏

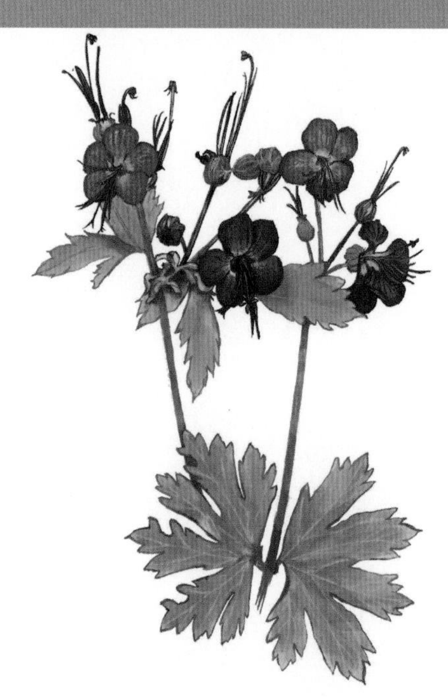

外观特征

多年生草本植物，粉色系的花朵，花瓣相当柔软，花蕊很长，叶片呈掌状分裂，全株披覆着柔软的细毛，根茎亦柔软，多为野生。

精油特性

大根老鹳草的原生地，是欧洲南部的阿尔卑斯山与巴尔干地区，此处满布森林和原野，气候温和多雨。现在主产区则在保加利亚，当地也盛产大马士革玫瑰。精油界的两大回春圣品，就在这堪称上帝的后花园中，欣欣向荣地生长着。

大根老鹳草的俗名 Zdravets，在保加利亚有“健康”的意思，是重要的传统药用植物，几个世纪以来默默守护当地色雷斯人的身体健康，但直到近几年才普遍受到科学界的重视。

大根老鹳草精油的主成分是倍半萜类，含有罕见的大根老鹳草酮、大根老鹳草烯，强化免疫系统的功能强大。能够加速细胞代谢（排解黏液、代谢毒素），延缓细胞老化（抗自由基），抑制突变细胞再生（抗肿瘤），亦能调节自体免疫，活化神经，平衡荷尔蒙，让人时时处于稳定、平衡、有活力的更新状态。

在传统医疗记载中，大根老鹳草是著名的壮阳药、强心剂。它能调整血压、抗忧郁，并且具有平衡雌激素的作用。现代科学研究也证实，大根老鹳草酮是一种费洛蒙的前驱物，有助于调节性荷尔蒙，强化性机能。

综合来说，大根老鹳草的回春秘诀，在于溯源及更新。俗谚说，要多保持平常心，这代表的不只是平心静气，更是能随时调整自己，重新蓄积能量。由前人累积的亲身体验并结合现代科学的实证精神，大根老鹳草穿越古今，传递了一个讯息，身体与心灵是一体两面，面临身心的困境时，接受事实才能再次出发，保持内在的活水泉源，方能平静地迎接生命中的每一次挑战。

选购重点

大根老鹳草为新兴的芳疗精油，植物原料多为野生种植，并无大量生产，因此真正的保加利亚大根老鹳草精油的价格相对较高。由于老鹳草的亚种与变种繁多，所以市面上可能会交互混合不同品种的老鹳草油出售，消费者选购时要特别注意。

代表成分

倍半萜酮（大根老鹳草酮）、倍半萜烯（大根老鹳草烯）、倍半萜醇。

侧重属性

- **生理疗效：**抗氧化、抗肿瘤、化解黏液、壮阳及强化女性生殖系统。
- **心理疗效：**激励生命力、平抚混乱的情绪。

使用禁忌

无。

代表配方

- **重建生命秩序配方**（2.5%）
  大根老鹳草 10 滴 + 波旁天竺葵 5 滴 + 高地薰衣草 10 滴 + 柠檬香桃木 10 滴 + 马郁兰 10 滴 + 完全依兰 5 滴 + 圣约翰草浸泡油 100ml。用来按摩脊椎两侧、手足及腹部。在化解紊乱前，首先要做的就是放松，让呼吸调顺了，能量才得以流动，新的力量进来，身体秩序才有机会重建。此配方亦可用来调理重大疾病，如癌症等。

1-17 ·花香类· Floral-scented

1-17-1

大马士革玫瑰

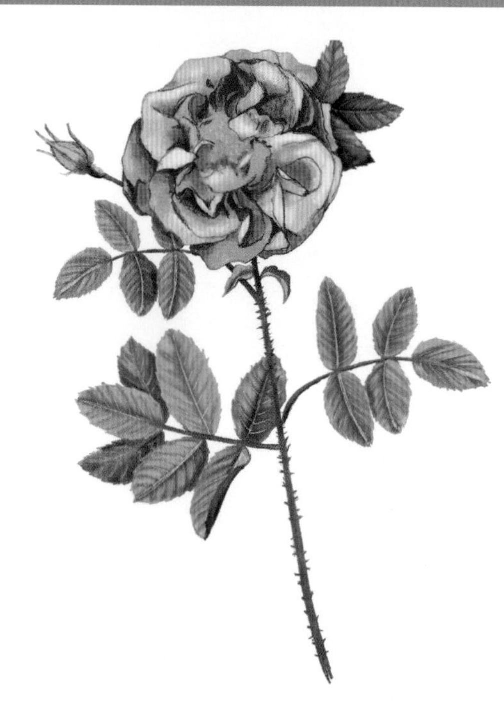

英文俗名	Damask Rose
拉丁学名	*Rosa damascena*
其他俗名	保加利亚玫瑰、东方玫瑰
植物科属	蔷薇科蔷薇属
主要产地	保加利亚、土耳其
萃取部位	花
萃取方式	蒸馏／溶剂

外观特征

花朵颜色是红中带粉，盛开时会大方展露花心。

精油特性

原生于中东的玫瑰，经由十字军东征引进欧洲，当时也带回了阿拉伯医生阿比西纳所发明的蒸馏精油技术。玫瑰的品种繁多，但真正用来萃取精油者大概就三个品种：大马士革玫瑰、摩洛哥玫瑰以及白玫瑰。

大马士革玫瑰主要种植于保加利亚与土耳其，俗称东方玫瑰，气味开敞浓郁。保加利亚与土耳其所产之大马士革玫瑰，差异在于玫瑰蜡的含量；由于保加利亚产地海拔较高，气候湿润，因此玫瑰蜡含量较少，萃取出来的精油香气也较为温润。大马士革玫瑰是最常用蒸馏法来萃取精油的玫瑰品种，其他品种的萃油量较低，多用溶剂萃取成原精。大约 3500 ~ 5000 千克的花朵，才可提炼出 1 千克的精油，因此天然精纯的玫瑰精油价格极为昂贵，但疗效上同样弥足珍贵。

摩利夫人认为："玫瑰对女人的子宫有很大的影响，它的作用不在于刺激，而在于清理、调节器官的功能。"大马士革玫瑰精油能够洁净女性的生殖系统，强化与子宫相关的肌肉（例如预防子宫下垂），性温凉的玫瑰亦能调整因燥性体质而导致经血过多或周期不准的情况。

对于长期因劳心、压抑等悲观意识所造成的心循环问题，如心律不整、或是更年期所引发的心悸、恐慌等症状，都具有调节理顺的作用。它也是重要的养肝用油，可与其他同性质的精油（如侧柏醇百里香、柠檬）搭配或交替使用。

临床上遇到一些个案，可能因为童年经验或情感创伤等各种原因，而造成自我价值的低落，让这类个案常以过度付出，或是直接乞讨的方式，来交换索求他人对自己的爱以及关注。而玫瑰精油有助于填补心中缺憾所造成的匮乏感，套句摩利夫人的话："玫瑰带给我们最珍贵的献礼，是一种幸福快乐的感觉啊！"

玫瑰精油的成分极复杂又奥妙，心灵疗效很深远，能抚平各种情绪，带来平衡、和谐与完美。一颗柔软的心，能化解生命中所有遭逢的武装，看见万事万物中始终不变的美，也难怪古今中外、不分宗教，都爱用玫瑰来清洗心中的屏障，好更清楚地看到内在的灵性。

选购重点

大马士革玫瑰是品种的名称，精油俗名有时会冠上产地名，例如：保加利亚玫瑰 (Bulgarian Rose)、土耳其玫瑰 (Turkish Rose)、波斯玫瑰 (Persian Rose)；前两者已介绍比较过，波斯玫瑰则是产在古波斯（现今的伊朗）的大马士革玫瑰品种，波斯除了是文明古国，使用玫瑰的历史也很古老，这让波斯玫瑰精油的气味，仿佛多了些古韵与优雅。另外是萃取方式，市面上可找到蒸馏及溶剂萃取两种方式，溶剂萃取原精的苯乙醇含量较多，气味较娇媚，但比较推荐蒸馏萃取的大马士革玫瑰精油，因为其疗效与用途较多元（例如口服时，或者用其纯露来辅助）。

代表成分

单萜醇（牻牛儿醇、香茅醇）、苯乙醇、玫瑰蜡。

侧重属性

- 生理疗效：解肝毒、补强神经及生殖系统、凉血散热、助孕。
- 心理疗效：调节情绪、降压、催情。

使用禁忌

临床上曾有个案对玫瑰蜡过敏，敏感体质者可先使用在手腕内侧，观察过后再使用。

玫瑰有轻微促进子宫收缩的功效，若有疑虑则怀孕六个月前只用于扩香，不用来按摩身体，六个月后则无此禁忌。

代表配方

- 全方位补强女性机能配方（6.6%）
  大马士革玫瑰 7 滴＋蜂香薄荷 10 滴＋玫瑰天竺葵 10 滴＋侧柏醇百里香 10 滴＋柠檬薄荷 10 滴＋印蒿 7 滴＋艾草 7 滴＋欧白芷根 5 滴＋瓊崖海棠油 25ml ＋金盏菊浸泡油 25ml。用来按摩脊椎两侧及小腹，甚至可直接涂抹在生殖泌尿区，黏膜吸收的效果更迅速。此配方可保养子宫及滋补元气，亦可用来处理与女性机能失调有关症候，如巧克力囊肿、痛经、不易受孕等。

相关精油

摩洛哥玫瑰 Rose Maroc

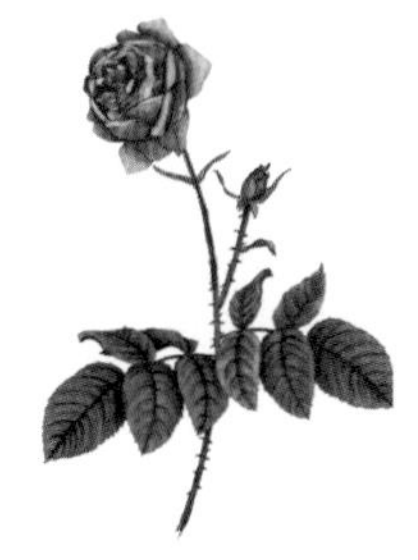

拉丁学名 *Rosa centifolia*，主产于摩洛哥与法国，又称为千叶玫瑰，粉红色的花瓣层层叠叠包住花心，仿佛用心呵护着秘密。常以溶剂法萃取成原精，气味较类似原植物，主成分是苯乙醇，可作用在交感神经系统，调节神经传导物质，例如正肾上腺素、多巴胺、血清素，能有效提振情绪。在化学成分上，酸度较高，适度使用有迷醉的效果，也适合拿来护肤，能抗氧化及回春，对于干燥、细纹、熟龄肌肤都有很好的调养功效。摩洛哥玫瑰也是女性芳疗的重要精油，调理情绪困扰的功效极佳，适合与檀香调和在一起，在印度的药典中是很有名的春药配方。

1-17-1

大马士革玫瑰

白玫瑰 White Rose

拉丁学名 *Rosa alba*，蔷薇科蔷薇属，生长于保加利亚。精油由花朵蒸馏而成，主要成分是单萜醇（香茅醇、牻牛儿醇、橙花醇、苯乙醇），与大马士革玫瑰有类似疗效，是很适合女性使用的精油，能够滋补子宫，养肝补血，提振免疫力，调理神经系统，有助释放压力、放松心情，降低血压，还能紧致肌肤、美白保湿。有轻微通经效果，怀孕六个月前不宜使用。

1-17-2

阿拉伯茉莉

英文俗名	Arabian Jasmine
拉丁学名	*Jasminum sambac*
其他俗名	小花茉莉、中国茉莉、沙巴茉莉
植物科属	木樨科茉莉属
主要产地	印度、中国
萃取部位	花
萃取方式	溶剂

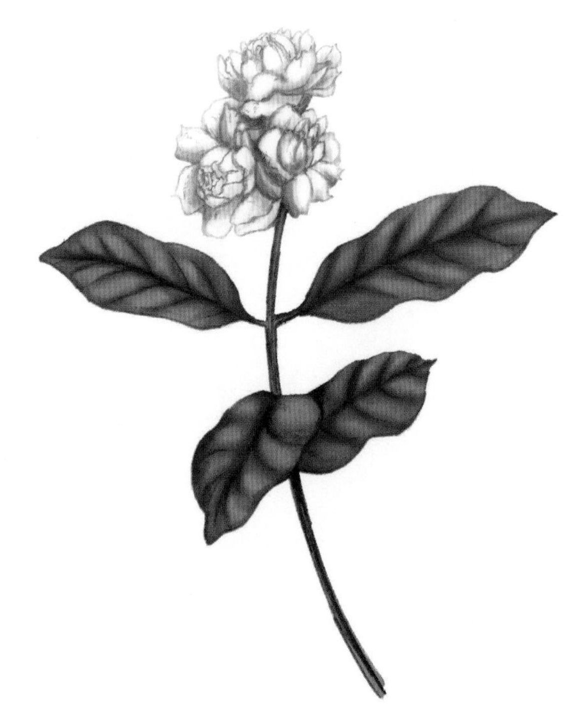

外观特征

小型灌木，花色洁白，气味浓郁，有单瓣与重瓣之分。单瓣茉莉的枝叶较细、柔软，状似蔓藤植物，重瓣茉莉则枝叶较直立坚硬。

精油特性

原生于古西域波斯一带，主要产区为印度及阿拉伯，因而被称为阿拉伯茉莉。早在汉代之前，即因商业和宗教活动而传入中国，因其气味芳香浓郁，中国人特别喜爱，广植民间，并常用来熏制茶叶，所以又叫作中国茉莉。

茉莉原精在香水业界有重要的地位，关键成分是吲哚（高量时类似排泄物的气味，微量时则满溢花香）以及素馨酮（香气优雅细致）。这些重要的气味分子，为茉莉带来了迷醉人心的余韵气味及感受，也特别有催情效果。

昂贵花香原精，通常含有百种以上的微量成分，对于情绪的调整很有贡献。阿拉伯茉莉能让人不陷溺，怀有更宽阔的胸襟，有助于找到自我定位及价值。

阿拉伯茉莉也能带来动能，让人有力气面对当下的困境，又兼具绝佳的安抚功效，临床上常用来促进子宫收缩、帮助分娩。其清凉降压的特质，常用来协助癌症患者的愈后治疗，例如淋巴癌、乳癌、肺癌等，微量使用能安抚患者情绪，降低恼人的灼热感。

选购重点

芳疗市场上有三种较常见的茉莉，分别为阿拉伯茉莉、摩洛哥茉莉、大花茉莉。后两者在植物学分类上极接近，也常会互相接枝或改良，几乎可视为同一类精油。

代表成分

苯基酯（邻氨基苯甲酸甲酯、吲哚、乙酸卞酯）、倍半萜酮（素馨酮）。

侧重属性

- **生理疗效**：改善体质、调节阴阳、强化子宫、助产。
- **心理疗效**：高洁通透、宽容慈悲。

使用禁忌

浓度过高时可能引起晕眩、恶心感，请于安全剂量内使用。

孕妇请在分娩前才用于按摩，扩香则无此禁忌。

代表配方

- **助产配方（11%）**
  阿拉伯茉莉（或摩洛哥茉莉）10 滴 + 丁香花苞 5 滴 + 龙艾 5 滴 + 零陵香豆 2 滴 + 芝麻油 10ml。孕妇请于分娩前才使用，涂抹于尾椎及小腹，可以放松骨盆腔，帮助分娩。此配方亦可用来缓解痛经。

相关精油

摩洛哥茉莉 Jasmine Maroc

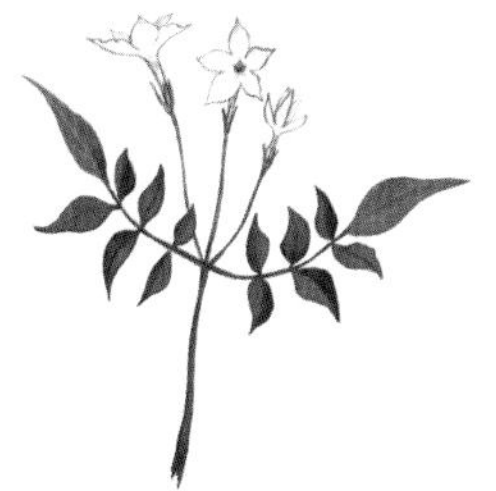

拉丁学名 *Jasminum officinale*，原生于印度喜马拉雅山区，早期可能是大花茉莉，于中世纪传入欧洲，经过品种改良后才成为现今的摩洛哥茉莉。它的精油成分与疗效类似阿拉伯茉莉，但吲哚的含量比较高，能让人迷醉忘苦。在佛教典籍中经常出现，梵语叫作“耶悉茗花”，在印度经常用来祭拜神佛。

摩洛哥茉莉同样能促进子宫平滑肌收缩，临床上多用来处理子宫方面的疾病，能促进排经，与龙艾、丁香花苞调和，可有效平抚子宫痉挛所引起的疼痛。

印度有所谓的苦修派，他们使用香气来安置身心，不畏艰苦地完成毕生修行的志向。谈古论今，使用摩洛哥茉莉也能帮助现代人们不怕艰难，勇敢朝向目标迈进，让人因梦想而伟大。

印度茉莉 Jasmine India

拉丁学名 *Jasminum grandiflorum*，木樨科茉莉属，原产于印度，是属于大花茉莉的品种。精油由花朵透过溶剂萃取而得，主要成分是苯基酯类（乙酸苄酯、苯甲酸苄酯）、单萜醇（沉香醇）、吲哚与素馨酮，能滋养子宫，促进子宫收缩，还能止痛，故常被使用在助产上。能帮助放松心情，让人重拾热情，且具有保湿、抗老化的功效，适合熟龄肌肤作为日常保养用油。

1-17-3

黄玉兰

英文俗名	Champaca
拉丁学名	*Michelia champaca*
其他俗名	金香木、黄兰、红玉兰
植物科属	木兰科含笑属
主要产地	印度、中国
萃取部位	花朵
萃取方式	溶剂

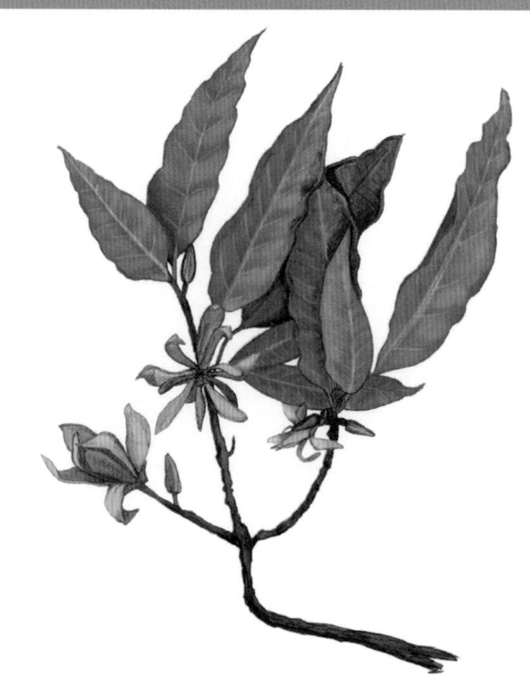

外观特征

常绿乔木，狭长伞型树冠，夏秋开花，花色金黄似橘红色，气味浓郁，果实会结满一串串。

精油特性

黄玉兰原生于印度、马来群岛。偏好高温、湿润但排水佳的生长环境，不喜移植变动，树龄约 15 岁才会开花，不过花期很长，气味浓郁，足见黄玉兰虽然较晚熟，但生命力饱满强烈。

黄玉兰常见于印度人的日常生活及祭祀中，当地也发展出各种能留住其芬芳的产品，例如凝香体、浸泡油、Attar（用檀香来吸附花香的传统萃取方法），用途更遍及医药、美容、保养等领域。黄玉兰的种子可拿来榨油，能用来软化角质，处理足部龟裂，对于消化问题亦有调理功效。而黄玉兰原精也有上述疗效，临床上是很好的滋补精油，能补身养肾，蕴化生殖之气，对于皮肤及黏膜组织亦有绝佳的调理效果。

由植物生长形态来看，展现自我、不受约束的黄玉兰，最能引发的疗愈共鸣，是因受限、压迫、心理纠结而引发的生理疾病，例如女性生理机能问题、严重的心血管疾病、胸闷等。心理疗效方面，它很适合有能量滞留于过去某时间点的个案，也许是往日荣光，更常是童年阴影，黄玉兰能协助人们培养出不同角度的眼光，重新看待过往事件，找到新的生命意义。

选购重点

黄玉兰原精的价格昂贵，建议购买有信誉的品牌。

代表成分

苯基酯（邻氨基苯甲酸甲酯、吲哚）、黄玉兰酮。

侧重属性

- 生理疗效：抗痉挛、补强生殖之气、止咳、催情。
- 心理疗效：舞过生命中的障碍，找回自信。

使用禁忌

黄玉兰气味可能导致孕妇不适，建议先避用。

代表配方

- 身体发肤的养护配方（2%）
  黄玉兰 1ml ＋檀香 1ml ＋芝麻油 100ml。可用来护肤护发，具有抗氧化的功效，能滋补身体，润肤效果极佳。

相关精油

白玉兰 White Champaca / Magnolia Blossom

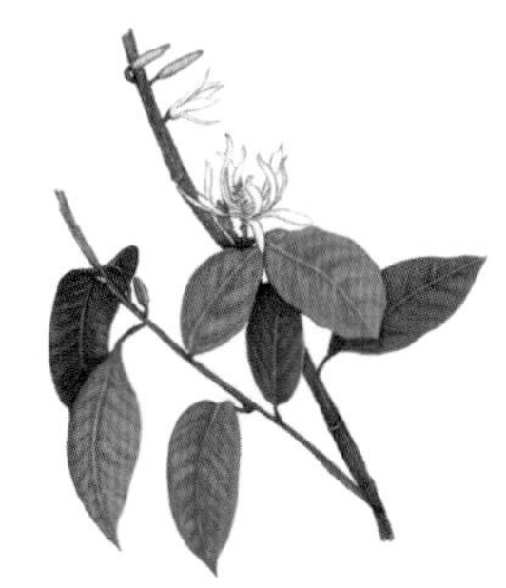

拉丁学名 *Michelia alba*，白玉兰与黄玉兰是同属不同种的植物，外形极类似，原精成分也相近，但是吲哚的含量较少，因此气味性格较含蓄。虽然白玉兰的树形比较高大挺拔，可是花朵白色且花形较细，有一种我见犹怜的清雅感，独自绽放着幽幽冷香。

白玉兰在中国是常见的庭园树木，中药归为肺经、行胃经、祛风解表、宣通鼻窍。精油同样具有止咳、祛痰、抗老化的功效。临床多用来治疗感冒、呼吸系统的感染，效果非常好。

白玉兰的性格素朴单纯，适合太过激进亢奋的个案使用，让人有机会整合内在波涛汹涌的感受，保持静定去领受生命中的丰富与精彩。

1-17-4

晚香玉

英文俗名	Tuberose
拉丁学名	*Polianthes tuberosa*
其他俗名	月下香、夜来香
植物科属	龙舌兰科 * 晚香玉属
主要产地	印度、摩洛哥
萃取部位	花
萃取方式	溶剂

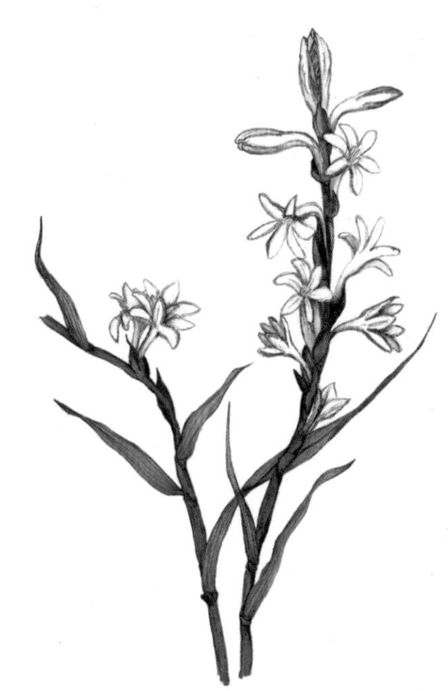

外观特征

多年生球根植物，穗状花束顶生，花茎细长，白色花朵呈漏斗状，气味优雅芬芳。

精油特性

拉丁学名 tuber 的字根意思是“块茎”，晚香玉的块状地下茎相当耗费地力，更换地方种植可吸收新养分，故性格有点像游牧民族。原生于中南美洲，目前世界各地多有踪迹，历史也相当悠久，从早期的阿兹特克帝国，到现代的夏威夷。晚香玉常被用在祭典仪式上，气味被形容是复杂、甜美、迷醉的夜之芬芳。

具有流浪的性格，又有异乎寻常的芳香，让晚香玉很适合用于任何难缠、棘手、令人想逃之夭夭的生活情境，例如各种毁灭性的感受、压迫性的关注、长期的身心压力。

* 近几年已将龙舌兰科从原本的石蒜科分出来独立一支，让植物学的分类更规律。

1-17-4

晚香玉

晚香玉的最大功效在于“转换”压力，主成分是苯基酯，有强大抗痉挛及止痛效果，临床上常用于落枕、肌肉僵硬的症状。加上邻氨基苯甲酸甲酯的协同，让人在面对难以承担的压力时，可感受到陪伴，并协助去转换，是绝佳的危机处理用油。

夜晚更吐露芬芳的晚香玉，在印度有“夜之女王”的称谓。当地传统医疗会用来处理婴幼儿问题，例如胎毒、惊吓等；用于成年人，则可化解跌落谷底的绝望呆滞，然后步履优雅、态度从容地爬上来。

选购重点 晚香玉原精呈橘棕色，质地浓稠，效果强烈。

代表成分 苯基酯（水杨酸甲酯、邻氨基苯甲酸甲酯、苯甲酸卞酯）、单萜醇。

侧重属性

- 生理疗效：止痛抗痉挛、落枕、利呼吸系统。
- 心理疗效：减轻焦虑、抗压、强化神经系统（抚平创伤经验）。

使用禁忌 过量使用时可能会有呆滞感。

代表配方

- 高瞻远瞩配方（4%）
  晚香玉 5 滴 + 西伯利亚冷杉 2 滴 + 落叶松 2 滴 + 丝柏 2 滴 + 苏刚达 3 滴 + 柠檬香茅 2 滴 + 甜杏仁油 20ml。人生无常，当不可抗拒的危机来临时，最重要的是不要耽溺，要将视野拉高放远，用此配方来按摩胸腹或全身，能为身心带来高度流畅性，使人自由、临在。

1-17-5

依兰

英文俗名	Ylang Ylang
拉丁学名	*Cananga odorata*
其他俗名	香水树
植物科属	番荔枝科香水树属
主要产地	科摩罗岛、马达加斯加
萃取部位	花
萃取方式	蒸馏

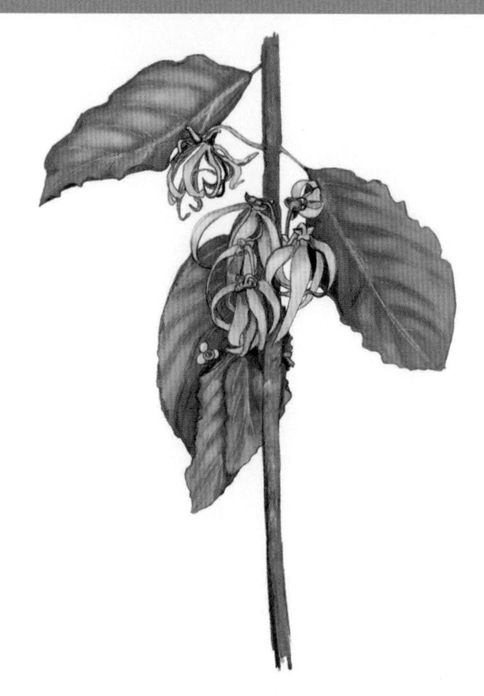

外观特征

乔木，开黄色花朵，舌型花冠，花瓣张牙舞爪状，气味浓郁。

精油特性

高贵细致的依兰，在香水业界有极高评价，浓郁艳丽的气息，经常调香于深具异国风味的东方调中。精油成分属于多分子型，气味层次很丰富，这要归功于它繁复的蒸馏程序。已知，愈轻愈小的分子愈快被蒸馏出来（例如单萜烯与酯类），比较大的分子则要花较长的时间才能从植物的管壁中释放（例如倍半萜类），而依兰采用“分馏”的技术，分阶段来蒸馏。第一道精油产物被称为“超特级依兰”，气味最甜美，再来为“特级依兰”，主要成分为酯类；接下来依序为一级、二级、三级依兰，随着蒸馏时间愈长，花香调分子早已被释出，愈后面的成分主要是倍半萜烯，气味虽不细腻但具有重要的身心平衡功效。因此为了两全其美，将不同阶段的精油产物再加在一起，也就是成为“完全依兰”精油，气味最丰富，疗效最全面。萃取依兰精油很耗费时间与人力，整个过程历时 15 ~ 20 个小时，但对于芳疗与美容领域具有指标性意义。

依兰精油有多种特别的芳香分子，例如乙酸卞酯、苯甲酯卞酯，具强大的抗痉挛与止痛效果；大根老鹳草烯，可以促进及调节脑部多种神经传导物质（包括脑内啡与血清素）。这代表依兰非常适用于长期受慢性疾病折磨的个案或癌末患者，它强大的安抚力，能让饱受疾病摧折的身心灵重拾平静。

在日常生活中使用依兰精油，当然也会带来很棒的感受与经验，特别是经历了繁忙紧张的一天之后，将依兰为主调的按摩油涂抹全身，既可护肤又可营造浪漫氛围，依兰擅长消除焦虑的心情，抚慰疲累的身体，更能打开自我的感官觉受，让身心皆处在愉悦放松的情境中。

选购重点

依兰精油有不同的等级，气味与功能上也有区别，完全依兰的成分最多元，很推荐用来处理身心的整体疗愈，而特级依兰的气味优雅，适合用于调制护肤油。

代表成分

倍半萜烯（大根老鹳草烯、金合欢烯）、单萜醇、苯基酯（乙酸卞酯、苯甲酸卞酯）。

侧重属性

- 生理疗效：强力抗痉挛与止痛、激励神经传导物质、改善高血压、缓解心悸。
- 心理疗效：抗忧郁、抗沮丧、催情。

使用禁忌

过量可能会引发头痛与恶心感。

代表配方

- 身心合一配方

  完全依兰 5 滴 + 佛手柑 10 滴 + 大西洋雪松 5 滴 + 檀香 10 滴 + 粉红莲花 3 滴。此复方精油可用来扩香、泡澡；或加入荷荷芭油与甜杏仁油中，调成 3% 的按摩油，按摩全身；或置于干净的玻璃瓶中，加入有机玉米粉，放置 1 ~ 2 周的时间，即成为芳香爽身粉。现代人生活紧张忙碌，许多文明病与压力症候都跟身心分离有关，纵情欲乐的背后，往往更换来曲终人散的空虚寂寞，依兰是少数兼具精神与物质层面的精油，很适合现代人使用。上述配方有助于在日常生活中时时享受天人合一的愉悦感。

1-17-6

紫罗兰

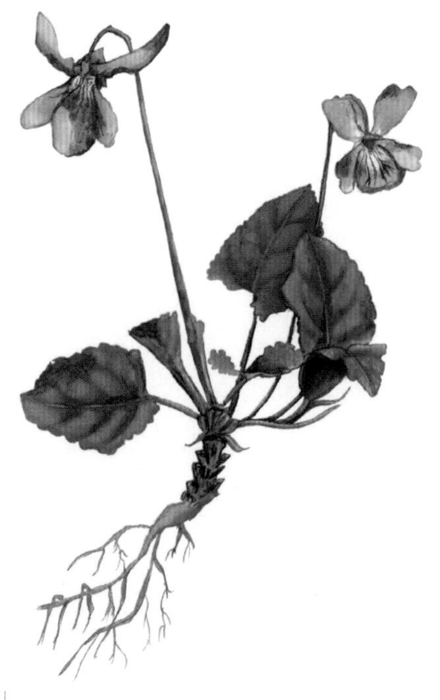

英文俗名	Violet
拉丁学名	*Viola odorata*
其他俗名	香堇菜
植物科属	堇菜科堇菜属
主要产地	法国、埃及
萃取部位	叶片
萃取方式	溶剂

外观特征

小型的草本植物，叶片心形，背面有细毛；花朵紫色，状如蝴蝶。

精油特性

娇嫩的紫罗兰，原生于英国，喜好干净的生长环境，它的花与叶皆具有医疗价值，但由于花朵萃取的原精太珍稀、价格太昂贵，所以市面上的紫罗兰原精都是萃取自叶片。

历史上提到紫罗兰，就会联想到法国的拿破仑与约瑟芬，这对夫妻非常喜爱紫罗兰香水气味，那种若隐若现、优雅细致的味道，早已成为约瑟芬的记号。温佑君老师曾精湛深刻地描述："紫罗兰的象征是被圈养的细致美人。"其能量特质适合极度敏感、脆弱苍白、需要他人认同的个案。这类个案普遍有易受环境影响以及人际联结的问题，临床症状也常与呼吸系统、肝肾功能低下有关。

紫罗兰原精含有一种珍稀的芳香分子——紫罗兰酮，它的气味隐微，让人片刻闻其香，片刻寻其香，忍不住想要贴近这奇花异香。另外，水杨酸、水杨酸甲酯的成分，能止痛与消炎。紫罗兰叶具有抗肿瘤的潜力，正呼应它的能量特质，有独特的穿透性，能让人穿越挂碍，重新与物质世界联结；对于心有千千结所造成的失眠症状，也有绝佳的调理效果。

鸢尾草根及桂花也含有紫罗兰酮，这类精油的共通性就是消除各种心中块垒，让人流畅自由。也可用来护肤，收敛毛孔效果佳，亦能处理面疱、油性肌肤或微血管扩张所产生的皮肤问题，只不过护肤精油的选择性多，所以临床上比较强调使用它们来消解各种纠结在内心深处的情绪问题。

选购重点

溶剂萃取的最初产物是紫罗兰凝香体，经过加工后才得 65% 原精，气味其实并非想象中的花香，而是一种优雅的草叶香，所以市面上一般常见的紫罗兰花香，其实是人工合成的"香精"。建议购买有信誉的品牌。

代表成分

倍半萜酮（紫罗兰酮）、芳香醛、苯基酯（水杨酸甲酯）。

侧重属性

- 生理疗效：缓解各种呼吸系统问题、调理肝肾功能低下、改善严重失眠。

- 心理疗效：避免过度敏感、化解惊恐、提升自信。

使用禁忌　无。

代表配方
- 月下美人配方（7%）
  紫罗兰 3 滴 + 柠檬香茅 2 滴 + 檀香 5 滴 + 髯花杜鹃 3 滴 + 摩洛哥玫瑰 1 滴 + 杏桃仁油 10ml。用来按摩全身，可加强腰肾区。此配方适合与现实脱节、自囚于心灵牢笼的个案，能强化精神状态，重建身体秩序，并可化解浮肿问题。

1-17-7

香草

英文俗名	Vanilla
拉丁学名	*Vanilla planifolia*
其他俗名	香草兰、梵尼兰
植物科属	兰科香草属
主要产地	马达加斯加、留尼旺岛
萃取部位	香草豆荚
萃取方式	酒精 / 溶剂

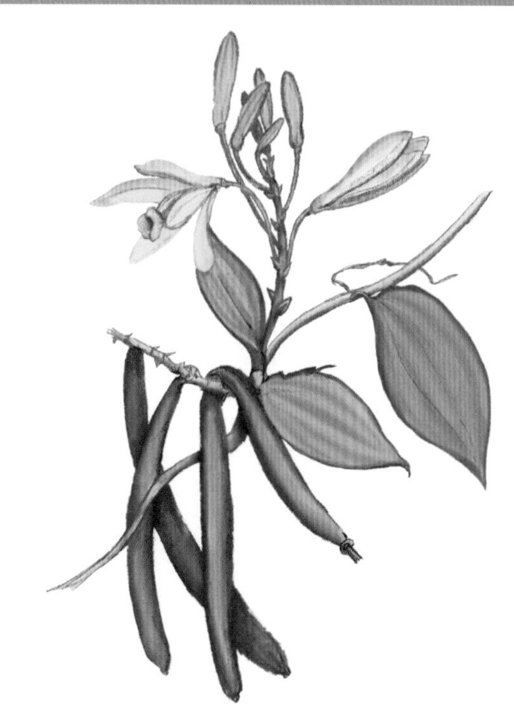

外观特征　椭圆形肉质叶片，具攀缘茎，浅绿色的花朵成丛盛开，嫩绿色的豆荚长约 15 ~ 25 公分，厚如指节，成熟时会分开成二枚蒴片。

精油特性　香草原生于中美洲，是价格仅次于番红花的昂贵香料。香草在植物分类学上有不同品种，例如：1. 无香气的品种，因此不具经济价值就不多作论述。2. 拉丁学名为 *Vanilla pompona*，原生于美洲热带地区及西印度群岛，深褐色的豆荚长约 10 ~ 12 公分，气味香浓，被广泛用于香精工业上，例如制造香水。3. 真正的香草品种，也是本文的主角，原生于墨西哥东南海岸一带，在中南美洲亦可见到踪迹，它对于生长环境有比较挑剔的要求，需特定的温度及湿度。

香草在原生地是靠一种名叫 *Melipona* 的小型蜂来协助传播花粉，16 世纪西班牙人成功将香草移植他处，发展出人工授粉的方式。香草从授粉、果实成熟到后制加工，所需的时间及人力成本是相当漫长与庞大的，故香草价格直逼黄金。

从植物人格的角度来看，香草是非常引人注目又充满感官动能，其气味丰润甜美，兼具花朵与香料的特质，通常能满足任何嗜吃甜食的贪心小孩。所以在芳香疗法

1-17-7

香草

应用上，香草原精适合拥有成熟理智的外表，但内在却极度渴爱的个案。

香草原精中含有 200 种以上的芳香成分，其中以香草素最为关键，其气味温暖甜蜜，让人安心、放松却又充满乐趣，故能重拾乐观，恢复自信。又因气味具有费洛蒙效应，不少文献记载香草原精可用来处理性功能障碍的问题。

香草原精拥有丰富的药学价值，例如调节血清素的分泌，不过临床上比较强调拿它来调整情绪，尤其是当个案需要慰藉与支持时，香草原精总能不负所托，毕竟许多身体疾病的成因都来自于心理失调呀！

选购重点 因为有效成分为大分子，常见以酒精来浸泡萃取。香草原精为棕红色，质地浓稠。

代表成分 芳香醛（香草素）。

侧重属性

- **生理疗效：**疏经活血、止痛（慢性疼痛）、改善慢性疲劳。
- **心理疗效：**强力抗焦虑、恐惧。

使用禁忌 过量可能会刺激皮肤、头痛失眠，宜低剂量使用。

代表配方

- **四十岁的彼得潘配方（5%）**
  香草 3 滴＋月桂 5 滴＋莱姆 4 滴＋乳香 3 滴＋安息香 2 滴＋檀香 2 滴＋依兰 1 滴＋坚果类植物油 20ml。按摩全身，能安抚内在孩童抗拒长大的躁动，亦具有回春的功效。

1-17-8

其他花香类精油

桂花 Osmanthus

拉丁学名 *Osmanthus fragrans*，木樨科木樨属，原生于亚洲，中国、日本与泰国皆可见，中医拿来入药，可以生津、止咳与处理月经问题。精油由花朵透过溶剂萃取而得，主要成分是倍半萜酮（紫罗兰酮）与酸类，可以治疗呼吸系统问题，帮助化解黏液、畅通呼吸道，化解情绪上或身体上的瘀塞，安定神经系统，使人变得比较通透，改善失眠情形，本身亦具有很好的护肤效果，可帮助回春。

红花缅栀 Frangipani

拉丁学名 *Plumeria rubra*，夹竹桃科缅栀属，主要生长在亚洲热带地区、南美洲。精油由花朵透过溶剂萃取而得，主要成分是苯基酯（水杨酸苄酯、苯乙酸苄酯、苯甲酸甲酯）与倍半萜醇（橙花叔醇），能够止咳平喘、治疗呼吸道阻塞的问题，帮助化解黏液，安抚中枢神经系统，降低血压，使心情放松，抗性焦虑，还能紧实肌肤，淡化疤痕，是回春用油之一。

水仙 Narcissus

拉丁学名 *Narcissus poeticus*，石蒜科水仙属，原产于地中海地区。萃取精油的品种主要是口红水仙，透过溶剂萃取花朵而得，主要成分是苯基酯（苯甲酸苄酯），能平衡神经系统，释放压力，如同其神话故事一般，让人有自信，懂得爱自己，并且滋养生殖系统，还可以护肤，增添皮肤的光彩。

鸢尾草 Iris

拉丁学名 *Iris pallida*，鸢尾科鸢尾属，因可人工栽种，目前已遍布世界各地。精油由根部透过溶剂萃取而得，主要成分是倍半萜酮（鸢尾草酮、紫罗兰酮），可以促进流动，包含体液与能量，让身体如活水一般能时时更新。作用于呼吸系统可以排除黏液，作用于神经系统则可以排解压力，也能够促进细胞的更新，很适合用来保养皮肤。

粉红莲花 Pink Lotus

拉丁学名 *Nelumbo nucifera*，莲科莲属，生长于亚洲热带地区，不论是印度教还是佛教，皆将粉红莲花视为神圣植物，是丰盛与纯净的象征。精油由花朵透过溶剂萃取而得，主要成分是氧化物（丁香油烃氧化物）、倍半萜酮（素馨酮）与单萜醇（沉香醇），能够同时放松神经与提振精神，有助坚定信念，为内心带来平静，用在肌肤保养上，则可以抚平细纹、减缓老化。

波罗尼花 Boronia

拉丁学名 *Boronia megastigma*，芸香科波罗尼属，原生于澳洲，由于气味甜美，多使用在香水工业上，作为高档香水的原料。精油由全株植物透过溶剂萃取而得，主要成分是倍半萜酮（β－紫罗兰酮），但由于是多分子型精油，因此疗效很广且温和，能化解黏液，处理呼吸系统壅塞的问题，还能提振身体的免疫系统，有抗肿瘤的潜力。用在肌肤保养上，则有助于收敛毛孔、平衡油脂。如同鸢尾草、紫罗兰叶等富含紫罗兰酮的精油，波罗尼花也一样具有疏通心灵窒碍的能力，让人能以不同的观点来面对阻碍。

1-18 ·其他· Others

1-18-1

安息香

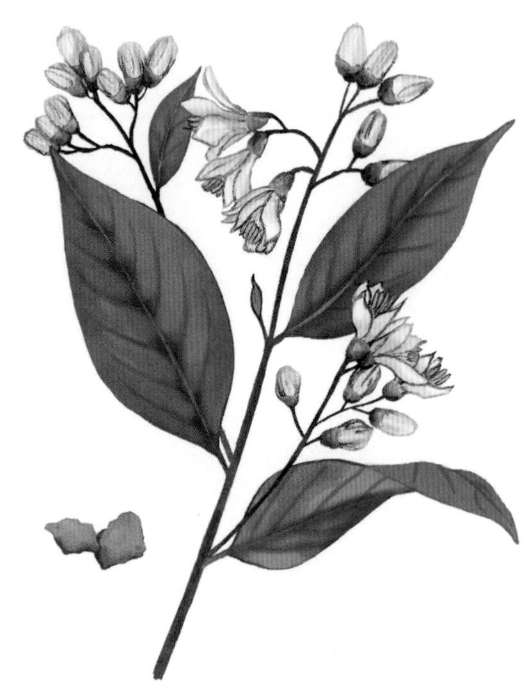

英文俗名	Benzoin
拉丁学名	*Styrax benzoin*
其他俗名	爪哇乳香
植物科属	安息香科红皮属
主要产地	印度尼西亚、泰国
萃取部位	树脂
萃取方式	溶剂

外观特征

落叶乔木，可长至 20 米高，开白花，切割树干则流出白色乳状树脂，干燥氧化后成橘红色，全株有香气，但以树脂香气最浓郁。

精油特性

安息香的气味香甜又温暖，让在暗夜低谷中的人，仿佛被温馨大手拯救出来。人类使用安息香的历史长久，主要用来安神辟邪。公元 78 年希腊医生迪奥科里斯在著作《药物论》中，记载了安息香对于呼吸道和皮肤的绝妙疗效。

欧洲有个知名配方叫“苦行僧的香胶”，主要成分便是安息香。可以想见苦行僧在追求灵性的道路上，总要不停面对张牙舞爪的吞噬怪物，安息香不仅能照料其心灵，也包括其生理，因为苦行僧所选择的苛刻生活方式，使得在外层保护却又满脆弱的皮肤，经常面对环境最直接的侵袭，所以举凡龟裂、干燥、伤口、溃疡等，安息香精油均能强效修复。

另外，安息香树脂做成酊剂可用来祛痰，也可换成添加安息香精油的按摩配方，处理感冒咳嗽问题，或保养、温暖我们的胸腔。

安息香精油也适用于夜深人静被寂寞啃噬而辗转难眠的时候。若往更深层的心底探寻，会发现这种寂寞的成因，很可能是在孩童时期，受到周围亲人的忽略，因而出现情感上的匮乏，长大后总是不断向周遭乞求爱，来填满内心的空洞，或者总希望借由别人的认同，来感受自己的存在。然而，对外乞求是永远填满不了的，这时不妨让香甜饱满的安息香精油，来温暖冰冷的胸口，并将焦点放回自我滋养上。

选购重点 安息香精油目前主要产地有泰国的暹罗安息香（Benzoe Siam），以及印度尼西亚的苏门答腊安息香（Benzoe Sumatra）。暹罗安息香含有较多的芳香醛，气味相对于苏门答腊安息香更为细致，故香水工业较偏爱暹罗安息香。也由于芳香醛独特的温暖气味与疗愈能量，非常适合亟需安抚的个案。暹罗安息香树脂的质量佳，精油相对也较为昂贵，不过作为医疗用途时，两者实力相当。

代表成分 苯基酯（苯甲酸松柏脂）、酸类（安息香酸）、芳香醛（香草醛）。

侧重属性

- **生理疗效：**促进伤口愈合、防腐、化痰、抗黏膜发炎。
- **心理疗效：**让人温暖、消除恐惧与匮乏。

使用禁忌 敏感肌肤者剂量宜低。

代表配方

- **驱散寂寞配方（5%）**
  安息香3滴+克什米尔薰衣草3滴+摩洛哥玫瑰4滴+甜杏仁油10ml。睡前以顺时针方向画圈按摩胸口处，能帮助赶走名叫“空虚寂寞”的深夜怪魔。

1-18-2

岩玫瑰

英文俗名	Cistus / Rock Rose
拉丁学名	*Cistus ladaniferus*
其他俗名	劳丹脂
植物科属	半日花科岩蔷薇属
主要产地	葡萄牙、西班牙
萃取部位	叶片、树脂
萃取方式	蒸馏

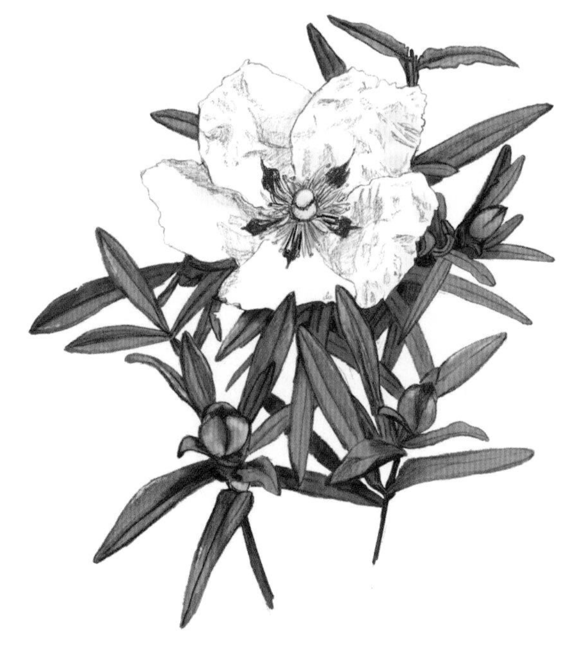

外观特征 花朵为白色，似卫生纸般的皱褶感；炎热夏季的时候，叶片会分泌出芳香黏稠的树脂。

精油特性 岩玫瑰喜欢生长在地中海地区的灌木和岩壁间，与玫瑰是不同科属的植物。香气浓厚，多被用来当作定香剂，甚至可代替不易取得的龙涎香（抹香鲸肠内的分泌物，为调香圣品）。古埃及人和犹太人因其特殊香气，用于神秘仪式里的焚香。

树脂的特色是能愈合伤口，岩玫瑰精油适用于紧急处理血肉模糊的伤口。曾有个案

1-18-2

岩玫瑰

在清洗水晶时，手指被深割，血流不止，直接滴上未稀释的岩玫瑰精油，在送达医院缝线前，血已止住了，果真是家里必备的创伤急救用油。将岩玫瑰、永久花、真正薰衣草，依等比例调和，是经典的急救配方，不但能处理身体的皮肉创伤，还能安抚突发意外时的惊恐情绪。

岩玫瑰精油的芳香分子种类多，作用十分强大且多元，很适合处理儿童的各种病毒感染疾病，例如肠病毒。由于岩玫瑰精油气味浓厚特殊，对有些小孩来说，可能不是那么讨喜，但稀释之后会变成淡雅木质香，适合调和花香或柑橘味的精油，除了提升免疫力、抗病毒，更能让儿童和家长、老师感到安心与鼓舞的力量。

选购重点

精油珍贵，建议购买有信誉的品牌。

代表成分

单萜烯（α－松油萜）、单萜醇、双醇（劳丹醇）。

侧重属性

- **生理疗效**：抗病毒、强力止血、促进伤口愈合。
- **心理疗效**：强力安抚惊恐的身心。

使用禁忌

由于疗效强大，用于平日保养时，剂量宜低。

代表配方

- **病毒快走开的配方（5%）**
  岩玫瑰 2 滴＋罗马洋甘菊 3 滴＋桉油樟（罗文莎叶）3 滴＋柠檬马鞭草 2 滴＋甜杏仁油 10ml。适合 5 岁以上的学童，在上学前与下课后涂抹背部，尤其多加强脊椎两侧，可刺激神经传导，提升免疫力，预防在人口繁杂的学校里的各类感染，尤其是肠病毒。此配方大人与孩童皆适用，至于婴幼儿的使用剂量，一岁以内 1%，二岁以内 2%，以此类推，五岁以上就用 5%。

1-18-3

肉豆蔻

英文俗名	Nutmeg
拉丁学名	*Myristica fragrans*
其他俗名	肉果、玉果（中药名）
植物科属	肉豆蔻科肉豆蔻属
主要产地	印度尼西亚
萃取部位	果实
萃取方式	蒸馏

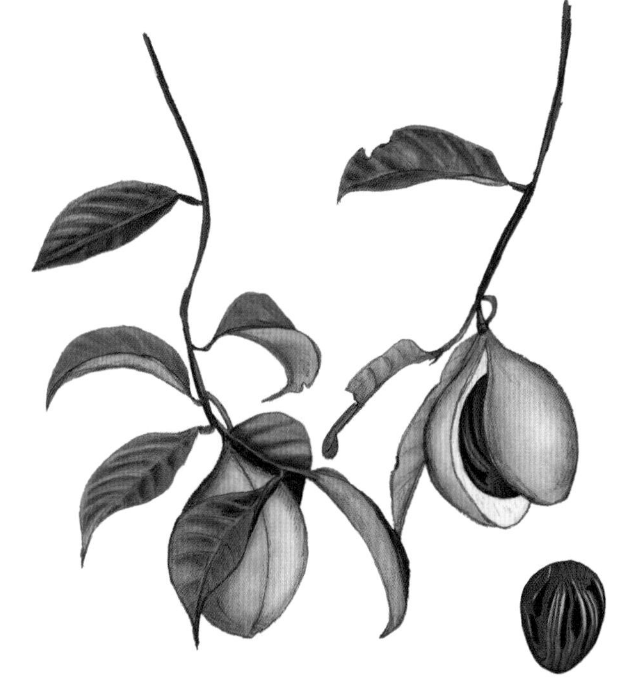

外观特征

常绿小乔木，革质椭圆形叶；梨形果实，成熟时自裂两片，果肉内有一颗黑色种子，被红色不规则网状的假种皮包围着。

精油特性

肉豆蔻是著名的东方香料，原产于印度尼西亚香料之岛——摩鹿加群岛。因其强烈的芳香气味，人们常将种子晒干后，磨成粉，做成调味料加在面包、肉类、点心或咖啡里。中药则用肉豆蔻来处理肠胃不适问题，尤其是腹泻不止。

相传古罗马皇帝即位时，曾大量使用肉豆蔻及其他香料，铺满全城街道，除了香辛温暖又欢愉的气味非常适合庆典外，最大的作用是能杀菌消毒，防止瘟疫。

印度人称肉豆蔻为“令人心醉的果子”，它能让人感觉到欢愉、迷醉，是著名的春药之一。也因其略具迷幻的效果，阿输吠陀疗法中常用于 Vata 风型体质* 的人，让其快速运转的思绪可以放松下来，因此也极适合总被快速大量信息疲劳轰炸的现代人。

选购重点

通常称黑色种子为肉豆蔻（Nutmeg），种子外面红色网状的假种皮则为肉豆蔻皮（Mace），两者皆能萃取精油，而种皮的量相对少些，所以肉豆蔻皮精油价格较昂贵。

代表成分

醚类（肉豆蔻醚、黄樟脑）、单萜烯（松油萜）、单萜醇。

侧重属性

- 生理疗效：抗氧化、抗肿瘤、止泻、消炎、激励神经系统。
- 心理疗效：让人开心的想要跳舞。

使用禁忌

曾有句俗谚：“一颗肉豆蔻顶呱呱，再来一颗差一点，三颗入肚要人命。”肉豆蔻用于烹饪调味时，用量是相当少的。即使中药入药也畏其毒性，使用前会将其热炒，让挥发性物质再降低 20%。所以使用肉豆蔻精油时，剂量也要谨慎拿捏。

不过，最有争议的毒性是肉豆蔻醚及黄樟脑，这在肉豆蔻精油里含量不超过 5%，

* 印度传统医学将人的体质大致区分成三种：Kapha 水土型体质，特性是湿冷，优点是肌肤水嫩、圆融包容，缺点是容易迟滞水肿。Pitta 火型体质，特性是热，优点是消化很好、热情直接，缺点是容易燥热上火。Vata 风型体质，特性是干冷，优点是灵活敏捷，缺点是敏感多变、思绪停不下来。

1-18-3

肉 豆 蔻

故危险性还好，只要注意剂量，稀释在 3% 以下，谨慎使用即可。若剂量过高又频繁使用，可能出现恶心、剧烈头痛等现象，特殊人士（例如孕妇）更需小心。

代表配方

· 止泻配方（1%）
肉豆蔻 1 滴 + 桔叶 1 滴 + 植物油 10ml。涂抹在肛门上，紧急时每小时涂抹一次；若无腹泻，可先涂抹腹部，安抚情绪。肉豆蔻精油很适合处理腹泻问题，尤其是考试或重大会议前，因紧张焦虑造成的腹泻不止。这类个案通常希望事事都能在自己的掌控之下，肉豆蔻能助其了解，有时让自己冒点险，会发现这世界更多乐趣。

1-18-4

黑 胡 椒

英文俗名	Black Pepper
拉丁学名	*Piper nigrum*
其他俗名	黑川
植物科属	胡椒科胡椒属
主要产地	马达加斯加、印度
萃取部位	果实
萃取方式	蒸馏

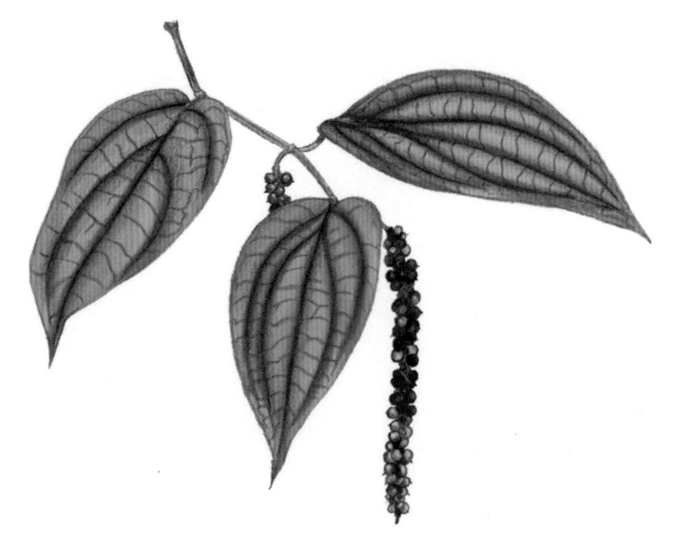

外观特征

多年生藤本植物，喜温暖湿润环境，但怕风、怕积水，需细心照护。叶片椭圆如心形，花小呈穗状花序，果实有如串珠，具芳香气味，先是绿色，再转成黄、红、黑色。

精油特性

黑胡椒具有爽呛又提味的口感，成为知名的香料之王，在现今的餐厅中是必备调味料，看似稀松平常，但在古代黑胡椒价值等同黄金，是可作为货币或担保品，而有“黑色黄金”之称。欧洲航海时代的开启，就是为了争夺珍贵的黑胡椒，打破阿拉伯人的市场垄断。七世纪曾出现一则谜语，反映了黑胡椒的珍贵地位：“我外表是黑色的皱皮，但内心却在火热燃烧。我能调出美味，是餐桌之王，香肠和嫩肉都少不了我。但除非你仔细琢磨我的内在，否则无法发现我的价值。”

黑胡椒的辛辣味来自胡椒碱，在果皮及种子内有此成分，但精油并不含胡椒碱，因此相当温和亲肤。不过，黑胡椒精油的气味仍会令人精神一振，且会让皮肤生热，主要是它能够促进血液循环，帮助祛除瘀血青肿，所以适合处理肌肉的酸痛紧绷，尤其是深陷层层关卡所造成的背痛，黑胡椒的提振力，能助人突破围篱，冲出一条生路，让背痛得到极大纾解。

印度使用黑胡椒的历史很悠久，在传统阿输吠陀疗法中，多拿来退烧，因为黑胡椒有轻微发汗的功效；另外也处理消化系统的问题，诸如胃口不佳、消化不良、胀气、腹泻、便秘，都有绝佳的功效。

综合以上的功用，再加上黑胡椒精油具有消解脂肪的效果，就可知道它也是重要的减肥精油之一，尤其是腹部赘肉。结论是，当血液循环佳，加上消化系统好，让新陈代谢顺畅，就是抛开沉重负担，迈向“轻盈”新世界的不二法门。

选购重点

市面上有白胡椒、绿胡椒、黑胡椒等多种香料产品。1. 绿胡椒是在果实还未成熟、仍很生绿的时候采下，经过腌渍而成。2. 黑胡椒是在果实由绿快要转黄时，便以手工成串采下，经过暴晒处理，水分蒸发，果皮紧缩变黑，且粒粒分开。3. 白胡椒则在果实较成熟、转成黄褐色时采下，浸泡在水池中约一星期，再经暴晒，让外皮脱离，即为白胡椒。少了外皮香气较弱，当然市场也不会有白胡椒精油。绿胡椒精油的 α－松油萜较多，口感与气味稍不同于黑胡椒精油，但两者疗效不分轩轾。

代表成分

单萜烯（松油萜、柠檬烯）、倍半萜烯（β－丁香油烃）、含氮化合物。

侧重属性

- 生理疗效：镇痛、退烧、激励消化。
- 心理疗效：抛开沉重滞闷感，勇敢迈向新世界。

使用禁忌

6 岁以下孩童，剂量宜低，也不宜频繁使用，以免发汗过多造成脱水。

代表配方

- 小腹掰掰配方（5%）
  黑胡椒 20 滴＋莳萝 15 滴＋樟脑迷迭香 15 滴＋橄榄油 50ml。每天三餐饭前，以顺时针方向深度按摩腹部，需持续至少三个星期，可帮助消化，改善便秘，并让小腹迈向平坦之路。若有背部酸痛，也可用此配方来改善。若需要集中注意力、提振精神，可按摩于肩颈处、点擦于太阳穴。

相关精油

巴西胡椒 Brazilian Pepper

拉丁学名 *Schinus terebinthifolius raddi*，漆树科肖乳香属，原生于中南美洲。这就是在市场上会看到的红色胡椒，巴西当地人则使用叶片来消毒溃疡皮肤，并激励皮肤再生。精油可以由果实或叶片来萃取，果实精油中含有较多的单萜烯，激励作用佳；而叶片精油则含有较多倍半萜烯，亲肤性较佳，消炎效果好。

加州胡椒 California Pepper / Pink Pepper

拉丁学名 *Schinus molle*，漆树科肖乳香属，原生于南美洲，俗名又叫粉红胡椒、秘鲁胡椒。传统药用于利尿、风湿、止痛，当地秘鲁人会将红色果实做成发酵酒精饮料。精油萃取自果实，主成分为单萜烯（水茴香萜、月桂烯、柠檬烯），用于促进循环、激励作用佳。

1-18-5

檀香

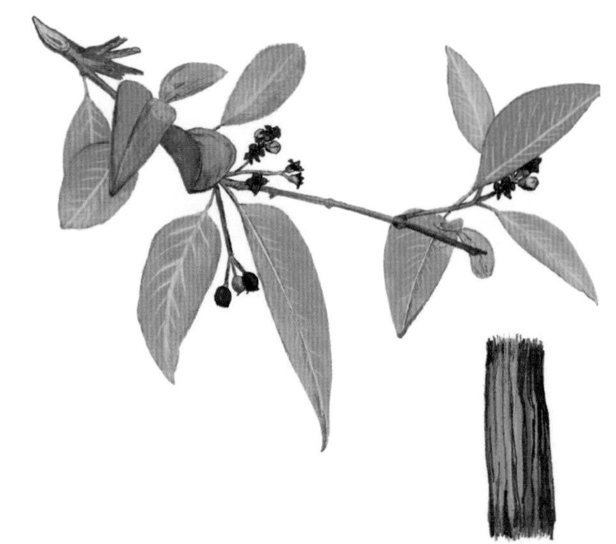

英文俗名	Sandalwood
拉丁学名	*Santalum album*
其他俗名	白檀、东印度檀香
植物科属	檀香科檀香属
主要产地	印度迈索尔省
萃取部位	木质
萃取方式	蒸馏

外观特征

半寄生的常绿树，尤其幼年时期，根须有吸盘吸附在寄主植物上，获取养分以利生长。将树皮剥下便会看见白色的边材，此为学名 album（意指白色）的由来。

精油特性

檀香，最重要产地在印度，当地使用历史极早，被称为神圣之树，是价格昂贵的珍稀树种（仅次于沉香）。由于经济价值高，被大量砍伐与开发，但它成长速度极慢，导致野生檀香数量锐减，目前印度政府已经采取管制出口的强烈保护措施。18 世纪欧洲航海时代，让西方世界对檀香趋之若骛，纷纷寻找除了印度、印度尼西亚之外的产区，并陆续在澳洲、太平洋诸岛发现其他檀香品种；夏威夷檀香山也是因为曾经盛产檀香而得其名，但后来被过度开采而停产了。

檀香的神圣香气，深植东方人心中，在宗教仪式里，借由檀香袅袅将人虔诚的心愿传达给神明，同时让祈愿者获得内心的平静与安宁。此外，檀香在皮肤保养上也拥有神圣的地位，适用于老化、干燥，或因身体累积过多毒素所引起的过敏、长痘等问题肌肤，也能处理生殖泌尿系统的感染症状。主要是因为檀香精油中富含的檀香醇，此为独有的珍贵成分，除了泌尿道感染，对于经期骨盆腔充血疼痛也有消炎的效果，并可处理肾炎问题。

檀香更是绝佳的定香剂，擅长捕捉娇贵脆弱的花魂，在印度有一种称作 attar 的特殊蒸馏方式，就是先在冷却桶中装了檀香精油，当蒸馏槽里的花朵菁华，借由蒸气进入冷却桶时，檀香精油有助将那些飘渺的花魂捕捉下来。这种蒸馏方式多半用于萃取珍贵花香类，例如玫瑰、茉莉、黄玉兰、晚香玉等，花香透过沉稳檀香更加显得细腻与神秘，是绝佳的美容护肤圣品，除了让皮肤细胞获得新生，更能净化并平衡内在情绪。

选购重点

檀香精油的质量，取决于檀香醇的比例，比例愈高、质量愈佳，而品种、产地与树龄是主要关键，印度产的檀香精油含有珍贵的 β－檀香醇，但要树龄 20 年以上才能萃取出高比例的檀香醇，而且使用木心蒸馏极为耗时，至少超过 72 小时，加上印度政府严格管制出口，所以檀香精油价格非常昂贵。

代表成分

倍半萜醇（檀香醇）、倍半萜烯（檀香烯）。

侧重属性

- 生理疗效：平衡内分泌腺体、平衡免疫功能、护肤。
- 心理疗效：专注沉静于当下。

使用禁忌

无，但若长期处于失去生命重心的人，建议不要独用一味檀香，因为其恬静内省的特质，可能会逼人思考自己为何而活，突然觉得更抓不到重心，暂时产生强烈的沮丧与忧郁感，若要使用则建议添加一些花朵类、柑橘类精油，或者芳樟、玫瑰天竺葵等颇能温暖人心的精油，气味也很搭配。

代表配方

- 灵性提升配方（5%）
  檀香 2 滴 + 粉红莲花 2 滴 + 苏合香 1 滴 + 墨西哥沉香 2 滴 + 芳樟 3 滴 + 雷公根浸泡油 10ml。在眉心处轻轻画圈按摩，并搭配规律的深度呼吸，有助于看透并接受人生无常。在遭逢生命中必有的阴晴圆缺时，可能会不知所措因而停滞不前，或在众人前欢乐但内心茫然不安，此配方将协助找回平静稳定的力量，活在当下，不执着于过去与未来。此配方也适用各类问题肌肤，尤其是老化干燥肌肤。

相关精油

澳洲檀香 Australian Sandalwood

拉丁学名 *Santalum spicatum*，檀香属植物共约 30 个品种，其中澳洲原生的就有 6 种，又以澳洲西部产的穗花檀香最受人喜爱，其气味较为开阔，这是由于澳洲檀香以气味较淡的 α－檀香醇为主，且有较多具消炎特性的 α－没药醇、与抑制黑色素的金合欢醇，对于镇静敏感皮肤和让皮肤白皙有独特功效。

阿米香树 Amyris

拉丁学名 *Amyris balsamifera*，又称为西印度檀香，但其实是芸香科植物，与檀香是完全不同科属，主要产区为西印度群岛、委内瑞拉、大溪地、牙买加等地，由于富含倍半萜醇（桉叶醇、缬草醇），气味沉稳令人平静，与檀香有些近似，价格又相对便宜，故有“穷人的檀香”之称，适合用来处理心循环、静脉曲张、皮肤发炎、生殖泌尿感染等问题。

1-18-6

其他精油

薰陆香 Mastic

拉丁学名 *Pistacia lentiscus*，漆树科黄连木属，是地中海地区常见的灌木。比较特别的是只有在希腊奇欧岛生长的薰陆香可以长成小树，并且可以生产树脂，已被特别正名为 *Pistacia lentiscus* L. var. Chia。不论哪一种薰陆香，皆是欧洲自古以来重要的

1-18-6

其他精油

熏香与药用植物。一般的薰陆香精油由枝叶蒸馏而成，来自奇欧岛的薰陆香精油才有可能是由树脂蒸馏而得，主要成分是单萜烯（α－萜品烯、月桂烯、柠檬烯、γ－萜品烯）与单萜醇（萜品烯－4－醇），能促进身体循环、提振免疫力，还具有抗菌、抗病毒、抗霉菌的功效，可强力治疗肠胃系统的溃疡，收敛静脉曲张与痔疮，树脂蒸馏的精油则对于皮肤修护效果更好，可以加速伤口复原、淡化疤痕，也可以预防紫外线对皮肤的伤害。

蛇麻草 Hops

拉丁学名 *Humulus lupulus*，大麻科葎草属，原生于欧洲、西亚与北美，德国人用来添加啤酒的香味，因此又叫啤酒花，中医也将其入药，能够消积化食、安神。精油由雌球果蒸馏而得，主要成分是单萜烯（月桂烯）与倍半萜烯（α－葎草烯、β－丁香油烃），能激励循环，排除水肿，用在皮肤保养上还能够缩小毛孔、细致肌肤、改善橘皮组织，对于神经系统也有安抚的效果，有助放松肌肉、帮助入眠。由于有类雌激素的作用，可以舒缓痛经、调整经期，孕妇应避免使用。

莎草 Cypriol / Nagarmotha

拉丁学名 *Cyperus scariosus*，莎草科莎草属，原生于北印，阿输吠陀医学会用它来为身体排毒。精油由根部蒸馏而得，主要成分是倍半萜烯（莎草烯／香附烯）、倍半萜酮（α－莎草酮／香附酮）与倍半萜醇（莎草醇／香附醇），能够净化肝脏与血液，排除身体的毒素，解热消炎，对于皮肤炎、生殖泌尿道发炎、呼吸道发炎都有很好的疗效，还能调整情绪，客观面对自己的人际关系。

菖蒲 Calamus

拉丁学名 *Acorus calamus*，菖蒲科菖蒲属（曾被归在天南星科，后来自成一科）。原生于印度与尼泊尔，是阿输吠陀医学中运用很广泛的药草之一，能够净化气场，还能帮助回春。精油由根茎蒸馏而得，主要成分是醚类（细辛醚）、倍半萜烯（菖蒲烯）、单萜酮（水菖蒲酮、菖蒲酮）与倍半萜醇。能够消解黏液，畅通呼吸道，缓解肌肉痉挛与发炎，还能保持头脑的清明，疏理烦乱不安的情绪。所含的细辛醚有可能致癌，不宜长时间使用，最好稀释到 1% 以下。

苏合香 Styrax

拉丁学名 *Liquidambar orientalis*，枫香科枫香属（曾被归在金缕梅科），原生于东地中海地区，现在主要产区在土耳其，在中西方都是历史悠久的药用植物。精油由树脂蒸馏而成，主要成分是苯基酯（肉桂酸肉桂酯）、苯基醇（肉桂醇）与单萜烯（苏合香烯），能强力止痛，举凡肌肉痛、痛经、神经痛都能有效缓解，可以祛痰、畅通呼吸道，还能治疗湿疹、牛皮癣、皮肤炎等肌肤问题。

圣檀木 Guaiac Wood

拉丁学名 *Bulnesia sarmientoi*，蒺藜科维腊木属，原生于南美洲巴拉圭，当地人利用它能让身体发热、发汗的特性来治疗顽疾，如：癌症等。精油由木质部分蒸馏而成，主要成分是倍半萜醇（愈疮木醇、布藜醇、α－桉叶醇、β－桉叶醇），能促进身体循环、促发汗，还具有消炎的特性，可以治疗风湿性关节炎、呼吸系统发炎、发烧、感冒等不适，还能温暖子宫、止痛经，停经的女性使用则可以滋润阴道，用于皮肤保养时，则能紧致肌肤与抗老化。

古芸香脂 Gurjum

拉丁学名 *Dipterocarpus turbinatus*，龙脑香科龙脑香属，又名羯布罗香，原生于西印度与东南亚，当地人会用其树脂来治疗淋病、癫疯、牛皮癣与各式皮肤问题。精油由树脂蒸馏而成，主要成分是倍半萜烯（α－古巴烯、β－丁香油烃），能够消炎、止痛、溶解黏液，可以治疗呼吸道、生殖泌尿道感染，也具有利尿的特性，可以排除多余的体液，还能够修护皮肤与黏膜，诸如溃疡、干癣、湿疹等各类皮肤炎，也可以使用古芸香脂治疗。

香脂杨 Balsam Poplar

拉丁学名 *Populus balsamifera*，杨柳科杨属，生长于北美洲。由枝叶透过溶剂萃取而成原精，主要成分是水杨苷，水杨苷在体内代谢后就会转变成著名的水杨酸，能抗发炎，如风湿性关节炎、皮肤炎、筋膜炎等。能提振免疫力，还能软化角质层，收敛毛孔、祛除粉刺。

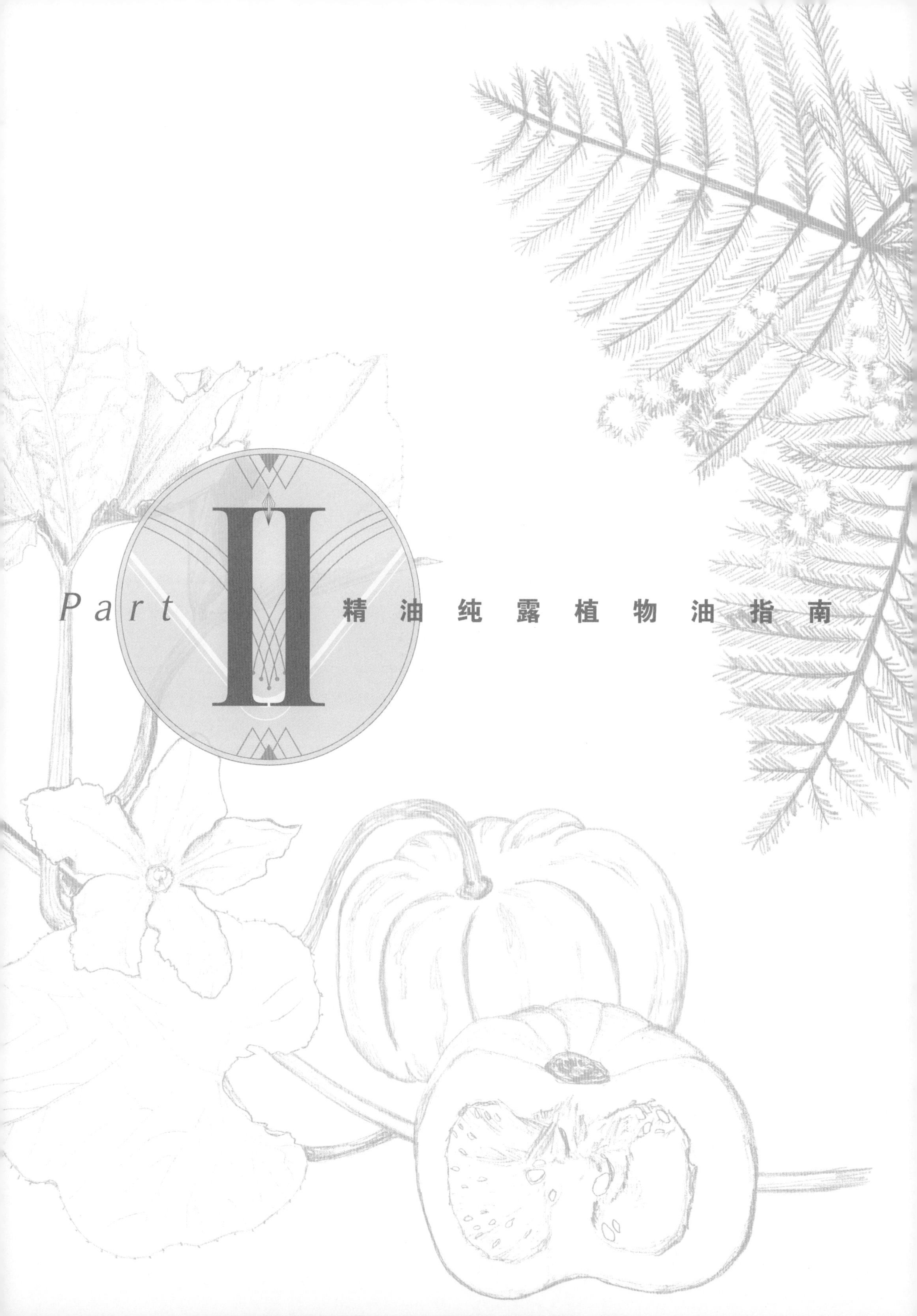

Part II 精油纯露植物油指南

Part III

Chapter 2

纯露指南

2-1

大马士革玫瑰

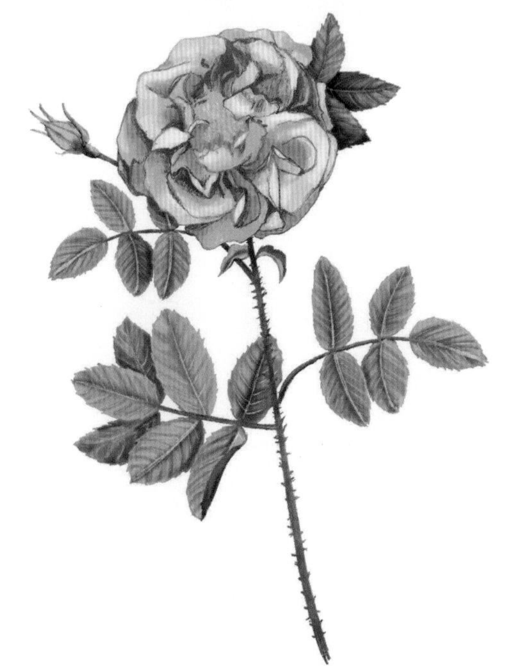

英文俗名	Damask Rose
拉丁学名	*Rosa damascena*
蒸馏部位	花

纯露特性

大马士革玫瑰是少数可萃取出香气的古老品种，原产地在古波斯（现今的伊朗），现代主要种植于保加利亚与土耳其，所以这两产区的玫瑰又分别叫作保加利亚玫瑰、土耳其玫瑰。在回教世界中，玫瑰是地位崇高的植物，教徒们经常将玫瑰纯露使用于祭拜前的净身仪式。

玫瑰纯露非常适合用来保养脸部的皮肤，是绝佳的皮肤保湿剂，尤其是熟龄、缺水、疲惫暗沉的压力性肌肤问题，通常会建议使用未经稀释的纯露调和面膜粉湿敷全脸，或是直接以化妆棉沾纯露湿敷来补充脸部的水分。

苯乙醇是玫瑰香气的代表成分，因为易溶于水，所以玫瑰纯露中的苯乙醇含量更多。此种化学分子对于脑部的诸多神经传导物质，例如多巴胺（快乐传导物质）、血清素（平静传导物质）等具有调节的效果，所以临床上玫瑰纯露适合处理情绪困扰的个案。日常饮用玫瑰纯露能够平衡荷尔蒙系统，对于青春期的少女及更年期的妇女，能平衡其内分泌失调的问题，亦可调节自主神经系统，让人在吸闻玫瑰芬芳时，也绽放发自内心的微笑。

选购重点

玫瑰纯露的酸碱值约 pH 4.1 ~ 4.4，稳定性高，适当保存通常可维持 1 ~ 2 年的最佳保鲜期。市售的玫瑰纯露可能会以天竺葵纯露来鱼目混珠，而以护肤为主的玫瑰花水也可能添加了酒精，导致酸碱值改变，且不宜饮用。因此为了更多元的使用方式，建议消费者选购有信誉保障的精油品牌。

侧重属性

- **生理疗效：**养肝、修护黏膜组织、平衡荷尔蒙、改善压力性肌肤问题。
- **心理疗效：**使人愉悦、活在当下、镇静与安抚。

代表配方

- **活在当下的旅行纯露配方**
  将玫瑰、高地薰衣草、罗马洋甘菊的纯露，以等比例调和，或依个人气味喜好调整，为旅行时的绝佳选择。装在喷瓶外用，可处理保湿、抗过敏、烫伤等问题。也适合将玫瑰纯露加入咖啡、水果茶等饮品中，能提升香气，带来华丽的口感。

2-2

橙花

英文俗名	Neroli
拉丁学名	*Citrus aurantium bigarade*
蒸馏部位	花

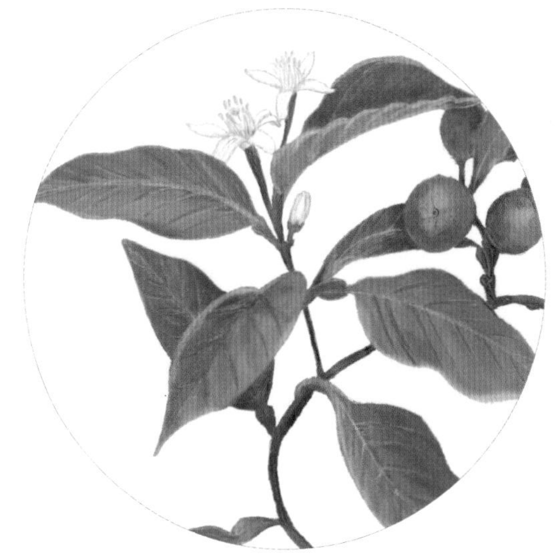

纯露特性

橙花是柑橘界的公主，其纯露与精油一样给予人明亮、清新、典雅的感觉。它是重要的消炎用纯露，也能够稳定中枢神经系统，并且平抚消化道相关问题，例如胀气、胃酸过多、食道逆流等。对于有上瘾症困扰的人，橙花纯露亦能发挥其正向的抗忧郁作用，辅助患者提振情绪。

在护肤方面，橙花纯露能够收敛毛细孔，淡化斑点，美白效果甚至比玫瑰纯露更佳，适合处理油性、脆弱、敏感的肌肤。

饮用橙花纯露能平抚怀孕期妇女忐忑不安的情绪，也可以与百里香、岩玫瑰纯露混合后保养分娩时所产生的伤口，可以用来进行温水坐浴或是做成冲洗喷剂，能帮助伤口愈合及预防感染。对于初生的婴幼儿，适量橙花纯露加入牛奶或饮用水中饮用，可以平抚他们受到惊吓的情绪；婴幼儿感冒发烧时，可将纯露轻拍在脸、额头、后颈，帮助降低体温。橙花是使用范围非常广泛的一款纯露。

橙花精油的气味沉静优雅，其纯露气味同样令人感觉脱俗而忘忧，特别建议对于玫瑰纯露的气味兴趣缺缺的人，一定要来试试橙花纯露。

选购重点

pH 值约 3.8 ~ 4.5，稳定性高，最佳保鲜期约二年。市售的橙花纯露主要为苦橙花纯露，当质量精良时，气味几乎与精油如出一辙。

侧重属性

- 生理疗效：消炎、美白、调节消化系统。
- 心理疗效：抗忧郁、平抚惊吓、愉悦。

代表配方

- 回春之水
  橙花纯露、玫瑰纯露，以等比例调和，或依个人喜好调整，用来护肤或饮用，能让体肤维持极佳状态。
- 退烧配方
  橙花纯露、罗马洋甘菊纯露、高地薰衣草纯露，以 3:2:3 的比例调和，加入温水中，再用毛巾沾湿，轻绑于幼童的小腿肚上，随着毛巾缓缓变凉，即能带走幼童的过热体温，退烧效果奇佳。

2-3

香蜂草

英文俗名	Melissa / Lemon Balm
拉丁学名	*Melissa officinalis*
蒸馏部位	全株药草

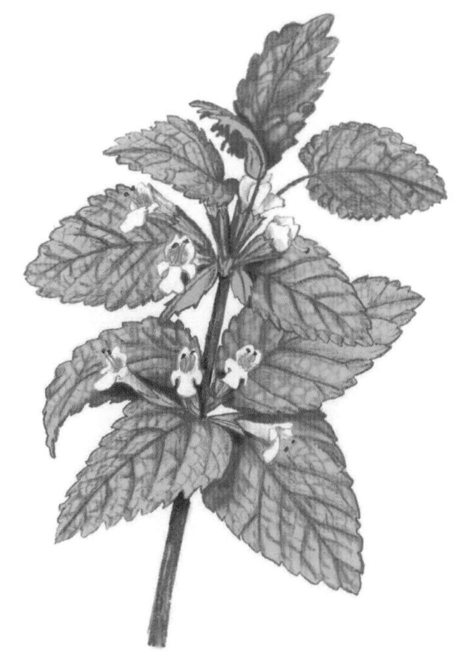

纯露特性

由于香蜂草精油的萃取率低，价格居高不下，有些厂商会采“反复循环”蒸馏以提升精油产值，这种条件下所生产的香蜂草纯露，质量就不会太好。但若是放弃精油、直接收集纯露，质量就会大大提升，因为其有效成分的亲水性高，大部分溶解在纯露中，让保存期限和功效大幅提高，成为香蜂草纯露一大特色。

从中世纪开始就有修士以香蜂草纯露制作酒精饮料，每日饮用能延年益寿。若将香蜂草纯露加入饮用水中，能强化水的甜蜜口感，并可消灭病原体，提升免疫系统。每日 3 ～ 4 茶匙饮用，能舒缓各种神经疼痛，而在一般保养中，香蜂草纯露也可用在感冒、发烧发冷的患者身上。

对于妇女来说，略带酸甜的香气是解除孕吐、恶心的舒适气味，也能从情绪和生理层面对抗痛经、经前症候群、经期情绪低落，因此在南欧，香蜂草又称作“开心”植物，兼具使人欣喜又沉静的力量，更年期情绪烦躁也适合使用。

抗发炎、抗菌力佳，可湿敷眼睛，让结膜炎、睑缘炎消肿。直接饮用则能舒缓肠胃痉挛、结肠炎、盲肠炎的疼痛。

在护肤方面，香蜂草纯露适合油性、痘痘肌肤，能抗菌消炎。另外，还有抗氧化、清新肌肤的功效，可安抚过敏、起疹、湿疹与疱疹。

选购重点

pH 值约 4.8 ～ 5.0，稳定性高，最佳保鲜期约二年。由于同样是以柠檬醛为主，香蜂草纯露经常被混掺柠檬香茅纯露。纯正的香蜂草纯露有蜂蜜与柠檬般的甜酸花香，而柠檬香茅就只有草酸味。

侧重属性

- 生理疗效：抗感染、抗发炎、止痛、镇静、助消化、滋补神经。
- 心理疗效：安抚过大的压力、平抚神经质。

代表配方

- 注意力不集中（多动）的饮用水配方
  香蜂草纯露 30ml ＋欧洲赤松纯露 10ml ＋饮用水 1000ml。每日饮用，可以改善精神上的不集中和骚动不安。

2-4

矢车菊

英文俗名	Cornflower / Bachelor's Button
拉丁学名	*Centaurea cyanus*
蒸馏部位	开花药草

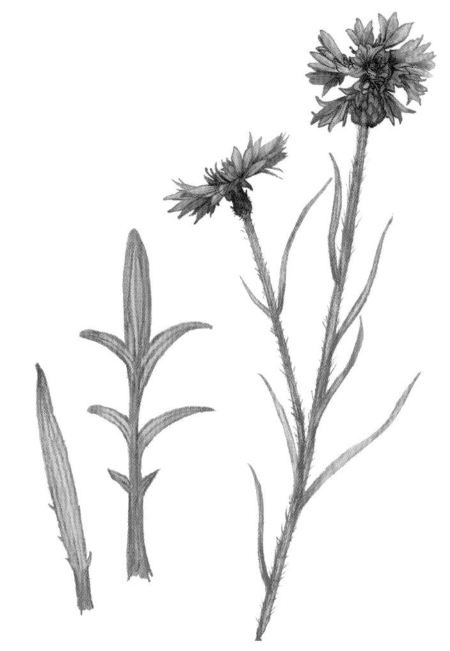

纯露特性

菊科矢车菊属的植物，常见于南欧田野边，叶片互生、狭长形，开着美丽的蓝色花朵。据传少女们会将矢车菊摘取下来，压平放在内衣里，若过了一小时，花瓣依然平坦没有扭曲，就表示即将遇见自己的另一半了，所以矢车菊的花语为“遇见幸福”，也可得知英文俗名“单身汉的纽扣”（Bachelor's Button）的由来。

矢车菊纯露能当成天然的洗眼液，将疲劳、红肿、瘙痒的双眼清洗干净，恢复明亮，也才能够清楚看见自己的幸福。所以到空气污染严重的地方，或者需长时间盯着计算机屏幕，可将矢车菊纯露置于已消毒好的眼药水滴瓶中，随时拿起来洁净、舒缓双眼。也适合与罗马洋甘菊或德国洋甘菊调和在一起，佩戴隐形眼镜的人非常适合此配方，但比较建议取下隐形眼镜再滴入，另外也要注意佩戴隐形眼镜的时间不宜过久。

用途多元的矢车菊纯露，也可作为皮肤与发质的保养。其显著的保湿效果，可让干燥、脆弱、暗沉的肌肤与秀发，恢复水漾般的光泽。另可与岩玫瑰纯露、檀香纯露搭配，湿敷于眼部周围，抚平恼人的鱼尾纹。

选购重点

pH 值约 4.7 ~ 5.0，稳定性中等，最佳保鲜期约一年。

侧重属性

- 生理疗效：消炎、保湿。
- 心理疗效：明亮净化、缓解焦虑、欢乐幸福。

代表配方

- 眼睛净化液
  将矢车菊纯露、罗马洋甘菊纯露，以 1:1 的比例，放入已消毒过的眼药水滴瓶中，当眼睛稍有不适时即可使用，让人随时保持眼睛的清澈与舒适。此配方也可依个人需求再稀释于无菌的生理食盐水中。

2-5

罗马洋甘菊

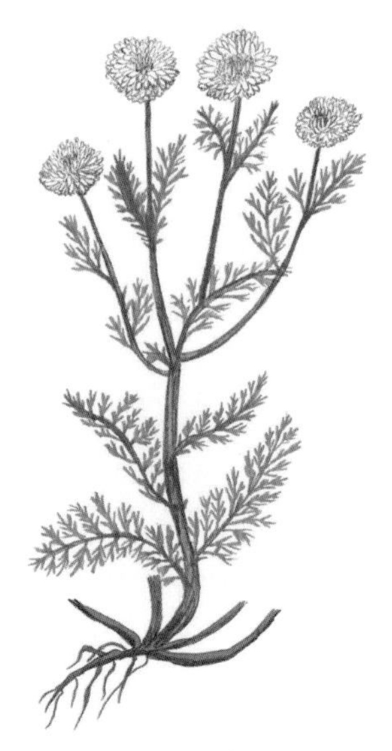

英文俗名	Roman Chamomile
拉丁学名	*Chamaemelum nobile*
蒸馏部位	花

纯露特性

罗马洋甘菊纯露是婴幼儿的御用芳香小护士。初来乍到这世界的新生儿，会遇到大大小小的成长痛，例如在适应环境时的不安，包着尿布的湿闷感或导致尿布疹，以及接触性皮肤炎、异位性皮肤炎、过敏性鼻炎等恼人问题，或是肠胃不适、感冒发烧、开始长牙的肿痛等等。由于婴儿的皮肤非常敏感脆弱，所以温和的罗马洋甘菊纯露反而比精油来得更适切，可以搭配薰衣草纯露，用湿敷的方式，或者添加在饮用水或泡澡水中，不仅可舒缓不适感，更能让婴儿感觉浸淫在妈妈的细心保护中，难怪罗马洋甘菊又名“母亲草”。

带来如母亲般呵护的罗马洋甘菊纯露，极适合用于神经系统，可说是收惊、止怒、安抚的最佳配方之一。若发现自己在面对小孩（或家人、同事）时，稍有发生不如预期的状况就常暴怒，不妨多审视自己是什么原因这么容易生气？当一个错误已经发生时，发再大的脾气也于事无补，大声责骂只会让小孩更加害怕，而且临床发现常被愤怒情绪攻击的小孩，长大后可能也用此方式对待周围的人，反而造成更大的困扰。罗马洋甘菊纯露与香蜂草纯露、岩玫瑰纯露调和后使用，可协助人在面对情绪爆炸的关键时刻，将愤怒降温，多了包容，愿与对方一起承担责任。

除了皮肤与神经系统方面的功效，罗马洋甘菊与矢车菊、德国洋甘菊、香桃木纯露皆为适合用来洗眼的纯露。长期需要紧盯计算机屏幕的人，可用罗马洋甘菊来湿敷眼部，或当眼药水来清洗眼部；对于眼球旁布满红丝，或感染结膜炎的不适感，也有绝佳的疗效。

选购重点

pH 值约 3.0 ~ 3.3，偏酸，稳定性很高，最佳保鲜期约二年以上。有些人认为若其气味偏青草味，不似淡淡苹果香，则质量较不好，但农产品原本就易受天候环境影响而有不同的状况。若希望有更多元的使用方式，建议选购有信誉保障的品牌。

侧重属性

- 生理疗效：镇静、消炎、安抚中枢神经。
- 心理疗效：平抚情绪、化解恐惧。

代表配方

- 退烧配方
  罗马洋甘菊纯露、岩玫瑰纯露，以 1:1 的比例调和，取化妆棉沾湿后敷额头。

因为发烧是免疫大军正在驱赶入侵的细菌、病毒时的主要身体反应，若太快速退烧反而会阻碍免疫大军的作战，所以要用缓和的退烧方式来协助。此配方与用法，是非常适合家有婴幼儿的保健处方。另可将此配方1.5ml 加入 100ml 温水中，装入奶瓶让婴儿饮用，其抗菌、抗病毒作用可一起协助免疫大军。

· 尿布疹配方

罗马洋甘菊纯露、真正薰衣草纯露，以1:1 比例调和，再与水对半稀释，置于玻璃喷瓶中。当换尿布时，先喷洒在手中，再轻拍婴儿的屁股，可改善并舒缓皮肤红肿的不适。

· 居家小动物的泡澡配方

罗马洋甘菊纯露、真正薰衣草纯露，以 1:1 比例调和，再取 20ml 加入小型泡澡盆的水中。此配方尤其适合每次洗澡就想逃跑的猫咪，强效镇静的两大纯露可帮助猫咪瞬间安静下来，乖乖洗澡。

2-6

杜 松

英文俗名	Juniper Berry
拉丁学名	*Juniperus communis*
蒸馏部位	浆果

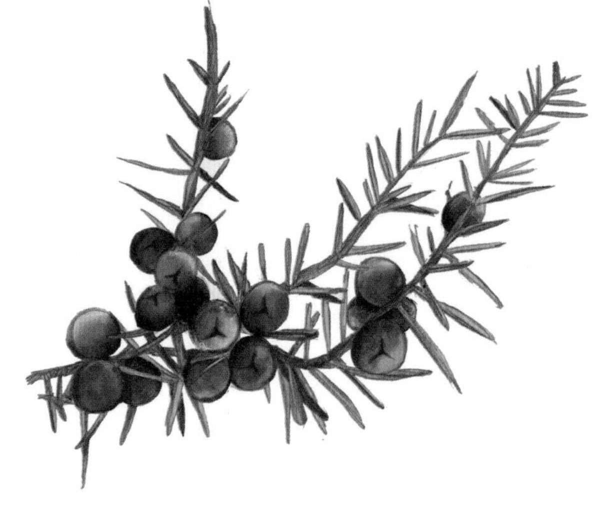

纯露特性

杜松纯露的口感不算美味，木头的气味带着些微苦涩的刺激感，但是利尿效果很好，是绝佳的利尿剂。无论是精油还是纯露，杜松都具有强烈的利肾功能，能处理各种水分滞留的问题，例如水肿、尿液迟滞等。它的收敛效果绝佳，能使肌肉组织

2-6

杜松

收缩，释放出身体多余的水分。如果想要有计划地帮身体排毒或是减重，可将饮用杜松纯露放入执行表中。

护肤方面，杜松纯露最适合油性肌肤，可与橙花、薄荷等纯露混合后作为脸部化妆水，能够净化及收敛毛细孔，也很适合作为男性须后水。

杜松纯露也可以促进循环，用来处理痛风、风湿及关节炎等相关症状，除了日常饮用外，亦可搭配丝柏、永久花纯露热敷身体关节处，来减缓疼痛感并帮助体液循环。

身体工作者或能量疗愈者请注意了，杜松纯露非常适合用来净化磁场，它能驱散沉重混浊的能量，提升场域力量，可以在任何觉得需要的时候喷洒于空间中，用来泡澡也是效果极佳。

选购重点

pH 值约 3.3 ~ 3.6，但稳定性较低，如因保存不当，酸碱值改变将易生杂质，最佳保鲜期约一年，建议与稳定性强的纯露一起搭配使用。

侧重属性

- 生理疗效：利尿、抗橘皮组织、调理痛风、风湿及关节炎。
- 心理疗效：净化心灵与气场。

使用禁忌

严重的肾脏疾病患者与膀胱无力者，应避免使用。

代表配方

- 泡浴配方
  杜松纯露 20ml ＋杜松精油 3 滴＋柠檬精油 3 滴＋岩兰草精油 5 滴＋ 15ml 乳化剂或分散剂＋适量天然海盐，混合均匀后加入热水池中，用来泡澡可以净化身体与低频能量，提升正向能量。

2-7

金缕梅

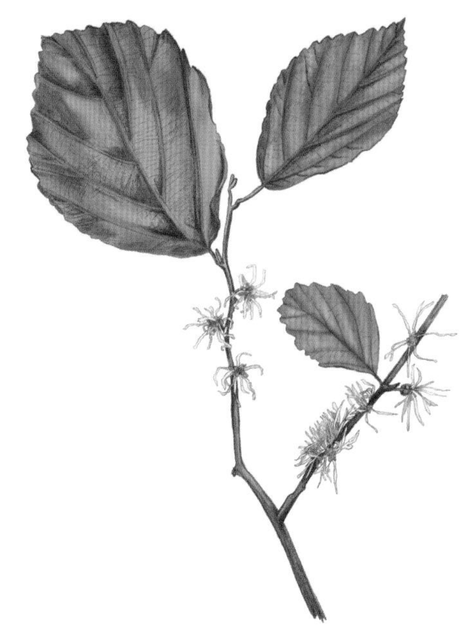

英文俗名	Witch Hazel
拉丁学名	*Hamamelis virginiana*
蒸馏部位	枝叶

纯露特性

金缕梅科金缕梅属的植物，主要产于北美，是落叶灌木，植株高约 5 米，冬天会开着芬芳的花，金黄色像细长彩带般散开的花瓣，在寒冬中更显得异常美丽。它也是印第安人生活常备的神奇药草，古早文献曾记载北美印第安人会将金缕梅树皮及叶片捣碎，制成药膏，专门处理伤口、痔疮、发炎红肿皮肤等问题，现今市面上也会发现许多含有金缕梅萃取物的保养品。

由金缕梅蒸馏所得的纯露，功效也不惶多让，是非常著名的抗氧化及收敛性强的纯露，所以很适合作为男性的须后水。另外对于皮肤红疹、瘙痒、脱皮、龟裂等状况，也有绝佳的舒缓效果。笔者曾于海边游泳时，不小心被礁岩刮伤，伤口上还沾有沙子，刚好手边有金缕梅纯露与岩玫瑰纯露调和的喷雾，便拿来冲洗伤口，发现伤口愈合状况颇佳，而当时会调此配方的原意是皮肤在烈阳与海风的侵袭下必有受损，想作为敷脸面膜，结果反而在紧急状况下成了消毒良药。

静脉曲张与痔疮问题也是金缕梅的拿手项目，可采用湿敷患部或坐浴的方式，即使怀孕时也适用，会让人感觉身体都舒展开来，就像金缕梅花朵那舒展的金黄彩带，不畏寒冬依然盛开着。

选购重点

pH 值约 4.0 ~ 4.2，稳定性不如其他纯露，最佳保鲜期约一年内，所以必须十分注意保存方式，建议与稳定性强的纯露一起搭配可延长使用期限。

由于药房也会贩卖同样命名为金缕梅纯露的产品，但它是含有酒精的，与这里提到的金缕梅纯露使用方式相当不同，两者需要特别区分，故建议购买有信誉的大厂牌精油。

侧重属性

- 生理疗效：消炎、促进伤口愈合。
- 心理疗效：舒展、回春。

代表配方

- 痔疮与静脉曲张配方
  金缕梅纯露 15ml + 丝柏纯露 10ml + 德国洋甘菊纯露 5ml，调和后装在玻璃喷瓶中，直接喷洒肛门口，或如厕时喷洒在卫生纸上再用来擦拭。另可把此配方喷在无纺布上，湿敷在患部约 10 分钟。

2-8

意大利永久花

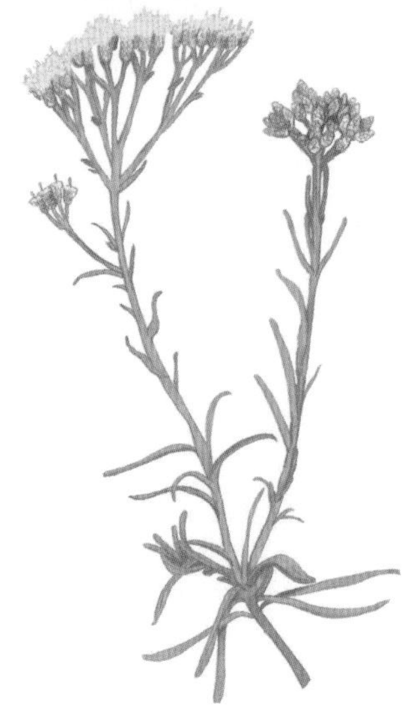

英文俗名	Immortelle
拉丁学名	*Helichrysum italicum*
蒸馏部位	花

纯露特性

永久花纯露的气味不若其精油那么强烈，而是在淡淡的醇香中带着药草植物独有的微苦味，口感亦是。它是一款用途非常广泛的纯露，最受人称颂的是能处理任何形式的瘀伤，不管是气瘀还是血瘀，都可在短期内见到绝佳疗效。临床上多以口服来化解气血循环不佳所导致的堵塞，例如伤筋动骨的创伤（骨折或愈后调养）。若有血肿的问题，也可用湿敷的方式，让皮下组织的瘀血浮于表面，加速复原（例如术后皮肤护理及碰撞伤）。搭配永久花精油一起使用，效果更显著。

永久花纯露也是处理女性生殖机能的良方，长期使用能解除子宫内膜异位、肌瘤及痛经等问题，若能搭配其他相关精油及纯露协同使用，会发现它有非常令人感动的功效。

虽不如其他花朵类纯露来得芬芳，但是用在护肤上的成效相当杰出，最适合用来湿敷眼睛，可以淡化黑眼圈。搭配橙花纯露使用于全脸，淡化斑点的效果更加倍。

永久花纯露的能量特殊，依照顺势疗法的观点，低剂量使用时更偏向心灵疗效，可化解情绪瘀伤，安慰痛失亲人或重大事故所导致的失落感。将几滴永久花纯露加入矿泉水中，充分摇晃后饮用；或是以棉球沾湿，有规率地轻拭胸口处，持续 10 ~ 15 分钟，可以渐渐化解郁结胸口的情绪。

选购重点

pH 值约 3.5 ~ 3.8，稳定性高，经适当保存至少可维持二年的最佳保鲜期。

侧重属性

- **生理疗效：**促进皮肤再生、改善黑眼圈、化瘀、通经络。
- **心理疗效：**化解身心灵各层面的块垒，解除悲伤。

代表配方

永久花纯露的功效广泛，但不如精油强烈，因此最好搭配其他的精油与纯露使用，会有很好的“引药”效果。以下列出几个配方：

- **极佳的消炎止血配方**
  永久花纯露、岩玫瑰纯露，以等比例混合，适用于所有轻微出血的状况，可以湿敷或是漱口（牙龈出血）。
- **促进肝脏代谢配方**
  永久花纯露、格陵兰喇叭茶纯露、胡萝卜籽纯露，以 2∶2∶1 的比例混合，再稀释于饮用水中，长期饮用可以利肝肾。

2-9

鼠尾草

英文俗名	Sage
拉丁学名	*Salvia officinalis*
蒸馏部位	全株药草

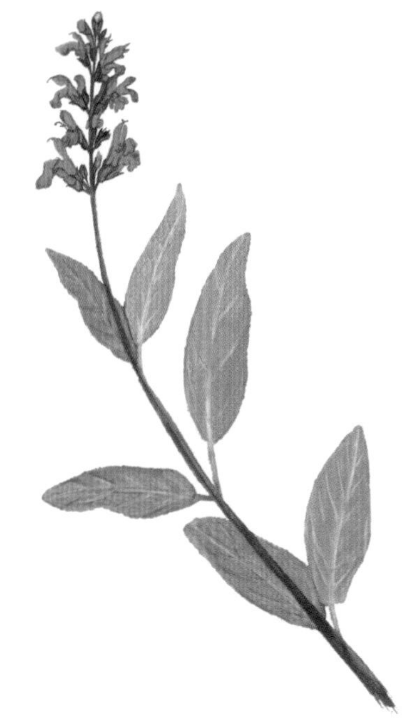

纯露特性

鼠尾草自古就被视为具神奇疗效的知名药草，而中古世纪的女巫药方里也多含有鼠尾草，当时民风保守，妇女私密问题多求助于秘方，现今科学也证实鼠尾草可以改善妇科问题，像是经期不顺、不孕、更年期不适等。相对较温和的鼠尾草纯露也具有此类疗效，故为妇女常备纯露之一。例如将胡椒薄荷纯露、鼠尾草纯露、玫瑰纯露，以等比例调和，再稀释于饮用水中，能有效平衡荷尔蒙与情绪。

由于鼠尾草纯露可刺激血液循环，促进淋巴流动，也具有利尿效果，非常适合在排毒疗程中内服或外用，有助于消除水肿、解除慢性疲劳症候群。另外，也很适合处理感冒前兆喉咙附近的淋巴肿胀，由于具有化解黏液的强效，可与薰衣草纯露搭配作为喉咙喷雾，化解喉咙的痰液，消除淋巴肿胀。

市面上常看到主打着鼠尾草成分的爽身喷雾，鼠尾草纯露也具有此效果，因为可以调节自律神经系统，减少排汗量，故适合与薄荷纯露调和，作为腋下与脚底的爽身配方。此配方也相当适合处理上台演讲时的神经紧张，或者读书考试时需要的精神提振，可喷洒于脸部，让头脑瞬间清澈，充分感受这中古世纪便被推崇的神圣植物。

选购重点

pH 值约 3.9 ~ 4.2，稳定性很高，最佳保鲜期约二年以上，因此市面上会看到与不易保存的薄荷纯露调和一起贩卖。为求更多元的使用方式，建议选购有信誉保障的精油品牌。

侧重属性

- 生理疗效：调节荷尔蒙、平衡自律神经系统、促进淋巴流动、消解黏液、除痰。
- 心理疗效：神智清明。

使用禁忌

怀孕初期孕妇与婴幼儿不宜。

代表配方

- 妇科化瘀配方

  鼠尾草纯露 10ml ＋永久花纯露 10ml ＋大马士革玫瑰纯露 10ml，装于喷瓶中，每日在约 250ml 的温开水中喷 10 下之后饮用，有助将经期血块排干净。若曾经动过妇科手术，例如子宫肌瘤的切除，也可以使用此配方，将体内

2-9

鼠尾草

的瘀血排除干净，至少要使用三个月，这段期间每使用三星期便休息一星期，当腹部瘀血清干净时，也会有意想不到的瘦身效果。

相关纯露

快乐鼠尾草纯露 Clary Sage

植物学名 *Salvia sclarea*，是女性必备的纯露之一，只是保存期的变化很大，建议搭配其他稳定性高的纯露（例如鼠尾草纯露）一起调和使用，可以处理经前症候群的心情起伏、痛经、经期不定等问题。若说鼠尾草纯露给人一种清明的感觉，那么快乐鼠尾草纯露带有佛手柑香的伯爵茶气息，就宛如给予人们温暖欢乐的节庆感，故适合与马郁兰纯露、香蜂草纯露调和，能帮助人们驱散忧郁与寂寞。

2-10

真正薰衣草

英文俗名	Lavender
拉丁学名	*Lavandula angustifolia*
蒸馏部位	开花的药草

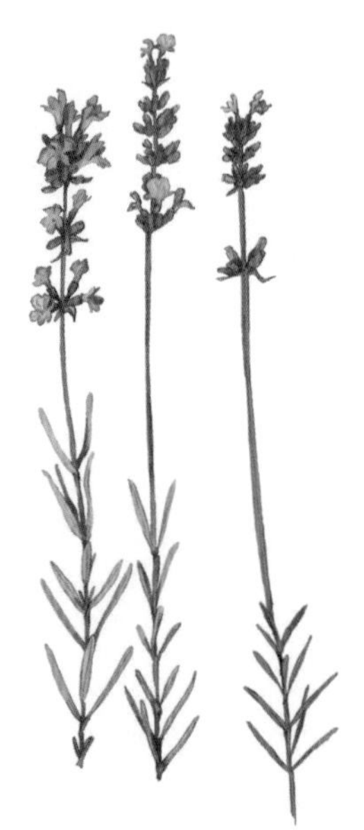

纯露特性

由于薰衣草精油的气味太深植人心，所以初闻到薰衣草纯露的香气时，大众的接受度高，不过它的口感较不讨喜，以至于蛮多人选择外用。但实际上仍然可以饮用，市面上有些甜点或饮料会加入薰衣草纯露，以增添淡淡薰衣草香。

外用的效果十分突出，如同薰衣草精油的万用特性，是旅行时的最佳良伴。将薰衣草纯露装入小玻璃喷瓶，随身携带，喷洒脸部或暴露在外的手脚，是绝佳的镇静消炎剂，举凡晒伤、过敏、起疹、发痒、蚊虫叮咬、割伤、擦伤等，都有很好的疗效。笔者曾在夏天前往法国普罗旺斯旅游，除了在户外烈阳下会时时喷上薰衣草纯露，每晚必会制成面膜，加强湿敷脸部，其清凉镇静的作用，消除了旅行时的疲惫与燥热感，也让皮肤保持在最佳状态。真正薰衣草纯露适合各种肤质，是居家保健的必备纯露之一。常与罗马洋甘菊搭配，作为婴儿的泡澡、尿布疹、好好睡的配方，当然也很适合较大的孩童，尤其常在户外玩耍造成的皮肤擦伤或切割伤，可以将薰衣草纯露当作消毒清洗剂，除了可促进伤口愈合，还能安抚受到惊吓的情绪。薰衣草纯露非常温和，相当适合孕妇使用，可搭配香蜂草纯露、马郁兰纯露，舒缓焦虑紧张、头痛或肠道痉挛的不适状况。

选购重点

pH 值约 5.6 ~ 5.9，稳定性佳，最佳保鲜期约二年。对皮肤的效用极佳，但市面上会出现添加酒精或其他防腐剂的薰衣草纯露所做的皮肤保湿喷雾，此举已经改变了薰衣草纯露本身的酸碱值且不宜饮用，并让原本温和适合各式肤质的薰衣草纯露也难保不会出现不适现象，故建议使用无任何添加的纯露，并请购买有信誉的品牌。

侧重属性

- 生理疗效：镇静消炎、安抚中枢神经系统。
- 心理疗效：被无条件的爱支持。

代表配方

- **晒后美白面膜配方**
  做法是先将压缩面膜纸放在小碗中，再将薰衣草纯露与大马士革玫瑰纯露以 1:1 比例调和倒入，待面膜纸膨胀，便可敷在脸部，除了镇静红肿的皮肤，也有美白功效。

2-11

岩玫瑰

英文俗名	Cistus / Rock Rose
拉丁学名	*Cistus ladaniferus*
蒸馏部位	叶片、树脂

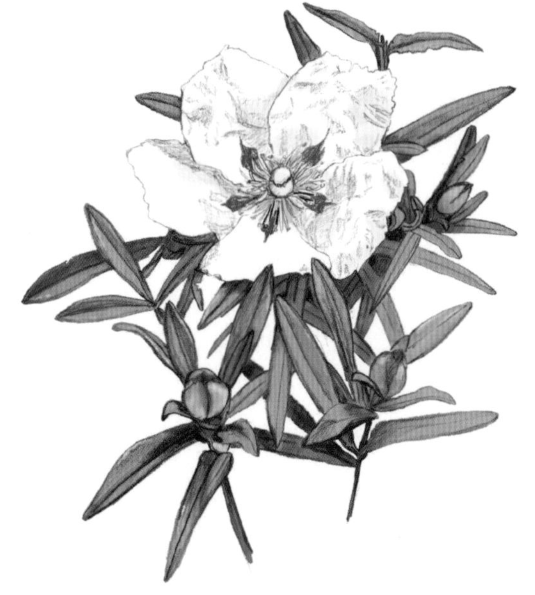

纯露特性

岩玫瑰的花朵像是稍带皱褶的卫生纸，但纯露却是著名的抗皱专家，原因在于 pH 值约 2.9 ~ 3.1，是纯露当中酸度最高者，具有绝佳的收敛效果，可收缩调理毛细孔，专治让女性最害怕显老的皱纹，尤其是扰人的眼周鱼尾纹。

2-11

岩玫瑰

岩玫瑰纯露的收敛性、促进伤口愈合、止血效果都极佳，所以是在进行外科手术后不可或缺的愈后调理配方。其精油的效果更佳，但对于某些不适用高浓度精油的人或动物来说，纯露反而是相当好的选择。笔者曾经协助一只遭遇大撕裂伤而缝了 30 针的猫咪进行术后保养，便给予岩玫瑰纯露、大马士革玫瑰纯露、高地薰衣草纯露、橙花纯露、大西洋雪松纯露，调和添加在其饮用水中，此配方除了淡化岩玫瑰纯露较酸的特性，而增添美味口感，并有助其内部伤口愈合以及抗菌的处理，同时能安抚猫咪在受伤过程中所受的惊吓。

岩玫瑰纯露搭配永久花纯露，对于子宫内膜异位、子宫肌瘤、经血量过大，具有显著的疗效。

选购重点

pH 值约 2.9 ~ 3.1，稳定性非常高，最佳保鲜期约二年以上。岩玫瑰纯露的气味，虽没有精油那么丰富强烈，但仍有那特殊的余香，选购时可辨识得出。

侧重属性

- **生理疗效**：收敛、止血。
- **心理疗效**：释放最深沉的纠结情绪。

代表配方

- **回春抗皱配方**

  岩玫瑰纯露、檀香纯露，以等比例调和，置于玻璃喷瓶中。使用时喷洒在化妆棉上，湿敷在眼睛周围，建议此时静卧在床上，顺便做些眼球运动，约 10 分钟后便可取下。此配方也很适合作为刮体毛之后的收敛保养，若不小心刮伤造成轻微伤口，此配方也有助伤口迅速愈合。

2-12

德国洋甘菊

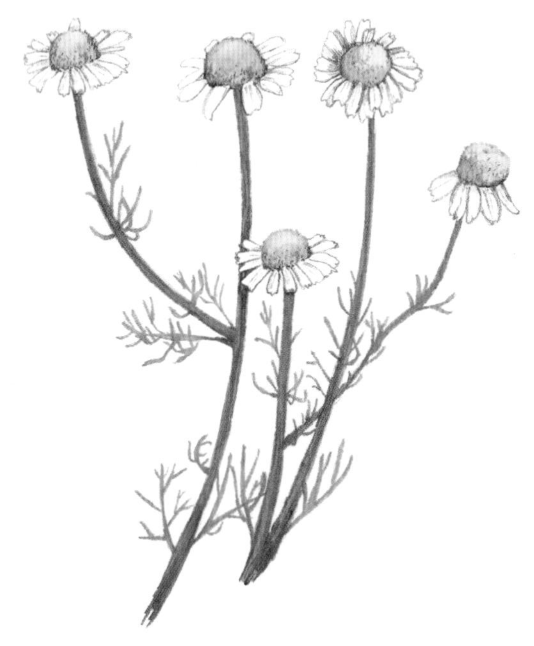

英文俗名	German Chamomile
拉丁学名	*Matricaria recutita*
蒸馏部位	花朵

纯露特性

德国洋甘菊的花朵长相总让人有种童趣感，白色花瓣包围着特别突出的球型黄色花心，仿佛许多小飞碟穿梭于草丛间。这是欧洲人最常饮用的药草茶，市面上贩卖的洋甘菊茶多是指德国洋甘菊，而不是罗马洋甘菊。

德国洋甘菊纯露也有类似其精油的疗效，最显著的是处理因神经系统影响的消化不适，可强力安抚肠道痉挛，甚至对于胃溃疡也有帮助。患有慢性疼痛的人，常会造成夜晚睡眠质量不佳，这时不妨多饮用德国洋甘菊纯露，借由它强力的安神效果，让人放松而一夜好眠。

另外，其优越的消炎及抗菌消毒效果，可以加速伤口愈合与安抚发炎状况，所以大到严重灼伤、烫伤，小到轻微晒伤、皮肤发红、出疹子、瘙痒，都适合使用德国洋甘菊纯露来处理。其抗霉菌的效果也不错，湿疹、干癣、尿道炎、阴道炎皆适用，若症状较严重时，建议搭配野马郁兰纯露、桉油樟（罗文莎叶）纯露、侧柏醇百里香纯露、茶树纯露等，做全面性的调养。

以气味来比较，罗马洋甘菊纯露比德国洋甘菊纯露的气味甜美许多，所以罗马洋甘菊更适合孩童使用。不过遇到较为棘手的问题时，还是优先选择德国洋甘菊纯露，尤其是严重的湿疹、接触性皮肤炎或者肠胃炎。成人使用的效果也很好，特别适合个性容易焦虑紧张的人，因为人在放松时，想象力通常也较丰富，故当身心不再绷紧，原本棘手的事情也会有不一样的出口。

选购重点

pH 值约 4.0 ~ 4.1，稳定性不错，最佳保鲜期约 1 ~ 2 年。

侧重属性

- 生理疗效：消炎、抗过敏、安抚中枢神经、助消化。
- 心理疗效：静定、安神。

代表配方

- 提振身心且全面抗感染的保养配方
  德国洋甘菊纯露 4ml ＋侧柏醇百里香纯露 4ml ＋茶树纯露 4ml ＋桉油樟（罗文莎叶）纯露 4ml ＋野马郁兰纯露 4ml ＋矿泉水 1000ml，作为每日饮用水。此配方很适合预防感冒、提振免疫系统，孕妇幼儿也可使用。

2-13

月 桂

英文俗名	Bay Laurel
拉丁学名	*Laurus nobilis*
蒸馏部位	叶片

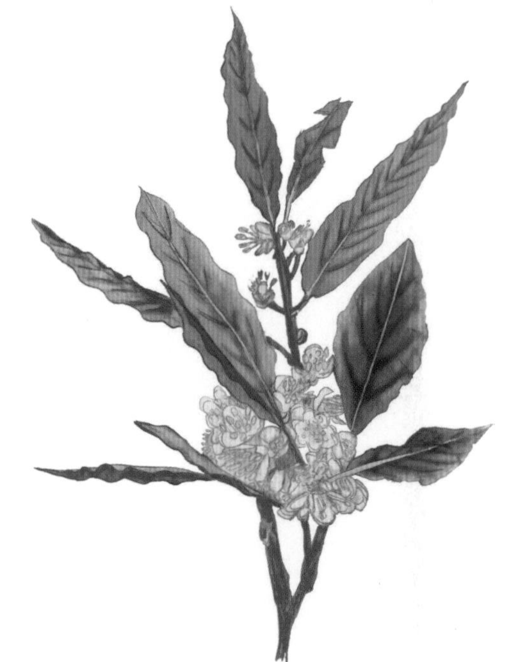

纯露特性

月桂纯露的气味与原植物非常相似，绿色调香气中带点呛辣的后劲，很能提振情绪。它的酸碱值约 pH 4.9 ~ 5.2，虽然很接近皮肤的酸碱度，但是因为其中所含水溶性成分种类的差异，可能会让皮肤感觉有一点刺激，最好能先用植物油打底，再拿纯露来敷脸，适合代谢差或失去弹性的肤质。

月桂纯露最主要的功效在于改善阻塞的淋巴系统，尤其是因为长期劳累、免疫下降而产生的淋巴结问题，在持续饮用 2 ~ 3 周后即可有效缓解症状，如果能搭配月桂精油持续按摩以促进循环，淋巴肿胀的问题甚至会在短期之内消失。

月桂纯露也是回春纯露，它能处理因生理老化而产生的各种问题，包括风湿性关节炎、自律神经失调，以及预防阿兹海默症等老年疾病。月桂纯露的能量属性振奋且强烈，能安抚自怜的情绪，张开双手迎向阳光。最后要提一下月桂纯露在日常生活中的其他用途。干燥的月桂叶是汤类料理的重要香料，它爽利的气味可让浓汤不会过分腻人，也能帮助消化。尽管有许多纯露也具有上述相同功效（例如茴香纯露），但是月桂纯露的无可取代之处，在于它非常适合用来烹煮食物，去腥效果颇佳，适合加入鱼汤与鸡汤里提味，制成沾酱的口感也很清爽，有兴趣的朋友可以尝试看看。

选购重点

pH 值约 4.9 ~ 5.2，酸度不高，天然防腐的效果不强，质量易受保存条件的影响而变质，建议最好能在一年之内使用完毕。

侧重属性

- **生理疗效**：改善淋巴的阻塞、处理退化性的生理问题。
- **心理疗效**：具有阳性能量，能提振情绪，使生命保持流畅。

代表配方

- **回春之水配方**
  将月桂、欧洲赤松、冬季香薄荷、格陵兰喇叭茶的纯露，依 3:2:1:1 的比例调和，每次取 10ml 加入水中饮用。月桂纯露搭配其他同类型纯露的协同作用，适合调理因自然老化而产生的身体机能减退，或因过度操劳而导致的早衰现象。若再搭配上述配方的复方按摩油来按摩身体，效果更佳。

2-14

香桃木

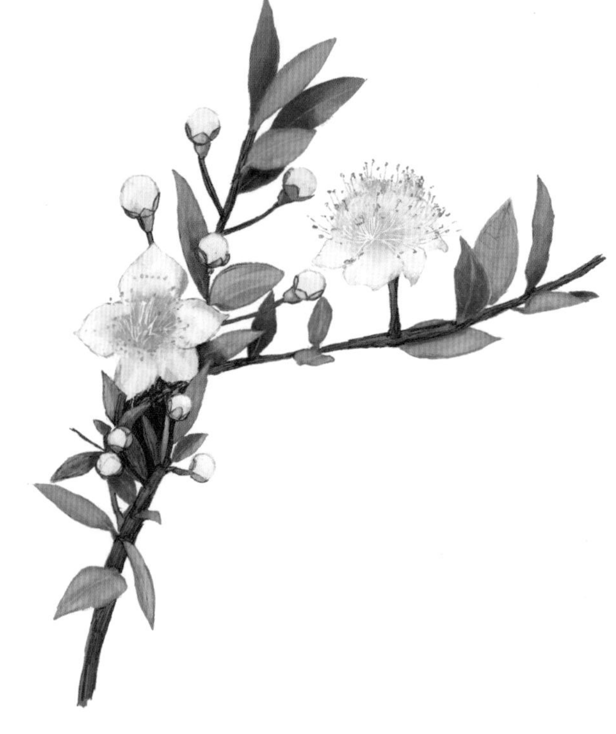

英文俗名	Myrtle
拉丁学名	*Myrtus communis*
蒸馏部位	叶片

纯露特性

香桃木纯露的气味清新柔美，口感极佳，予人一种置身山林的感觉，长期饮用对润喉效果很好，适合工作需要经常用到喉咙的人，例如歌手、老师。香桃木具有止咳化痰、舒缓鼻腔阻塞的功效，是感冒时的必备纯露之一。对于体质比较敏感的人，尤其是长期为季节性支气管炎所苦的人，可以在敏感季节来临前，搭配土木香纯露饮用，可预防“灾情”过于严重。

护肤方面，香桃木纯露最适合油性肌肤，特别是油脂分泌过多、常与痘痘结下不解之缘的人，可以搭配白松香、苦橙叶、没药等精油来调理皮肤，达到收敛毛孔、消炎及控油的效果。方法是将上述精油调成约 3% 的脸部按摩油，用于全脸或是局部涂抹，再配合香桃木纯露湿敷，效果奇佳。

香桃木纯露，以及德国洋甘菊、罗马洋甘菊、矢车菊等纯露，同被视为适合做眼部清洗剂的纯露，能够降低眼压、清洁眼部、消炎抗感染；从临床上也发现香桃木纯露能够清洁毛孔、滋养睫毛，让毛发健康生长。

选购重点

pH 值约 5.7 ~ 6.0，稳定性不如其他纯露好，而且香桃木纯露的桉油醇含量高，容易氧化变质，所以建议最好能在一年之内使用完毕。

侧重属性

- 生理疗效：保养呼吸道系统、消炎、化痰。
- 心理疗效：清凉降火、化解郁闷。

代表配方

- 口腔保健配方

  香桃木、桉油樟（罗文莎叶）、茶树、薰衣草的纯露，以等比例调成复方纯露，每次取 10ml 加入水中饮用，一天数次。严重时亦可再放入 1 茶匙的海盐漱口，早晚各一次，能够治疗感冒、喉咙发炎、肿痛等症状，并且维持口腔清洁，避免毒素累积体内。

2-15

马郁兰

英文俗名	Marjoram
拉丁学名	*Origanum majorana*
蒸馏部位	全株药草

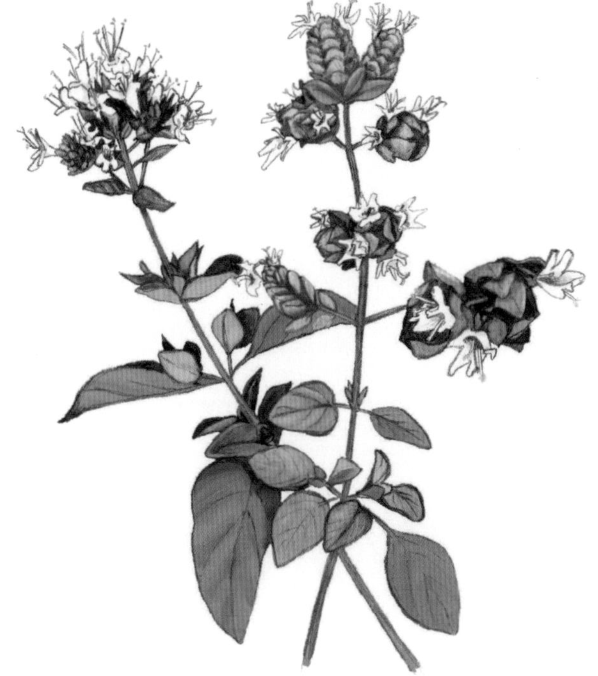

纯露特性

马郁兰纯露功效非常万用且温和，是家用必备纯露之一，可以安定神经，还能抗肠胃痉挛、防止抽筋，恰好都是怀孕期中常见的问题，孕妇可以常饮用。心血管问题或是妊娠高血压，也能使用马郁兰纯露来处理，搭配薰衣草纯露或香蜂草纯露，还能缓解神经紧张、焦虑等负面情绪问题。

在肌肉骨骼方面，搭配西洋蓍草或山金车纯露，做成热敷包，能让扭伤的关节或是肿胀的足踝，加速循环与消炎。

净化肝脏则是马郁兰纯露的重要特色，经常饮用能激励肝脏酵素解毒，以及净化胆囊，在2002年加拿大的研究*，B型肝炎患者可用于每日保养，降低肝炎风险。肝硬化、肿瘤患者也能饮用，是相当温和的保养纯露。

选购重点

中文俗名容易与“野马郁兰”混淆，但两种纯露的香气相差甚大，很容易就能分辨，马郁兰比较甜美可口，能中和各种难喝怪味纯露的口感，购买前请认清拉丁学名。

侧重属性

- 生理疗效：抗肠胃痉挛、净化肝脏。
- 心理疗效：消除焦虑紧张。

代表配方

- 头痛失眠热饮
  马郁兰纯露35ml＋薰衣草纯露5ml＋罗马洋甘菊纯露5ml，加入250ml的温热水中，每15分钟喝一口，直到不再头痛（或睡着）。若晚上不喜欢喝水，或怕一直上厕所的人，可取数片化妆棉沾满上述配方纯露，湿敷在前额（热敷的效果更好），至少敷一个小时，也能减轻头痛。

相关纯露

野马郁兰纯露 Oregano

植物学名 *Origanum vulgare*，虽然纯露的气味还是有辛辣感，但是并没有如精油对皮肤的刺激性，纯露的酚类含量虽少，却不影响其抗菌力，适合在病体虚弱时饮用，有助身体抵抗病毒。pH值约4.2～4.4，稳定性很高，最佳保鲜期约二年以上。

* Lin, L.T., Liu, L.T., Chiang, L.C., & Lin, C.C. (2002, Aug). In vitro anti-hepatoma activity of fifteen natural medicines from Canada. Phytotherapy Research, 16(5), 440-444.

2-16

马鞭草酮迷迭香
樟脑迷迭香
桉油醇迷迭香

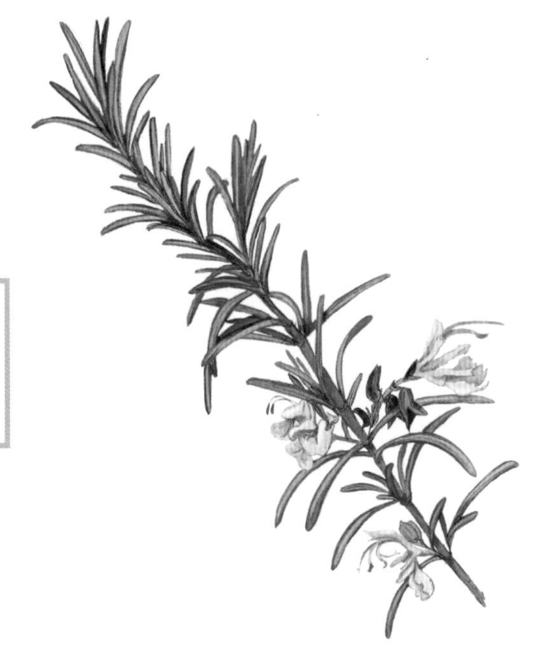

英文俗名	Rosemary CT verbenone
拉丁学名	*Rosmarinus officinalis* ct. verbenone
蒸馏部位	开花的全株植物

纯露特性

三种 CT 型的迷迭香纯露都有共通特色，就是消除黏液、抗氧化、助消化。马鞭草酮迷迭香的特殊强项，是能帮助肝脏解毒与抗充血。由于其精油单价较高，纯露相对便宜许多，再加上纯露的温和特性，可以直接口服来激励肝脏，所以在芳疗应用上，更常使用马鞭草酮迷迭香的纯露来保养肝脏。

由于激励了肝脏代谢、胆汁分泌，喝完此纯露后身体会有种轻盈感，可能变得容易饿，整体消化速度加快，也具有利尿的效果。胃功能不好的人可以常喝此纯露，健胃整肠的效果非常好。

应用于皮肤上，樟脑迷迭香纯露主打醒肤、拉提、抗皱等效果，马鞭草酮迷迭香纯露则能舒缓恼人的皮肤病，如干癣、湿疹、粉刺、粗糙。采用湿敷或轻拍的方式，能让落屑发痒的状况改善，每日持续使用，能促进新皮生长。如果使用蒸脸或热敷的方式，纯露会帮助清洁毛孔后，让粉刺浮出，收缩毛孔，增加肌肤细致度与亮度。

选购重点

三种迷迭香气味都具备一种锐利的花草香，程度依轻重来看是：樟脑 < 马鞭草酮 < 桉油醇。一般市面上标签为“迷迭香纯露”的，多是樟脑迷迭香纯露，唯有特别写出“verbenone”才是马鞭草酮迷迭香纯露，其价格比较高，建议选购有信誉保障的精油品牌，才不会购买到混掺或造假的纯露。

侧重属性

- 生理疗效：养肝利胆、调理肝炎和肝衰弱、净化排毒、化痰、消除黏液、缓解鼻窦炎和中耳炎、净化肌肤、促进肌肤再生。

- 心理疗效：爽飒、通畅。

使用禁忌

虽然没有明确证据指出具有提升血压的作用，但是对于有妊娠高血压的患者，尽量不要饮用任何一款 CT 型的迷迭香纯露，是较为保守的做法。

代表配方

- 芳香养肝露
  马鞭草酮迷迭香纯露 2ml ＋月桂纯露 2ml ＋圆叶当归（或格陵兰喇叭茶）

2-16

马鞭草酮迷迭香 樟脑迷迭香 桉油醇迷迭香

纯露 2ml ＋胡椒薄荷纯露 2ml ＋甜罗勒纯露 2ml ＋饮用水 500ml。每日早上饮用一杯，对于 B 型肝炎带原、已经有肝病的患者，这是一个温和的配方，不会有精油按摩后造成的疲累感，也无须担心会造成肝脏更大负担。纯露性情温和可以缓效地帮助消化，以及降低肝脏充血、帮助肝脏解毒。但是必须持之以恒喝半年以上，若是曾经长期服药（如类固醇）的患者，建议持续喝一年以上，才会明显感到药物排出体外的效果。

2-17

胡椒薄荷

英文俗名	Peppermint
拉丁学名	*Mentha piperita*
蒸馏部位	全株药草

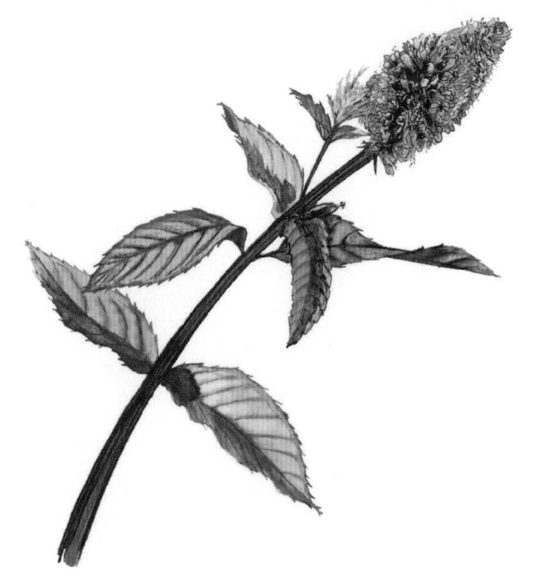

纯露特性

胡椒薄荷精油中那股清凉强劲的气味，在纯露中也同样显著。其精油具有助消化、养肝排毒、提神醒脑的作用，薄荷纯露也有这些疗效，而且相对于纯精油来得安全。

薄荷纯露加入饮用水稀释后，会化成美妙且振奋人心的香甜气息，于早晨饮用，可驱散想躲回温暖被窝的念头，又能帮助排便顺利，以轻盈没负担的身体迎接美好一天的开始。若选用薄荷纯露加上迷迭香纯露，更是提振精神的绝佳饮品，无须担忧咖啡因造成身体负担，让人在沉闷会议中依然精神百倍，甚至有助创意发想、拟出崭新计划。

在油腻饱食后，容易产生胀气、腹痛等消化不适的问题，甚至出现令人困扰的口臭，都可借由饮用薄荷纯露来改善。它也是著名的养肝纯露之一，适合与马鞭草酮迷迭香纯露、杜松纯露、岩玫瑰纯露、胡萝卜籽纯露来调和，用于长期养肝排毒计划，可有效改善服药过度、痛风、皮肤斑点暗沉，以及毛孔粗大的问题。

消炎镇定则是薄荷纯露另一强项，可处理过敏或蚊虫叮咬造成的皮肤不适，甚至发炎红肿的痘痘，都可借由湿敷或喷洒纯露来舒缓。

综合以上功效将发现，薄荷纯露相当适合少男少女，是青春期的必备款纯露之一，除了可以改善发炎痘痘的困窘与不适，也有助于念书时的专心与精神上的提振。

选购重点

pH 值约 6.1 ~ 6.3，稳定性不如其他纯露，最佳保鲜期约一年以内，建议开封后尽快使用完毕。市面上也会出现添加酒精或其他防腐剂的薄荷纯露来作为肌肤喷雾，但此举已改变了薄荷纯露本身的酸碱值，且不宜饮用。若希望纯露能够兼具内服与外用，使用方式天然又多元，建议选购有信誉的品牌精油。

侧重属性

- 生理疗效：助消化、养肝排毒、镇静清凉、提神醒脑。
- 心理疗效：振奋人心、驱散阴霾。

使用禁忌

孕妇与三岁以下幼儿不宜直接口服未经稀释的纯露。

代表配方

- 早安茶饮
  胡椒薄荷纯露 1 茶匙 + 马鞭草酮迷迭香纯露 0.5 茶匙 + 松红梅蜂蜜 1 茶匙 + 温开水 250ml，充分调匀，非常适合早晨饮用，除了有助消化，更可养肝排毒，提振免疫力。

- 随身携带喷雾
  将 10ml 的薄荷纯露装于 10ml 的玻璃喷瓶中，需要提振精神时可喷洒于脸部，饭后想保持口气清新可直接喷洒于口腔内，它同时是皮肤红肿、发痒、过敏时的急救镇静良方。

2-18

檀 香

英文俗名	Sandalwood
拉丁学名	*Santalum album*
蒸馏部位	木质

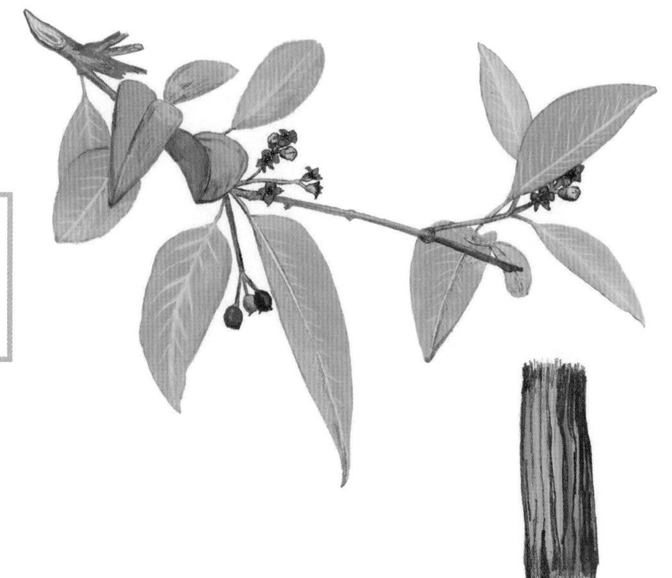

纯露特性

纯露的气味就像闻到檀香原木般清香，绝对不会让人搞错，这是因为作为檀香主要气味来源的檀香醇易溶于水，所以在纯露中也含有微量的此成分。檀香纯露是很好的免疫系统滋补剂，而且能对抗各种发炎，举凡是消化系统、神经系统或是生殖泌尿系统的发炎感染问题都有不错的疗效，无论是内服还是外用，皆能有效缓解因为发炎感染所导致的不适，建议加入饮用水中作为日常保养。檀香精油对于皮肤的功效绝佳，纯露也同样卓越，尤其对于敏感脆弱肌肤、脸部微血管破裂等现象，以及粉刺、酒槽发红、眼皮干燥等状况，可将檀香纯露湿敷在问题部位，或制成保湿喷雾，作为化妆水使用。

檀香纯露对于情绪与心灵的安抚效果也不错，将之喷洒于环境中，可以安抚躁动不安的情绪，扫除忧郁，给人稳定的力量，有助于内在步调的调整。

檀香纯露也可以使用在宠物身上，家里有养猫的人，最担心公猫因泌尿道感染而导致肾衰竭，可在其饮用水中添加一点檀香纯露作日常保养。

选购重点

pH 值约 5.9 ~ 6.0，稳定度高，最佳保鲜期约二年。 檀香纯露的气味淡雅，就像是原木香，但因高度经济价值而容易被不肖商人混掺，若闻到高昂浓郁的气味，可能是用了人工合成的檀香香精，与水或酒精混合而成。由于护肤功效佳，市面上也会有添加酒精或其他防腐剂的檀香纯露来作为保湿喷雾，但此举已改变了檀香纯露的酸碱值，且不宜饮用，为求更多元的使用方式，建议选购有信誉的品牌精油。

侧重属性

- 生理疗效：消炎、护肤、抗霉菌。
- 心理疗效：提升灵性、云淡风轻。

代表配方

- **抗生殖泌尿道感染配方**

  檀香纯露 15ml + 玫瑰天竺葵纯露 15ml，置于玻璃喷瓶中，可作为预防生殖泌尿道感染的喷剂，除了放置在家中厕所间备用，也请多准备一瓶随身携带。若有膀胱炎或阴道炎的状况，可采饮用法来改善，将此配方加入 500ml 的开水中，于一天之内饮用完毕，持续约三星期。

2-19

茴 香

英文俗名	Fennel
拉丁学名	*Foeniculum vulgare*
蒸馏部位	种子

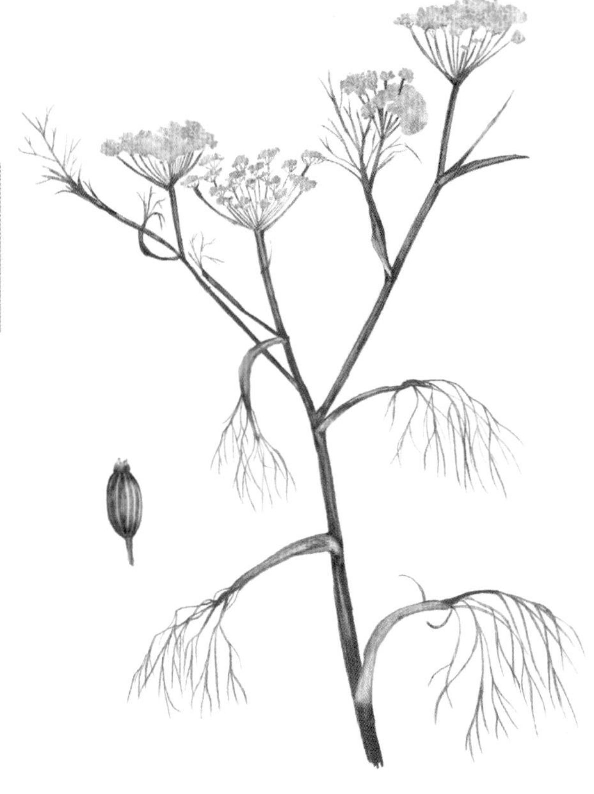

纯露特性

茴香是相当著名的古老药用植物，也是修道院中僧侣必种的养生植物之一。人们发现母羊喜欢食用茴香，可促使奶量变多且品质变佳；让哺育的妇女食用，也能够促进乳汁分泌，加上口感香甜的茴香纯露又能促进消化，在充分吸收营养之后能更好地转化成乳汁提供给婴儿。若婴儿有肠胃胀气问题，可以一滴纯露稀释在温水中，轻拍在婴儿腹部上，可促进肠胃蠕动。

茴香纯露也有助妇女调节荷尔蒙，尤其是更年期妇女，可与檀香纯露、玫瑰天竺葵纯露调和，稀释于饮用水中，能放松心情、助眠；此配方也可做成脸部喷雾，改善脸部潮热发红；或做成阴道灌洗剂，来处理念珠菌感染问题。

选购重点

pH 值约 4.0 ~ 4.1，稳定性中等，最佳保鲜期约 1 ~ 2 年。

侧重属性

- 生理疗效：促进乳汁分泌、健胃、调节荷尔蒙。
- 心理疗效：放松情绪、怡然自得。

使用禁忌

幼儿不宜直接口服未经稀释的纯露。

代表配方

- 增加乳汁配 方

  茴香纯露 20ml + 檀香纯露 10ml + 玫瑰天竺葵纯露 10ml + 矿泉水 1000ml，于接近预产期的前一星期时开始饮用。另外在哺育期间可多按摩胸部，保持乳腺的畅通，并做好消化系统的保养，保证乳汁分泌顺畅。

2-20

欧洲赤松

英文俗名	Scotch Pine
拉丁学名	*Pinus sylvestris*
蒸馏部位	针叶

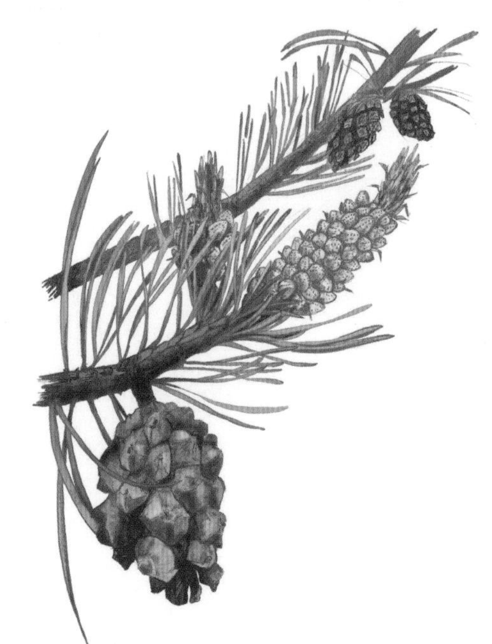

纯露特性

欧洲赤松又名苏格兰松，为高海拔植物，一般生长在海拔 1000 ~ 2500 米，气味清新强烈。它的纯露气味少了针叶的凛烈，比较接近树脂的甜香。相对于其他松科、柏科纯露，欧洲赤松纯露的稳定性较高，是非常有效的调理型纯露，能滋补神经系统，以调节肾上腺素的方式来帮助身体机能代谢，提振免疫系统，抗压效果良好。

欧洲赤松纯露常能扮演“枢纽”的角色，具有启动身体机能的功效，因此很适合与其他纯露合并使用，例如搭配黑云杉能够刺激腺体；搭配月桂可调理淋巴系统；搭配香桃木则能调理呼吸系统。再次验证芳香疗法着重的是分工合作，而不是单打独斗。

松科的纯露具有阳刚能量，能很快提振低落的情绪，欧洲赤松更是其中翘楚，仿佛用浩然正气来照亮黑暗角落，给予人们强大的支持力量。

目前科学实验研究，饮用欧洲赤松纯露能调整心循环系统，也就是降血压、降血脂、降胆固醇，具有辅助调理的功效。

选购重点

pH 值约 4.0 ~ 4.2，稳定性高，最佳保鲜期约二年以上，如果变质时，液体会呈现混浊的灰色。

侧重属性

- 生理疗效：提升免疫系统、抗压、消炎抗菌。
- 心理疗效：走出低潮、提升阳气。

代表配方

- 缓解肌肉酸痛喷雾配方
  先将欧洲赤松、黑云杉（或月桂）、橙花的纯露，以 3∶3∶2 的比例调成复方纯露 80ml，再加入苦橙精油 2 滴以及柠檬香茅精油 2 滴和酒精 5ml，充分混合后即成清爽舒畅的身体喷雾，可于体能低下时或运动前后使用，能够瞬间提升能量，消除肌肉疲劳与酸痛。

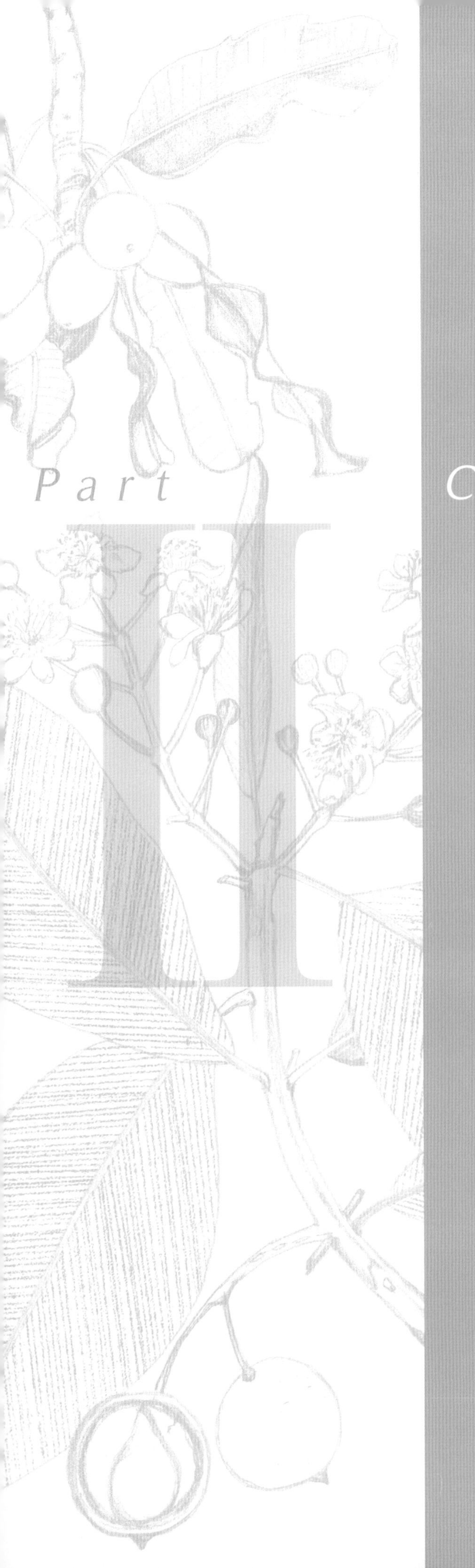

Chapter 3 植物油指南

3-1

南瓜籽油

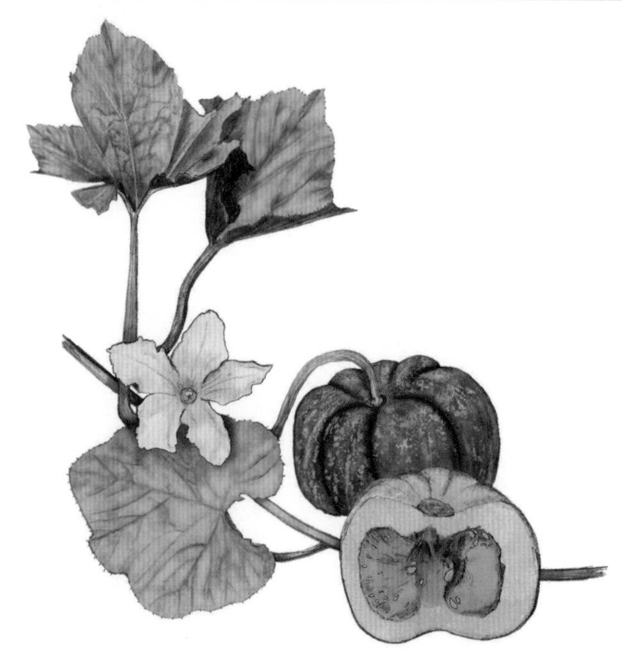

英文俗名	Pumpkin seed oil
拉丁学名	*Cucurbita maxima / Cucurbita pepo*
其他俗名	金瓜、饭瓜
植物科属	葫芦科南瓜属
主要产地	奥地利、匈牙利
萃取部位	种子
萃取方式	冷压

外观特征

蔓性草本植物，黄色果肉可入菜，种子内皮为黄绿色。

植物油特性

南瓜籽油又被美食专家誉为"绿色黄金"，以彰显它的高营养价值。最著名疗效是预防男性前列腺疾病，此病与前列腺内含锌量减少有关，而南瓜籽油中含有丰富的锌，常摄取可以补充人体不足，再加上含有植物固醇，对于肿大或衰弱的前列腺有帮助。

南瓜籽油也相当适合男女老幼作为优质脂肪酸的摄取来源，能够降低血糖与胆固醇，并有效提升体力与脑力。对于经常外食的忙碌现代人，南瓜籽油将是重要的营养补充品。

选购重点

南瓜籽油为深褐绿色，油质浓稠厚重且香气十足，选购时最好能够先试吃、试闻。

代表成分

亚麻油酸 45%、油酸 30%、饱和脂肪酸 15%、维生素 E、锌。

侧重属性

- 生理疗效：预防前列腺肥大、强化性荷尔蒙、帮助受孕。

使用禁忌

无。

代表配方

因为黏稠的特性，南瓜籽油在芳疗应用上，较少拿来按摩，多拿来口服。南瓜籽油 + 橄榄油 + 红花籽油，比例依个人喜好，调成复方植物油，于每日晨起空腹口服 3 ~ 5ml，可补充优质脂肪酸。特别是计划怀孕的夫妻，建议每日口服持续 2 ~ 6 个月，让夫妻双方补充足够营养，可强化体质，也可增强性欲。

3-2

大麻籽油

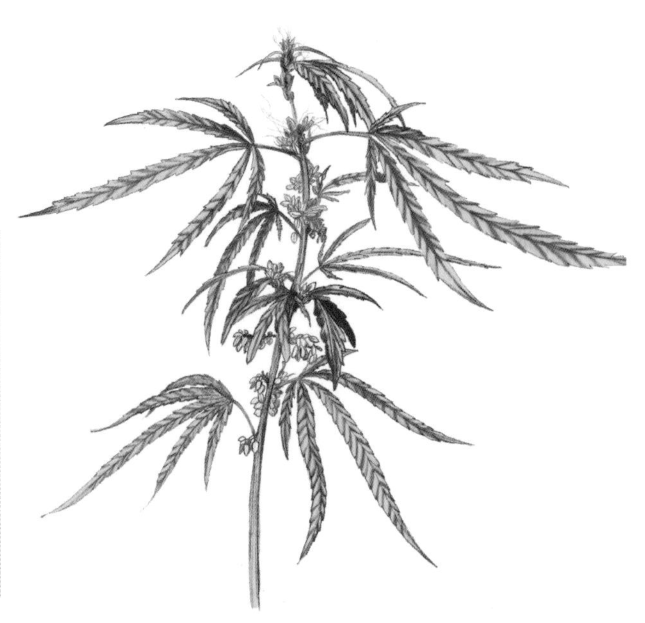

英文俗名	Hemp seed oil
拉丁学名	*Cannabis sativa*
其他俗名	草、老鼠尾、麻仔
植物科属	大麻科（或桑科的亚科）大麻属
主要产地	德国、中国、美国
萃取部位	种子
萃取方式	冷压

外观特征

雌雄异株，茎直立，密生细毛，叶柄长且呈凹槽状，掌状深裂复叶，叶瓣为奇数，叶缘呈锯齿状。

植物油特性

大麻，原生于中亚，是生命力强韧的一年生草本植物，地球上大部分温带和热带地区都能生长。它极早就出现在人类历史中，除了用于医疗，也是经济作物，其韧皮纤维可纺织成麻布、麻绳或造纸；种子可榨油、当饲料，是疗愈力很强的植物。

提起大麻常令人联想到毒品，但其实有些品种并无毒性成分，可制造毒品的大麻通常是指印度大麻，会产生迷幻快感的成分是四氢大麻酚（THC），主要存于大麻的雌花、树脂、叶片中。

大麻种子并不含 THC 成分，将之冷压榨油即得珍贵的大麻籽油。含有丰富的 Ω3、Ω6、Ω9、饱和脂肪酸，且 Ω6 和 Ω3 的比例约 3:1，是极适合人体所需的黄金比例，又能在细胞表面形成微带负电的薄膜，可以阻隔细菌毒素的入侵。细胞膜如果健康、通透性佳，能强化讯息传导物质传递与接收的能力。所以大麻籽油可以强化内分泌、免疫系统，适合体力衰退或久病缠身的人，用来调整体质、补充体力。也可平衡神经系统，例如神经性皮肤炎的患者，可用来处理因为焦虑所引发的皮肤发红、过敏等问题。因此疗效卓越的大麻籽油，最近几年风靡了欧美各国，并成为各种滋润保养品的主成分之一。大麻籽油对皮肤龟裂具有深层修护及保湿效果，普遍被用在护手足霜中。

选购重点

大麻籽油为绿棕色，略有坚果和药草的气味。

不饱和脂肪酸含量较多（尤其 Ω3）的植物油，较容易氧化，瓶口常因此产生白色颗粒，可以用酒精擦掉白色颗粒，并倒出瓶内最上面的一层油后继续使用。

代表成分

α－次亚麻油酸 20%、亚麻油酸 55%、油酸 12%、饱和脂肪酸 10%。

侧重属性

- 生理疗效：平衡神经系统，调理内分泌系统，强化免疫系统。对皮肤具有深层滋润与保水作用，能调理干性、不稳定或敏感性肌肤。

3-2

大麻籽油

使用禁忌 无。

代表配方

· 大麻籽油 + 胡桃油 + 榛果油，比例依个人喜好，调成复方植物油，于每日口服 1 汤匙，可活化脑部、神经系统、皮肤系统，补肾温肺润肠。

对于身心压力很大并影响人际互动不良的个案，可透过补充大麻籽油，强化细胞膜的健康，并帮助个案了解，所面临的问题总是和自我遭逢有关，先从喜欢自己来着手，可以无入而不自得。

3-3

橄榄油

英文俗名	Olive oil
拉丁学名	*Olea europaea*
其他俗名	油橄榄、齐墩果
植物科属	木樨科木樨榄属
主要产地	法国、西班牙、意大利、葡萄牙、摩洛哥
萃取部位	果实的果肉
萃取方式	冷压

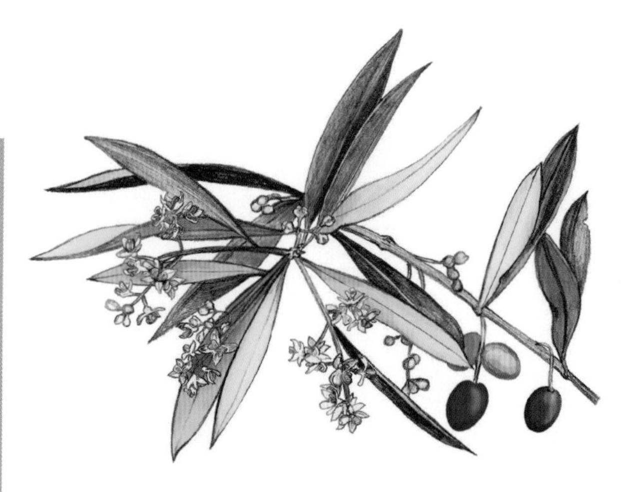

外观特征 常绿乔木，高约 8 ~ 10 米，主干具有多节和缠绕生长的特色。枝叶很繁密，鲜绿的叶子对生，呈椭圆形。花微小，呈白色。橄榄果实是一种小的核果（野生者更小），颜色会由绿转为紫黑。

植物油特性 橄榄树的枝节弯曲，且常为老树（树龄可达数百年），仿若饱受风霜的模样，很能适应地中海型的干燥气候。橄榄果实虽小，但结实累累时非常壮观，是重要的经济作物，可生产橄榄油。所以自古被当地人视为上天给的礼物，并有富饶、祝福、神圣的象征，橄榄枝则代表和平。

对于橄榄油的质量，欧盟有一套明文规定的分级标准。等级依次是天然冷压初榨、特级、天然、一般，最差等级是将压榨后的渣渣再用化学方式精炼出残留油质，只适合做皂或工业用途。最高质量的橄榄油产量很少，常常当地人就优先消费光了。

虽有分级制度，但市面上仍容易有混搀情形，建议选购有信誉的品牌。

橄榄油的 Ω9 油酸含量多，油质饱满丰厚，适合口服，具有降低血脂的作用。再加上天然冷压所含的珍贵成分（例如橄榄多酚），有助保持血液通畅、血压稳定，故橄榄油是预防心血管疾病的绝佳食用油。地中海地区人们常将橄榄油沾在面包吃，再配合适量饮用红酒，该地区的心血管疾病发生率降低许多。橄榄油在摄氏 140 度左右会变质，故用于日常料理时，只适合凉拌色拉或低温烹调。

外用时，对皮肤有绝佳的滋养效果，并能舒缓肌肉疼痛或发炎。也是重要的清洁用油和卸妆油、手工皂的最佳基础油。

选购重点

根据不同的产地与等级，各有其独特的风味。建议多从色泽、香气与口感，亲身来评选。橄榄油的色泽偏绿，因为保留了微量的叶绿素。油质饱满，口感丰厚，低温时会变得稠密。

香气方面则可比照品红酒的方式，以杯子盛装橄榄油，轻轻摇晃后，嗅闻杯内的油香，然后小啜一口油，让它停留在唇齿之间，感受其口感。

代表成分

油酸 75%、亚麻油酸 10%、饱和脂肪酸 12%。

侧重属性

- 生理疗效：预防心血管疾病、皮肤净化排毒。

使用禁忌

无。

代表配方

- 排毒清洁配方
  橄榄油与芝麻油、椰子油并称为三大排毒用油。将这三种植物油调匀后，适合每日通勤族、上班族，或经常化妆、油性肌肤、敏感肌肤等人士，用来卸妆、进行头皮净化或全身用油。

- 消除压力配方
  橄榄油 + 胡桃油，比例依个人喜好，调成复方植物油，对于饱受压力困扰的人，建议每日早晚口服 1 汤匙，效果很好。

3-4

向日葵油

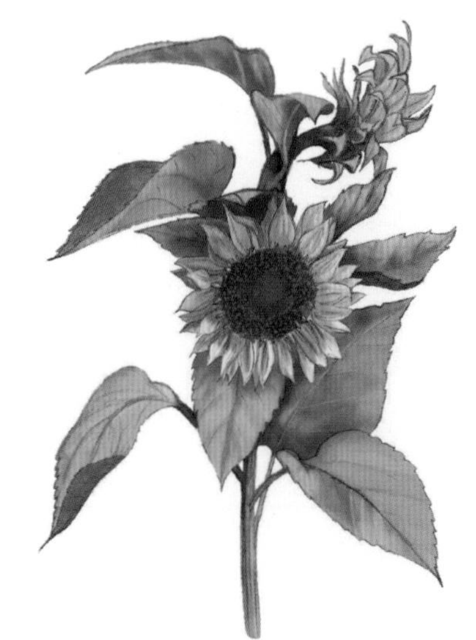

英文俗名	Sunflower oil
拉丁学名	*Helianthus annuus*
其他俗名	太阳花
植物科属	菊科向日葵属
主要产地	法国、美洲、东欧
萃取部位	种子
萃取方式	冷压

外观特征

植株高大，约 3 米高；花形巨大，可达 30 公分宽，其实它是由众多花序聚集而成，外围似花瓣的是纯黄色的舌状花序，中心则由千百朵小花苞（管状花序）组成，当小花苞全部开完后，颜色就会由黄转暗，结成粒粒葵花籽。

植物油特性

向日葵原产于美洲，三千年前南美洲原住民已有栽种使用，将种子烤过后可供食用，花朵的萃取物则被视为有催情效果。约 16 世纪才传至欧洲，让更多人认识到向日葵油的丰富营养价值。

含有多量的不饱和脂肪酸（亚麻油酸）、维生素 E，很适合当食用油，让身体补充优质脂肪酸，降低体内胆固醇。外用时，向日葵油的触感细致、质地轻爽，是很棒的按摩基底油，适合各种肤质。特别是它能引入太阳的正面能量，协助扫除心底阴霾，勇敢去追求自己的梦想与幸福。

选购重点

市面上供烹饪用的向日葵油是经过高度精炼，而芳疗等级的冷压向日葵油含有多量不饱和脂肪酸，保存不易，与空气接触后容易氧化变质，若与其他植物油调和，可延长保存期限。

代表成分

亚麻油酸 65%、油酸 20%、饱和脂肪酸 10%、维生素 E。

侧重属性

- 生理疗效：亲肤性高、延展度佳，很适合当按摩的基底油。

使用禁忌

无。

代表配方

- 向日葵油 + 摩洛哥坚果油 + 胡桃油，比例依个人喜好，调成复方植物油，每日早晚口服 1 汤匙，能保养消化道、心血管、神经系统。可处理便秘、肠躁问题，改善肠道的免疫系统、促进黏膜再生，为肠胃带来阳光能量。

3-5

椰子油

英文俗名	Coconut oil
拉丁学名	*Cocos nucifera*
其他俗名	可可椰子
植物科属	棕榈科椰属
主要产地	东南亚以及其他热带沿海地区
萃取部位	白色的果肉
萃取方式	冷压，也有溶剂萃取

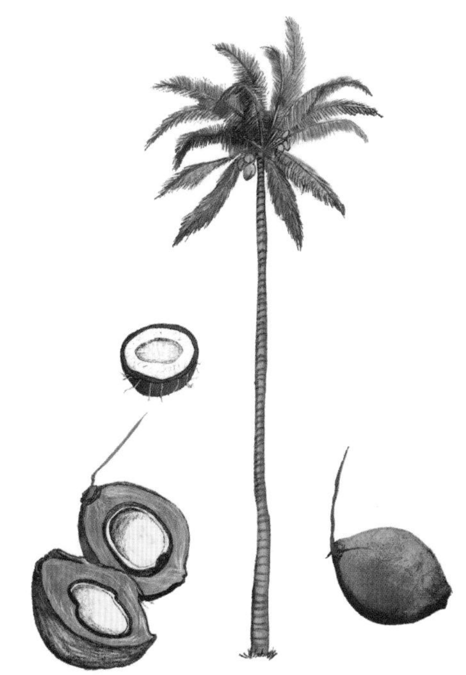

外观特征

树形高大，可达 20 ~ 30 米高，叶子仅生长在树顶，树干有明显的环状叶痕。果实有绿色硬壳、厚纤维质、棕色内核，里面才是白色椰汁与果肉。

植物油特性

椰子树适合生长在低纬度、炎热、潮湿的沿海地区，不但是热带风情的象征树，更具有高度的经济价值。果实里可产出椰奶、椰干、压榨出椰子油，外壳纤维可拿来作为编织材料，叶子也被当地居民当作屋顶建材，可说从头到脚都有用途。

椰子油的成分，大多是饱和脂肪酸，油质非常稳定，可耐高温煎煮，且容易保存，在摄氏 24 度以下会凝固成奶油状，也可拿来加入精油制作成栓剂。

其重要成分月桂酸，能够在人体内转化为抗菌、抗病毒的物质，抑制许多细菌及霉菌，例如造成胃溃疡的幽门螺旋杆菌，或疱疹、流感病毒，故椰子油能强化皮肤及肠黏膜的生态系统。临床实验发现椰子油也具有抗肿瘤的功效，可作用在细胞膜上保护细胞不受肿瘤侵犯。

外用于按摩时，椰子油的渗透力极佳，很容易被皮肤吸收，并带给肌肤滑润的感觉，是很多人做芳疗按摩的首选用油。

选购重点

因应椰子油在摄氏 24 度以下即凝固的特点，市售油品通常会使用广口瓶装，方便消费者使用。除了芳疗体系外，在有机商店也很容易买到椰子油，建议选择香气清淡、色白的油品（香味太重有可能是加了人工香精）。

代表成分

饱和脂肪酸：月桂酸 50%、肉豆蔻酸 20%、棕榈酸 10%。

侧重属性

- 生理疗效：一般性的滋润肌肤、提高基础代谢率、消除皮肤红肿、改善神经性皮肤炎。

使用禁忌

无。

3-5

椰子油

代表配方

- 排毒配方

  椰子油具有强大的吸附力，是皮肤排毒的首选。建议每个月选择一天，用椰子油来进行身体的大扫除。做法是将椰子油、芝麻油及橄榄油，以 1∶1∶1 的比例调匀后，厚厚的涂抹一层在身体与头皮上，静待 15 ~ 20 分钟之后冲洗干净。单用椰子油来进行，效果也不错。

3-6

月见草油

英文俗名	Evening Primrose oil
拉丁学名	*Oenothera biennis*
其他俗名	晚樱草、待宵草
植物科属	柳叶菜科月见草属
主要产地	法国、中国、美国、墨西哥
萃取部位	种子
萃取方式	冷压

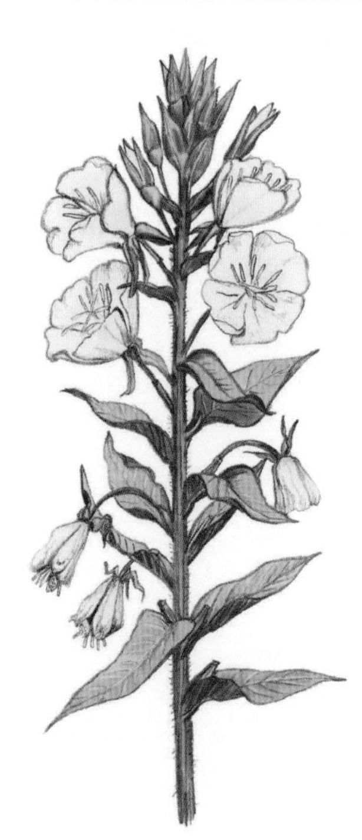

外观特征

多年生草本植物，茎直立，叶呈条状披针形，美丽的黄色花，夜开而晨闭故得其名。

植物油特性

原产于北美洲，当地的印第安人极早就发现月见草的功效，广泛应用于问题皮肤的医疗上。之后美洲与欧洲开始贸易，月见草辗转飘洋散播到欧洲，大量生长，因此很普遍见到。

月见草油中最招牌成分是 γ－次亚麻油酸（GLA），只有极少数植物油含有，非常珍贵，具有调节前列腺素、止痛、消炎的功效。口服月见草油对于经前症候群、内分泌失调、问题皮肤、情绪不稳定等的帮助很大。

选购重点

冷压的优质月见草油，呈现漂亮的琥珀色，它含有 90% 以上的不饱和脂肪酸，其中 γ－次亚麻油酸的比例高低是选购的重点。

代表成分　γ－次亚麻油酸 10%、亚麻油酸 70%、油酸 10%、饱和脂肪酸 8%。

侧重属性

· 生理疗效：调节前列腺素、止痛、消炎、躁动不安、经前症候群。

使用禁忌　无。

代表配方

· 调整体质配方

月见草油＋黑种草油＋大麻籽油，比例依个人喜好，调成复方植物油，于每日早晚口服 1 汤匙，适合用来调整体质，处理女性经前症候群，稳定情绪，改善敏感性肌肤。

3-7

大 豆 油

英文俗名	Soybean oil
拉丁学名	*Glycine max Merrill*
其他俗名	依外壳或种皮颜色分为黄豆、青豆、黑豆
植物科属	蝶形花科大豆属
主要产地	法国、美国、巴西、阿根廷、中国、印度
萃取部位	种子
萃取方式	冷压

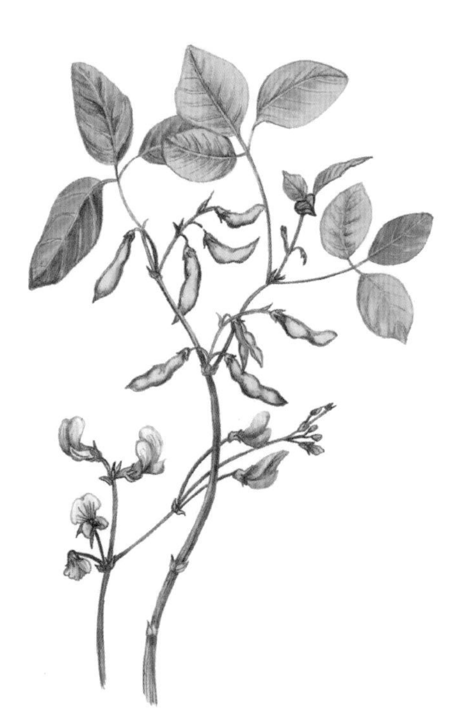

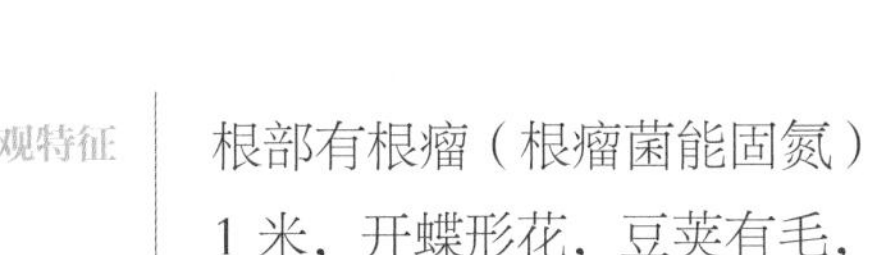

外观特征　根部有根瘤（根瘤菌能固氮），主茎高约 1 米，开蝶形花，豆荚有毛，内含三四颗黄色豆子。

植物油特性　大豆原产于中国，已有数千年的人类栽种历史，它营养价值高、价格便宜又方便取得，是补充植物性蛋白质的重要农作物，因此深入东方国家的饮食中，并衍生出许多豆类加工制品，如豆腐、豆浆、酱油等，而豆渣或大豆磨粉后也常用于禽畜饲料。豆科有生长快速的特性，大豆的生命力很旺盛，经济价值极高，故欧美国家现今也广为栽种，出口量很大。

大豆油的营养成分高，含有 Ω3、Ω6、Ω9 和饱和脂肪酸，并有植物固醇，如大豆甾醇、卵磷脂，能降低人体内的血脂、胆固醇，预防心血管疾病，并有益于脑和神经系统，适合当现代人的营养补充油。同时富含植物雌激素，能保持皮肤弹性、延缓老化、调节内分泌，尤其是更年期妇女的保健，口服大豆油很重要。

选购重点　市面上大豆油很常见，但多半是精炼方式取得，因能耐高温而作为烹饪用油。芳疗则建议使用冷压天然萃取大豆油，保留更多营养成分，口服或外用的效果更佳。

3-7

大 豆 油

代表成分

亚麻油酸 55%、油酸 22%、α－次亚麻油酸 8%、饱和脂肪酸 15%。

侧重属性

· 生理疗效：有益于心脑血管系统、延缓老化、处理更年期妇女症状。

使用禁忌

无。

代表配方

· 大豆油＋月见草油＋琉璃苣油，比例依个人喜好，调成复方植物油，于每日早晚口服 1 汤匙，可用来调节更年期问题，减肥瘦身，稳定情绪起伏。

3-8

沙 棘 油

英文俗名	Sea Buckthorn oil
拉丁学名	*Hippophae rhamnoides*
其他俗名	醋柳
植物科属	胡颓子科沙棘属
主要产地	中国、俄罗斯
萃取部位	果实或种子
萃取方式	冷压

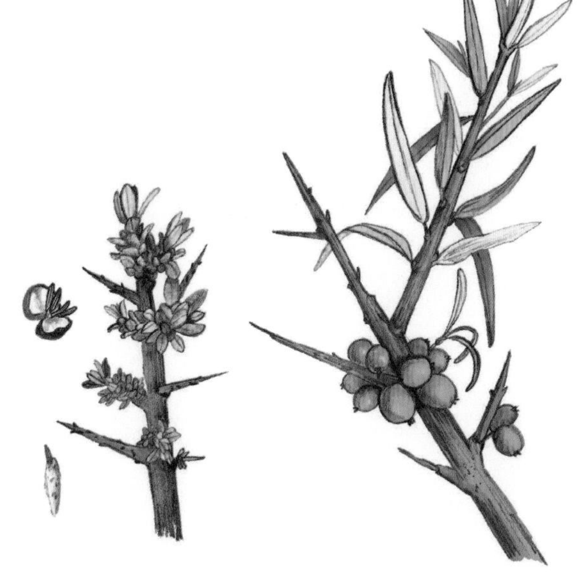

外观特征

多年生的落叶灌木，叶片狭长，叶背呈银白色。雌雄异株，会开淡黄色小花，浆果为橙黄色。

植物油特性

沙棘，是地球上相当古老的植物之一，耐受力非常强，既耐寒又抗旱，无论是在高原、漠地，还是在贫瘠、风沙、盐碱化土地、温差大等等极严酷的环境与气候条件下，沙棘均能存活。其根系密集，能防止土壤冲蚀、固存土地养分，适合用于水土保持、恢复地力。目前主产于中国大陆的蒙古地区。

沙棘具有高度的营养价值，浆果可以直接食用，萃成沙棘油后，气味香甜、口感极佳，有类似果汁或果酱的感觉，很适合淋在色拉或面包上食用。除了拥有优良的脂肪酸，还富含多种营养成分，如维生素 E、类胡萝卜素等，具有强大的疗效、充沛的能量，也是近年来新兴的美容圣品，尤其能滋养与修补受损的皮肤，适合用于灼烧伤或术前愈后的肌肤保护油，受日光暴晒后的镇定调理油，以及处理任何难缠的皮肤问题。

沙棘油的应用很多元，可提振免疫力，并在人体细胞膜上形成强大防护网，免受其他外来攻击或自由基的伤害，具有抗癌功效，能抑制皮肤癌。

选购重点

有分成果实或种子来萃油，沙棘果油的颜色呈鲜艳的橘色，带有水果香气。沙棘籽油则颜色偏黄，没有水果香气。

代表成分

- 沙棘果油：棕榈油酸（palmitoleic acid，是不饱和脂肪酸）25%、棕榈酸（Palmitic acid，是饱和脂肪酸）30%、油酸 20%、微量成分。
- 沙棘籽油：α－次亚麻油酸 30%、亚麻油酸 33%、油酸 15%、微量成分。

侧重属性

- 生理疗效：美白、淡斑、保湿、修护、抗自由基、提升免疫力。

使用禁忌

使用纯沙棘油时，其中的天然色素，容易让衣物染色，或让涂抹后的皮肤变橘黄，但它是温和无害的，无须担忧，反而还具有加强皮肤防御的功能。使用时稍加留意染色问题即可，或者加入其他较清爽的植物油中稀释调匀。

代表配方

沙棘油＋玫瑰籽油＋雷公根油，比例依个人喜好，调成复方植物油，外用可修复皮肤，处理斑点、晒伤、细纹、疤痕等问题。

沙棘油营养丰富，又带有甜美的果香，很适合搭配其他滋补型植物油来口服。或使用于烹调上，例如制作蔬果色拉时，在优格或调味酱中加入几滴沙棘油，让颜色更讨喜且滋味香甜，大人小孩都喜欢。

3-9

芝麻油

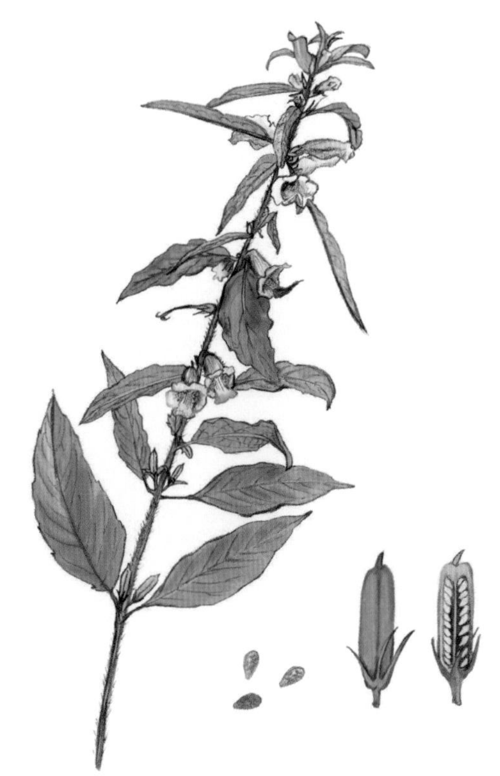

英文俗名	Sesame oil
拉丁学名	*Sesamum indicum*
其他俗名	油麻、胡麻
植物科属	胡麻科胡麻属
主要产地	法国、中国、委内瑞拉、苏丹、印度
萃取部位	种子
萃取方式	冷压

外观特征

一年生草本植物，全株长着茸毛，茎直立，高约 1 米。开着筒状四瓣的花，白色到紫色都有，种子细小呈扁椭圆形。

植物油特性

芝麻遍生于全球的热带和温带地区，在几千年前的印度、中国、美索不达米亚等古文明国家，即有大规模的栽种与应用，中医典籍也记载了芝麻的诸多疗效。

芝麻油含有比例差不多的 Ω9 与 Ω6，以及多种抗氧化成分，油质较稳定、不易变质，相对地很适合处理老化脆弱的皮肤和免疫、代谢的问题。芝麻油有益神经系统，又是传统上重要的护肤油，温热后涂抹全身，有助细胞排除毒素，并带来神清气爽的效果，在面临低潮和情绪起伏大时，不妨多使用芝麻油来净化身心。也适合用来处理自体免疫系统疾病，如红斑性狼疮、类风湿性关节炎，以及各种皮肤问题，如干癣、牛癣等。

选购重点

市面上常见到精炼的芝麻油，即烹调用的麻油或香油，通常是先炒过又高温榨取以增加萃油率，并带有浓郁香气以及偏深油色；而冷压芝麻油的气味和油色都比较清淡，但保留了更多营养成分，在芳疗上建议选购后者。

代表成分

油酸 40%、亚麻油酸 45%、饱和脂肪酸 12%、微量成分。

侧重属性

· 生理疗效：促进皮肤代谢、排毒、处理自体免疫系统疾病、改善皮肤问题。

使用禁忌

无。

代表配方

著名的净化用油之一，常与橄榄油、椰子油一起调成复方植物油。单用芝麻油时，若能温热，触感跟效果都更棒，是印度传统疗法中的淋油净化方式。

3-10

黑种草油

英文俗名	Black Cumin seed oil
拉丁学名	*Nigella sativa*
其他俗名	茴香花、雾中的爱
植物科属	毛茛科黑种草属
主要产地	埃及、印度、中东
萃取部位	种子
萃取方式	冷压

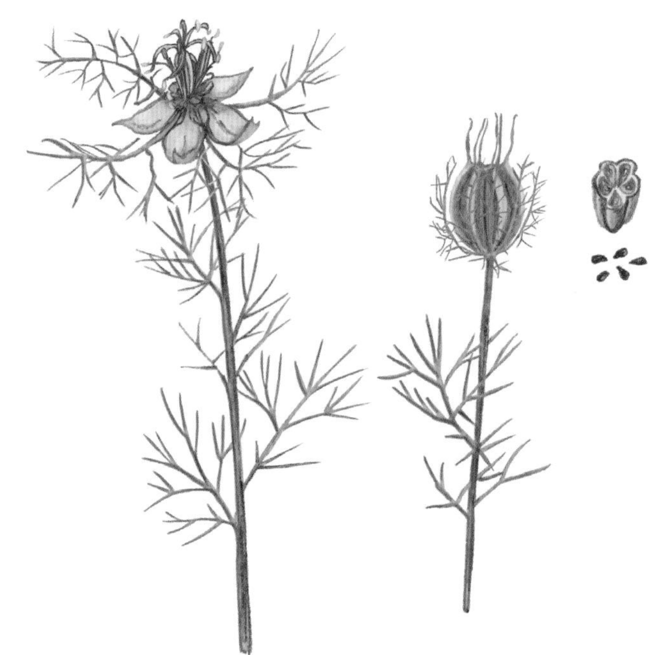

外观特征

一年生草本植物，高约 50 公分，叶片如发丝状，开紫蓝色花，蒴果内含漆黑色种子，因而得其名。

植物油特性

黑种草是中东和印度地区的著名香料，常洒在面包上增添风味。印度传统医学用来当消化良药，可驱胀气，减缓胃绞痛；阿拉伯世界人们用它做成闻香包，可提神醒脑，处理头疼、鼻塞，让呼吸顺畅。

黑种草油是冷压植物油，不是浸泡油，却含有约 1% 的精油成分，非常特别，这使得它气味很强烈，也不容易变质。而黑种草油的热性特质，最适合用于消化、免疫、女性机能等常需要“火力”的部位。它富含多元不饱和脂肪酸，能提振免疫力，抗过敏，尤其加上黑种草酮，能舒缓气喘、咳嗽、湿疹、花粉热等症状。其中的百里香氢醌，能激励胆汁分泌，适量口服黑种草油能保护肠道黏膜，改善消化道问题。而女性机能方面，回药中记录黑种草可通经催乳，处理痛经问题。

选购重点

具有强烈的香料气味，口感略苦。

代表成分

亚麻油酸 55%、油酸 23%、饱和脂肪酸 15%、多种精油成分。

侧重属性

- 生理疗效：抗过敏、湿疹，缓和关节炎、痛经，抗肿瘤，提升消化力、免疫力。

使用禁忌

无。

代表配方

- 调理女性机能配方

  黑种草油 10ml + 唇形科百里香属的复方精油（包括牻牛儿醇百里香、龙脑百里香、柠檬百里香、薰陆香百里香、冬季百里香）共 4 滴，涂抹于腹部、腰椎附近，能保养子宫，处理女性机能问题。

3-11

山金车浸泡油

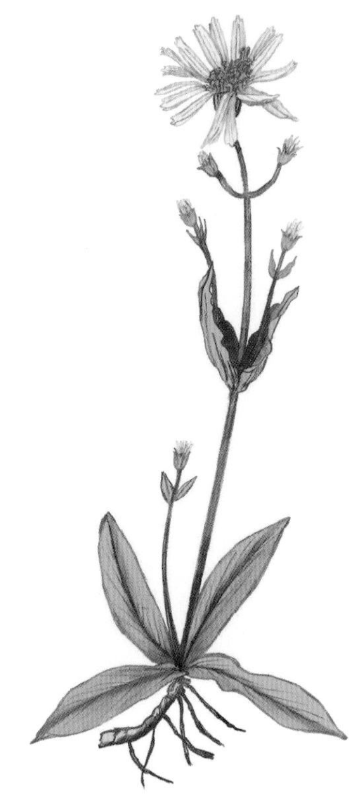

英文俗名	Arnica Macerate oil
拉丁学名	*Arnica montana / Arnica officinalis*
其他俗名	阿尼菊
植物科属	菊科山金车属
主要产地	法国
萃取部位	花朵
萃取方式	浸泡在橄榄油中

外观特征

多年生植物，具匍匐的根状茎与直立地上茎，会开雏菊状的黄橘色花，主要生长在中南欧、中亚、北美的森林、湿地、雪线斜坡等处。

植物油特性

山金车自古即为专治跌打损伤、抗瘀血的著名药草。传统中南美洲的印第安人会用山金车的萃取液，来处理各种瘀伤、扭伤。在欧洲的顺势疗法中，它也是重要制剂，用来止痛、消炎。

山金车油则是一种浸泡油，做法是采收山金车的盛开花朵，铺放于空旷处，让花朵自然晒干到没水分状态，然后放入有机冷压橄榄油内，封罐大约二星期，再过滤掉花渣，即完成山金车浸泡油。因为是浸泡油的缘故，所以内含植物精油和许多大分子成分，例如百里酚、倍半萜内酯、类黄酮、多醣类等。山金车浸泡油具有抗菌特性，并能促进血液循环、消炎止痛、激励再生、治疗瘀血，其角色就像是植物油中的永久花。

山金车浸泡油促进循环的特性，很适合当作按摩油，用来保养关节或肌肉的劳损、提振免疫系统；也有厂商制成油膏或软膏，作为消肿止痛的居家良药；也常被制成护腿足霜、护眼霜，具有消除蓝黑色瘀斑或褪黑眼圈的作用。

选购重点

浸泡油中的基底油质量也是很重要，建议选购有信誉的品牌。

代表成分

百里酚、倍半萜内酯、山金车素、类黄酮、多醣类、多种精油成分。

侧重属性

- 生理疗效：促进血液循环、消炎止痛，极适合处理瘀血、扭伤、肿胀、肌肉劳损。

使用禁忌

不可内服，也不适合用于开放性伤口处。曾有些特殊个案对山金车浸泡油出现过敏现象，故建议使用前先做皮肤敏感测试。

代表配方

· 活血化瘀配方

山金车浸泡油 10ml + 永久花家族的复方精油（包括意大利永久花、窄叶永久花、苞叶永久花、鹰草永久花、光辉永久花）共 6 滴，这算是活血化瘀的加乘配方，涂抹按摩可用来处理肌肉酸痛，保养关节、筋骨问题。

3-12

圣约翰草浸泡油

英文俗名	St. John's Wort oil
拉丁学名	*Hypericum perforatum*
其他俗名	贯叶连翘、金丝桃忘忧草
植物科属	藤黄科或金丝桃科连翘属
主要产地	法国、澳洲
萃取部位	花朵
萃取方式	浸泡在橄榄油中

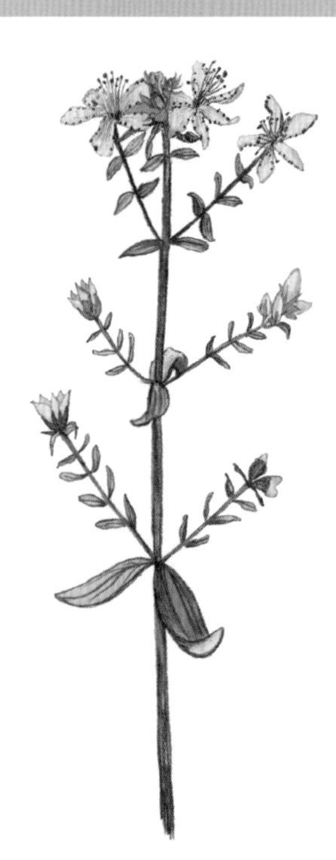

外观特征

多年生木质茎之草本植物，植株约 1 米，花朵如星形丛生，各有 5 片鲜黄色带斑点的花瓣、以及很多的长雄蕊。

植物油特性

原生长于欧洲、北非、西亚，是随处可见的路边野草。传说圣约翰草的名字由来，乃搓揉黄色花瓣会有红色汁液，被古代人认为像是圣经中圣约翰殉道时的鲜血，且该植物约在圣约翰的诞生日 6 月 24 日前后盛开，故得其名。人们相信它能驱邪、庇佑且具疗效，在十字军东征期间，最常用来治疗伤口。

圣约翰草浸泡油中含有金丝桃素、伪金丝桃素（此两者具有强力的抗菌、抗病毒作用）、胡萝卜素、类黄酮、鞣酸 / 单宁酸、多种精油等。可治疗伤口、抗菌消炎、促进循环，适合涂抹于溃疡、烧烫伤、疹子、风湿、腰痛、痛风、关节炎、肌肉拉伤、瘀血与肿瘤的患部。

圣约翰草另一知名疗效是稳定神经、抗沮丧，被誉为治疗忧郁症的重要药草。圣约翰草浸泡油仿佛把太阳注入其中，能带给人被温暖阳光拥抱的愉悦自在，以及正面保护力量。对于有睡眠困扰、更年期、紧张焦虑的个案，其安抚放松的效果极佳。

选购重点

油色深红，带有独特的香料味。浸泡油中的基底油质量也很重要，而浸泡过程的工法将大大影响有效成分的多寡，建议选购有信誉的品牌。

3-12

圣约翰草浸泡油

代表成分

金丝桃素、伪金丝桃素、胡萝卜素、类黄酮、鞣酸 / 单宁酸、多种精油成分。

侧重属性

- 生理疗效：治疗任何伤口、溃疡、发炎、烧烫伤、晒伤、蚊虫叮咬、疹子、疮痂。
- 心理疗效：抗焦虑、抗沮丧、抗忧郁、助眠。

使用禁忌

轻微的光敏性（口服或大量使用药草萃取物可能有光敏性疑虑，但浸泡油外用则影响小）。由于浸泡油本身已有微量精油成分，与其他精油调和时注意剂量不要太高。

代表配方

- 圣约翰草浸泡油 + 杏桃仁油 + 玉米胚芽油，比例依个人喜好，调成复方植物油，适合外用来处理神经失调所产生的皮肤问题。

3-13

金盏菊浸泡油

英文俗名	Calendula oil
拉丁学名	*Calendula officinalis*
其他俗名	常春花
植物科属	菊科金盏菊属
主要产地	德国、法国
萃取部位	花朵
萃取方式	浸泡在甜杏仁油或橄榄油中

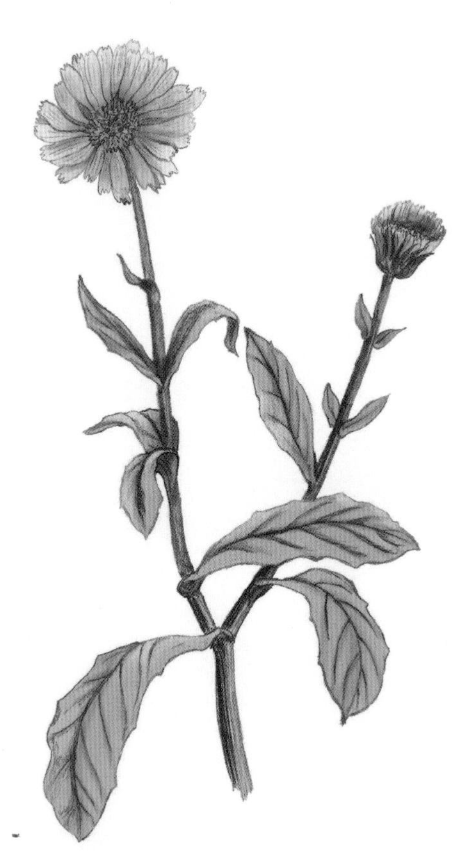

外观特征　一或二年生草本植物，高约 50 公分，叶互生，开金黄或橘色花朵。

植物油特性　原产于南欧和北非，现今广泛被引种到世界各地，常当作观赏花卉栽培。其叶和花瓣可食用，也可作为染料和药用，古代常用来处理创伤、止血、通经、止痛、消炎、改善静脉曲张，或处理皮肤疾病。

金盏菊的浸泡油含有多种精油成分，能抑菌、抗发炎、加速伤口愈合、修护组织、淡化疤痕、促进细胞再生、强化新陈代谢，适合用来当各种问题皮肤的基底油。它也能软化角质，保养龟裂或敏感脆弱肌肤，适合当手足护理油。金盏菊植株需要充足的阳光，其趋光生长的特性，仿佛能帮助人们驱散迷雾阴郁的情绪，对抗心中无法解决的冲突，故呼应它特别适合过敏体质或敏感肌肤的人。

选购重点　浸泡油中的基底油质量也是很重要，建议选购有信誉的品牌。

代表成分　多种精油成分、胡萝卜素。

侧重属性

- 生理疗效：处理各种皮肤疾病、敏感性肌肤、婴幼儿肌肤问题如尿布疹。

使用禁忌　无。

代表配方

- 金盏菊浸泡油 10ml ＋菊科家族的复方精油（包括德国洋甘菊、罗马洋甘菊、菊花、野洋甘菊、金盏菊）共 4 滴，涂抹于患部或胸前，适合处理过敏或免疫系统问题。

3-14

琼 崖 海 棠 油

英文俗名	Tamanu oil
拉丁学名	*Calophyllum inophyllum*
其他俗名	红厚壳、胡桐、依诺飞伦
植物科属	藤黄科胡桐属
主要产地	马达加斯加岛、海南岛及台湾恒春海岸
萃取部位	果仁
萃取方式	冷压

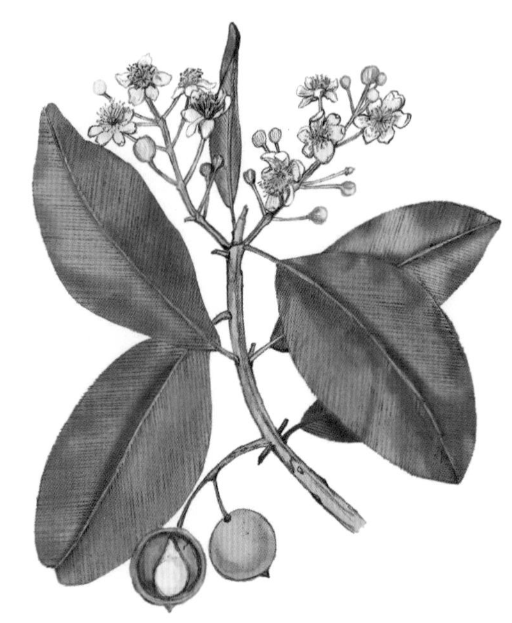

外观特征　常绿大型乔木，叶片硬厚，呈长椭圆形，叶脉平行且明显。开白花，球形核果，种子可榨油。

3-14

琼崖海棠油

植物油特性

琼崖海棠是印度洋和太平洋沿岸的热带原生植物，在台湾也常见其欣欣向荣的姿态。太平洋岛屿原住民传统药用于止痛、抗发炎、帮助伤口愈合。

琼崖海棠油是冷压植物油，却含有多种精油成分，百里酚、萜烯类、醇类、芳香酸，以及很重要的明星成分：吡喃香豆素衍生物，具有抗肿瘤的潜力，而双吡喃香豆素，可以抑制弹性蛋白酶，也就是能预防皱纹和皮肤松垮。但不含呋喃香豆素，不用担心光敏性。长期用来按摩，会让皮肤较有弹性，它也是著名的生发用油，对于发肤的回春效果非常卓越。临床作用还有强力消炎、活血、改善静脉曲张、修复疤痕组织、抗菌、抗病毒、处理皮肤感染。

选购重点

初榨、冷压、未过滤的琼崖海棠油呈墨绿色，浓稠略带黏性，具强烈的药草气味，甚至有一点沙沙的结晶物质（即前述香豆素大分子使然）。

代表成分

油酸 30%、亚麻油酸 38%、饱和脂肪酸 25%、多种精油成分。

侧重属性

- 生理疗效：抗菌、消炎、修护疤痕。

使用禁忌

无。

代表配方

- 琼崖海棠油 + 金盏菊浸泡油 + 荷荷芭油，比例依个人喜好，调成复方植物油，适合处理过敏肌肤、霉菌感染等问题。

3-15

雪亚脂

英文俗名	Shea Butter
拉丁学名	*Butyrospermum parkii*
其他俗名	乳油木、乳油果、乳油木果脂
植物科属	山榄科牛油果属
主要产地	西非、中非
萃取部位	种子
萃取方式	传统手工压榨（将果实去壳磨碎后，在大锅里加入水煮沸，期间一直搅拌直到油水分离，取出浮在上层的油，等待凝固即成）。

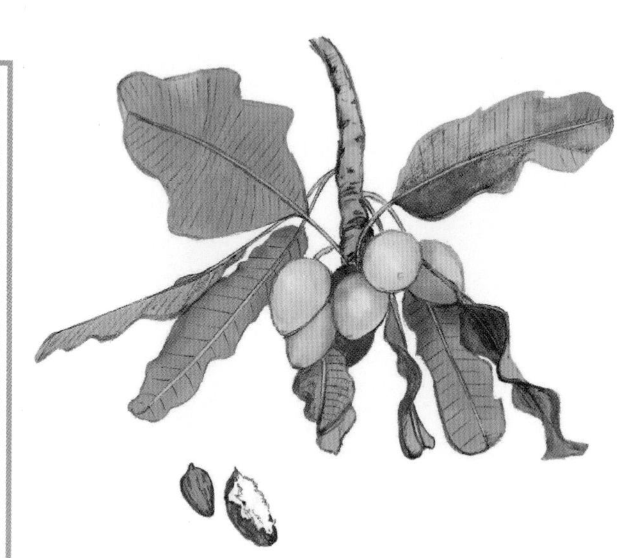

外观特征

树形高大可达 15 米，卵形的果实如李子大小，种子含丰富油脂。

植物油特性

雪亚脂是非洲特产植物，广泛应用于食品及医药上，当地人传统拿来护发、护肤、治疗外伤及各式皮肤疾病，甚至还可食用，是当地人食物中的油脂来源之一。时至今日，拜一些知名护肤品牌的宣传之赐，雪亚脂已经成了家喻户晓的护肤明星，甚至有以雪亚脂为名发展出来的一系列品牌。

深究这个明星植物油里的成分，最具疗效代表的是三萜烯醇，它能够强力修复皮肤，调节角质层。不论是湿疹还是干癣造成的角质不均，或是单纯的干燥落屑，雪亚脂的修护力可说是植物油里的第一名。使用时的触感，像是在皮肤表层形成一层薄膜，但又不过度滋润致痘，所以当任何肌肤问题发生时，都可选择雪亚脂。再加上它常温时为固态的特性，很适合拿来加入精油调配成油膏，或是与其他油脂调成复方植物油，方便携带又有疗效。

选购重点

有一些市售的雪亚脂会使用己烷来萃取，并经过脱色除味的手续，这种精炼过的雪亚脂，颜色雪白，质地柔滑，没有任何气味，不宜食用。假如希望买到未精炼、仅用传统手工压榨的天然成品，记得挑选颜色偏灰黄，且摸起来会有凝结的小颗粒的雪亚脂。

代表成分

三萜烯醇、尿囊素、饱和脂肪酸 40%、油酸 50%、亚麻油酸 5%。

侧重属性

- 生理疗效：缓解神经性皮肤炎、调节角质状况（适用各种干癣与湿疹）、辅助受伤及发炎肌肤愈合、亮白肌肤。

使用禁忌

无。

代表配方

- 孕妇除纹配方
  雪亚脂 + 甜杏仁油 + 油菜籽油，比例依个人喜好，调成复方植物油，可作孕妇保养用油，预防妊娠纹。

- 异位性皮肤炎止痒配方
  雪亚脂具有良好的修护作用，拿来处理异位性皮肤炎的发痒特别有效，将姜黄、德国洋甘菊与真正薰衣草精油各 3 滴，滴入 10ml 的雪亚脂中搅拌均匀，再涂抹于痒处。

3-16

荷荷芭油

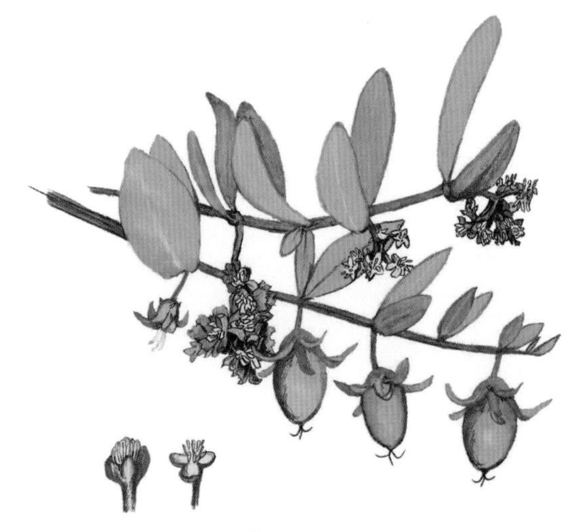

英文俗名	Jojoba oil
拉丁学名	*Simmondsia chinensis*
其他俗名	西蒙得木、油蜡树、山羊果、咖啡莓
植物科属	西蒙得木科西蒙得木属
主要产地	以色列、加州、墨西哥
萃取部位	果实
萃取方式	冷压

外观特征

叶片对生，呈肥厚革质状，带蓝绿色。开黄色花朵，果实成熟时会由绿转棕色。

植物油特性

荷荷芭原生于墨西哥西北方的干燥沙漠地带，这种植物长得很慢，栽种后需要 5 ~ 6 年才会结出果实。在如此干旱贫瘠的生长背景下，荷荷芭油带有高度抗氧化、耐高温、油质稳定的特点。在摄氏 7 度以下时会凝固，但只要恢复常温就回到液态，且这种形态上的变化并不会影响质量。它的保存期限很长，几乎不会产生油耗味，因此常被用作高质量按摩油的基底油。

荷荷芭油里有 50% 以上是植物液态蜡，与人体皮脂的结构十分近似，使用在肌肤上，能够形成很好的防护膜，既强化皮肤本身，又不会对皮肤带来负担。保湿、隔离、修护的表现都在水平以上，适用于所有的肌肤。此外，它还能防止阳光直射，具有 SPF 4 的防晒效果。

选购重点

精炼过的荷荷芭油呈现透明无色，未精炼的荷荷芭油则为金黄色液体状，以芳香疗法的角度而言，选择未精炼的油品较佳，因此购买时须注意观察颜色。

代表成分

液态蜡。

侧重属性

- 生理疗效：一般性护肤（亲肤性最佳，对所有类型的皮肤都有益）、护发、防晒。

使用禁忌

由于荷荷芭油中 50% 为液态蜡，因此不建议口服。

代表配方

由于荷荷芭油不易变质、保存期限长，故适合拿来稀释并保存昂贵珍稀的精油，例如花朵类精油。做法是将刚买来的 1ml 玫瑰精油，放入可容纳 5ml 的瓶身，再用荷荷芭油注满，即稀释五倍后，视此为单方纯油，拿来稀释调香。

3-17

甜杏仁油

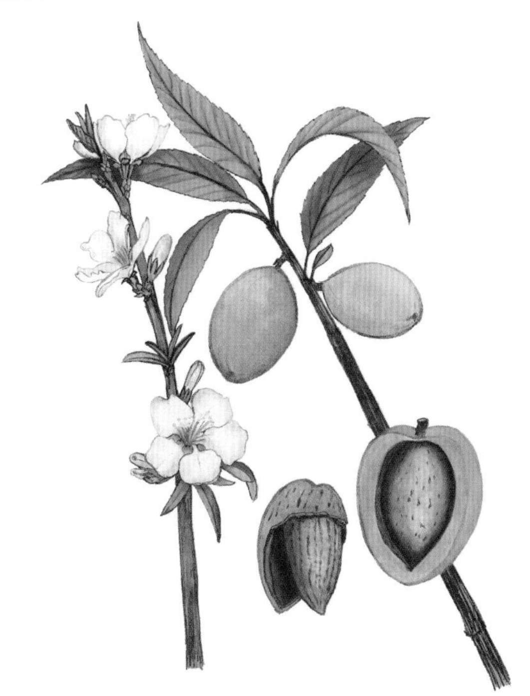

英文俗名	Sweet Almond oil
拉丁学名	*Prunus amygdalus* var. dulcis
其他俗名	杏仁油
植物科属	蔷薇科李属
主要产地	地中海型气候区、北非、加州
萃取部位	核仁
萃取方式	冷压

外观特征

春天开粉红色或白色小花，果实呈橄榄状，有淡绿色细毛覆盖。

植物油特性

杏仁树的栽种历史已经有数千年了，引进欧洲后，从十几世纪起就是王公贵族拿来制作乳霜的原料。英国植物学家杰拉德（John Gerard，1545—1611）曾在著作《药物论》(*Generall Historie of Plantes*) 里描述，甜杏仁油能使皮肤细嫩光滑，并可清除脸上的斑点或面疱。

这是一种质轻、柔美并滋养的植物油，整体呈现淡黄色。由于油酸比例高，使得甜杏仁油的触感及延展性极佳，适合拿来进行按摩，能够软化肤质，滋养干燥的肌肤，也常用来处理手足指甲粗皮问题。对于过敏或婴幼儿皮肤，也有很好的舒缓效果。

选购重点

市面上买到的甜杏仁油，常会掺杂苦杏仁油；苦杏仁在高温压榨时，其中的苦杏仁苷会转变成剧毒氢氰酸，所以一定要购买冷压油。倘若不确定该厂商的质量时，建议外用按摩就好，不宜内服。

代表成分

油酸 65%、亚麻油酸 25%、维生素 D。

侧重属性

- 生理疗效：干性或敏感皮肤的发痒、脱皮、落屑、龟裂等症状；软化指甲周围硬皮；干癣、湿疹的护理。

使用禁忌

除非买到值得信赖的品牌的冷压甜杏仁油，否则不建议口服。

代表配方

- 修护手足配方

  甜杏仁油以修护手足而闻名，直接将甜杏仁油涂抹于手足指甲上，再戴上棉质手套入睡，可以让硬皮软化，并改善脱皮现象。

3-18

昆士兰坚果油

英文俗名	Macadamia oil
拉丁学名	*Macadamia integrifolia / Macadamia ternifolia*
其他俗名	夏威夷坚果油、澳洲胡桃油
植物科属	山龙眼科昆士兰坚果属
主要产地	澳洲、夏威夷
萃取部位	果仁
萃取方式	冷压

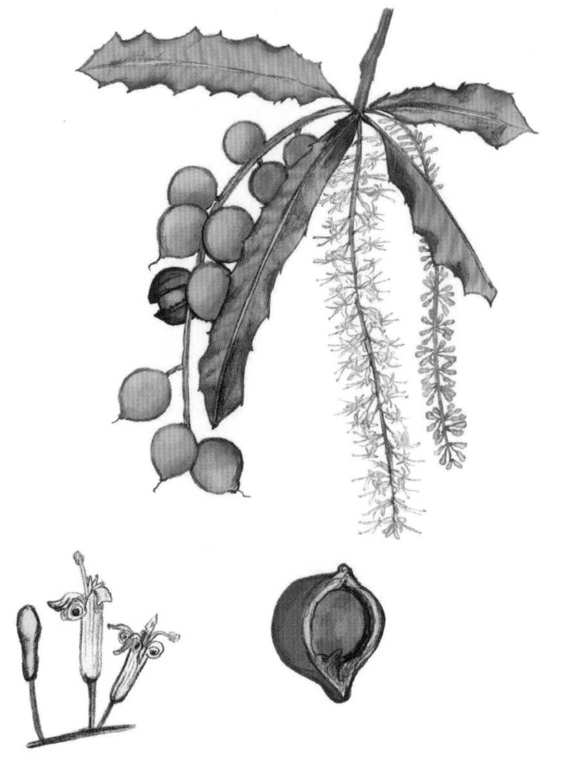

外观特征

叶片的边缘是刺状，摸起来扎手。开淡粉色的花，花形纤弱柔美。果仁外面包覆一层坚硬的棕色外壳，壳外还有一层绿色的皮。

植物油特性

昆士兰坚果树，原生于澳洲，其果仁香气浓郁、口感细致，是当地原住民的常用食材。18 世纪移民者来到澳洲后，开发为人工培育的经济作物，作为美味零食或运用于甜点烘焙，所萃油脂也成为美容保养的昂贵原料。

昆士兰坚果油的油质清淡、延展度与亲肤性高，运用在芳香疗法按摩中，可迅速被皮肤吸收，同时又能在皮肤表面形成一层保护膜，可延缓皮肤与细胞老化，稳定性佳，具抗氧化、保湿、滋润、细胞修复的作用，熟龄肌肤、油性和面疱肌肤皆适用。其气味不太刺激，触感也不黏腻，不会覆盖精油气味，是很棒的基底油或滋养油。也很适合用来口服，气味香、口感佳。

昆士兰坚果油的保存度佳，不易变质，具

选购重点

有淡淡坚果香，建议选购未精炼的油，营养价值更高。

代表成分

油酸 55%、棕榈油酸 20%、饱和脂肪酸 10%。

侧重属性

- 生理疗效：抗氧化、保湿、滋润、修复细胞、延缓老化、护理头皮。

使用禁忌

无。

代表配方

- 昆士兰坚果油 + 桃仁油 + 百香果油，比例依个人喜好，调成复方植物油，适合油性肌肤或脆弱敏感肌肤（例如婴幼儿或头皮屑问题）调养的基底油。

3-19

鳄梨油

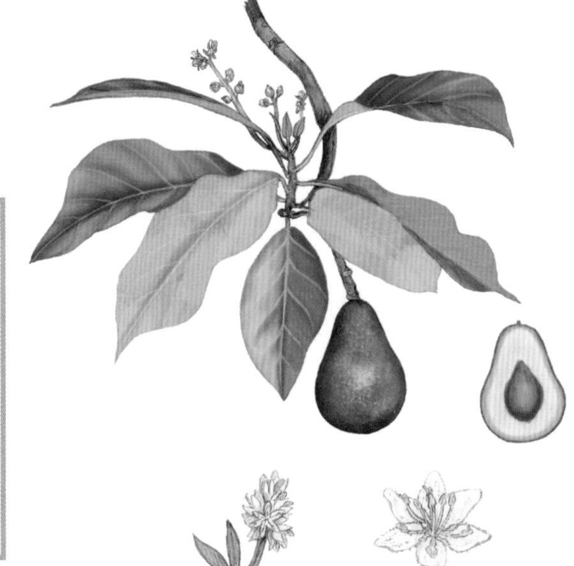

英文俗名	Avocado oil
拉丁学名	*Persea americana*
其他俗名	酪梨、牛油果、油梨、樟梨
植物科属	樟科鳄梨属
主要产地	中美洲、墨西哥、南非
萃取部位	果肉
萃取方式	冷压

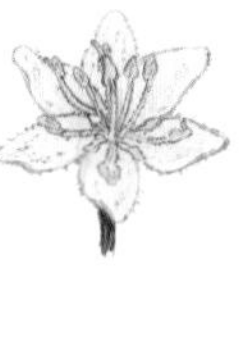

外观特征

树皮灰褐色，具深纵沟。叶片是长椭圆形，花朵为淡黄色，带有清香。果实硕大呈卵形，内含一枚大颗种子，果皮是光亮的绿色，成熟时发皱，变深褐或红紫色。果肉则为乳黄色，富含植物性油脂，可供食用。

植物油特性

鳄梨是原生于中南美洲的高大树种，墨西哥原住民的种植历史极早，除供作高营养食物外，也应用于医疗与保养上。鳄梨果实在绿色时即采收，等到熟软时才能食用，果肉富含蛋白质与脂质，不含胆固醇，有保健功效；还具特殊成分能保护果实免受外在环境破坏，并能延缓成熟或败坏，所以鳄梨油很稳定、不易氧化、容易保存。当然也有助保护人类的脆弱肌肤。

鳄梨油的滋润度高，延展性佳，具有快速渗透皮肤、易被吸收的优点，有助锁住水分、促进细胞再生，很适合用于干燥与老化的皮肤，孕妇皮肤干痒，预防妊娠纹，或制成冬季保养用油、修护型面霜等，让皮肤保持柔顺、弹性与活力。若属于一般性肌肤，则建议将它与其他植物油对半调和，让质地变得滑顺些，使用时可减少负担。鳄梨油的触感丰润，有助让人感受到强烈的身体存在感，加一点在按摩油中，很适合用于较难亲近或不愿与人接触的个案。

选购重点

冷压未精炼的鳄梨油并不多见，因为萃取过程麻烦。化妆品工业偏好精炼的鳄梨油，颜色较浅，为淡黄色，也较不影响其产品的最后成色。但芳疗等级建议使用未精炼的冷压鳄梨油，颜色较深，偏绿色。

代表成分

油酸 68%、亚麻油酸 12%、棕榈油酸 4%、饱和脂肪酸 12%。

侧重属性

- 生理疗效：用来保养脆弱、干裂、脱屑、冬季痒、老化等肌肤。

使用禁忌

无。

代表配方

- 鳄梨油 + 小麦胚芽油 + 米糠油，这是很滋润的复方植物油，适合用于冬天保养，或修护脆弱干裂、老化肌肤。

3-20

榛果油

英文俗名	Hazelnut oil
拉丁学名	*Corylus avellana*
其他俗名	山板栗
植物科属	桦木科榛属
主要产地	法国
萃取部位	果仁
萃取方式	冷压

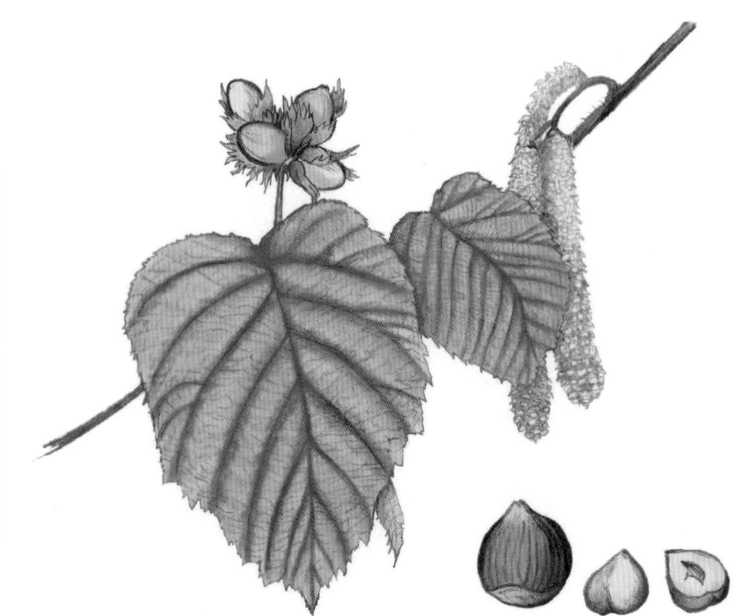

外观特征 小型落叶树，高约 3 米，雌雄同株异花，长状下垂的黄色花穗是明显特征，果实带有硬壳，内为富含油脂的芳香坚果。

植物油特性 榛果树原生于欧洲，有着美丽优雅的叶片、花朵及果实，被认为具有纤细敏锐的能量特质，因此在欧洲有很多关于榛果的传说，例如古凯尔特人视为智慧之果；欧洲人常当作护身符，以保卫生命健康；就连鲑鱼回游时还能记得出生地的路，也被赋予传说是因为鲑鱼父母吃了掉入河中的榛果，而保有智能与记忆。其实这些传说正呼应了榛果的丰富营养成分。

榛果的香气优雅迷人，常被运用于高级的甜点烘焙上。榛果油所含的油酸比例高，适合用来按摩，触感很细致，能带给人丰富的感官觉知和愉悦满足的感受。适合各种肤质，能让干燥敏感的肌肤得到滋润保养，又因为具有轻微的收敛作用，可减缓皮肤出油速度，也适合油脂分泌旺盛的人使用。

选购重点 口感很细致，气味清香宜人，带有甜点般优雅的坚果香。

代表成分 油酸 75%、亚麻油酸 10%、饱和脂肪酸 7%。

侧重属性

- 生理疗效：有益于脑和神经系统，呵护滋养皮肤，增进感官觉知。

使用禁忌 对坚果过敏的人请避用。

代表配方 榛果油的香气宜人，触感细腻，颇能刺激感官与情欲，适合当作护肤的基础油，能呵护细致的脸部或宠爱全身肌肤。

3-21

其他植物油

琉璃苣油 Borage oil

拉丁学名 *Borago officinalis*，紫草科，常见于欧洲。蓝紫色的星状小花，是其最美丽的特征。植物油由种子冷压而得，所含的珍贵 Ω6 成分 γ－次亚麻油酸（GLA）约占 22%，是植物油中含量最高者，比月见草油高将近一倍以上，所以疗效强，但气味也更浓重。口服能够舒缓压力、提振免疫力，治疗心血管疾病、神经性皮肤炎与慢性疼痛，也可以改善经前症候群的各种不适，外用则可以治疗湿疹、异位性皮肤炎、脂漏性皮肤炎与神经性皮肤炎，还能细致肌肤，在皮肤保养用油内加入 10% 左右即可见效。因容易氧化，建议开封后尽快使用完毕。

摩洛哥坚果油 Argan oil

拉丁学名 *Argania spinosa*，山榄科，仅产于摩洛哥。传统上会将采摘下来的坚果在空气中风干成熟，再把果肉退去，将坚果的核仁经由冷压法而得出坚果油。风干袪除果肉的步骤有时可以用机器取代人力进行，但是压榨核仁取得坚果油的步骤却还是需要依赖人力完成，因此摩洛哥坚果油的价格并不便宜，堪称是“北非的液体黄金”。摩洛哥坚果油含有油酸 40% 与亚麻油酸 35%，另外还含有维生素 E（α－生育酚）与植物固醇，口服可以帮助身体抗氧化、消除自由基，有研究指出能有效预防癌症与心血管疾病，还能降低胆固醇，外用能够保护皮肤，增强皮肤的抵抗力与滋润角质层，很适合有皮肤顽疾的人作为日常保养用油。

胡桃油 Walnut oil

拉丁学名 *Juglans regia*，胡桃科，原生于中亚与欧洲地区。植物油由核仁冷压而得，主要成分是亚麻油酸 55%、油酸 20%、α－次亚麻油酸 10%，与维生素 B1、B2、B3、烟碱酸，口服可以降低胆固醇，减低冠状动脉疾病的发生，还能提振免疫系统，为大脑补充必需脂肪酸，很适合小孩与孕妇食用。由于价格高，加上烹煮后会破坏其营养成分，建议可用冷拌的方式食用。因容易氧化，建议开封后尽快使用完毕。

杏桃仁油 Apricot Kernel oil

拉丁学名 *Prunus armeniaca*，蔷薇科。植物油由核仁冷压而成，主要成分是油酸 70%、亚麻油酸 25%。它比甜杏仁油更清爽细腻，触感宜人，适合油性或敏感、受损的肌肤。其香气淡雅，保湿又滋润，适合当手作保养品的基础油。也极适合搭配花香调精油，因为从植物能量学的角度来看，特别能唤起个案较女性柔美的那一面。

桃仁油 Peach Kernel oil

拉丁学名 *Prunus persica*，蔷薇科，原产于中国，桃子是广受欢迎的甜美水果。植物油由核仁冷压而成，主要成分是油酸 65%、亚麻油酸 20%、饱和脂肪酸 8%、维生素 E，因为质地清爽好吸收且低致敏，又带有淡淡的水蜜桃香气，很受保养品厂商的青睐，可以滋润皮肤，帮助维持肌肤弹性、抚平细纹，又可以减低发痒、红肿

3-21

其他植物油

的感觉，熟龄和敏感肌肤都可以使用。

雷公根浸泡油 Centella infused oil

拉丁学名 *Centella asiatica*，伞形科，在印度、中国与非洲皆是重要的传统药用植物。浸泡油通常可用甜杏仁油或是向日葵油浸泡而得，含有积雪草苷、三萜烯酸，可以收敛伤口、消炎、收缩血管、淡疤，常被用来治疗烫伤、溃烂或是严重的创伤，也能促进循环、治疗静脉曲张，因为具有加速细胞更新、抗氧化与紧实肌肤的功效，许多强调抗老化或回春的保养品中，也会添加雷公根浸泡油作为有效成分。

可可脂 Cocoa Butter

拉丁学名 *Theobroma cacao*。主成分是 65% 饱和脂肪酸（硬脂酸和棕榈酸）、油酸 35%，与雪亚脂同为固体状的油脂，带有淡淡的可可香气，硬度比雪亚脂硬，较少拿来直接使用，较常作为唇膏、肥皂、化妆品等的添加剂。

玫瑰籽油 Rose Hip seed oil

拉丁学名 *Rosa rubiginosa*，蔷薇科，主要产地在智利，一般称为野玫瑰，与玫瑰是不同品种。植物油由人工摘采的野玫瑰果种子冷压而成，主成分是亚麻油酸 40%、α－次亚麻油酸 35%、油酸 15%，还含有微量的维生素 A 原、E，使得它成为护肤圣品，可以软化角质、平衡油脂分泌、增加血液循环，还能预防与抑制皮肤的发炎反应，加上可以重建皮肤的结缔组织，因此对于陈年伤疤或是生长纹、妊娠纹都有淡化的功效，即使和其他植物油混合使用也能有很好的疗效。因容易氧化，建议开封后尽快使用完毕。

葡萄籽油 Grape seed oil

拉丁学名 *Vitis vinifera*，葡萄科，主要产于法国，中国近年来也有生产。植物油由葡萄种子萃取，在欧洲常是葡萄酒厂的副产物，但不建议选择溶剂萃取，而要选冷压萃取的。它有高量的亚麻油酸约 70%、油酸 15%、饱和脂肪酸 10%，并且含有可以强力抗氧化的多酚——原花青素（OPC），因此成为抗老回春的圣品。口服葡萄籽油可以改善心血管疾病，提振免疫力，外用则可以活化细胞、促进细胞更新、缓解皮肤或是肌肉关节的发炎反应。质地清爽，很适合怕油感的人使用。

油菜籽油 Rapeseed oil

拉丁学名 *Brassica napus*，十字花科，主要产地在加拿大与欧洲。植物油由种子冷压而得，主要成分是油酸 60%、亚麻油酸 20%、α－次亚麻油酸 8%，也含有维生素 E 与 K，口服能够调节血脂、降低胆固醇，具有保护心血管的功效，外用则能够滋润皮肤，强化角质层，适合皮肤比较脆弱的人作为日常保养用油。

红花籽油 Safflower seed oil

拉丁学名 *Carthamus tinctorius*，菊科，红花是人类历史上古老的作物之一，可做染料或药用。红花籽油的营养价值类似于向日葵油，含有亚麻油酸 75% 和油酸 13%，可以降低胆固醇、保养心血管系统、预防阻塞、促进新陈代谢，又含有维生素 E，可以帮助身体消除自由基，能防癌抗衰老，也能够保护皮肤，加速细胞更新。因容易氧化，建议开封后尽快使用完毕。

石榴籽油 Pomegranate seed oil

拉丁学名 *Punica granatum*，千屈菜科石榴亚科，原生于亚洲，主要产于地中海地区。植物油由种子冷压而得，主要成分是石榴酸，这个特殊成分使得石榴籽油具有绝佳的抗氧化力，可以对抗自由基、保护心血管系统、降血糖、对抗癌症与提振免疫功能，并且含有植物激素，可以缓解更年期症状，如情绪波动、热潮红、夜汗、性欲低以及阴道干涩，还可以平衡因压力造成的紧张情绪。外用同样有卓越的效果，可以治疗疤痕、改善皮肤干燥粗糙的问题，是很好的皮肤修护用油，因产量不多且价格昂贵，可与其他高效能油混合使用，如沙棘油、甜杏仁油、摩洛哥坚果油等。

百香果油 Passion fruit seed oil

拉丁学名 *Passiflora edulis*，西番莲科，原生于南美洲与非洲。植物油由种子冷压而得，主要成分是亚麻油酸 (75%)、油酸 (12%)，以及胡萝卜素、维生素 A、镁、磷等微量成分，使得它具有极佳的护肤效果，能够帮助肌肤抵抗自由基，减缓胶原蛋白流失的速度，维持紧致，质地清爽又能保湿，非常适合熟龄与痘痘肌肤使用。因为能抗菌、抗病毒，也可以用来做头皮的清洁与保养，口服则有镇定、消炎、抗痉挛的功效，很适合气喘、咳嗽等呼吸道痉挛的疾病患者作为日常保健食用。

小麦胚芽油 Wheat germ oil

拉丁学名 *Triticum aestivum*，禾本科，世界各地多可种植。小麦胚芽自古被誉为“生命的宝库”，小麦胚芽油是由小麦胚芽经过冷压而得，在促进健康上也是强而有力的助手。小麦胚芽油含有亚麻油酸 55%、油酸 15%、α-次亚麻油酸 7%，以及大量的维生素 E 与脂肪伴随物，抗氧化力佳，口服可以改善疲劳、促进新陈代谢、降低胆固醇、预防心血管疾病、舒缓疼痛，甚至是提振忧郁的情绪，外用则是可以修护肌肤（特别是妊娠纹）、预防老化，还能提高皮肤的免疫力，改善皮肤慢性发炎与敏感的状态。因为味道较重，不习惯者建议可与其他植物油搭配使用。

玉米胚芽油 Corn germ oil

拉丁学名 *Zea mays*，禾本科，世界各地多有种植，但产量最高是在美国。植物油由玉米胚芽压制而成，但市面上比较常见的是热压法或溶剂萃油法，而营养价值较高的则是冷压而得者，主要成分是亚麻油酸 55%、油酸 30%、饱和脂肪酸 15%，以及维生素 E。口服能够降低胆固醇、防止心血管疾病的发生，强身健体抗衰老，外用则可以滋润皮肤、防止老化、促进血液循环与淡斑。因容易氧化，建议开封后尽快使用完毕。

米糠油 Rice bran oil

又称玄米油，主要产地在日本与东南亚地区，是亚洲地区很常见的烹饪用油。水稻的拉丁学名 *Oryza sativa*，禾本科。糙米去

3-21

其他植物油

掉粗糠后，附着在米上薄薄一层的外皮就是米糠，植物油就是由米糠冷压而得，主要成分是油酸40%、亚麻油酸35%、棕榈酸18%，口服除了可以降低胆固醇，减低心血管疾病的罹病风险之外，因含有一个很重要的成分 γ－米糠醇（γ－oryzanol，又叫谷维素），连续服用4 ~ 6 周还可以缓解更年期热潮红的不适与舒缓疼痛，外用则可以滋润肌肤、软化角质、美白淡斑，质地清爽且温和，适合敏感肌肤及婴幼儿使用。

紫苏籽油 Perilla seed oil

拉丁学名 *Perilla frutescens* 或 *Perilla ocymoides*，唇形科，原生于日本、韩国与中国，是可入药也可入菜的植物。植物油由种子冷压而得，主要成分是 α－次亚麻油酸60%、亚麻油酸15%、油酸12%，口服可以保养心血管系统、脑部与眼睛，外用则是可以作为熟龄与敏感肌肤的日常保养用油，长时间使用可以抚平细纹、消炎、抗过敏，稳定皮肤状态。

奇亚籽油 Chia seed oil

拉丁学名 *Salvia hispanica*，唇形科，原生于南美洲，自古以来便是用来补充体力的作物，西方人称之为“超级食物”或“奇迹种子”。植物油由种子冷压而得，主要成分是 α－次亚麻油酸60%、亚麻油酸20%，口服能够降低胆固醇、预防心血管疾病，抑制发炎反应、改善慢性疼痛，并提高身体代谢；外用则是可以滋润皮肤、缓解皮肤发痒，适合敏感肌肤使用。

非洲生命树油 Baobab oil

拉丁学名 *Adansonia digitata*，又名非洲猢狲树或猴面包树，锦葵科木棉亚科，原生于非洲，是古老且长寿的树种，可存活五六千年，全株植物都可入药，拥有极高的药用价值。植物油由种子冷压而得，含有几乎等比例的饱和脂肪酸（硬脂酸、棕榈酸）30%、油酸35%、亚麻油酸30%，及微量的维生素A、D、E。外用可以软化角质，增加皮肤弹性，加强保湿与修护受损皮肤，可以作为干燥的头发、指甲与唇部的护理用油。因为质地较黏稠，建议与其他植物油混合使用，非洲生命树油约占10%即可有不错的效果。

亚麻荠油 Camelina oil

拉丁学名 *Camelina sativa*，十字花科，原生于欧洲与中亚，是很古老的产油植物，已有数千年的历史。它常常跟亚麻生长在一起，加上亚麻荠油也跟亚麻籽油一样富含 Ω3，加上又含有强力抗氧化的成分，比亚麻籽油更稳定、更容易保存，在欧洲是取代亚麻籽油的首选，被誉为新一代的亚麻籽油。植物油由种子冷压而得，主要成分是 α－次亚麻油酸35%、亚麻油酸20%、油酸15%、维生素E，其维生素E的含量是植物油中数一数二高的，可想而知其抗氧化效果也是数一数二好。服用亚麻荠油可以预防心血管疾病、抑制身体的发炎反应、提振免疫力，还可以消除自由基，延缓身体老化，外用则可以保护皮肤不受紫外线或X光的伤害，还可以治疗皮肤炎、湿疹、牛皮癣等顽疾，建议可将亚麻荠油与其他植物油以 1∶9 的比例调和使用。

辣木油 Moringa oil

拉丁学名 *Moringa oleifera*，辣木科，原生于印度与非洲，早在数千年前埃及人就将辣木油作为防晒油使用。植物油由种子冷压而得，主要成分是油酸 70% 以及维生素 A、E，可以改善皮肤干燥脱屑的状况，用来按摩头皮与头发，也可以达到滋养抗屑的功效。而辣木油最主要的价值在于它极佳的抗氧化能力，使用在天然保养品中可以抗菌防腐，不需额外添加防腐剂，因此受到许多天然保养品牌的爱戴。

印度楝树油 Neem oil

拉丁学名 *Azadirachta indica* 或 *Melia azadirachta*，楝科，主要生长于印度，是著名的阿输吠陀药用植物。植物油由果实种子冷压而得，呈深褐色，富含印楝素（Azadirachtin），是其特殊气味的来源。在印度当地也很少拿来口服，主要都是用来制作保养品、香皂等外用产品，能够驱除蚊虫、抗菌、抗病毒，还可以治疗皮肤问题，如面疱、刀切伤、湿疹、头皮屑等，还能抑制发炎反应，缓解肌肉关节的疼痛。印度楝树油的驱虫效果，也很适合使用在宠物的身上。

印加果油 Sacha inchi oil

拉丁学名 *Plukenetia volubilis*，大戟科，原生于秘鲁的亚马逊雨林区，已种植好几世纪，是当地原住民的重要粮食。植物油由种子冷压而得，不饱和脂肪酸的含量高达 80%，其中 α－次亚麻油酸又占了一半以上，另外也含有维生素 A、E，口服印加果油可以提高免疫力、降胆固醇、预防心血管疾病与糖尿病、降低腹部脂肪、增进智力，还可以提振忧郁情绪、抗发炎，外用则可以保湿、抗老化、细致肌肤，加上质地清爽好吸收，很适合敏感与干燥肌肤使用。

酸楂树油 Andiroba oil

拉丁学名 *Carapa guianensis*，楝科，原生于南美洲，南美印第安人会用酸楂树油来祛除头虱与治疗皮肤溃疡。植物油由种子冷压而得，主要成分是油酸 50%、亚麻油酸 10%、棕榈酸 28%，具有强力抗发炎与止痛的功效。关节炎的患者可以将其温热后按摩患部，能够缓解肌肉与关节疼痛，还可以治疗伤口、牛皮癣与湿疹，若是有耳朵的不适，如：中耳炎，也可以滴 1 ~ 2 滴酸楂树油到耳朵里面，也能改善症状。

巴西坚果油 Brazil nut oil

拉丁学名 *Bertholletia excelsa*，玉蕊科，原生于巴西，平均寿命可以长达 500 年之久，是少数全野生栽种的作物之一，当地使用巴西坚果油来治疗胃痛与肝脏问题。植物油由种子冷压而得，主要成分是油酸 40%、亚麻油酸 35%，以及维生素 A、D、E，最特别的是还有硒。硒是很重要的微量元素，抗氧化能力约在维生素 E 的 50 倍以上，和维生素 E 共存时更可以使抗氧化的效果加倍。巴西坚果油可以做烹饪用油，口服可以养肝、治疗胃痛、降低胆固醇、预防心血管疾病；外用可以作为受损发质的护发油，让头发柔顺有光泽，用于皮肤可以增加弹性、提高皮肤的亮度，也可以治疗湿疹与干癣。

3-21

其他植物油

巴巴苏油 Babassu oil

拉丁学名 *Orbignya oleifera* 或 *Attalea speciosa*，棕榈科，原生于南美洲。植物油由核仁冷压而得，主要成分是饱和脂肪酸 80%（月桂酸 50%、肉豆蔻酸 20%）、油酸 12%、维生素 E 与植物固醇。和椰子油类似，室温下呈现固体状，早期无论是食用还是工业用，都被拿来当作椰子油的替代品，但它所含的脂肪酸能够有效地抗过敏，改善敏感造成的红痒与干燥，用于头皮保养还可以强化发根与恢复头皮健康，因此渐渐受到化妆品工业的重用。

布荔奇果油 Buriti oil

拉丁学名 *Mauritia flexuosa*，棕榈科，原生于南美洲，在巴西一带被誉为“生命之树”。植物油由果实冷压而得，主要成分是油酸 70%、饱和脂肪酸（棕榈酸）18%，且含有 β－胡萝卜素和维生素 E，极佳的抗氧化能力可以保护皮肤不受紫外线伤害，加上有很好的滋润效果，可以修护疤痕，舒缓疼痛，很适合作为烫伤或是皮肤严重创伤的治疗用油，其温和的特性也被广泛使用在婴儿的舒缓乳霜中，可以治疗异位性皮肤炎与尿布疹。

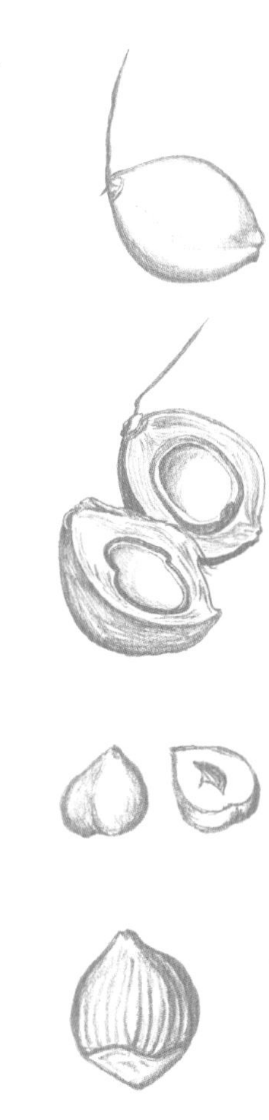

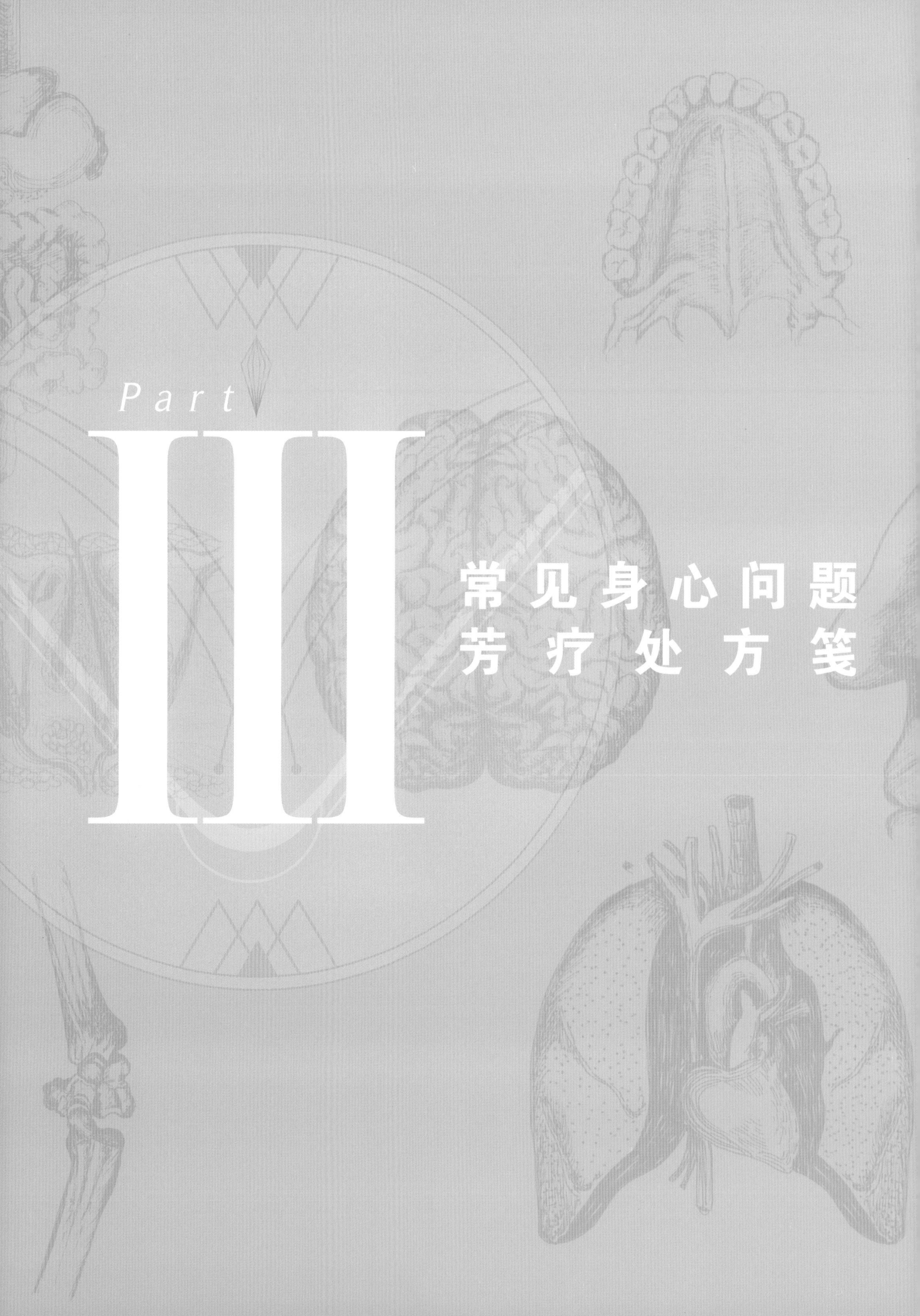

Part III

常见身心问题芳疗处方笺

Chapter 1 神经 & 免疫系统

神经系统主要包含两大部分：中枢神经系统与周边神经系统。中枢神经系统是由脑和脊髓构成，掌管着身体各系统的沟通协调与反应；周边神经系统则是由 12 对脑神经与 31 对脊神经组成，掌管器官、内分泌腺体的恒定，以维持生命，不受意志控制。因此，神经系统可算是身体主要发号施令的长官，一旦失调，身体的各部分就会产生错乱、脱序，无法应付环境的变化。

1-1

头痛

头痛是临床上常见的一种症状，头痛发生时可以先试着厘清是颅内痛或是颅外痛，若是颅内痛则有可能是脑子里长了东西，譬如脑瘤或脑部出血，此种情况较严重可能需开刀治疗。

而颅外痛则属于紧张性头痛，大多是肩颈肌肉紧绷造成头部血液循环不良与缺氧所导致；紧张性头痛的原因与压力、焦虑、愤怒、思虑过多、睡眠不足、受寒等有很大的关系。头痛的患者要特别注意心血管循环问题、日常生活作息，饮食有度，尽量避免抽烟喝酒，并做适度合宜的运动。而精油在处理头痛的问题上，主要是以促进血液循环、帮助身体温暖与神经放松为主，神经系统与精油之间特别能彼此呼应，是芳香疗法的疗愈重点，配合适当的按摩手法尤其会有加乘效果。

芳疗处方笺 1

丁香花苞 2 滴 + 零陵香豆 1 滴 + 肉豆蔻 1 滴 + 甜罗勒 1 滴 + 梅耶薰衣草 2 滴 + 豆蔻 1 滴，调成复方纯精油，可以 1 ～ 2 滴纯油按摩头皮，也可加入植物油（浓度 5% ～ 10%），以轻缓的节奏按摩肩斜方肌与全颈部。

芳疗处方笺 2

穗甘松 2 滴 + 高地薰衣草 2 滴 + 快乐鼠尾草 1 滴 + 花梨木 1 滴 + 阿拉伯茉莉 1 滴 + 绿桔 2 滴，调成复方纯精油，可以 1 ～ 2 滴纯油按摩头皮，也可加入植物油（浓度 5% ～ 10%），以轻缓的节奏按摩肩斜方肌与全颈部。

芳疗处方笺

芳香白珠 8 滴 + 姜 10 滴 + 鼠尾草 4 滴 + 高地迷迭香 5 滴 + 安息香 3 滴 + 荷荷芭油 30ml，以轻缓的节奏按摩颈肩、头皮。

注意事项

1. 处方 1 与处方 3，孕妇不宜。
2. 按摩时，应以轻缓的节律让神经系统能接收得到，而达到放松的效果，请避免力道过大或过于急躁。

1-2

偏头痛

偏头痛也是常见的头痛类型之一，但并非真的只有“痛一边”，实际上偏头痛是可能发生在整个头部的。引起偏头痛的机转目前尚未被证实，但是压力、外来的刺激、睡眠不足等因素，可能使神经节或神经元敏感，进而再与其他系统交互作用，产生激烈且反复性的疼痛，情况严重者甚至会有想吐的情形。另外，荷尔蒙也是影响偏头痛的原因之一，女性罹患偏头痛的概率是男性的两三倍。偏头痛发作时，休息是最好的缓解方式，安静舒适的环境有助于神经系统的稳定，适度地按摩太阳穴也能够减缓痛觉。想要预防偏头痛，良好的生活习惯是必要的，像是睡眠充足、少吃刺激的食物、规律的运动等，饮食上也可以多补充必需不饱和脂肪酸，以修补受损的神经细胞，如南瓜籽油、胡桃油、琉璃苣油、月见草油等。

使用精油作为辅助治疗也是不错的选择，主要是以促进血液循环、止痛与调节自律神经、舒缓放松、改善情绪为主。

芳疗处方笺

摩洛哥玫瑰1滴+柠檬薄荷2滴+快乐鼠尾草1滴+没药1滴+岩玫瑰1滴+穗甘松2滴，调成复方纯精油，可以1～2滴纯油按摩头皮，也可加入植物油（浓度5%～10%），以轻缓的节奏按摩肩斜方肌与全颈部。

芳疗处方笺

柠檬马鞭草1滴+橙花2滴+柠檬细籽1滴+墨西哥沉香2滴+阿拉伯茉莉1滴+香桃木1滴，调成复方纯精油，可以1～2滴纯油按摩头皮，也可加入植物油（浓度5%～10%），以轻缓的节奏按摩肩斜方肌与全颈部。

芳疗处方笺

岩兰草15滴+德国洋甘菊5滴+没药10滴+琉璃苣油15ml +月见草油15ml，这是一款全方位气场稳定用油，除了促进血行之外，更可镇静安抚神经系统。

注意事项

上述复方纯精油，也很适合拿来扩香嗅闻。

1-3

慢性疲劳症候群

慢性疲劳症候群可算是近年来非常盛行的文明病，在西医的诊断上是指排除已知疾病及过度劳动所引起的疲劳后，连续长达6个月以上原因不明、无法解释的重度疲劳感或身体不适。正常来说，疲劳感多半是暂时的，在适当的休息后便能恢复精神与体力；如果已有充分休息或足够的睡眠时间，日常生活中还是觉得疲惫、精神无法集中、记忆力衰退、肌肉酸痛、淋巴结肿胀、沮丧、易怒等症状，就要注意是否患有慢性疲劳症候群了！

想要摆脱慢性疲劳症候群的侵扰，适度地释压是必要的，最好是在卖力工作之余，也保有良好的生活习惯，以释放日常生活中累积的无形压力。运动是非常好的方式，其他如泡澡、呼吸调息、多接近大自然等也有帮助。长期感到虚弱无力也意味着免疫力低下，在精油的选择上，可以用些补气、激励、提升免疫力的油，如富含酚类、单萜烯类、单萜醇类、氧化物类的油。随时补充含有纯露的饮用水，也能帮助体内毒素代谢、调节整体机能。

芳疗处方笺
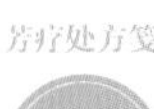

茶树10滴+橙花叔醇绿花白千层5滴+松红梅4滴+香脂果豆木4滴+苦橙叶7滴+圣约翰草浸泡油10ml +橄榄油20ml，可涂抹于全身或是尾椎、胸部。另外按摩脚底后泡脚也是很好的保健方式。

1-3

慢性疲劳症候群

芳疗处方笺

加拿大铁杉 10 滴 + 阿拉伯茉莉 3 滴 + 桉油醇迷迭香 6 滴 + 丁香花苞 5 滴 + 沉香醇百里香 6 滴 + 甜杏仁油 30ml，按摩全身或尾椎，有强大抗自由基的作用，同时带来勇气、魄力与担当。

芳疗处方笺

3

穗甘松 8 滴 + 姜 5 滴 + 髯花杜鹃 3 滴 + 丁香花苞 4 滴 + 依兰 10 滴 + 月见草油 10ml + 荷荷芭油 20ml，按摩全身或局部，可以让所有的神经传导物质都到位，给予强大的支持力量。

注意事项

1. 处方 2 与处方 3，孕妇不宜。
2. 丁香花苞对皮肤、黏膜具有刺激性，剂量不宜过高。

1-4

忧郁／躁郁症

忧郁症与躁郁症是近年来曝光率极高的情感性精神障碍，大家开始对于情绪与身体的联结有了新的体会，更重视“心理影响生理”这个观念。忧郁症与躁郁症的差别在于：忧郁症患者的情绪是一直处于极端低落的状态，而躁郁症则是极端低落与过度激昂交互发生，也就是会有比较大的情绪起伏。每个人都有压力大、焦虑、沮丧、情绪低落等比较负面的时候，正常的情况下，只需要休息一下、重新调整后，便能恢复到正常，但若是极端低落或是过度激昂的情绪持续两个星期以上，就必须正视是否罹患了忧郁症或躁郁症。长期累积的负面情绪会影响大脑神经传导的分泌与接收，举凡工作压力、生活压力、童年记忆、人际关系、现在社会的人情淡漠等，都是诱发罹病的原因，另外像是基因、体质等先天因素，也可能增加罹患忧郁症或躁郁症的概率。

大部分的人对于要去“精神科”挂号看诊有着莫名的抗拒感，所以已有许多医院将“精神科”更名为“身心科”。若是已有忧郁／躁郁情绪却置之不理，则有可能影响到日常生活，甚至是周围的人。忧郁症患者典型的行为就是退缩、没有自信、悲观、依赖，严重者可能会出现社交隔离；躁郁症患者的行为一般比较激动，躁期行为如亢奋、易怒、自大、多话、乱花钱、容易与人发生冲突等，郁期行为则与忧郁症的行为雷同，对于人际关系的影响比较大。不管是忧郁还是躁郁症，都与脑内神经传导物质的分泌与接收出了问题有关，所以在用油的方向上，可以善用富含单萜烯类与倍半萜烯类及花香调的精油，补充富含 Ω3、Ω6、Ω9 的冷压植物油，也可以强化神经、内分泌细胞，让神经传导物质正常分泌、受体接收功能无误。只要能够把握治疗的黄金时间，忧郁症与躁郁症几乎都能够治愈。

按摩油

调成复方纯精油，可以纯油 1 ~ 2 滴涂抹胸口，也可加入植物油稀释，早晚涂抹于全身或局部。

芳疗处方笺

髯花杜鹃 6 滴 + 葡萄柚 10 滴 + 丁香花苞 3 滴 + 依兰 4 滴 + 阿拉伯茉莉 7 滴。

芳疗处方笺

岩玫瑰 5 滴 + 黄玉兰 5 滴 + 橙花 10 滴 + 摩洛哥玫瑰 5 滴 + 香草 5 滴 + 玫瑰籽油 30ml。此处方可加强涂抹颈胸、全脸。

芳疗处方笺

柠檬细籽 3 滴 + 阿拉伯茉莉 5 滴 + 摩洛哥玫瑰 5 滴 + 柠檬马鞭草 10 滴 + 墨西哥沉香 3 滴 + 乳香 4 滴。

芳疗处方笺

依兰 4 滴 + 岩玫瑰 10 滴 + 桉油樟（罗文莎叶）2 滴 + 没药 5 滴 + 真正薰衣草 4 滴 + 檀香 5 滴。

植物油

调和以下植物油，每天早上起床空腹与睡前各口服 1 茶匙。此三处方可交替使用。

芳疗处方笺

大麻籽油 20ml + 琉璃苣油 20ml + 月见草油 10ml + 南瓜籽油 30ml + 胡桃油 20ml。

芳疗处方笺 2

摩洛哥坚果油 30ml + 月见草油 10ml + 琉璃苣油 10ml + 大豆油 20ml + 胡桃油 20ml。

芳疗处方笺

黑种草油 30ml + 昆士兰坚果油 10ml + 大麻籽油 40ml + 月见草油 10ml + 鳄梨油 10ml。

纯露

将下列处方加入 1000ml 水中，于一日内喝完。

芳疗处方笺

大马士革玫瑰纯露 5ml + 香蜂草纯露 10ml + 德国洋甘菊纯露 5ml + 穗甘松纯露 5ml + 檀香纯露 2ml + 岩兰草纯露 3ml，可帮助安神。

芳疗处方笺

大马士革玫瑰纯露 5ml + 岩玫瑰纯露 2ml + 格陵兰喇叭茶纯露 2ml + 杜松纯露 1ml + 圣约翰草纯露 10ml + 乳香纯露 5ml，抗忧郁、助眠。

注意事项

1. 按摩油的处方 1，孕妇不宜。
2. 丁香花苞对皮肤、黏膜具有刺激性，剂量不宜过高。

1-5

胸闷心悸

近年来，生活形态有了些变化，不仅是生活压力的增加、饮食习惯的转变、生活的步调更加紧凑，罹患心血管疾病的人数也变多了，而胸闷与心悸便是心血管疾病的警讯，不容忽视。除了疾病所引起之外，心理因素引发的胸闷心悸也很常见。因为胸腔与心脏是与“爱”和“情感的宣泄”有很深的联结，包括是否爱自己、价值认同，以及失衡时产生的负面情绪，例如焦虑、忧郁、恐惧、过度悲伤、压力过大等，皆可能引起胸闷心悸的症状，此类型的人也多伴随有自律神经失调的各种症状。

当有胸闷心悸的症状时，尽快就医确认病因是非常重要的。平常的保健，不外乎有规律的作息、保有

1-5

胸闷心悸

释压的管道、少吃刺激性的食物，虽然是老生常谈，却是不变的真理。在芳香疗法的辅助上，用油方向可以朝抗焦虑、抗忧郁、舒缓放松、增加呼吸深度的方向来选油，如醛类、酯类、苯基酯类、酚醚类、倍半萜烯类等。

按摩油 将以下处方调成复方纯精油，可以纯油 1～2 滴涂抹胸口，也可加植物油稀释，早晚涂抹于全身或局部、尾椎、下腹、脚底。

芳疗处方笺 1

古巴香脂 1 滴＋柠檬马鞭草 2 滴＋花梨木 3 滴＋茴香 1 滴＋快乐鼠尾草 1 滴。

芳疗处方笺 2

永久花 2 滴＋马缨丹 1 滴＋柠檬薄荷 2 滴＋爪哇马鞭草 1 滴＋快乐鼠尾草 1 滴。

芳疗处方笺 3

香蜂草 2 滴＋柠檬马鞭草 1 滴＋摩洛哥蓝艾菊 1 滴＋永久花 1 滴＋佛手柑 2 滴＋真正薰衣草 1 滴。

纯露 将下列处方加入 1000ml 水中，于一日内喝完。建议处方交替饮用。

芳疗处方笺 1

大马士革玫瑰纯露 10ml ＋橙花纯露 10ml ＋岩玫瑰纯露 10ml。

芳疗处方笺 2

香蜂草纯露 15ml ＋快乐鼠尾草纯露 10ml ＋马郁兰纯露 5ml。

注意事项 按摩油的处方 3，孕妇不宜。也不建议孕妇未稀释直接涂抹纯精油。

1-6

失眠

越来越多人受到睡眠障碍的困扰，使得精神科门诊的看诊数也跟着升高！良好的睡眠质量是身体健康的根基，当长期睡眠不足或是失眠时，许多器官与系统就会开始出现问题，失眠可以是疾病的结果，也可以是导致身体不适的原因。失眠的成因很多而且复杂，可能是生理性、心理性，或是受到环境改变、睡前所做的活动等的影响，另外失眠也呼应内心有深度的焦虑、恐惧，不妨探索一下“这段期间是否有什么正在困扰着你”！

想要改善睡眠的质量，除了调整生活的步调与心境之外，睡前两小时也是非常关键的时刻。睡觉前若是接触太多的刺激，例如计算机、电视，就有可能使得脑部过度活跃，即使到了休息时间也停不下来，所以睡前两小时，请尽量以舒缓的活动为主，像是把室内灯光调暗、听轻柔的音乐、按摩、泡澡、冥想、调整呼吸、适度伸展拉筋等等，都有助于睡眠的改善。助眠也是芳香疗法的强项之一，可以选用既能帮助消化又可神经放松的酚醚类、酯类、苯基酯类，还有很重要的倍半萜类，若是累到睡不着，则要先选用富含单萜烯的欧白芷根来补气，还有单纯又有圆满感的柑橘类香气，也有意想不到效果！

按摩油

将以下处方调成复方纯精油，可以纯油 1 ~ 2 滴涂抹胸口、头皮，或是睡前环境的熏香。也可加在植物油中，早晚涂抹于全身或局部。

芳疗处方笺

丁香花苞 4 滴 + 零陵香豆 3 滴 + 甜罗勒 5 滴 + 真正薰衣草 8 滴 + 苦橙叶 10 滴。

芳疗处方笺

洋茴香 2 滴 + 茴香 3 滴 + 小茴香 3 滴 + 甜罗勒 5 滴 + 肉豆蔻 5 滴 + 佛手柑 10 滴。

芳疗处方笺

穗甘松 2 滴 + 姜 6 滴 + 髯花杜鹃 4 滴 + 丁香花苞 4 滴 + 依兰 10 滴 + 朗姆 4 滴。

芳疗处方笺

茴香 4 滴 + 快乐鼠尾草 8 滴 + 香脂果豆木 4 滴 + 岩兰草 4 滴 + 檀香 6 滴 + 柠檬马鞭草 4 滴。

植物油

调和以下植物油，每天早上起床空腹与睡前各口服 1 茶匙。以下处方可交替使用。

芳疗处方笺

大麻籽油 50ml + 榛果油 25ml + 胡桃油 15ml。

芳疗处方笺

琉璃苣油 40ml + 月见草油 40ml + 南瓜籽油 20ml。

纯露

稀释于 1000ml 的开水中，于一天内饮用完。以下处方可交替使用。

芳疗处方笺

玫瑰纯露 10ml + 岩玫瑰纯露 5ml + 格陵兰喇叭茶纯露 5ml + 圣约翰草纯露 5ml + 乳香纯露 5ml。

芳疗处方笺

玫瑰纯露 5ml + 香蜂草纯露 10ml + 德国洋甘菊纯露 5ml + 穗甘松纯露 10ml。

注意事项

1. 按摩油的处方 1 与处方 2，孕妇不宜。处方 3 与处方 4，孕妇若要使用，可将处方 3 的丁香花苞拿掉，处方 4 则将茴香拿掉。
2. 丁香花苞对皮肤、黏膜具有刺激性，剂量不宜过高。
3. 若有失眠问题者请避免在睡前一小时内饮用纯露，以免夜尿的情况反而导致睡眠的中断。

1-7

多动／自闭

多动症与自闭症都与脑部的发育缺陷有关。多动症的全名是“注意力障碍多动症”，由此可看出注意力不足是重要特征，主要致病原因是由于大脑所分泌的多巴胺与正肾上腺素不平衡，使神经传导异常，讯息的接受也跟着错乱，大部分与遗传有关，其他如早产、脑伤、生产造成的产伤等，也可能造成多动症。自闭症是一种发展性的障碍，由脑部异常所致，此类病患多有不同轻重程度的人际关系障碍、语言理解与表达障碍、行为表现异常等，主要的致病原因尚未明确，但可能与病毒感染、遗传、产伤等有关。

多动儿与自闭儿的营养保健，可以大脑的营养补给为主，多摄取富含 DHA、维生素 B 群的食物，可以帮助脑细胞的新陈代谢。家中有多动儿或是自闭儿，父母其实也承受不少压力，建议可使用芳香疗

1-7

多动／自闭

法作为辅助，父母与孩童一同使用，用油方向以提升神经传导物质细胞受体的活性，来帮助学习障碍和多动的幼童，以及调节脑部神经传导物质的失衡或不足现象，最重要的用法就是补充多元不饱和脂肪酸如胡桃油、月见草油、榛果油等。精油则选富含氧化物类、单萜烯类、单萜醇类的油，帮助脑部气血循环与提升血液含氧量。

按摩油

芳疗处方笺

茶树 8 滴＋绿花白千层 5 滴＋沉香醇百里香 8 滴＋百里酚百里香 5 滴＋大西洋雪松 4 滴＋大麻籽油 10ml ＋荷荷芭油 20ml，每天早晚按摩背部、头部，包含整条脊椎通路。

芳疗处方笺 2

桉油樟（罗文莎叶）5 滴＋甜橙 8 滴＋苦橙叶 5 滴＋檀香 3 滴＋胶冷杉 4 滴＋欧洲冷杉 5 滴，调成复方纯精油，可以纯油 1 ~ 2 滴涂抹颈、胸、头部，另可加植物油稀释，按摩全身或局部。

芳疗处方笺

岩玫瑰 10 滴＋罗马洋甘菊 2 滴＋花梨木 5 滴＋玫瑰天竺葵 8 滴＋乳香 5 滴＋玫瑰籽油 30ml，按摩全身或局部。

植物油

调和以下植物油，每天早上起床空腹与睡前各口服 1 茶匙。此两处方可交替使用。

芳疗处方笺

摩洛哥坚果油 40ml ＋向日葵油 30ml ＋胡桃油 30ml。

芳疗处方笺 2

南瓜籽油 50ml ＋月见草油 50ml。

纯露

将以下纯露稀释在 1000ml 饮用水中饮用，帮助代谢体内毒素，调节讯息系统紊乱现象。

芳疗处方笺

大马士革玫瑰纯露 5ml ＋岩玫瑰纯露 5ml ＋香蜂草纯露 10ml ＋罗马洋甘菊纯露 5ml ＋橙花纯露 5ml。

注意事项

按摩油的处方 1，孕妇、喂母乳的妇女与 6 岁以下儿童皆不宜。

1-8

带状疱疹

带状疱疹的特征如其名，水泡以带状分布于皮肤，所以俗称为“皮蛇”、“缠腰火丹”，常伴随剧烈的疼痛，是由水痘带状疱疹病毒所引起的。得过水痘的人当中，约有 20% 在免疫力低下时，潜藏在体内的水痘病毒会趁虚攻击神经结，导致神经的发炎疼痛，所起的水泡便是沿着神经的走向生长，才有“带状”的分布现象。罹患带状疱疹初期，皮肤可能会有刺痛、灼痛感，接着在皮肤表面起疹子，这些疹子会进一步演变成水泡，甚至是血泡，然后结痂，正常的情况下带状疱疹只会生长在身体的同一边，但是免疫力特别低下的人，例如刚做完化疗、艾滋病患者，则有可能蔓延到全身。若有疑似症状，建议尽快就医治疗。在治疗的方向上，多以抗病毒、止痛、消炎为主，要有充分的休息，并且避免刺激性的食物。芳香疗法的辅助上也不脱抗病毒、止痛、提升免疫力，另一个选择用油的重点就是预防疤痕产生，例如玫瑰籽油、雷公根浸泡油、琼崖海棠油等。

按摩油 急症时，可每半小时涂抹一次患部。

芳疗处方笺 1

丁香花苞 10 滴 + 岩玫瑰 20 滴 + 桉油樟（罗文莎叶）10 滴 + 没药 10 滴 + 穗花薰衣草 10 滴 + 圣约翰草浸泡油 30ml，浓度约 10%。

芳疗处方笺 2

蜂香薄荷 5 滴 + 玫瑰天竺葵 10 滴 + 大马士革玫瑰 10 滴 + 橙花 5 滴 + 琼崖海棠油 30ml。

纯露 不稀释直接贴敷患部或喷雾在患部。适合在带状疱疹发作时，因剧烈疼痛以至于无法碰触或按摩的个案上。也可稀释于 1000ml 的开水中，于一天内饮用完。下列处方可交替使用。

芳疗处方笺

玫瑰纯露 5ml + 香蜂草纯露 5ml + 德国洋甘菊纯露 10ml + 穗甘松纯露 2ml + 檀香纯露 5ml + 岩兰草纯露 3ml。

芳疗处方笺

玫瑰纯露 5ml + 香桃木纯露 5ml + 桉油樟（罗文莎叶）纯露 5ml + 永久花纯露 5ml + 高地薰衣草纯露 5ml + 金缕梅纯露 5ml。帮助整体的免疫力、消肿、收口。

植物油 可用来替换按摩油处方中的植物油部分。以下处方可交替使用。

芳疗处方笺

玫瑰籽油 10ml + 沙棘油 5ml + 雷公根浸泡油 15ml。

芳疗处方笺

荷荷芭油 15ml + 金盏菊浸泡油 15ml。

注意事项

1. 按摩油的处方 1，孕妇不宜；若需使用，可把丁香花苞拿掉。
2. 丁香花苞对皮肤、黏膜具有刺激性，剂量不宜过高。

1-9

口 唇 疱 疹

口唇疱疹是一种病毒性的皮肤疾病，主要是由单纯疱疹病毒引起的复发性疾病。当体温过热、睡眠不足、过度疲劳、怀孕、经期前、消化系统失调等导致免疫力较低下的时候，便容易诱发此病，幼童与年轻女性是口唇疱疹好发的族群。

口唇疱疹多发生在皮肤黏膜组织的接界处，如口鼻、口角、嘴唇边缘，以针头大小般的群聚水泡呈现，

1-9

口唇疱疹

会有烧灼感，约一周左右可康复，若免疫力持续不佳或是患部照护不当，则有可能导致水泡破裂、溃烂、感染，延长病程与患部结痂色素沉淀的问题。

口唇疱疹会通过唾液传染，须特别小心。想要预防口唇疱疹的发生，提升免疫力绝对是关键，要保有良好的生活习惯，早睡早起，避免刺激、口味重的食物，均衡摄取蔬果，补充维生素，并注意口腔卫生才能防止病毒的入侵。

用油可以清热解毒、除湿、滋阴补气、抗病毒止痛为主；另外，多食用富含 Ω3、Ω6、Ω9 的冷压植物油，如大麻籽油、琉璃苣油、月见草油、南瓜籽油、胡桃油等，可以强化神经、内分泌、免疫细胞，让整体的通讯系统畅行无碍！

芳疗处方笺 1

欧白芷根 4 滴 + 马缨丹 4 滴 + 丁香花苞 4 滴 + 桉油樟（罗文莎叶）8 滴 + 柠檬香桃木 5 滴 + 蜂香薄荷 5 滴 + 金盏菊浸泡油 30ml，早晚涂抹全身及多次涂抹患部。

芳疗处方笺 2

玫瑰草 3 滴 + 橙花叔醇绿花白千层 8 滴 + 茶树 5 滴 + 花梨木 4 滴 + 岩玫瑰 5 滴 + 没药 5 滴 + 甜杏仁油 30ml，早晚涂抹全身及多次涂抹患部。

芳疗处方笺

花梨木 10 滴 + 橙花 5 滴 + 广藿香 5 滴 + 檀香 5 滴 + 岩兰草 5 滴 + 月见草油 15ml + 琉璃苣油 15ml，一天多次涂抹患部。

注意事项

1. 处方 1，孕妇不宜。
2. 丁香花苞对皮肤、黏膜具有刺激性，剂量不宜过高。

1-10

长期压力衍生症

适当的压力可以化为动力，帮助人成长或是渡过难关，但过度的压力对身体而言就是隐形的毒素！长期的压力可能使得掌管脑部快乐感觉的血清素（serotonin）分泌失常，而出现沮丧、忧郁等负面情绪，免疫系统的运作也与压力有关，处于高压情况之下的人，免疫力较低，容易感冒生病，另外像是记忆力衰退、失眠、落发、内分泌失调、胃酸分泌过多、肥胖、溃疡、肌肉紧绷酸痛、糖尿病、心血管疾病、新陈代谢变慢等，也都是十分常见的症状。找到属于自己的释压管道是非常重要的，平常就要维持身心灵的平衡，若是等到出现失衡的状态才要亡羊补牢，就得花更多的时间来恢复。瑜伽、呼吸训练、泡澡、慢跑、按摩与冥想，都是很好的减压活动，帮助身体维持在健康的状态。芳香疗法上也可以多方向地用油，像是增加身体的代谢速度、活化内分泌系统、提振免疫力、帮助放松。

熏香　气味能够直接影响大脑，使用以下处方熏香，有助营造较轻松的氛围，舒缓紧绷的情绪，给人开心的感受。

芳疗处方笺

真正薰衣草 1 滴＋醒目薰衣草 1 滴＋佛手柑 1 滴。

芳疗处方笺 2
葡萄柚 1 滴＋柠檬 2 滴＋苦橙 1 滴。

芳疗处方笺 3
柠檬细籽 1 滴＋香桃木 1 滴＋摩洛哥玫瑰 1 滴。

按摩油　早晚涂抹于全身或局部。利用涂油按摩的时间，好好感受身体紧绷僵硬的地方，试着放松。

芳疗处方笺 1
玫瑰草 3 滴＋暹罗木 4 滴＋花梨木 10 滴＋岩玫瑰 3 滴＋没药 4 滴＋橙花叔醇绿花白千层 6 滴＋甜杏仁油 30ml。

古巴香脂 4 滴＋柠檬马鞭草 10 滴＋花梨木 5 滴＋茴香 5 滴＋快乐鼠尾草 6 滴＋向日葵油 30ml。

玫瑰 8 滴＋茉莉 3 滴＋橙花 5 滴＋柠檬马鞭草 6 滴＋墨西哥沉香 5 滴＋柠檬细籽 3 滴＋ 荷荷芭油 30ml。

纯露　稀释于 1000ml 的开水中，于一天内饮用完。帮助排水、消化、活动、代谢。

玫瑰纯露 5ml ＋迷迭香纯露 5ml ＋胡椒薄荷纯露 5ml ＋鼠尾草纯露 10ml ＋罗马洋甘菊纯露 5ml。

玫瑰纯露 5ml ＋香蜂草纯露 10ml ＋德国洋甘菊纯露 5ml ＋穗甘松纯露 5ml ＋檀香纯露 5ml。

注意事项　按摩油的处方 2，孕妇不宜。

1-11

僵直性脊椎炎

僵直性脊椎炎是一种好发在青壮年（特别是男性）的自体免疫系统疾病，是风湿病的一种，最常侵犯脊椎、关节，甚至是周围的软组织，使得活动受到限制，呈现僵硬、挺直、没有弹性的样子。僵直性脊椎炎的典型症状是下背酸痛（可能延伸至臀部肌肉）、晨间脊椎僵硬、关节肿痛与变形，少数患者的病症会有非关节肌肉的症状，如虹膜炎、心瓣膜炎、肺炎、肾炎等。

僵直性脊椎炎的西医用药，脱离不了消炎止痛，严重者可能需要开刀才有办法恢复正常的活动方式。一般轻微患者的最佳治疗方法就是运动，温和、缓慢的活动可以帮助肌肉的柔软，也能预防脊椎与关节的变形，并且缓和全身僵硬的不适。运动时不宜勉强自己，循序渐进才不会适得其反。用油方向可以消炎止痛、促进循环、增加筋骨活动范围、提升免疫力为主。

按摩油　早晚涂抹于全身或局部。

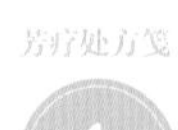
欧洲赤松 4 滴＋柠檬尤加利 4 滴＋柠檬香茅 6 滴＋芳香白珠 6 滴＋姜 10 滴＋琼崖海棠油 10ml ＋芝麻油 20ml。

1-11

僵直性脊椎炎

芳疗处方笺 2

西洋蓍草 4 滴 + 柠檬尤加利 8 滴 + 芳香白珠 6 滴 + 肉豆蔻 2 滴 + 月桂 6 滴 + 德国洋甘菊 4 滴 + 橄榄油 30ml。

芳疗处方笺 3

永久花 4 滴 + 肉桂叶 8 滴 + 多香果 3 滴 + 一支黄花 5 滴 + 野马郁兰 5 滴 + 摩洛哥蓝艾菊 5 滴 + 圣约翰草浸泡油 15ml + 橄榄油 15ml。

植物油

调和以下植物油，每天早上起床空腹与睡前各口服 1 茶匙。以下处方可交替使用。

芳疗处方笺

橄榄油 40ml + 月见草油 30ml + 琉璃苣油 30ml。

芳疗处方笺 2

大麻籽油 40ml + 黑种草油 40ml + 月见草油 20ml。

纯露

稀释于 1000ml 的开水中，于一天内饮用完，连续饮用三周，休息一周。以下处方可交替使用。

芳疗处方笺

玫瑰纯露 15ml + 迷迭香纯露 10ml + 胡椒薄荷纯露 5ml。

芳疗处方笺

鼠尾草纯露 10ml + 西洋蓍草纯露 15ml + 罗马洋甘菊纯露 5ml。

芳疗处方笺

杜松纯露 10ml + 胡椒薄荷纯露 5ml + 黑云杉纯露 15ml。

注意事项

按摩油的处方 1 与处方 2，孕妇不宜。

1-12

红斑性狼疮

红斑性狼疮与风湿性关节炎的成因雷同，皆是由自体免疫系统失调所引起的慢性疾病，女性得到此病的概率比男性高。主要症状是患者的鼻翼两侧会有如同蝴蝶般的红斑，且多合并关节肿痛的问题。造成红斑性狼疮的原因很多，例如遗传、病毒感染、压力、女性荷尔蒙等。而红斑性狼疮的症状非常多元，每位患者的症状都不一定相同，举例来说，有发烧、食欲不振、光敏性的皮肤红疹、口腔鼻腔溃疡、肌肉酸痛、血小板低下等，严重者可能侵犯中枢神经系统、肺脏、心脏、肾脏。

红斑性狼疮的治疗是条漫漫长路，需要患者耐心的配合，除了服药控制的基本方式之外，尚需配合饮食、生活作息与运动。饮食宜清淡，少吃精致化的食物，因无法晒太阳，所以可多摄取富含钙质及维生素 D 的食物，并维持固定的运动习惯以免骨质疏松，但记得做好防晒措施，避免让自己暴晒在阳光下；生理上与心理上的压力也会使病况恶化，维持平衡的生活也是红斑性狼疮患者的重要功课。用油的选择，可以消炎止痛、促进循环、提升免疫力、放松减压、皮肤的保护与修复为主。

按摩油 早晚涂抹于全身或局部。

永久花 10 滴 + 道格拉斯杉 6 滴 + 鹰爪豆 6 滴 + 完全依兰 8 滴 + 月见草油 10ml + 橄榄油 20ml。

穗甘松 4 滴 + 姜 6 滴 + 髯花杜鹃 3 滴 + 丁香花苞 3 滴 + 完全依兰 6 滴 + 岩玫瑰 8 滴 + 琉璃苣油 10ml + 小麦胚芽油 20ml。

岩玫瑰 5 滴 + 罗马洋甘菊 4 滴 + 花梨木 8 滴 + 柠檬马鞭草 8 滴 + 橙花 5 滴 + 橄榄油 30ml。

大马士革玫瑰 6 滴 + 欧白芷根 5 滴 + 柠檬薄荷 8 滴 + 茶树 8 滴 + 小茴香 3 滴 + 鳄梨油 5ml + 向日葵油 25ml。

按摩油 调和以下植物油，每天早上起床空腹与睡前各口服 1 茶匙。以下处方可交替使用。红斑性狼疮的患者，可能会有皮肤干燥、紧绷的问题，也可以使用植物油处方涂抹，舒缓肌肤的不适。

月见草油 30ml + 琉璃苣油 30ml + 大豆油 40ml。

南瓜籽油 30ml + 橄榄油 50ml + 红花籽油 20ml。

注意事项

1. 按摩油的处方 2 与处方 4，孕妇不宜。
2. 因皮肤状况脆弱，使用按摩油前，建议先做肌肤的敏感测试，以免刺激皮肤。

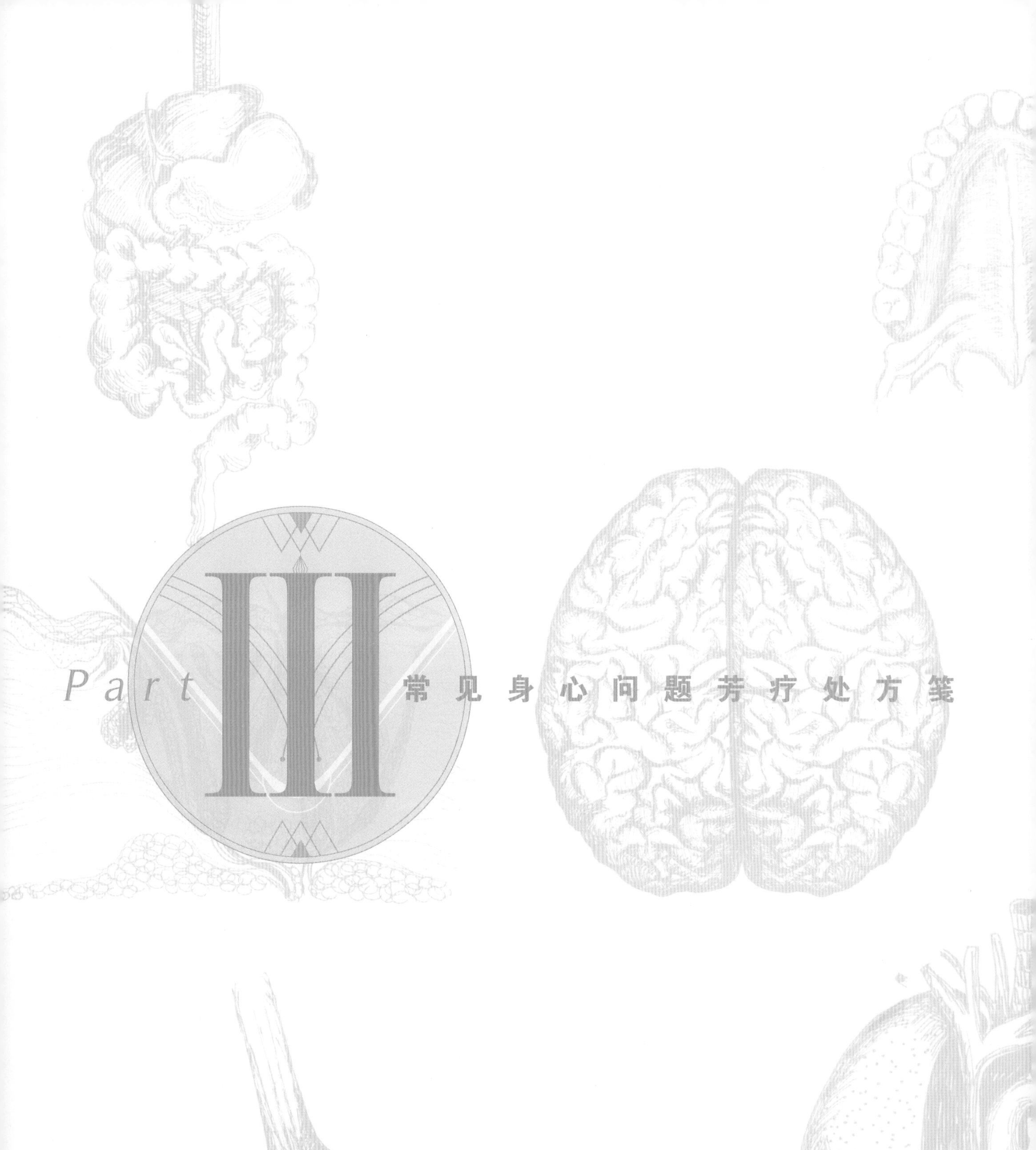

Part III 常见身心问题芳疗处方笺

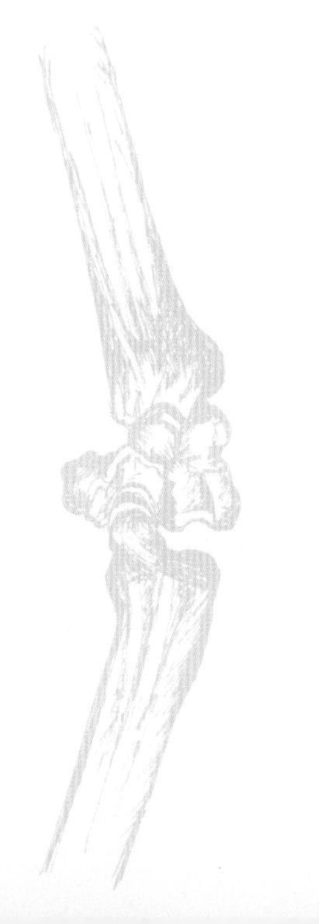

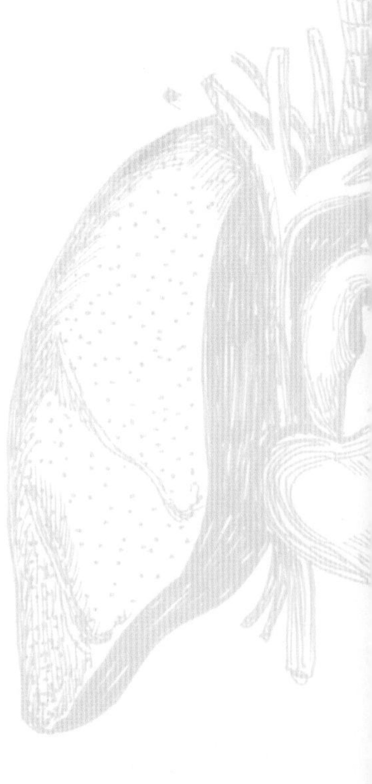

Chapter 2

呼吸系统

呼吸系统的疾病多因病毒或细菌感染引起，目前对于病毒感染的问题，尤其最常见的感冒，多是以“症状控制”来减轻负担，等待身体自愈。而中国传统医学在这领域有长久且丰富的临床经验，所以这章节也会加入中医的观点，让大家不只抗病更知如何调养身体。在中医的架构中，气及血的循环是维持人体运作的重要机能。而“气”的流动是以食物消化产生的“胃气”开始，经由足阳明胃经传导于肺脏，与天地之气（空气）结合形成“卫外之气”，再通过足太阳膀胱经输布，提供全身抵御外邪的能量。正因肺脏处于卫气循环的枢纽位置，呼吸系统的状态便与这几个部位的协同运作息息相关。因此在处理一般呼吸道问题时一并关照身体其他部位，对于症状的改善与预防都会更有效果。

2-1

感冒（伤风）

在西方医学里，感冒是由数百种各式病毒引起上呼吸道感染症状的统称，而不是由特定的单一病原引发。目前西医对于感冒的治疗是采“症状控制”的方式，也就是在等待免疫系统将病毒消灭的过程中，以药物减轻身体的不适。免疫功能正常的人，不需服用药物也可在 4 ～ 10 天内自愈；但身体虚弱者则有可能因整体免疫力低落导致中耳炎、下呼吸道感染等并发症。 从中医的观点，当人身体强健，感冒时只要多加注意保养，就能产生卫气排邪，这也就是为何泡热水澡发汗会有助于复元的原因。值得注意的是，看似不太严重的感冒，却在中医里被视为万病的根源。

若身体虚弱无法抵抗外邪，又疏于养护治疗，邪气便会侵入各个经络脏腑，产生严重的病变，甚至有些中医学派认为感冒是导致癌症的根本原因。感冒时，建议多喝热水，最好能搭配清淡饮食，避免摄取过多肉类、油脂及乳制品，改以五谷蔬果为主食来减轻身体的负担，加速复元。在芳香疗法的辅助上，可选择性质较温热的精油按摩全身，帮助出汗，出汗发热时要尽量避风吹以免再次感冒。接下来介绍的多个症状都可能由感冒所引起，这点与中医的看法相当类似，所以千万不要轻忽小小的感冒！

按摩油

初有感冒症状时，按摩全身后泡澡，以精油的温热性质来帮助身体产生卫气，可加强涂抹于腹部与脊椎两侧。

芳疗处方笺

中国肉桂 5 滴 + 卡奴卡 10 滴 + 蜂香薄荷 10 滴 + 芝麻油 30ml。

芳疗处方笺

桉油樟（罗文莎叶）10 滴 + 芳樟 10 滴 + 中国肉桂 3 滴 + 印度肉桂 2 滴 + 荷荷芭油 30ml。

芳疗处方笺 3

沉香醇百里香 10 滴 + 巨冷杉 8 滴 + 澳洲尤加利 5 滴 + 美洲野薄荷 3 滴 + 荷荷芭油 30ml。

注意事项

1. 处方 1 与处方 2，孕妇不宜。
2. 肉桂对皮肤、黏膜具有刺激性，剂量不宜过高。

2-2

流行性感冒

普通感冒与流行性感冒同样会引起急性上呼吸道感染，但两者的病原体不同，前者由多种不同病毒引起，后者的病原则是特定的“流行性感冒病毒”。 流行性感冒在临床上已被确定有 A、B、C 三型，尤其是 A 型，在冬天到初春易有季节性的大流行。这三种流感的外显症状大同小异，只是在单一症状的轻重程度略有不同而已。除了同样有上呼吸道感染的症状外，流行性感冒的病程发展会较为突然且迅速，症状也会比一般感冒来得强烈，譬如高烧及强烈头痛，甚至是全身性的疼痛，身体虚弱的病患也较容易引起严重的并发症。目前对流感的治疗大多是以症状控制为主，虽然也可以通过注射免疫球蛋白来预防，但流感病毒的变异相当快速，一旦变种就会使疫苗变得无用武之地。因此通过调整作息与养成健康的生活习惯来提升自身免疫能力，才是最根本的预防之道。

在中医里没有流行性感冒的概念，但随着岁时更迭，外在环境条件改变，会引起季节性的感冒病症。冬日风邪会挟带寒气进入体内，除了伤风感冒会有的症状外，还可能导致全身脉气循环不通畅，而产生全身性的酸痛，特别容易发生在腰背与关节处。寒邪伤人，身体自会生热抗邪，但由于天寒肌表密闭无法散热，必发高烧并会出现类似落枕的头痛、肩颈背痛。因此中医在用药上，趁风寒邪尚未侵入脏腑经脉前，只要让风寒与体内高热随汗水发散出人体，即可退烧痊愈了。流感发作时，可挑选温热并具有抗病毒效果的精油来协助并提升身体的自愈能力。

芳疗处方笺 1

桉油樟（罗文莎叶）10 滴 + 苏刚达 10 滴 + 印度肉桂 5 滴 + 橄榄油 15ml + 芝麻油 15ml，按摩全身后泡澡协助发汗、提振免疫系统，可加强涂抹于腰部与脊椎两侧。

芳疗处方笺

柠檬香桃木 8 滴 + 野马郁兰 5 滴 + 绿花白千层 10 滴 + 马缨丹 3 滴 + 甜杏仁油 30ml，可用来按摩全身，并加强于脊椎两侧与淋巴节处。亦可作为平时强化免疫系统的预防保养用油。

注意事项

1. 处方 1，孕妇不宜。
2. 肉桂与野马郁兰对皮肤、黏膜具有刺激性，剂量不宜过高。

2-3

夏季暑湿型感冒

有没有在夏天感冒的经验呢？和其他季节不同的是，除了感冒的不适症状外，因为气温闷热难耐，尤其是在湿度较高的地区，一旦流汗不小心吹到冷气、风扇，将感觉更不舒服。相较于西方主流医学将上呼吸道感染统一称为感冒，在中医的架构中，虽然症状相似，但暑湿型的感冒却有相当不同的成因！

“湿温”是天地间的水因气温热蒸而上浮，经由呼吸进入身体产生的疾病。湿气在肺中瘀阻，因此会感到胸闷满胀、微热昏倦，甚至有喘促咳嗽的症状。除此之外，湿气随着循环所到之处也容易阻塞经脉导致头、颈、腰、背及全身的关节酸痛，与感冒风邪的头痛、肩颈僵硬略有不同，此型感冒的患者，舌苔也会比较白厚，若是体内火气较旺则会有咽喉肿痛情形。正因为症状的成因与一般外感风邪不同，处理病症的方向就会以除湿清热为主。

2-3

夏季暑湿型感冒

按摩油

涂抹全身后入浴泡澡，可促进发散。

芳疗处方笺

绿花白千层 10 滴 + 沼泽茶树 5 滴 + 野马郁兰 5 滴 + 冬季香薄荷 10 滴 + 橄榄油 15ml + 芝麻油 15ml，可加强涂抹于胸腹以及关节酸痛处，帮助排除过多湿气。

芳疗处方笺

薄荷尤加利 10 滴 + 多苞叶尤加利 5 滴 + 马鞭草酮迷迭香 10 滴 + 樟脑迷迭香 5 滴 + 橄榄 油 15ml + 芝麻油 15ml。

芳疗处方笺

中国肉桂 5 滴 + 丁香花苞 5 滴 + 巨冷杉 5 滴 + 美洲野薄荷 5 滴 + 沉香醇百里香 10 滴 + 荷荷芭油 30ml。

注意事项

1. 处方 1 与 3，孕妇禁用。
2. 冬季香薄荷、野马郁兰、中国肉桂与丁香花苞对皮肤、黏膜具有刺激性，剂量不宜过高。

2-4

中 暑

西医对中暑的定义是：身体处于高温的环境下，导致中枢神经的体温调节发生障碍，体温急速上升却没有排汗迹象，有时也会伴随着头痛、恶心与腹泻。这一系列的症状在中医里被称为“阴暑”，大多是因夏日过于贪凉避热所引起。

一般而言，夏季时地表的水气蒸发至空气中，使身体毛孔张开，体内的暑热就会随着汗水外散。但现代人常处于空调房内，寒气趁隙而入，暑热又受寒压抑而不得出，外寒内热交作，因而产生中暑症状，高温不退兼有上吐下泻。此外，时常饮用冰凉饮料，或是喜爱在夏日冲洗冷水澡而让体内充满寒气的人，也同样是容易中暑的危险族群。

在热浪袭人的夏日里，预防中暑最好的方式就是要保持身体适当的排汗，不要长时间暴晒于烈日下，也不过度使用空调、电扇，更要节制生冷冰品。如同《时病论》在《暑伤》篇章所言：“阴寒袭人者，快而莫知，莫知则犯之者多。”小心别为了贪得一时凉快，而替自己埋下中暑的起因。若发生中暑现象，记得先移至阴凉处休息，多补充水分或是盐水，身上的衣物如果导致呼吸困难，也请先解开或移除。

按摩油

晚上睡前或感到燥热不适时涂抹全身或躯干部位。

芳疗处方笺

朗姆 10 滴 + 野洋甘菊 10 滴 + 穗花薰衣草 10 滴 + 荷荷芭油 30ml。

芳疗处方笺 2

胡椒薄荷 10 滴 + 野洋甘菊 15 滴 + 茶树 5 滴 + 椰子油 20ml + 芝麻油 10ml。

纯露

将以下复方纯露加入 1000ml 的温水中，徐徐饮用，一天内饮用完毕。

芳疗处方笺 1

罗马洋甘菊纯露 15ml + 金缕梅纯露 5ml + 柠檬马鞭草纯露 10ml，这是很适合夏日口服的纯露配方，消暑效果更好。

芳疗处方笺 2

欧白芷根纯露 10ml + 欧洲赤松纯露 5ml + 黑云杉纯露 5ml + 岩玫瑰纯露 10ml。

2-5

咳嗽 / 祛痰

咳嗽是呼吸道的自我保护机制，通过咳嗽来排除病菌、外来异物或过多的黏液。但咳嗽成因错综复杂，除呼吸系统外，甚至胸腔、腹腔问题，如胃食道逆流等也都可能引发，所以才有俗语说："土水怕抓漏，医生怕治嗽。"依成因的不同，合并咳嗽出现的其他症状也会有所差异。最常见的，如一般感冒引起，常会合并流鼻涕、发烧、痰；而肺炎、支气管炎导致的咳嗽则会带有哮喘声息；若没有感冒症状而无故咳嗽多日，最好就医检查是否因其他器官病变所引发。

《内经 · 咳论篇》中提到："五脏六腑皆令人咳，非独肺也。"寒、热、痰、火、瘀、虚等各种不调症状在肺中出现，皆有可能致咳。不过，临床上常见有声带痰的咳嗽，多数是因脾胃受湿浸引起，是谓"脾胃为生痰之源，肺为储痰之器"，尽管中医所说的痰不能单纯地理解成呼吸道的黏液，但咳嗽的痰液却绝对包含在其中。加上脾胃状态非常容易受饮食影响，尤以肉类、乳品最容易使胃气混浊，难以四布，反成生痰之本，咳嗽之源。要改善咳嗽带痰甚至单纯多痰的症状，除了清除肺中黏液以外，调脾理胃也是相当重要的一部分。

止咳

白玉兰 10 滴 + 银合欢 7 滴 + 零陵香豆 5 滴 + 晚香玉 8 滴 + 向日葵油 30ml，有咳嗽症状时涂抹于颈部一带，用有行气、抗痉挛效果的甜蜜香气来舒缓不适。

祛痰

芳疗处方笺 1

大根老鹳草 5 滴 + 马缨丹 5 滴 + 印蒿 8 滴 + 桉油醇迷迭香 7 滴 + 荷荷芭油 30ml，涂抹于胸腹脊椎部位并按摩，尤其是在刚出现感冒症状、有痰的感觉时就使用，可帮助身体提升免疫力，也可加速痰的排出。

芳疗处方笺 2

每日用蓝胶尤加利纯露 10ml + 牛膝草纯露 10ml + 香桃木纯露 10ml，加入 500ml 温水中，频繁饮用。

注意事项

孕妇请使用纯露处方。

2-6

喉咙痛／咽喉炎

咽喉是重要的免疫器官，周围布满淋巴组织，可以保护呼吸道和食道不受病毒和细菌的侵入。当感染造成淋巴组织发炎，使得咽喉热痛红肿，进食不顺，就是所谓的咽喉炎。多数咽喉炎都是感冒病毒引起的病征之一，因此跟感冒一样，不需服用消炎药也能痊愈，以药水涂抹“消毒”大多只是心理治疗，实质效果不大。值得注意的是，咽喉炎并不会引发咳嗽，咳嗽是属于气管的问题。但喉咙痛可能是由于咳嗽使得喉咙持续受到刺激用力而导致的痛痒感。此外，常伴随喉咙痛出现的痰则是来自于气管或鼻腔，并非因咽喉发炎产生的。因此在处理喉咙痛伴随咳嗽、痰的状况时，一定要连带注意呼吸道其他部位。

以中医的观点来看，多数的喉阻咽痛都是感冒的并发症状之一，当卫气之水不足致火，或其他因素导致火气上炎至咽喉部位，就会有肿痛难以吞咽的现象。若是经常感觉有异物的慢性咽喉炎，像是喉头卡有一颗梅核咽不下也吐不出，则很类似中医里的梅核病，是外病感邪久而入里，火气将胃中之水蒸化为痰，沾黏于咽喉之故。因此，当有喉咙痛的情况发生时，除了维持健康作息提升免疫力以外，尽量避免吃煎炸等会上火刺激的食物，也是帮助复元的好方法。

按摩油

涂抹按摩于颈部胸口一带。

芳疗处方笺 1

娜娜薄荷 5 滴 + 美洲野薄荷 10 滴 + 德国洋甘菊 5 滴 + 野洋甘菊 5 滴 + 甜杏仁油 30ml。

芳疗处方笺

月桂 5 滴 + 桉油樟（罗文莎叶）5 滴 + 穗花薰衣草 5 滴 + 真正薰衣草 10 滴 + 橄榄油 30ml。

漱口水

将以下复方精油加入 10ml 的伏特加酒或蜂胶酊剂中，再加入 90ml 的蒸馏水或是鼠尾草纯露中，调制成漱口水母酊剂。使用时，取用 5ml 母酊剂加入温水中稀释，用来漱口 1 ~ 2 分钟，一天三次。

芳疗处方笺

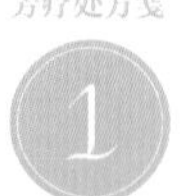

蓝胶尤加利 10 滴 + 绿花白千层 6 滴 + 百里酚百里香 2 滴 + 野地百里香 2 滴。

芳疗处方笺

桉油醇迷迭香 5 滴 + 月桂 5 滴 + 柠檬 5 滴 + 真正薰衣草 5 滴。

2-7

中耳炎

急性中耳炎是最常见的感冒并发症之一。平常呼吸道中的细菌与人体相安无事，但在感冒期间免疫力低下，就很容易造成中耳感染发炎。这时通常会感到听力变差、耳朵疼痛，严重一点也会发烧或带有脓状的分泌物。虽然中耳炎可能会造成永久性听力损害或引发更严重的并发症，只要早期发现并处理得当，绝大部分的病患都可以完全痊愈。但由于较没有明显的外显症状，加上小孩的表达能力不佳，婴幼儿的中耳炎常常会被忽略而延误治疗。因此当家中小孩出现躁动不安、频频抓扯耳朵的举动时，可能已经有中耳炎的情形了，家长要多加留意（请参考孕妇婴幼儿篇－小儿感冒）。

在中医的观点里，大多数的中耳炎也是由感冒所引起，起因是体内抵抗外邪的热夹杂火气导致耳中的气脉胀破，卫气外泄而形成水状分泌物。若置之不理等到溃流脓血，外邪早已深入其他经络脏腑引发病变。由此可见，中耳炎的发生不只是耳道的问题，同时也代表着身体免疫机能低落。所以除了处理耳部的不适症状外，一定要注意整体调养。

芳疗处方笺 1

澳洲蓝丝柏、暹罗木、小叶鼠尾草（或是柏科＋唇形科鼠尾草属精油），等比例调制成复方纯精油，以无菌棉球沾取后置于耳道中，每两小时更换一次。

芳疗处方笺

以棉花棒沾取头状薰衣草纯精油，每两小时涂抹耳道一次。此配方孕妇、婴幼儿、癫痫患者不宜。

芳疗处方笺 3

真正薰衣草、西班牙野马郁兰，以等比例调制成复方纯精油，以棉花棒沾取，每两小时涂抹耳道一次，此处方孕妇不宜。

注意事项

1. 棉球置于耳道内不可过深，以方便取出为宜。
2. 耳道黏膜组织用油需注意剂量，不宜过高。
3. 请勿将纯油直接“滴入”耳朵。

2-8

支气管炎／肺炎

大多数急性支气管炎及肺炎的起因，与中耳炎类似。在严重的感冒或感染以后，自身免疫系统功能虚弱，无法抵御病毒或细菌的侵袭，而产生下呼吸道感染。当支气管发炎肿大及黏液增加，便会阻塞气道，使人呼吸不顺、咳嗽，呼吸时也有喘鸣的声音。一般而言，免疫功能正常的人会在两周内痊愈，但若治疗不当而使炎症继续蔓延至肺泡，使痰转黄稠、量增加，且有发烧、咳嗽、呼吸困难症状，就是转成肺炎了，情况就十分麻烦。病原进入肺泡中，身体已经没有太多关卡可以阻挡它们进入血管散布全身，若不及时治疗，严重的肺炎可能危及生命。在中医里，肺炎与支气管炎也同样被视为感冒引起的续发症状之一。当外邪久滞，肺部积热，便会产生上气喘逆，胸膈胀满，咳嗽痰多等症状。

按摩油

涂抹按摩于颈部胸口一带。

芳疗处方笺

土木香 5 滴＋阿密茴 2 滴＋西伯利亚冷杉 10 滴＋桉油醇迷迭香 3 滴＋橄榄油 10ml＋荷荷芭油 20ml，每天 2 ～ 3 次涂抹于整个胸颈部位并按摩。也可用空掌做背部扣击，使肺与支气管中的痰液松动，有助将痰咳出。

芳疗处方笺

欧洲冷杉 10 滴＋胶冷杉 5 滴＋喜马拉雅冷杉 5 滴＋荷荷芭油 30ml，适合支气管长期发炎或吸烟者涂抹于胸颈部位并按

2-8

支气管炎／肺炎

摩，亦可作为平常预防呼吸系统疾病的保养用油。

纯露

将以下复方纯露加入 1000ml 的温水中，徐徐饮用，一天内饮用完毕。

芳疗处方笺

蓝胶尤加利纯露 10ml ＋香桃木纯露 10ml ＋牛膝草纯露 5ml ＋醒目薰衣草纯露 5ml。

注意事项

土木香帮助排除黏液的效果非常强，使用初期可能产生较为强烈的咳嗽，建议降低剂量使用。

2-9

鼻过敏

鼻过敏的典型症状，是在早晨或温度较低的时候发生喷嚏不断的症状，并可能整天都有鼻塞、流鼻涕的现象。花粉、尘螨、毛屑、牛奶、鸡蛋都是常见的过敏原，尤其在季节转换的时候特别容易发生。目前西医是使用抗组织胺药物来减低过敏反应，严重者会施以鼻神经截除手术来治疗过敏症状。

在中医的病理架构中，风寒、气血不足、脾胃寒湿都会引起喷嚏鼻涕等症状，但要产生典型鼻过敏症状，大多是因脾胃问题所引起。胃腑中充满通过食物消化而成的胃气，预备运化滋养全身。但现代饮食多奶多冰，寒凉之气会将胃气凝结为水或成痰饮，使胃伤于湿。当痰饮过多壅积至肺，加上气运不顺，只要一不小心稍稍感受风寒便开始打喷嚏并带有大量鼻涕黏液，因此会显得症状在气温变化时特别容易发作，又容易渐歇性复发。且脾胃湿寒会表现在眼周，就像是没睡饱的黑眼圈，看起来没精神。

虽然有诸多疗法都能暂时舒缓鼻过敏的不适，但在处理症状的同时，一并改变饮食习惯来调养脾胃系统，例如避免食用过多的冰品及乳制品，才是治本之道！

芳疗处方笺

匍匐牛膝草 5 滴＋摩洛哥蓝艾菊 5 滴＋胶冷杉 5 滴＋金盏菊浸泡油 30ml，每天早晨起床或进入空调较强的空间时，取适量涂抹鼻腔中。症状严重时可密集使用，约每一小时涂抹一次。气候较冷的时候除了使用按摩油，也可以佩戴口罩避免冷空气直接进入呼吸道。

芳疗处方笺

黑胡椒 10 滴＋莳萝 15 滴＋海茴香 5 滴＋芝麻油 10ml ＋橄榄油 20ml，每天以温暖除湿的香料类精油按摩腹部，是温胃养脾的最好方式。

注意事项

鼻腔黏膜组织用油需注意剂量，不宜过高。

2-10

鼻窦炎

鼻窦是位于眼鼻附近与鼻腔相通的多个空腔部位，当鼻黏膜有发炎、肿胀，阻塞了鼻窦的开口，导致分泌物堆积，就很有可能引发鼻窦炎。急性的鼻窦炎最常是因感冒反复感染引起，会有鼻涕、鼻塞、头面疼痛，以及全身倦怠等症状，疼痛的部位会因发炎的鼻窦不同而有差异。目前医学上对慢性鼻窦炎发病原因仍然未完全了解，有部分是源起于细菌感染。而与急性鼻窦炎不同之处，在于发病的时间较长，可能长达两个月至一年以上，且有鼻窦蓄脓的症状。目前西医对治两种鼻窦炎都是以抗生素治疗为主，若治疗效果不佳，尤其是慢性鼻窦炎患者，则会以穿刺手术将鼻窦内冲洗干净，协助身体自愈。

鼻窦炎的症状在中医里被称为“鼻渊”，是指鼻流脓涕如泉水下渗，是外感风邪在体内郁积过久而转化成热，使肺中的水气蒸散进入脑部所导致。除了头痛之外，还会有昏倦、发烧等症状。当淤塞在脑部的水气循鼻梁鞍部（鼻窦空腔部位）的孔外泄以降脑压，患者便会感到疼痛且鼻涕不止。在中医的治疗上，会以清疏头顶之热为治疗方向。若失于调理，使热邪一直瘀困在体内，就会使鼻腔内的分泌物化清为浊，脓涕滞留于鼻腔之中，嗅觉就会变得迟钝，闻不到味道，治疗起来也较为复杂。

鼻腔清洗剂

以性质通透的精油清洗鼻腔，将以下按摩油配方隔水加热至比体温稍高，取 3 ~ 5ml 仰头缓缓滴入鼻腔中。停留一分钟后低头使油流出，或让油流至喉部吐出，有助于鼻窦空腔中黏稠的积液流通排出。或是直接沾取涂抹于鼻腔，也有助缓解鼻腔壅塞的不适。

芳疗处方笺

南木蒿 5 滴 + 艾草 2 滴 + 印蒿 5 滴 + 蓝胶尤加利 3 滴 + 白玉兰 2 滴 + 芝麻油 30ml。

芳疗处方笺

头状薰衣草 5 滴 + 安息香 2 滴 + 摩洛哥蓝艾菊 3 滴 + 甜杏仁油 30ml。

注意事项

1. 鼻腔黏膜组织用油需注意剂量，不宜过高。
2. 处方中的艾草与头状薰衣草含有单萜酮类，孕妇与婴幼儿不宜，可改成高地牛膝草。

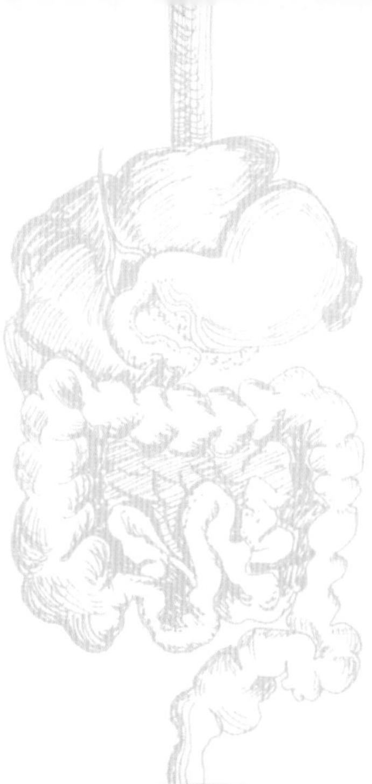

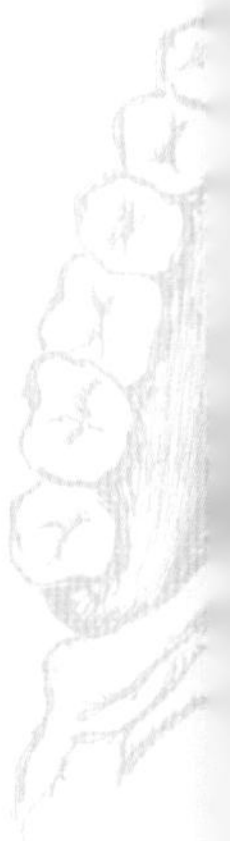

Part III 常见身心问题芳疗处方笺

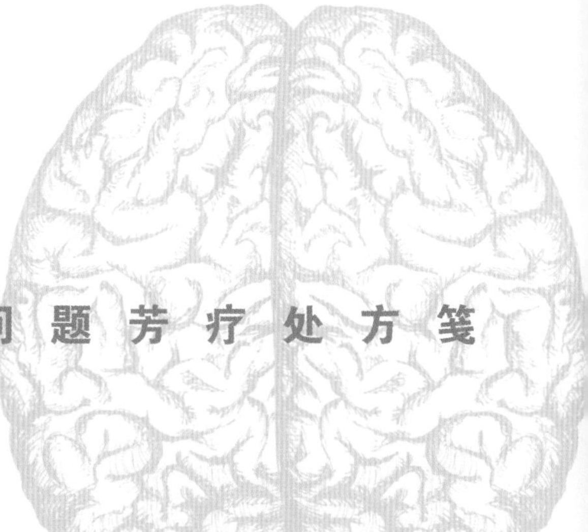

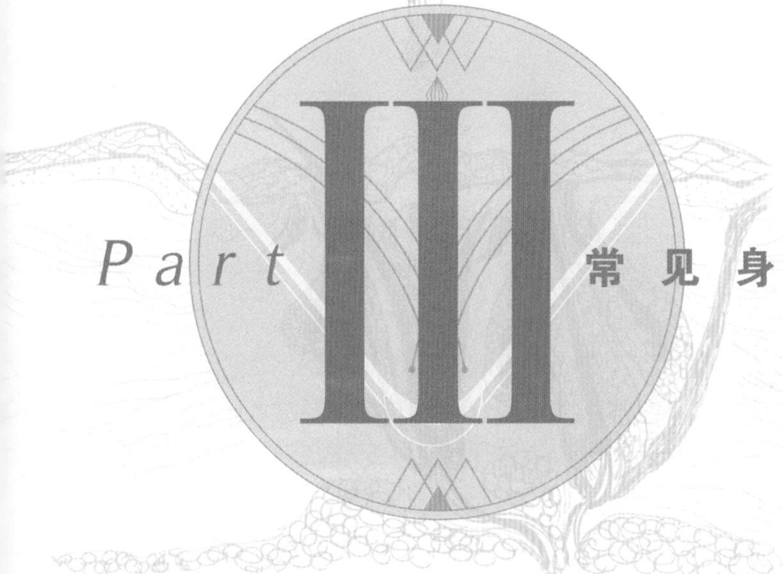

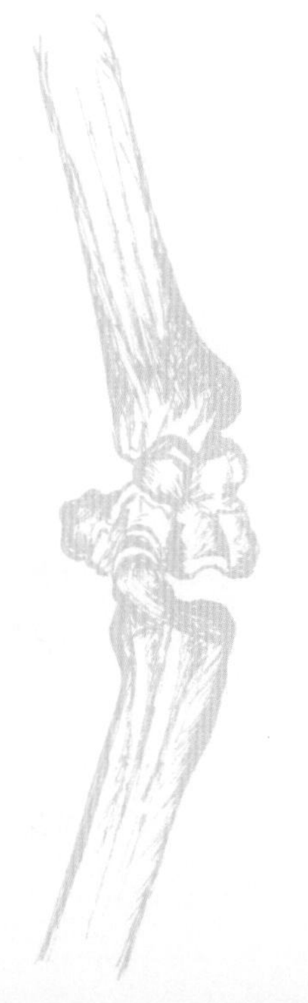

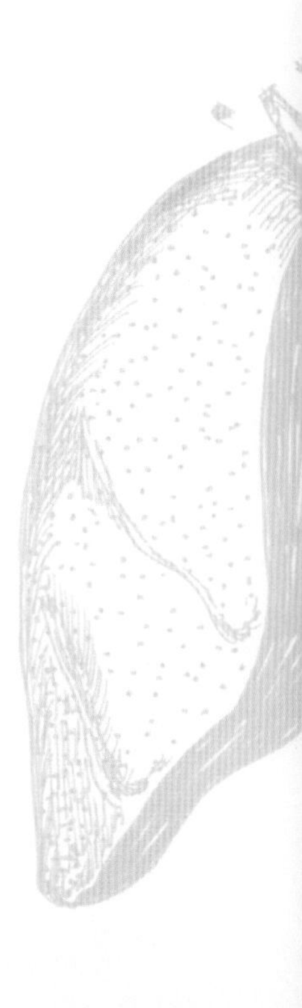

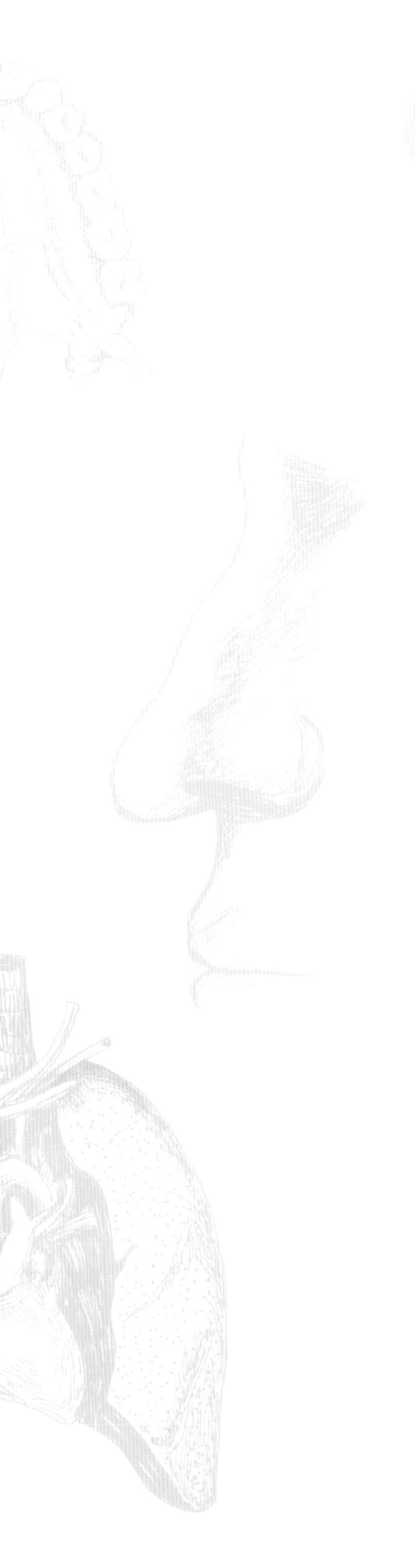

Chapter 3

消化系统

人体为了维持生命及身体各种功能的正常运作，需要不停吸收及代谢各种物质，例如蛋白质、脂肪及多醣类，因此必须以进食的方式来摄取能量。

而食物中所含的这些有机营养物质，通常分子都很大，无法直接被人体吸收，需经过消化作用，将大分子分解成简单的小分子，例如氨基酸、脂肪酸、单醣等，才能为人体吸收及运用。因此消化及吸收食物分子的器官被称为消化系统，而整个消化系统又可分成消化道及消化腺两大部分。

消化道是由口腔延伸至肛门的管道，从食道开始一直到直肠，大约九米长，主要是执行消化、吸收，以及将身体无法再使用的残渣排出体外。而消化腺则是负责分泌消化液的腺体，包括了肝脏、胰脏、唾液腺、胃及小肠等器官。

3-1

口腔保健

消化从牙齿咀嚼食物开始，不良的口腔卫生习惯会导致牙齿表面附着许多由唾液、食物残渣及细菌交集而成的物质（例如牙菌斑），并且经常会因为钙化而产生牙结石，而细菌代谢出毒素后与人体免疫系统产生反应就会引发感染，临床上最常见的口腔感染是牙龈炎及牙周病。患者可能会感觉牙龈肿胀，严重时会产生牙龈萎缩并破坏牙根结构而动摇脱落，因此随时保持口腔及牙齿的清洁与卫生是很重要。

芳香漱口水

芳疗处方笺

取 20g 的干燥丁香花苞加入 100ml 的伏特加酒中浸泡两周以上，过滤后即成丁香花苞母酊剂，浸泡愈久气味愈佳。使用前将母酊剂与水以 1：3 的比例调成漱口水，每次用 2 汤匙的漱口水倒入半杯温水中，每日早晚或饭后漱口以维持口腔的芳香与卫生。

芳疗处方笺

2

印度楝树油 5ml ＋芝麻油 45ml，调成复方植物油，每天早晚漱口 10 分钟再吐掉，可吸附口腔内重金属等许多杂质，及预防感染。因为印度楝树油的口感略苦，若不喜欢者可再降低比例，或换成椰子油。

预防牙周病

芳疗处方笺

葡萄柚 10 滴＋茶树 10 滴＋沉香醇百里香 10 滴，混合均匀成为复方精油，可加入上述的复方植物油中，涂抹在牙龈上并适度按摩，可预防细菌感染及牙龈萎缩。

牙痛急救

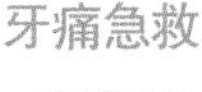

芳疗处方笺

以棉花棒沾取 1 滴丁香花苞精油，抹在疼痛牙齿的孔洞上，可局部止痛，或以罗马洋甘菊精油热敷患处，可缓解慢性疼痛。

芳疗处方笺

如果牙齿已产生脓肿，可将德国洋甘菊 20 滴＋茶树 10 滴＋月桂 10 滴＋没药 10 滴，调成复方精油，以 1 ～ 2 滴纯油涂抹患处周围，或是加入上述植物油按摩后热敷患处。

注意事项

牙齿如果持续发炎疼痛，仍请寻求牙医治疗。

3-2

嘴破／口腔溃疡

口腔的健康与否是消化系统的第一道防线，也是整体免疫的风向球。一般常见的口腔溃疡，常好发在身体或情绪突然面临激增的压力时，譬如熬夜、加班、考试。其他像是女性生理期前后（荷尔蒙分泌波动）、或是蔬菜水果摄取不足（营养摄取不均衡）所导致的免疫机制不协调等，也是发生口腔溃疡的原因，通常一星期左右即会自行痊愈。因为溃疡伤口所造成的疼痛让人难以忍受，因此建议患者可以使用植物油涂抹患处，或是以弱酸性的纯露漱口来保护口腔黏膜，即可减轻疼痛感。若是因为碰撞或是摩擦所造成的割伤，也适用于上述方式来保养口腔。

另外一种口腔溃疡是属于病毒感染口腔黏膜所造成的症状，临床常见的有疱疹病毒和念珠菌感染（鹅口疮），肠病毒及水痘病毒也会造成婴幼儿的口足手感染。这些病毒性感染，一开始可能在口腔里长出一到数个小水泡，破皮之后病毒开始在黏膜上漫延，伤口会非常疼痛，婴幼儿可能不吃东西也不喝水，并且哭闹不休，需要特别注意。感染型的口腔溃疡，建议要搭配抗病毒的精油，以及舒缓相关症状的精油。

芳疗处方笺 1

印度楝树油、圣约翰草浸泡油，以 1∶4 的比例调成复方植物油，可兼具杀菌与促进伤口愈合之效。每日使用此配方涂抹溃疡处三次，可以保护口腔黏膜，舒缓疼痛，以及预防感染。

芳疗处方笺 2

高地薰衣草、桉油樟（罗文莎叶）、永久花、金缕梅纯露，以等比例调成复方纯露，每日早晚及饭后漱口，可杀菌、抗感染、消炎、收敛伤口，并且维持口腔酸碱平衡。

芳疗处方笺 3

茶树 10 滴 + 松红梅 10 滴 + 月桂 10 滴 + 岩玫瑰 5 滴 + 佛手柑 20 滴 + 高地薰衣草 20 滴，调成约 3ml 的复方精油，于每次漱口时将 1 ~ 2 滴加入上述复方漱口水中，可以抗病毒感染，修护黏膜组织。

注意事项

1. 当同一个部位的口腔溃疡持续三周以上都不见好转，并且连带有变色、硬化、肿大或是溃疡增生等现象时，病症可能与口腔癌有关，请尽早到医院做进一步的检查。
2. 有一些病毒感染不是源发自口腔黏膜感染，而是源于其他更复杂的病源，例如梅毒、淋病、肺结核、带状疱疹等，也有可能以口腔溃疡的形式展现，需要更精确的治疗，要特别注意。

3-3

胀 气

蛮多人有胀气的困扰，临床症状包括腹痛、腹胀、排气（打嗝与放屁）等。胃肠胀气的成因很多，主要来源有三：（1）经由口腔吞入空气，例如用餐过于匆忙或是说话速度太快；（2）由肠道产生气体，例如消化不良、乳糖不耐症等；（3）经由血液扩散入肠道。重要的是现代人生活忙碌，在日常的压力下，常有忧郁与焦虑的情绪发生，这些情绪因子也非常容易影响到胃肠消化及个人进食习惯，需要特别注意。

严重胀气的原因则更加复杂，可能牵涉到人体器官功能性障碍，例如肝炎，需要经由医师确诊后再来对症下药。追根溯源，许多的肠胃疾病都跟肠道益菌的菌丛数有关，所以适度地补充乳酸菌来改善肠道环境，让肠内菌丛平衡也是很好的方法。

芳疗处方笺 1

豆蔻精油 1 滴加入 1 茶匙冷压植物油口服，急症时也可以滴 1 滴在手背上舔舐，可有效舒缓胀气等相关问题。

3-3

胀气

芳疗处方笺 2

红桔 5 滴 + 橙花 3 滴 + 豆蔻 2 滴 + 芫荽 3 滴 + 莳萝 3 滴，调成复方精油来扩香，气味温暖平和，可以放松焦虑的情绪。亦可加入 10ml 的芝麻油中，按摩腹部，能改善打嗝、胀气和消化不良等问题。此配方很温和，老人与小孩也可以使用。

芳疗处方笺

洋茴香 2 滴 + 甜罗勒 3 滴 + 茴香 3 滴 + 甜橙 5 滴 + 小茴香 2 滴 + 芝麻油 10ml，用来按摩腹部，消解胀气效果奇佳。

注意事项

1. 处方 3，孕妇与婴幼儿不宜。
2. 严重胀气者，建议及早就医检查。

3-4

胃溃疡

食道、胃、十二指肠等消化道的内壁充满了黏液，这些黏液一方面能保护管壁，另一方面也能帮助分解身体所摄入的各种养分，但是当胃酸开始侵蚀这些黏液时，就很容易形成损伤，一般统称为消化性溃疡。

胃溃疡即是在胃酸过多的状态下，侵蚀了胃壁黏膜造成了胃壁反复糜烂的状况，幽门螺旋杆菌是胃溃疡的主要感染来源，它会引起发炎，久治不愈则会演变成慢性胃炎，一般常见的症状为胃部持续闷痛或胀痛，严重时会有灼热的刺痛感，最后可能会引发血便、胃出血及胃穿孔等，是临床上常见但绝对不可轻忽的病症之一。

患者在日常生活中尽量避免让自己处于高压的情境之下，过大的压力会让消化系统变得迟钝，拉长食物与消化酸液停留在胃中的时间，而刺激性食物也会使溃疡处感到疼痛，另外也要避免烟酒，因为健康的身体应该是由自己来维护的。

芳疗处方笺

薰陆香 3 滴 + 豆蔻 3 滴 + 肉豆蔻 3 滴 + 德国洋甘菊 5 滴 + 芫荽 5 滴，调成复方精油。此处方具有消炎的疗效，可以用来熏香，也可以加入 15ml 植物油来按摩加强功效。

芳疗处方笺 2

藏茴香 3 滴 + 山鸡椒 3 滴 + 大高良姜 5 滴 + 加州胡椒 5 滴 + 红桔 5 滴，调成复方精油，可以用来熏香，也可加入 15ml 的芝麻油或是摩洛哥坚果油中，即成具止痛效果的复方按摩油。

注意事项

1. 孕妇若要使用，请先将处方 1 的肉豆蔻拿掉，处方 2 的藏茴香拿掉。
2. 建议胃溃疡的患者一定要就医治疗，并搭配芳香疗法来协助后续保养。

3-5

胃食道逆流

随着生活形态的改变，工作压力大、饮食不正常、过度摄取酒精与咖啡因等，使得胃食道逆流也晋升为现代人常见的文明病之一。

胃的顶端与底部各有开口，分别是：贲门与幽门。正常来说，贲门括约肌只有在吞咽时打开，平常都是关闭的，若是贲门括约肌松弛，无法完全闭合时，胃液逆流到食道，就会造成食道黏膜的损伤，也可能会有胸口灼热的感觉，也就是常听到的“火烧心”。长期下来，还可能会出现喉咙痛、久咳不愈、声音沙哑等症状。

想要改善胃食道逆流，可从生活习惯做起。饮食方面，咖啡、茶、酒精、高脂肪食物、甜食、辛辣物等具有刺激性的食物，都容易引起胃酸过度分泌，应减少摄取；不暴饮暴食，吃饱后不要立刻平躺，若是一定得躺着时，可以用枕头把头部与上背部垫高。抽烟与肥胖也是胃食道逆流的主因之一，要特别注意。

芳疗处方笺

锡兰肉桂纯露 10ml + 罗马洋甘菊纯露 5ml + 芫荽纯露 5ml，加入 1000ml 水中，于一日内喝完，此处方进行三周后，休息一周。

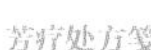

姜 15 滴 + 姜黄 5 滴 + 古巴香脂 5 滴 + 真正薰衣草 5 滴 + 橄榄油 20ml + 椰子油 10ml，调成复方按摩油，每两小时涂抹在不舒服处，直到症状缓解。

3-6

暴饮暴食

中国人喜欢热闹，逢年过节、亲友聚餐经常会饮食过量而导致肠胃负担。这种暂时性的暴饮暴食会让胃袋来不及消化食物，使食物滞留在肠胃里，消化不良而引发腹泻、胀气及毒素累积，且会导致胃酸过多，很容易造成消化性溃疡，影响身体健康。另一种暴饮暴食的原因则比较复杂，患者可能会用过度进食的方式来纾解自身情绪压力，事后也可能引发罪恶感而再把食物催吐出来，导致食道被胃酸灼伤，如此的恶性循环对于患者的身心将带来不可弥补的伤害。

大多数的患者是属于暂时性的暴食而产生肠胃不适，可用香料类的精油如茴香、豆蔻、胡椒薄荷来处理；但是情绪性的暴食则需要用到可关照患者情绪的精油，花香类精油如玫瑰、橙花等，会是很好的选择。

3-6

暴饮暴食

芳疗处方笺

如果只是暂时性的暴食而造成的消化不良及胀气，可口服 1 滴豆蔻或是胡椒薄荷精油，通常很快能舒缓症状。另外可在饭后搭配饮用甜罗勒纯露。

芳疗处方笺

豆蔻 3 滴＋肉桂 3 滴＋芫荽 5 滴＋香草 5 滴＋广藿香 3 滴＋芝麻油 10ml，调成复方按摩油，用来按摩腹部。

芳疗处方笺

橙花 5 滴＋柠檬细籽 3 滴＋柠檬马鞭草 5 滴＋佛手柑 5 滴＋山鸡椒 5 滴，调成复方精油，可以用来熏香，或加入植物油中按摩全身，舒解焦虑不安的情绪。

注意事项

1. 处方 1 的胡椒薄荷精油，孕妇不宜口服。处方 2 拿掉肉桂，孕妇即可使用。
2. 暴饮暴食不只伤害肠胃，心因性的暴食症则更加伤害身心，如果因无法克制食欲而造成经常性的暴饮暴食，请尽快寻求亲友和医院的协助。

3-7

肠胃炎

夏天是肠胃炎的好发季节，通常是因为吃了不干净的食物而感染胃肠黏膜。临床症状包括肠胃绞痛、严重呕吐、腹泻、发烧及盗汗。感染原因很多，大部分是细菌（例如大肠杆菌）及病毒（例如轮状病毒）的感染，也有可能是原虫感染或是摄取到有毒物质。

老人与婴幼儿因抵抗力较差，得到肠胃炎时可能引发的身体症状会较一般人更严重，譬如脱水及电解质不平衡等并发症，要特别注意。另外，个人的卫生习惯与肠胃炎的关系非常密切，想要预防肠胃炎，最好的方式就是养成饭前及如厕后洗手的习惯，可以降低肠胃炎发生的概率。

芳疗处方笺

岩玫瑰 3 滴＋德国洋甘菊 5 滴＋桉油樟（罗文莎叶）5 滴＋肉豆蔻 3 滴＋花梨木 5 滴＋圣约翰草浸泡油 10ml，按摩腹部或全身，可以抗菌、抗病毒、消炎及缓解腹泻。

芳疗处方笺

黑胡椒 3 滴＋佛手柑 10 滴＋龙艾 3 滴＋冬季香薄荷 5 滴＋百里酚百里香 5 滴＋圣约翰草浸泡油 30ml，按摩腹部或全身，可以舒缓腹泻脱水、虚弱萎靡等症状。

注意事项

1. 以上两处方，孕妇不宜。
2. 肠胃炎伴随严重腹泻、发烧及盗汗，可能会导致身体脱水及电解质不平衡等现象，严重时会对生命构成威胁，如发生以上状况，请务必尽速就医治疗。

3-8

腹泻

当肠道吸收水分及养分的功能发生障碍，例如因外来病菌而造成肠道黏膜受感染，或是肠道蠕动过于亢奋时，将导致食物与水分未经消化吸收，就快速排出体外，即造成腹泻，也就是俗称的拉肚子。造成腹泻的原因有两种，一种是感染型腹泻，也就是细菌、病毒、真菌、寄生虫所引发的病状，临床最常见的是沙门氏菌与葡萄球菌感染；另一种原因则是非感染型的腹泻，发生的原因很多，例如肚子着凉、内分泌失调、肠道益菌失调、心理压力等。腹泻时，可先暂停摄食，或以流质食物为主，并适时补充一些盐水或运动饮料，预防电解质的流失，待腹泻的状况缓解之后，可试着吃白粥或是清淡的咸粥，等到完全恢复后再依正常习惯进食。

芳疗处方笺 1

中国肉桂 2 滴 + 肉豆蔻 3 滴 + 绿花白千层 5 滴 + 德国洋甘菊 5 滴 + 红桔 5 滴 + 芝麻油 20ml，调成复方按摩油，依顺时钟方向按摩腹部。此配方为效果强大的抗感染配方，适合肠胃型感染所导致的腹泻个案。

芳疗处方笺 

黑胡椒 3 滴 + 岩玫瑰 3 滴 + 丁香花苞 3 滴 + 甜罗勒 5 滴 + 甜橙 5 滴 + 零陵香豆 2 滴 + 圣约翰草浸泡油 20ml，调成复方按摩油，依顺时针方向按摩腹部。此配方可为心理压力所导致的腹泻问题，提供良好的放松与支持。

注意事项

1. 以上两处方，孕妇不宜。
2. 一般腹泻不需就医，但严重腹泻时会导致身体脱水、电解质不足，请尽快就医。

3-9

便秘

当大肠的肌肉无法正常地运作，导致粪便无法顺利排出体外时，即有可能造成便秘。以西医的观点来判断，一周内排便次数少于三次、排便时感觉困难、粪便呈现硬结状、或是便后有排不干净的感觉时，就可能是便秘。

除了器官性的病变及饮食问题之外，情绪因素也会造成便秘的问题，尤其是生活节奏快速、容易情绪紧张的人，很有可能忽略便意，或是造成肠道紧缩，长期下来就会成为一种生理习惯。

芳香疗法对于处理便秘的建议是口服冷压植物油以及按摩，可以选用一些能够促进肠道蠕动与纾解痉挛的精油按摩，可同时安抚情绪及放松肠道，另外柑橘属的精油能够促进神经传导物质，以调节身体的荷尔蒙，进而改善肠胃问题。

3-9

便秘

植物油
芳疗处方笺

摩洛哥坚果油、芝麻油、胡桃油，以等比例调成复方植物油，每日早晨空腹口服 1 茶匙，润肠效果极佳，可以改善肠躁和便秘。

按摩油
芳疗处方笺

黑胡椒 5 滴 + 莳萝 3 滴 + 柠檬叶 2 滴 + 樟脑迷迭香 3 滴 + 甜橙 5 滴，再加入 20ml 的上述复方植物油做成按摩油，每日按摩腹部。

芳疗处方笺 2

锡兰肉桂 3 滴 + 乳香 3 滴 + 山鸡椒 5 滴 + 香草 3 滴 + 红桔 6 滴，调成复方精油，拿来熏香或是加入按摩油中加强效果。此处方气味温和甜美，可以放松情绪与肠道。

注意事项

1. 按摩油处方孕妇不宜；若要使用，可将按摩油处方 1 的樟脑迷迭香拿掉，处方 2 的锡兰肉桂拿掉。
2. 使用精油按摩腹部来缓解便秘，搭配热敷包效果更佳。但孕妇不宜热敷。

3-10

糖尿病

糖尿病是一种代谢异常的慢性疾病，因胰岛素的功能不全，无法将葡萄糖转化成能量供身体使用，而造成血液中葡萄糖浓度过高的问题，一般人的空腹血糖值为 80 ~ 100mg/dl，超过 126mg/dl 即诊断为糖尿病，主要的病症有“三多”：多吃、多喝、多尿。西医将糖尿病分成二种：第一型糖尿病为早发型，患者早年即发病，为先天胰岛素分泌不足或缺乏，患者一定得注射胰岛素。第二型糖尿病，多为中、老年发病，患者通常有体胖、血脂过高等问题，常伴随心血管及末梢神经并发症，其消化道仍会分泌胰岛素，只是不能有效地转化葡萄糖，因此临床上可能只有三分之一的人需要注射胰岛素，第二型糖尿病是当今最常见的疾病之一。另外，妊娠性糖尿病、葡萄糖耐受性不良等患者，可能为糖尿病的潜在族群，对于这些人来说，健康的饮食及适当的运动是格外需要重视及加强的。第二型糖尿病的患者在心理因素上，可能会有“掌控性”的人格特质，也就是外表看起来很亲和，但其实内在是严格且充满权威性的人，对于这类个案来说，“愿意放手”是很重要的心理课题。

芳疗处方笺

玫瑰 5 滴 + 花梨木 10 滴 + 依兰 2 滴 + 山鸡椒 5 滴 + 高地薰衣草 10 滴，调成复方精油，每日扩香，或是滴 1 滴在手心凑鼻吸闻，再以顺时钟的方向缓缓按摩胸口，可

舒缓急躁或愤怒的情绪，心平气和地放下心中所思。

芳疗处方笺

快乐鼠尾草 5 滴 + 柠檬马鞭草 3 滴 + 姜 3 滴 + 樟树 3 滴 + 安息香 5 滴 + 芝麻油 30ml，每日涂抹手、足、肩背，可以促进循环，调整内分泌，提升睡眠质量。

芳疗处方笺

欧洲赤松 10 滴 + 髯花杜鹃 3 滴 + 榄香脂 3 滴 + 肉桂皮 10 滴 + 甜罗勒 4 滴 + 橄榄油 10ml + 荷荷芭油 20ml，每日涂抹于脊椎两侧，可促进循环与调整内分泌。

注意事项

1. 处方 3，孕妇不宜。
2. 糖尿病患者除了会有多食、多饮、高血压问题，严重时亦会影响到末梢神经，而有手酸脚麻、伤口不易愈合等问题。这类患者也很需要家人的注意及关心，家属或是主要照顾者如能多用精油帮助个案按摩，会很有疗愈力。

3-11

肝脏养护

肝脏是人体最大的消化腺，也是最大的解毒器官。它能分泌胆汁帮助消解脂肪，并且对肠道所吸收的营养物质进行合成（例如合成蛋白质、将葡萄糖转变成肝醣、将脂肪酸转变成脂蛋白及胆固醇）以供贮存或以利身体运用。它也负责身体的解毒、新陈代谢，并协助各器官间所需养分的循环及转换。以口服精油为例，精油经口腔及消化道至小肠被吸收，然后经肝门静脉来到肝脏，有些芳香分子经分解后再由全身循环至特定的器官被利用，剩下的芳香分子则代谢后由尿道、呼吸道、汗腺、大肠等途径排出体外。

肝脏是人体如此重要的器官，好好保养肝脏就是一件很重要的事情。尤其肝脏本身没有痛觉神经，就算发炎也不会觉得疼痛，所以当病变产生让身体有感觉时，通常症状已经很严重了。不过即使如此，身体还是有它独特的通报系统。肝脏的沟通管道就是皮肤及呼吸道，当肝脏过度运作或产生堵塞时，免疫系统便会发出警讯，此时就很容易感冒，或是皮肤开始出现问题或过敏现象，以促使患者能好好休息，这时正是保养肝脏的重要时机。养肝护胆可算是芳香疗法的一个强项，例如柠檬、大马士革玫瑰、侧柏醇百里香、胡椒薄荷、圆叶当归等，主要功效是激励肝细胞代谢，加强身体的排毒功能。另外，养肝护胆的精油也适用于脸部美白，因为真正有光采的肤质，其实是建基于良好的肝脏代谢功能上！

口服

芳疗处方笺

日常保养可选用养肝精油，每次 1 滴加入 1 茶匙橄榄油或南瓜籽油中，每日早晨空腹口服。

芳疗处方笺

若是慢性疾病或久病初愈，可能因长期服用药物而显得元气不足，此时口服精油也是很好的愈后调养方式，但不要选用太过强烈的精油，以免虚不受补。可选择胡萝

3-11

肝脏养护

卜籽或侧柏醇百里香等比较温和滋补的养肝精油来慢慢调养身体。

按摩油

芳疗处方笺

胡椒薄荷 6 滴 + 甜罗勒 10 滴 + 葡萄柚 10 滴 + 零陵香豆 4 滴 + 芝麻油 15ml + 椰子油 15ml，按摩全身，可促进肝脏代谢，激励胆汁分泌。

芳疗处方笺 2

侧柏醇百里香、马鞭草酮迷迭香、圆叶当归、大马士革玫瑰，以等比例调成复方精油，可使用在热敷包上，或是稀释成按摩油涂抹腹部，除养肝利胆之外，亦能处理消化系统问题以及感冒初期的不适。此配方为强效配方，使用后最好能适度地休息，让身体慢慢恢复元气。

热敷包

当肝脏负担过重或是已产生病变，使用热敷包来帮助肝脏代谢（包括促进胆汁分泌及排除毒素）会是不错的方法，制作方式如下：

step

准备一条棉制毛巾，以及一条保暖效果好的布巾（可使用围巾）备用。

step 2

准备一盆热水（约 75℃），将上述精油处方滴入水中，快速将毛巾浸湿拧干（或先用毛巾箱加热，亦可使用微波炉加热 1 分钟，再滴上精油），外层包上保暖的布巾，热敷于肝脏对应区域（右季肋区和腹上区）。

step 3

热敷时间为每天一次，一次 30 分钟，如毛巾变干或降温，可重复上述步骤反复进行。

注意事项

1. 以口服精油来养肝是非常有效且便利的方式，唯独需注意长期使用时，单一处方不要超过一个月。养肝的精油很多，可以选择几种交替使用，或是每使用三周请停用一周，以利身体更有效率地运作。
2. 使用热敷包时，建议可先将配方按摩油涂抹肝脏对应区，再热敷，最后用薄被覆盖全身，效果更佳。
3. 口服精油养肝与肝敷法，孕妇皆不适合。

3-12

晕车／呕吐

人体的运动是一连串的身体协调机制共同合作完成的，因此当外在环境不断摇晃、变动，容易让大脑与身体的知觉、感官、运动机制无法协调运作而产生不平衡感，此时就很容易产生晕眩的感觉，甚至引发一连串的恶心、呕吐、头痛、脸色苍白、冒冷汗等身体反应，西医统称为动晕症，也就是俗称的晕车、晕船、晕机。研究报告显示，2 ~ 15 岁的孩童、气血循环不足的女性，以及孕妇是比较容易晕车的族群。以芳香疗法来缓和晕车想吐的症状十分快速有效，不论是拿来吸闻，还是涂抹在头部、耳后、胸口、胃区，都能迅速调节神经系统，安抚掌管平衡的中耳感觉受器，舒缓反胃想吐的感觉。晕车时应尽量维持外在环境的一致性，例如不再摇来晃去，要眼望远方，或是停下来休息，呼吸新鲜空气，严重时可以保持安静的躺卧，并在使用芳香精油后小睡一下，让大脑神经与身体恢复平衡。

芳疗处方笺

胡椒薄荷 1 滴加入 1 茶匙的芝麻油或橄榄油中口服，能迅速舒缓症状。若遇紧急情况，找不到植物油而要口服精油时，请将 1 滴胡椒薄荷滴在手背上舔舐。

芳疗处方笺

高地薰衣草 10 滴 + 欧白芷根 5 滴 + 香桃木 10 滴 + 胡椒薄荷 10 滴 + 佛手柑 20 滴，调成复方精油，可以拿来扩香或滴在卫生纸上吸闻，需要时亦可口服，1 滴复方精油加入 1 茶匙植物油。

芳疗处方笺

史密斯尤加利 3 滴 + 吐鲁香脂 6 滴 + 爪哇香茅 6 滴 + 粉红葡萄柚 15 滴 + 荷荷芭油 30ml，涂抹在头部、耳后、胸口、腹部，也可以将调好的按摩油置入滚珠瓶中，方便旅行中随身携带使用。

注意事项

当晕车症状较严重时，患者可能会对气味过度敏感，反而闻完更想吐，此时可改为口服 1 滴精油，即可有效舒缓症状。孕妇与 6 岁以下的儿童不适合口服精油，请特别注意。

Part III 常见身心问题芳疗处方笺

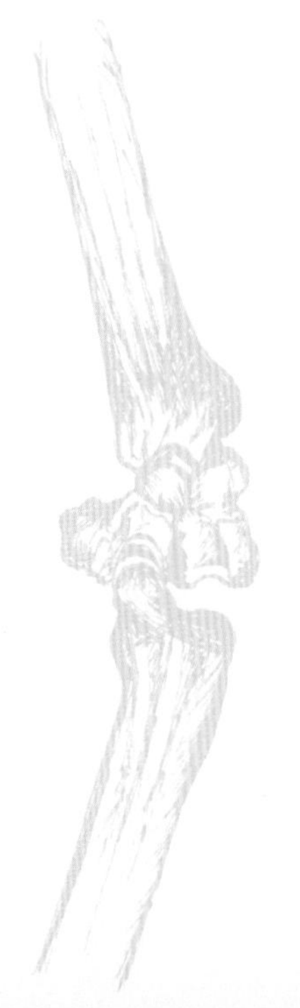

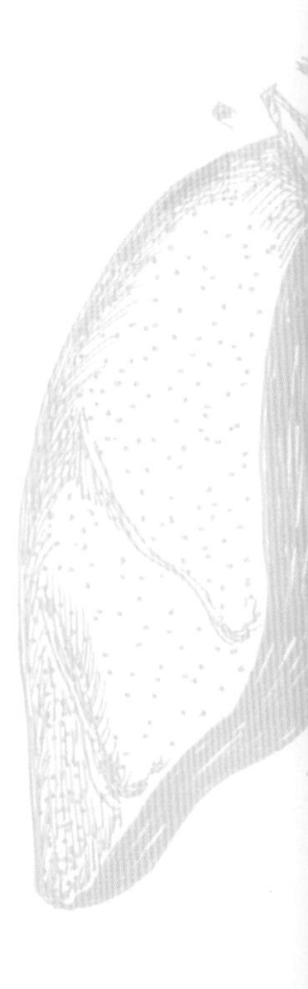

Chapter 4 肌肉 & 骨骼系统

肌肉与骨骼系统扮演着支撑身体、保护内脏、产生动作的重要角色。肌肉系统主要是由三种不同的肌肉所构成：骨骼肌、平滑肌与心肌，身体通过这三种肌肉的运作，除了产生运动之外，还能够制造热量，以维持生命机能。当肌肉与骨骼系统出现问题时，活动就会受到不同程度的限制，影响到生活起居，因此平时的保养是非常重要的！

4-1

落 枕

每个人或多或少都有落枕的经验，一觉醒来之后，发现颈部僵硬，无法自由活动，只能维持某一特定姿势，数天到数周才会痊愈。落枕其实是颈部肌肉急性发炎，与长期姿势不良（包含站姿、坐姿、睡姿）、枕头高度不适当、呼吸道感染引起周围肌肉发炎、睡眠时温差太大导致肌肉痉挛、过度劳累、脊椎错位等原因有关。落枕如果发生得很突然且剧烈疼痛，建议可先用冰敷的方式缓解；若是缓慢发生，则可热敷，并且局部按摩。急性落枕的处理很重要，若没有在第一时间治疗，可能会演变成慢性肌肉发炎，并且反复发作，而愈早妥善治疗，愈能避免复发的概率。其实，落枕还扮演着提醒的角色，下次若再发生落枕的情况，可以问问自己："这阵子是不是太忙了，而忽略照顾自己呢？"

急性期

芳疗处方笺 1

柠檬尤加利 7 滴 + 樟树 5 滴 + 芳香白珠 10 滴 + 西洋蓍草 8 滴 + 山金车浸泡油 30ml，急性落枕时，于冰敷后使用，若是慢性落枕，可涂抹后再热敷，一天至少涂抹四次。

芳疗处方笺

芳香白珠 7 滴 + 安息香 6 滴 + 永久花 10 滴 + 姜 7 滴 + 琼崖海棠油 10ml + 荷荷芭油 20ml，与处方 1 交替使用。

恢复期

芳疗处方笺

高地杜松 4 滴 + 史泰格尤加利 8 滴 + 柠檬香茅 8 滴 + 永久花 10 滴 + 山金车浸泡油 30ml，于落枕的肌肉恢复期使用，一天至少涂抹四次。

注意事项

急性期处方，孕妇不宜。

4-2

扭 伤

扭伤，指的是"软组织"的损伤，软组织包括韧带、肌腱、肌肉、血管等。受伤时可能会产生关节的错位，使得周边微血管破裂、韧带纤维断裂等，导致患部肿胀、疼痛，也可能会有瘀青、无法活动的情形。造成扭伤的原因，多为运动伤害、肌肉过度疲劳与不当使用，常发生在脚踝、手腕、 腰部、膝盖与髋骨。扭伤的紧急处理原则为 R.I.C.E.：

1. 休息（Rest）：首先要让患部休息，避免再做大范围的活动。
2. 冰敷（Ice）：刚受伤时先冰敷，让血管收缩，舒缓肿胀的情形，并缓解疼痛。
3. 加压（Compression）：加压可使肿胀不继续扩大，但也不宜过度，若肢体麻木或发紫，就表示加压过度，须做调整。
4. 抬高肢体（Elevation）：可促进血液回流，减少肿胀。

急性期过后，则可改以热敷来帮助血块的溶解与排除。扭伤时建议还是尽快就医，检查是否有深层的韧带、肌肉伤害，必要时可裹上石膏帮助固定与复原。

※ 使用精油时，热敷的吸收效果较好，冰敷则较差。

急性期

芳疗处方笺

柠檬香茅 5 滴 + 柠檬尤加利 10 滴 + 芳香白珠 5 滴 + 西洋蓍草 5 滴 + 德国洋甘菊 2 滴 + 琼崖海棠油 5ml + 荷荷芭油 10ml，急性期时可频繁涂抹于扭伤处，一天至少四次。

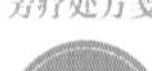

岩玫瑰 5 滴 + 醒目薰衣草 5 滴 + 真正薰衣草 10 滴 + 罗马洋甘菊 5 滴 + 永久花 10 滴 + 山金车浸泡油 30ml，与处方 1 交替使用。

恢复期

芳疗处方笺

柠檬香茅 10 滴 + 史泰格尤加利 5 滴 + 绿桔 5 滴 + 永久花 10 滴 + 山金车浸泡油 30ml，恢复期使用，一天涂抹四次。

注意事项

急性期处方，孕妇不宜。

4-3

挫伤

挫伤是指皮下软组织受钝力（跌倒、撞击等）作用所造成的伤害，一般是没有外伤，但可能会有微血管破裂、血肿（瘀青）、疼痛的表现。受伤当下，建议马上停止一切活动，治疗先以散瘀消肿与防止发炎为主，再来要注意深层的组织是否有受到伤害，如果有，不可忽略深层疤痕的治疗，以免造成组织纤维化，影响日后的活动，甚至造成慢性疼痛。

按摩油

芳疗处方笺

岩玫瑰 4 滴 + 芳香白珠 8 滴 + 醒目薰衣草 10 滴 + 永久花 5 滴 + 德国洋甘菊 3 滴 + 山金车浸泡油 30ml，涂抹于患部及周围，频繁涂抹，一天至少四次。

芳疗处方笺

永久花 15 滴 + 大西洋雪松 5 滴 + 喜马拉雅雪松 5 滴 + 琼崖海棠油 10ml + 圣约翰草浸泡油 20ml。

芳疗处方笺

永久花 15 滴 + 道格拉斯杉 10 滴 + 鹰爪豆 5 滴 + 髯花杜鹃 5 滴 + 山金车浸泡油 30ml，作为恢复期的保养用油，一天至少四次，涂抹于患部。可与处方 2 交替使用。

纯露

芳疗处方笺

鼠尾草纯露 20ml + 永久花纯露 30ml + 山金车纯露 30ml + 柠檬香茅纯露 20ml，混合以上纯露，为患部湿敷。

注意事项

若挫伤发生的部位是胸腔、腹腔或头部，建议直接到医院接受检查，以免发生血肿与内脏损伤的情况。

4-4

肌肉酸痛

造成肌肉酸痛的原因有很多，不单只有使用过度才会造成酸痛，其他如天气变化、服药等也可能导致。肌肉酸痛可分“急性”与“迟发性”两部分来讨论：急性肌肉酸痛，是指运动期间或是运动后休息一下就感觉到酸痛，多与乳酸的堆积有关，一般稍作休息或是辅助按摩、热敷即可恢复；但迟发性肌肉酸痛是发生在运动后一两天，多与肌肉使用过度，造成组织或是纤维轻微断裂有关，酸痛不适的症状约可在 5 ～ 7 天自然缓解，若配合按摩与热敷也有助于恢复。要预防肌肉酸痛，事前的暖身非常重要，除了可以做暖身操及伸展运动之外，也可在事前选择能增强肌耐力的精油保护肌肉，运动过后也要做些帮助肌肉缓和的伸展动作，以及涂抹有助舒缓肌肉疼痛、加速乳酸排除的精油，这些都可降低运动过后肌肉疼痛的状况发生。

运动前保养

运动前涂抹于全身或是会运用到的肌肉群。

芳疗处方笺 1

高地杜松 5 滴 + 史泰格尤加利 10 滴 + 柠檬香茅 10 滴 + 沼泽茶树 5 滴 + 山金车浸泡油 30ml。

芳疗处方笺

柠檬香桃木 10 滴 + 柠檬香茅 5 滴 + 柠檬尤加利 10 滴 + 圣约翰草浸泡油 30ml。

芳疗处方笺 2

野马郁兰 2 滴 + 冬季香薄荷 2 滴 + 印度藏茴香 1 滴 + 野地百里香 1 滴 + 百里酚百里香 2 滴 + 荷荷芭油 30ml，以 1% ～ 2% 的浓度作为保养用油，加强涂抹于肌肉处，按摩过后再去泡澡效果更佳。

运动后保养

运动后按摩肌肉酸痛处，再做热敷。

芳疗处方笺 1

欧洲赤松 5 滴 + 髯花杜鹃 5 滴 + 肉桂皮 10 滴 + 甜罗勒 5 滴 + 橄榄油 30ml。

心因性肌肉酸痛

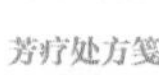

中国肉桂 2 滴 + 丁香花苞 2 滴 + 穗甘松 3 滴 + 缬草 3 滴 + 蛇麻草 6 滴 + 依兰 10 滴 + 荷荷芭油 30ml，适合因压力大造成的心因性肌肉酸痛紧绷者，涂抹于酸痛处，稍加按摩后泡澡。

注意事项

运动后保养与心因性肌肉酸痛的处方，孕妇不宜。

4-5

抽筋

抽筋其实就是临床上所说的“肌肉痉挛”。造成抽筋的原因很多，一般比较常见的是电解质不平衡、运动过量、血液循环不良与脊椎受到压迫，少数慢性病的药物也可能造成抽筋的情况。当抽筋发生时，务必先停止当下的动作，缓缓地将肌肉拉直，并且温和按摩痉挛的部位，太过猛烈的动作可能使肌肉拉伤，辅助温热敷或是选择性质温暖的精油涂抹、按摩，也可缓解抽筋后的肌肉疼痛。预防抽筋的方法很多，列举几项如下：运动前做好暖身与拉筋；注意钙、镁、钾的摄取；大量流汗前先补充水分与电解质；运动时不宜穿太紧的衣服；睡前做伸展操可预防睡觉时的抽筋；避免维持同样的姿势太久等，都有助于预防抽筋的发生。

中国肉桂 5 滴 + 锡兰肉桂 5 滴 + 丁香花苞 5 滴 + 神圣罗勒 2 滴 + 椰子油 30ml，涂抹在抽筋的肌肉上，温和按摩。

芳香白珠 7 滴 + 樟脑迷迭香 8 滴 + 柠檬香茅 7 滴 + 德国洋甘菊 3 滴 + 姜 3 滴 + 荷荷芭油 30ml，按摩抽筋后的肌肉，可帮助放松与止痛。

注意事项

1. 以上两处方，孕妇不宜。
2. 如果经常无故抽筋，可能表示身体有异状，应该尽快到医院做检查，以免延误治疗。

4-6

肌筋膜炎

肌筋膜炎指的是肌肉、筋膜非因细菌感染的发炎，长期姿势不良、慢性疲劳都有可能造成，再加上天气变化与压力，也会使症状加重。初期的症状多是轻微的酸痛，可以在适当活动与揉捏后得到舒缓，但是若不改变生活的形态或解除压力源，则可能加重病情，严重者甚至会影响到睡眠质量及生活功能。急性发作期没有妥善治疗，会转成慢性发炎，治疗上的难度也会增加。

肌筋膜炎中，常见的是颈肩筋膜炎、腰背部筋膜炎与足底筋膜炎。颈肩筋膜炎的症状是颈部与上背部疼痛、僵硬、活动受限，肩胛骨也可能有紧绷感。腰背部筋膜炎的症状是腰部与下背部肌肉紧绷、僵硬，疲累时更会有明显的疼痛。足底筋膜炎多为慢性造成，包含长时间走路、跑步等，若选择的鞋子不适当（如高跟鞋），就会造成足底肌肉发炎，症状是脚底踏地有如针毡。规律的活动肌群、复健与针灸是早期治疗的好方法，消炎止痛、促进循环也是治疗的重点。

史泰格尤加利 10 滴 + 柠檬香茅 5 滴 + 绿桔 5 滴 + 醒目薰衣草 10 滴 + 荷荷芭油 30ml，早晚涂抹于僵硬酸痛处，可配合肌肉的揉捏与伸展。

柠檬香桃木 10 滴 + 野马郁兰 7 滴 + 绿花白千层 8 滴 + 鼠尾草 5 滴 + 荷荷芭油 30ml，全身涂抹后泡澡，一周至少三次，有助于改善慢性疲劳的状态。

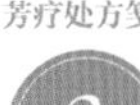

缬草 4 滴 + 多香果 3 滴 + 香蜂草 5 滴 + 马郁兰 8 滴 + 真正薰衣草 10 滴 + 荷荷芭油 30ml，进行全身按摩，可加强于肩颈与脊椎两侧。

注意事项

处方 2 与处方 3，孕妇不宜。

4-7

腕隧道症候群 / 妈妈手

“腕隧道”指的是由手腕骨和韧带所形成的狭窄空间，有正中神经通过，正中神经是与拇指的活动，以及拇指、食指、中指与部分无名指的感觉有关，当正中神经受到压迫时，这些部位都会受影响，产生酸麻、刺痛感，也就是所谓的“腕隧道症候群”，严重者会影响到日常生活。造成腕隧道症候群的原因很多，像是疾病（糖尿病、内分泌疾病、风湿性关节炎等）、手腕常做重复性工作（打计算机、工厂作业等）、怀孕，都有可能引发。轻度的症状如麻木、疼痛，而且可能会在夜间加剧；中度的症状如持续性麻木、疼痛、无法做细微的动作、手握不紧等；重度的症状如失去感觉、活动受限、疼痛延伸到手肘与肩膀。预防胜于治疗，不论在家还是工作中，要时时观察是否有手腕使用不当的情况，避免一直进行重复性的动作，若无法避免也记得要适时休息，平常也可多训练手腕肌肉，以增加手腕的耐受度。

芳疗处方笺

柠檬尤加利 10 滴 + 樟树 5 滴 + 芳香白珠 8 滴 + 西洋蓍草 7 滴 + 荷荷芭油 30ml，涂抹整只手，并于手腕局部热敷加强，舒缓疼痛。

芳疗处方笺

蓝胶尤加利 5 滴 + 澳洲尤加利 5 滴 + 史密斯尤加利 10 滴 + 绿花白千层 5 滴 + 山金车浸泡油 30ml，涂抹并按摩手腕，一天至少四次。

芳疗处方笺

姜黄 5 滴 + 姜 10 滴 + 古巴香脂 5 滴 + 一枝黄花 5 滴 + 荷荷芭油 30ml，频繁涂抹于疼痛处，可减轻痛感。

4-8

痛 风

痛风是因体内的普林（或称嘌呤）代谢异常，导致尿酸堆积于关节处所产生的代谢性疾病，可称作代谢性关节炎。因其疼痛的感觉如风在身体流窜，另一说法是连风吹过都感到痛，故俗称“痛风”，又因好发于富贵之人，所以又称为“富贵病”、“帝王病”。痛风也与遗传、性别（男高于女）、年龄（好发于中年，但日渐年轻化）、饮食习惯有关。尿酸是普林代谢的终产物，尿酸产量太多以及排泄太少，堆积在关节处，便导致痛风。初期可能只于下肢单一关节发作；急性发作会有红、肿、热、痛的症状，且最常发生在大拇趾，可能会痛到无法行走；慢性发作则是因尿酸长期累积形成尿酸石，堆积在关节、内脏、皮下组织，而有关节变形的问题，甚至影响肾脏功能。痛风患者的日常生活习惯很重要，例如维持运动习惯（不宜太剧烈），避免体重过重，另外饮食习惯也非常重要，少吃高普林的食物（如内脏、海鲜等）、少喝酒、多喝水、少吃油炸物等。若能养成良好的生活与饮食习惯，可以预防及减少痛风发作的次数。

按摩油

芳疗处方笺 1

欧洲赤松 10 滴＋榄香脂 5 滴＋肉桂皮 10 滴＋甜罗勒 5 滴＋橄榄油 15ml ＋甜杏仁油 15ml，涂抹于患部，一天至少四次。

芳疗处方笺 2

野地百里香 5 滴＋月桂 8 滴＋安息香 5 滴＋姜 12 滴＋圣约翰草浸泡油 15ml ＋橄榄油 15ml，急性期请频繁涂抹。

纯露

芳疗处方笺

马鞭草酮迷迭香纯露 5ml ＋杜松纯露 10ml ＋胡椒薄荷纯露 5ml ＋胡萝卜籽纯露 10ml，混合以上纯露，加入 1000ml 水中，一日内喝完，连续饮用三周后休息一周。

注意事项

按摩油处方，孕妇不宜。

4-9

退化性关节炎

退化性关节炎是一种因关节软骨的磨损，进而影响到滑液囊与硬骨所导致的老化疾病。随着年龄的增长，身体无法产生足够的蛋白多醣与胶原蛋白来补充关节软骨的弹性，软骨在无法避免磨损，又来不及补充的情况下，就会造成退化性关节炎。除了年龄之外，像是雌激素含量过高也会破坏软骨，所以女性患者的比例比男性高，其他还有肥胖、外伤、过度使用等，也都是造成退化性关节炎的危险因子。罹患退化性关节炎的初期并不会感到疼痛，一般都是等到伤及深处才会有疼痛的感觉，早上睡醒时会有僵硬感，天气变化时，关节也容易有胀痛的感觉，多数患者是因为疼痛难耐，影响到日常活动才到医院寻求治疗。

退化性关节炎的治疗以非药物的治疗为主，像是减重、适当运动与温度的调节。过重的体重会使关节负担过重，适当的运动（有氧运动、伸展运动或太极拳）可以使软骨吸收滑膜液的养分，而温差的变化会加重关节处的肿胀，所以这类的非药物治疗才是预防退化性关节炎恶化的主要措施。药物性的治疗则以止痛为目标，及在关节注射玻尿酸以增加润滑。

按摩油

芳疗处方笺

野地百里香 3 滴＋月桂 5 滴＋安息香 5 滴＋姜 10 滴＋水仙 7 滴＋圣约翰草浸泡油 30ml，涂抹于关节处，作为平常关节保养用油。

芳疗处方笺

蓝胶尤加利 8 滴＋香桃木 8 滴＋西洋蓍草 7 滴＋秘鲁香脂 7 滴＋圣约翰草浸泡油 30ml，疼痛时可加强涂抹。

芳疗处方笺

欧洲冷杉 5 滴＋西伯利亚冷杉 5 滴＋欧洲赤松 10 滴＋黑云杉 10 滴＋榛果油 30ml，平时进行全身性按摩，可降低发炎的概率。

纯露

芳疗处方笺

月桂纯露 20ml ＋圣约翰草纯露 20ml ＋岩兰草纯露 10ml，混合以上纯露，加入 1000ml 水中，一日内喝完，连续饮用三周后休息一周。

注意事项

按摩油的处方 1 与处方 2，孕妇不宜。

4-10

类风湿性关节炎

类风湿性关节炎是一种自体免疫系统失调所导致的疾病，身体所产生的抗体不但杀死坏的细胞，连带消灭好的细胞，造成系统结构的破坏。最常侵犯四肢的小关节，特别是滑膜处，不过身体其他部位也有可能会受到侵犯，属于全身性的疾病。此外，对称性的侵犯也是主要特点。类风湿性关节炎可能发生在任何一个年龄层，但特别好发于中年女性，为非遗传性疾病。初期会以全身性的症状表现，可能有全身无力、倦怠、关节红肿热痛、低烧、全身酸痛等，因为症状多为慢慢出现，所以常被忽略。急性的症状表现则可能为高烧、关节疼痛难耐、行动受到限制等。

治疗上会以减轻关节疼痛与僵硬，以及避免恶化为主要方向。轻度患者，会以卫教配合止痛药物与非类固醇抗发炎药物为主；中度患者，会在关节注射类固醇，以及采用免疫调理的药物；重度患者则需要配合多种免疫调理药物与外科手术进行治疗。有许多精油具有调节免疫系统的功效，可以选择此类功能的精油，以减缓病程的演进，平时多摄取含有 Ω3 脂肪酸的植物油，也可帮助舒缓疼痛症状。

按摩油

涂抹患部有助于缓解疼痛。平日保养，于早晚各涂抹一次，若是急性期，可频繁涂抹。

芳疗处方笺 1

野地百里香 5 滴 + 月桂 7 滴 + 安息香 5 滴 + 姜 8 滴 + 水仙 5 滴 + 橄榄油 10ml + 圣约翰草浸泡油 20ml。

芳疗处方笺

大马士革玫瑰 5 滴 + 欧白芷根 10 滴 + 柠檬薄荷 5 滴 + 茶树 7 滴 + 小茴香 3 滴 + 橄榄油 30ml。

纯露

可同时配合内服与外用治疗。内服方式是将下列处方加入 1000ml 水中，于一日内喝完，饮用三周后休息一周。外用则是将下列处方温热湿敷患部。

芳疗处方笺

桉油樟（罗文莎叶）纯露 10ml + 侧柏醇百里香纯露 5ml + 德国洋甘菊纯露 10ml + 茶树纯露 5ml。

芳疗处方笺

沉香醇百里香纯露 5ml + 绿花白千层纯露 5ml + 高地杜松纯露 10ml + 西洋蓍草纯露 5ml + 白玫瑰纯露 5ml。

植物油

早上起床空腹与晚上睡前各口服 1 茶匙，此处方需长期服用才看得到效果。

芳疗处方笺 1

黑种草油 10ml + 大麻籽油 10ml + 月见草油 10ml。

注意事项

按摩油的处方 1 与处方 2，孕妇不宜。

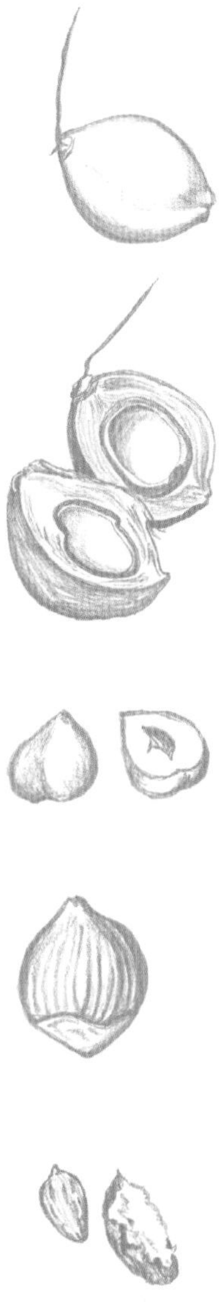

Part III 常见身心问题芳疗处方笺

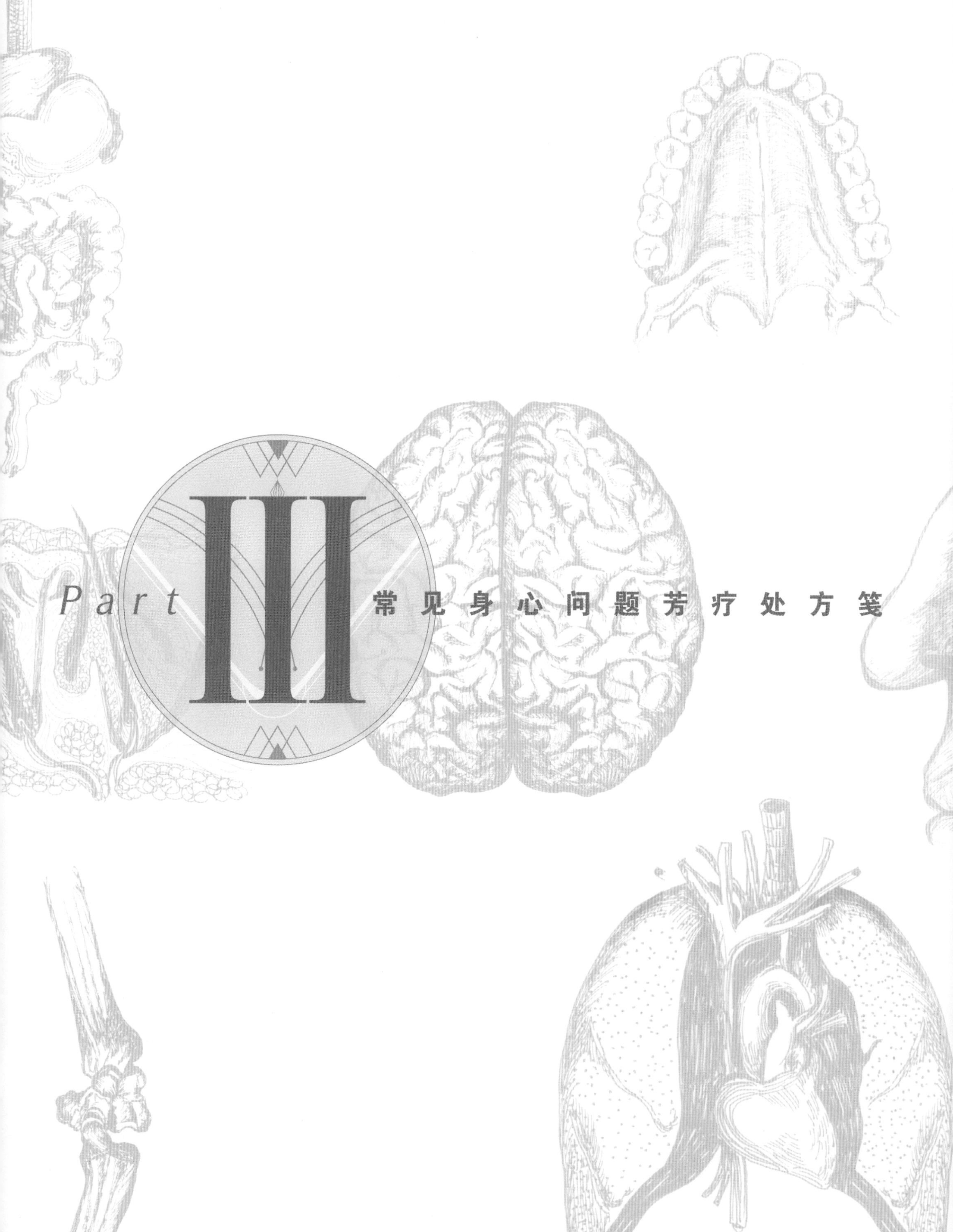

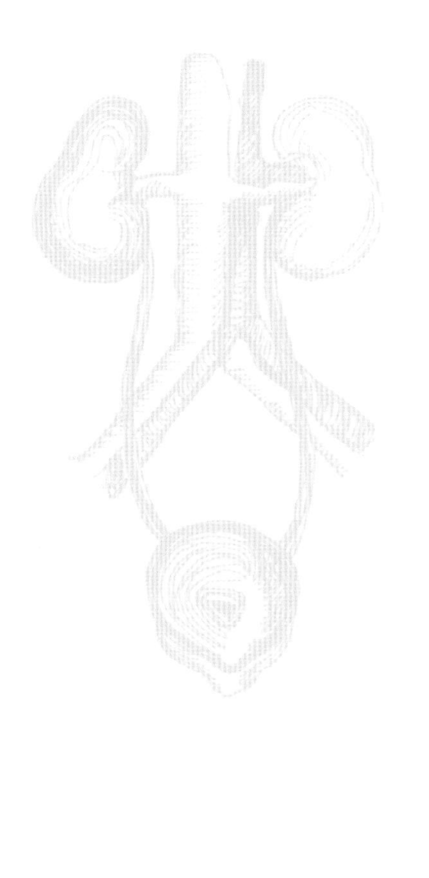

Chapter 5

循环系统

循环系统主要的成员包含心脏、动脉、微血管、静脉与淋巴管，也可称为心血管系统。此系统可以通过血液的运输，来输送全身的养分、氧气与荷尔蒙，进行新陈代谢以排除废物与二氧化碳，并且具有调节体温、维持 pH 值的恒定，以及抵抗外物入侵的功能，与免疫功能息息相关。

5-1

静脉曲张／痔疮

静脉曲张是临床上常见的静脉疾病，主要是浅层静脉的弯曲与扩张造成，分为原发性及次发性两种。原发性主要是因为瓣膜功能不良，加上静脉管壁失去弹性，使得血液回流障碍，静脉压力上升；次发性则主要是由外伤或深层静脉血栓等引起。静脉曲张最常见的是下肢静脉曲张，其他部位例如发生在男性的精索，则称为精索静脉曲张；如果发生在食道，则称为食道静脉瘤；如果发生在直肠，就是广为所知的痔疮。

静脉曲张的大部分症状都是发生在病灶处，像是钝痛、肿胀、烧灼感。慢性静脉曲张也会影响外表的美观，除了水肿之外，如皮肤色素沉积造成外观呈蓝色或褐色、皮下组织纤维化造成皮肤质感改变等等不同程度的表现。静脉曲张如果发生在下肢，可能在长时间站立后，产生腿部水肿、疲劳、肌肉酸痛、紧绷等不适，可以靠穿着弹性袜、抬腿、冷热交替淋浴的方式来缓解。如果发生在直肠（痔疮），则可能会有肛门口痛、痒，甚至是解便后出血的症状，平常可多摄取高纤蔬果、多喝水、多运动。精油在处理静脉曲张的问题时，主要是以促进淋巴循环与收敛为主。以静脉曲张来说，“预防”才是最好的治疗方式。

肢体静脉曲张

使用下列配方，配合淋巴按摩手法效果会更好。

芳疗处方笺 1

高地杜松 15 滴 + 柠檬香茅 5 滴 + 茶树 5 滴 + 葡萄柚 5 滴 + 甜杏仁油 30ml。

芳疗处方笺 2

杜松浆果 6 滴 + 丝柏 10 滴 + 格陵兰喇叭茶 4 滴 + 柠檬 5 滴 + 没药 5 滴 + 荷荷芭油 30ml。

痔疮

芳疗处方笺 1

绿花白千层 10 滴 + 广藿香 10 滴 + 克莱蒙橙 10 滴 + 琼崖海棠油 15ml + 橄榄油 15ml，将调好的油涂于患部，可配合坐浴，每日 10 ~ 15 分钟。

注意事项

1. 按摩静脉曲张的肢体时，切勿太大力且勿深压，尤其是严重静脉曲张的部位，施力过大反而会增加患部压力，适得其反。

2. 进行坐浴前，务必将肛门清洗干净，以免造成生殖泌尿道或是肛门伤口的感染。

5-2

腿部浮肿／水肿

腿部浮肿是现代人常遇到的问题，特别是女性。引起浮肿的原因有很多，例如肾脏病、心脏病、内分泌疾病等，但浮肿不一定都与疾病有关，有时候只是单纯的生理表象而已。当长时间维持同一姿势：

久坐、久站、长时间行走、蹲下，都容易造成下肢的血液回流受阻，使得体液堆积而产生浮肿，一般在适当休息后就能恢复。女性在生理期前，也容易感觉到身体、四肢的肿胀，等到月经来潮时，肿胀的感觉就会慢慢消退。新陈代谢比较差的人，也容易感觉到肢体的浮肿，像是体重过重、不爱运动、常熬夜的人。

另外，饮食习惯也与浮肿息息相关，浮肿多与体内的水、钠滞留有关，口味重（高脂高盐）的人会比口味清淡（低脂低盐）的人更容易有浮肿的问题，因此低脂低盐的食物才是比较健康的饮食。要改善腿部浮肿问题，除了饮食上的改变之外，足浴与按摩也是很好的改善方式。

按摩油

芳疗处方笺

丝柏 10 滴 + 葡萄柚 15 滴 + 高地牛膝草 5 滴 + 荷荷芭油 30ml，与静脉曲张的保养一样， 可搭配淋巴手法按摩双腿，按摩后可准备一盆温水泡脚，效果更好。

芳疗处方笺

柠檬香桃木 5 滴 + 柠檬细籽 8 滴 + 柠檬香茅 5 滴 + 柠檬尤加利 7 滴 + 山金车浸泡油 30ml，与处方 1 交替使用。

纯露

将下列处方加入 1000ml 水中，于一日内喝完，作为每日保养。

芳疗处方笺

马鞭草酮迷迭香纯露 10ml + 杜松纯露 10ml + 胡萝卜籽纯露 10ml。

芳疗处方笺

胡椒薄荷纯露 15ml + 格陵兰喇叭茶纯露 15ml。

5-3

手脚冰冷

许多人在冬天都有手脚冰冷的困扰。以西医的观点来看，手脚冰冷多和心血管系统有关，因血液通过心脏打出输送到全身，红细胞携带氧气通过循环系统到达肢体末梢，在此过程中会产生热能，可使手脚温暖，若是心血管系统出了问题，便会使血液循环受到阻碍，造成手脚冰冷，而情绪紧绷、压力过大、内分泌失调、疲倦也是造成心血管调节出现问题的导因。以中医的观点来看，则多与气虚、血虚有关，使得气血运行不顺、血液量不足以供应至肢体末梢，遂造成冰冷。现在很多女性强调身体的轻盈纤瘦，拼命减肥，导致体重过轻，能够保温的脂肪太少，加上过度的减肥易造成内分泌失调，自律神经调节不顺畅，也容易出现手脚冰冷的问题。

想处理这个毛病，改善身体的循环是最重要的，像是健走、慢跑、甩手、爬楼梯等运动，都可以温和地促进血液循环，使身体暖和。久坐办公室的人，建议每过一段时间，可以离开座位走动，或是原地活动伸展，如此也能改善手脚冰冷的状况。想利用芳香疗法处理手脚冰冷，可以能促进循环的温暖性质的精油，作为选油的标准。

按摩油

芳疗处方笺

欧洲赤松 10 滴 + 髯花杜鹃 6 滴 + 肉桂皮 6 滴 + 甜罗勒 8 滴 + 芝麻油 30ml，可涂抹于全身或是尾椎；当感冒觉得体寒或是痛经时，也可使用此配方，达到暖身与缓解疼痛的功效。

5-3

手脚冰冷

芳疗处方笺

野马郁兰 5 滴 + 冬季香薄荷 5 滴 + 野地百里香 3 滴 + 百里酚百里香 3 滴 + 芝麻油 15ml + 椰子油 15ml，与处方 1 交替使用。

纯露

将下列配方加入 1000ml 水中，于一日内喝完，作为每日保养。

芳疗处方笺

欧白芷根纯露 20ml + 欧洲赤松纯露 10ml。

芳疗处方笺

香桃木纯露 15ml + 丝柏纯露 10ml + 蓝胶尤加利纯露 5ml。

注意事项

按摩油的处方，孕妇不宜。

5-4

高血压

血压是血液冲击动脉血管壁所造成的压力，此压力也是造成血液可以运送到全身的主要动能。世界卫生组织定义，血压高于 160/95mmHg 即为高血压。高血压又可分为原发性与续发性：原发性高血压目前原因不明，但与遗传、年龄、饮食习惯、生活习惯有关；续发性高血压则是由疾病（内分泌疾病、肾脏病、心血管疾病等）、怀孕、药物（交感神经兴奋剂、类固醇等）所引起。高血压可能会产生头痛、疲倦、肩颈僵硬、脸部潮红、手脚麻痹、耳鸣等症状，但因每个人的感受能力不同，所以也有可能有高血压，但是没有任何不适，此情况更要好好监测血压，以免血压过高而不自知。

高血压如果不加以控制，很容易产生并发症，如中风、心脏病、肾脏病及视力模糊。养成良好的饮食习惯与正常的生活作息是最好的保养方式，多吃新鲜食物、少油、少盐、少糖、戒烟、戒酒、体重不宜过重、每周维持至少三次的运动、保持心情平静、充分休息，辅助芳香疗法来降低血压，可以从缓解血管收缩与抗痉挛来着手，如此一来便能降低高血压恶化的概率。

按摩油

早晚涂抹全身或脚底。

芳疗处方笺

朗姆 10 滴 + 维吉尼亚雪松 8 滴 + 穗花薰衣草 12 滴 + 荷荷芭油 30ml。

芳疗处方笺

穗甘松 3 滴 + 缬草 3 滴 + 依兰 8 滴 + 维吉尼亚雪松 5 滴 + 真正薰衣草 5 滴 + 荷荷芭油 30ml。

注意事项

精油具有平衡的特质，不需担心使用过多导致血压降太低的问题。

5-5

低血压

一般成人当血压低于 90/60mmHg，老年人低于 100/60mmHg，即为低血压。低血压可分为：原发性、续发性与姿势性低血压。原发性低血压主要是与遗传有关；续发性低血压主要与疾病有关，如心肌梗塞、暂时性大出血、甲状腺功能低下等；姿势性低血压是只有卧姿变成直立姿势时，血压明显下降，收缩压下降大于 20mmHg 或舒张压下降大于 10mmHg，此状况便称为姿势性低血压。

低血压可能会产生头昏、眼花、四肢冰冷、注意力减退、腹泻、便秘、胸闷等症状。和高血压一样，也有人一点症状都没有，因此监测血压是最重要的。低血压的人要有充分的休息，多运动，多补充营养，可多摄取一些盐分来提高血压，避免突然改变姿势及久站，促进身体的循环也可以帮助血压回升。

按摩油

芳疗处方笺

中国肉桂 10 滴＋蜂香薄荷 7 滴＋泰国蔘姜 5 滴＋椰子油 15ml ＋向日葵油 15ml，早晚涂抹于全身或脚底。

芳疗处方笺

薄荷尤加利 1 滴＋樟脑迷迭香 1 滴＋马鞭草酮迷迭香 1 滴，低血压时直接嗅闻，可帮助快速恢复。

注意事项

1. 以上两处方，孕妇不宜。
2. 处方 2，癫痫患者与幼儿不宜使用。
3. 精油具有平衡的特质，不需担心使用过多导致血压过度升高。

5-6

术后淋巴肿／水肿

淋巴系统是身体调节体液以及对抗外来细菌的保护者，也是循环系统的一部分。淋巴系统包括淋巴管、淋巴结、淋巴液及器官（扁桃腺、脾脏、胸腺）。淋巴水肿主要是因为淋巴液、废物及组织蛋白不正常的堆积，淋巴系统功能异常，使得淋巴无法处理这些过多的水分及废物造成肿大、发炎，甚至组织纤维化的问题。许多人在手术后会出现淋巴水肿的问题，特别是癌症患者，因为大范围切除淋巴结，或是放射线治疗照射淋巴结，使得淋巴功能低下，影响组织液回流至心脏的能力，淋巴液堆积在组织中，时间久了，就会引起淋巴管肿大，进而造成肢体肿大。

一般术后淋巴肿大情形，有可能发生在手术后数周之内，也有可能是术后一两年才会出现的后遗症，因此癌症患者要有心理准备，手术后开始做些预防措施，例如多运动促进淋巴循环，因为肌肉的收缩也是淋巴循环的重要推手；避免压迫到肢体，减少佩戴饰品（戒指、手环等）的频率；患部避免提重物，造成局部压迫；按摩水肿处，促进淋巴液的流通以及避免废物堆积。以芳香疗法做手术后保养，可以着重在免疫力的提振与减少水肿状况的发生上。

5-6

术后淋巴肿／水肿

按摩油

芳疗处方笺 1

绿花白千层 10 滴 + 鼠尾草 5 滴 + 野马郁兰 5 滴 + 琼崖海棠油 10ml + 圣约翰草浸泡油 20ml，可进行全身性或局部性的淋巴按摩。

芳疗处方笺 2

蓝胶尤加利 6 滴 + 澳洲尤加利 6 滴 + 史密斯尤加利 8 滴 + 绿花白千层 5 滴 + 香桃木 5 滴 + 荷荷芭油 30ml，与处方 1 交替使用。

纯露

将下列处方加入 1000ml 水中，于一日内喝完，作为每日保养。

芳疗处方笺

香桃木纯露 10ml + 丝柏纯露 15ml + 牛膝草纯露 5ml。

芳疗处方笺

柠檬香茅纯露 10ml + 永久花纯露 20ml。

注意事项

1. 按摩油的处方 1，孕妇不宜。
2. 伤口若未完全愈合，先避开伤口处，可从肢体末梢开始按摩，等到伤口愈合后再进行大范围的按摩。

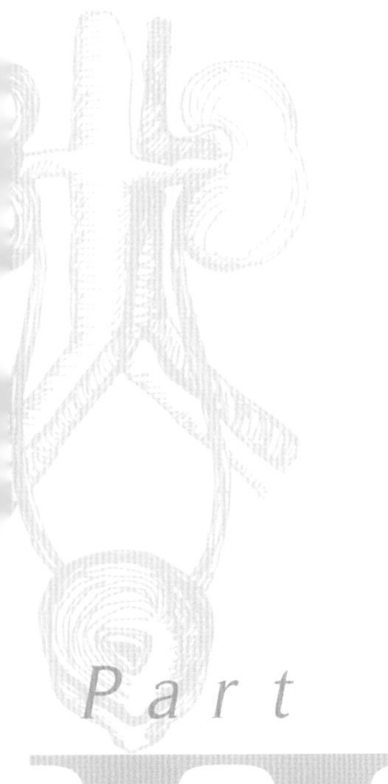

Part

III

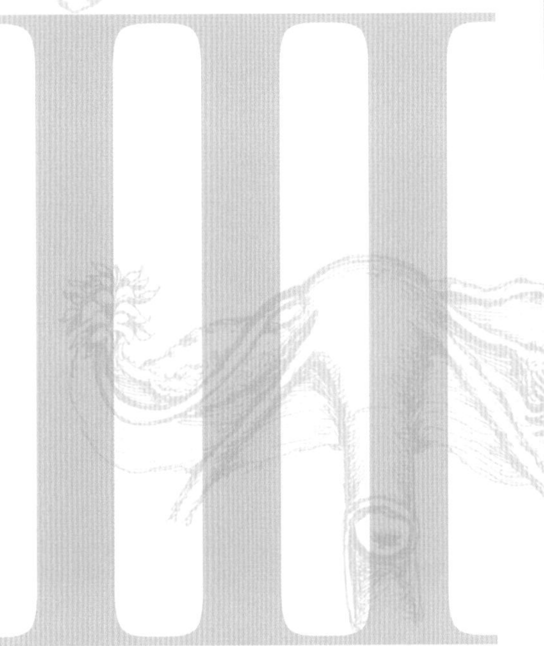

Chapter

6 生殖&泌尿系统

生殖系统具有创造新生命、分泌荷尔蒙的重要功能。而男性与女性的生殖系统构造很不一样，男性的生殖系统多位于体外，如睾丸、阴茎，女性则主要位于体内，如子宫、卵巢。

泌尿系统负责尿液的制造、储存与排放，包括肾脏、输尿管、膀胱与尿道。男女的泌尿系统构造也略有不同，男性的输精管与输尿管的出口相同，而女性的阴道与尿道则是不同的开口，且女性的泌尿道比男性的短，因此泌尿道感染的情况会比男性来得常见。这两大系统的器官大多位于骨盆腔，若是受到细菌感染，则可能引发骨盆腔感染，平日的保养不容忽视。

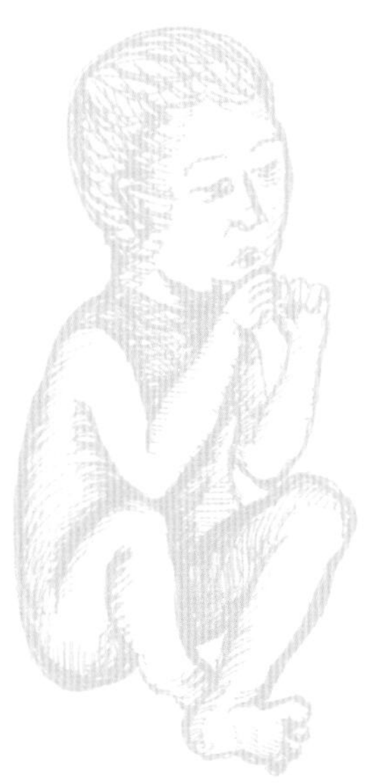

6-1

外阴部瘙痒／发炎

外阴部瘙痒是很令人难为情的问题，瘙痒的症状会一直想抓，但抓了怕伤害到脆弱的黏膜组织，不抓又叫人难以忍受。但是切记勿抓，抓了只会让患部更痒喔！

造成阴部瘙痒的原因很多，一般像是沐浴用品、衣物清洁剂的残留、生理用品的质量，另外如怀孕、停经、服用抗生素、口服避孕药以及阴部的疾病（湿疹、霉菌感染…），都可能造成阴部瘙痒。白色念珠菌、阴道滴虫是女性阴部感染的常见菌种。

要如何避免这恼人的外阴部瘙痒问题呢？沐浴时温柔清洁阴部肌肤，不过度搓揉、不使用太刺激的洗剂，穿上内裤前，务必把阴部拭干，贴身衣裤也务必要晾干并定期晒太阳，以免细菌孳生。如果已经感染，切记不要去抓它，因为抓的动作可能会伤害到阴部的皮肤，也可能会引发发炎反应，让患部更痒，精油有很好的抗菌效果，再搭配上具有安抚、止痛（痒是轻微的痛觉）功效的精油，就能改善阴部瘙痒与发炎的问题，可在沐浴后涂上含有精油的按摩油，不仅能消灭讨厌的菌种，也可消除恼人的异味，又可达到止痒的效果，一举数得。

芳疗处方笺

玫瑰草 2 滴＋多苞叶尤加利 1 滴＋松红梅 1 滴＋ FCF 佛手柑 1 滴＋荷荷芭油 30ml，早晚涂抹于外阴部。

芳疗处方笺

若是状况严重者，甚至已出现难闻味道的分泌物，可用玫瑰草 4 滴＋松红梅 5 滴＋茶树 3 滴＋波旁天竺葵 3 滴＋古巴香脂 2 滴＋神圣罗勒 3 滴＋荷荷芭油 100ml，将卫生棉条浸泡后塞入阴道，最好是早、中、晚各换一次，如果不方便，至少晚上一定要使用，因为可以停留于阴道内的时间较久。

注意事项

1. 女性的阴道及外阴部都是由脆弱的黏膜组织构成，因此在精油的剂量上宜低，建议在 1% 以下，避免造成刺激。
2. 涂抹精油后，可能会有分泌物增加的情况，此为正常现象，不用太紧张，持续使用几天后就会改善。

6-2

经前症候群

经前症候群（premenstrual syndrome），简称 PMS，是很多女生的困扰，指的是在经期来潮前约 4 ~ 14 天，因为荷尔蒙变化的现象。一般来说，来经后这些不适的症状就会消退，直到下一次月经前 4 ~ 14 天又会导致女性身体出现不适或是情绪起伏很大的状况又会出现。常见的症状如头痛、乳房胀痛、疲倦、食欲大增、便秘、腹泻、水肿、情绪低落、暴躁易怒、睡眠障碍等。现代女性常需要兼顾家庭与事业，蜡烛两头烧的结果，很容易觉得有压力，再加上个人体质的差异，就容易发生经前症候群的症状。当然也有天生丽质，从未经历过如此难熬时期的幸福女人。常有人虽觉得有些不舒服，但忍到月经来后就好了，因此从未打算治疗它，但若是已经影响到正常生活（干扰工作表现、无法专心考试、与人发生摩擦等），则需要好好正视经前症候群所带来的不便。想要改善经前症候群的问题，多休息以及补充富含Ω3的食物（鲑鱼、鲭鱼、秋刀鱼、沙丁鱼、亚麻仁油、坚果），补充维生素与矿物质（维生素B6、维生素C、维生素E、镁、钙），少吃油炸类，减少咖啡因、酒精的摄取。此外，多运动也可刺激脑内啡的分泌，达到减轻压力，提振情绪的效果。缓解经前症候群症状的精油选择，可以从缓解生理症状与心理症状两部分下手。安抚镇静特性明显的酯类，以及带有明快性质的单萜烯类都是很棒的帮手。

芳疗处方笺

杜松浆果4滴+大西洋雪松4滴+薰衣鼠尾草4滴+桂花1滴+快乐鼠尾草7滴+圣约翰草浸泡油30ml，于月经前一周，每日涂抹全身后泡澡。若没有时间泡澡，至少涂抹全身并按摩。

芳疗处方笺

白千层3滴+克莱蒙橙12滴+广藿香9滴+真正薰衣草6滴+甜杏仁油30ml，情绪开始起伏时，涂抹于心轮与尾椎处，也可装在滚珠瓶中随身携带。

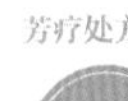

经前症候群期间口服纯露，欧白芷根纯露5ml +欧洲赤松纯露10ml +穗花薰衣草纯露5ml +岩玫瑰纯露10ml，稀释于1000ml的饮用水中，一天内喝完，来经后可先暂停服用。

芳疗处方笺

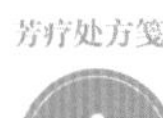

大麻籽油40ml +胡桃油30ml +琉璃苣油30ml，早上空腹与晚上睡前各服用1茶匙。

6-3

经期异常

女性的生理周期有一定的规律性，虽然每个人不尽相同，但一般来说每位女性大致上都能掌握自己的周期规律，包含周期的天数、经血量，甚至是经血颜色。正常的月经周期通常是28天，提早或延后一周都还算正常的范围。经期异常大致有下列几种状况：无月经、经血过少或是经期少于两天、经血过多或经期多于七天、周期过短（小于21天）、周期过长（大于35天）、两次周期间出血、乱经。

造成经期异常的原因非常多，例如患有子宫疾病、荷尔蒙失调、甲状腺功能异常、血液疾病、肥胖、过瘦，或是受到药物、生活习惯、压力、子宫内膜刮除术（堕胎）、子宫内避孕器的影响等等。可以先分辨自己是什么原因造成经血异常，再来对症下药或调整生活形态，才能够根本解决各种经血问题。

另外，经期紊乱也是常见的女性问题。造成经期紊乱的原因，大多与压力、情绪或是环境改变有关，这些因素造成荷尔蒙分泌异常，影响到生理周期。务必至医院检查，排除是否有器官上的疾病，如子宫肌瘤、子宫内膜癌、子宫瘜肉等问题，以免耽误治疗时间。

6-3

经期异常

芳疗处方笺

贞节树纯露 5ml ＋岩玫瑰纯露 10ml ＋柠檬马鞭草纯露 5ml ＋天竺葵纯露 10ml，适用经血过多者，来经前一周服用，稀释于 1000ml 的饮用水中，一天内喝完，来经期间暂停服用。

芳疗处方笺

鼠尾草纯露 10ml ＋永久花纯露 10ml ＋玫瑰纯露 10ml，适用经血过少者，来经前一周服用，稀释于 1000ml 的饮用水中，一天内喝完，来经期间暂停服用。

芳疗处方笺

洋茴香 10 滴＋香草 5 滴＋岩兰草 7 滴＋神圣罗勒 8 滴＋月见草油 10ml ＋荷荷芭油 20ml，适用经期紊乱者，来经前一周，早晚按摩腹部，直到月经来为止。

注意事项

孕妇不宜。

6-4

子宫内膜异位／痛经

子宫内膜异位是经常发生在生育年龄女性的疾病，虽然不是太急迫地威胁生命，但因容易复发，而且易破坏女性生殖机能因此无法忽视。子宫内膜是位于子宫的最内层衬里细胞，会随着月经周期荷尔蒙的变化而增厚与剥落，内膜的剥落出血就是所谓的月经。当子宫内膜组织长在子宫之外的部位时，就称为子宫内膜异位。子宫内膜异位可能会造成痛经、经期不规律、经血过多、腹胀、经期腹泻、巧克力囊肿、性交疼痛、下背酸痛、不孕等不同程度的问题，也有虽罹患子宫内膜异位，但一点症状也没有的情况存在。一般临床的治疗方向多以降低症状为主，如缓解疼痛、治疗不孕。

想改善子宫内膜异位与痛经的问题，可以从调整荷尔蒙的方向着手。口服纯露与植物油是很好的选择。纯露中含有较少量的芳香分子，使用上相对地安全，且效果一点也不输精油，而好的植物油具有不饱和脂肪酸，能够促进体内激素的分泌，也具有缓解疼痛与发炎的效果，持续服用一段时间，便能有明显的感受。

芳疗处方笺

鼠尾草纯露 6ml ＋永久花纯露 12ml ＋柠檬香茅纯露 6ml ＋岩玫瑰纯露 6ml，稀释于 1000ml 饮用水中，一天之内饮用完，持续饮用三周后休息一周。期间可观察身体的变化，再评估是否要进入下一阶段的口服纯露疗程。

芳疗处方笺

黑种草油 25ml ＋大麻籽油 35ml ＋月见草油 40ml，早上空腹与晚上睡前各服用 1 茶匙。

注意事项

最基本的预防措施就是在发现前述症状时，便到医院做检查，及早治疗。

6-5

子宫肌瘤／卵巢囊肿

子宫平滑肌瘤是常见女性骨盆腔肿瘤，简称子宫肌瘤，主要是因为受到雌激素的刺激，使子宫内纤维增生所导致，很幸运的是九成以上都是良性，且病变成恶性的概率不高，因此不需要太担心。子宫肌瘤好发于 30 ~ 45 岁女性，特别是未生过小孩或是不孕者。临床症状如经血量多、痛经、骨盆腔慢性疼痛、不正常出血、性交疼痛；若肌瘤太大，则容易压迫到泌尿系统、肠子，造成排尿困难、尿频、便秘、下肢水肿等。没有症状的子宫肌瘤患者，则只需每 3 ~ 6 个月定期复检，不一定需要采取积极的治疗方式，待停经之后，因为雌激素的分泌减少，肌瘤便会渐渐缩小。

卵巢囊肿是卵巢肿块的一种，另一种是卵巢瘤，前者全为良性，后者约两成是恶性。卵巢囊肿是液体聚积在卵巢所形成的，因此俗称“水瘤”。最常见的类型是功能性囊肿，包含滤泡囊肿、黄体囊肿、多囊性卵巢等，多与荷尔蒙的分泌有关，基本上功能性囊肿症状大多很轻，如腹胀、下腹不适，如同子宫肌瘤一般，若不是非常大（临床上的标准是 10 公分以下），只需要“观察”，不需要动手术切除卵巢，大多在几个月内自然消失。

芳疗处方笺

欧芹 6 滴 + 贞节树 8 滴 + 波旁天竺葵 10 滴 + 神圣罗勒 6 滴 + 荷荷芭油 30ml，早、中、晚按摩腹部。

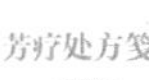

黑种草油 30ml + 大麻籽油 30ml + 南瓜籽油 40ml，早上空腹与晚上睡前各服用 1 茶匙。

注意事项 避免使用具有类雌激素效果的精油。

6-6

更年期症候群

女性卵巢的功能会随着年龄增长而逐渐下降，女性荷尔蒙分泌也会跟着减少，直到不具有生育能力为止，这段期间就是所谓的“更年期”。大部分的女性停经时间约在 45 岁至 58 岁之间。由于荷尔蒙的波动，不管是心理上还是生理上都可能造成许多变化与影响，像是潮红、盗汗、阴道干涩、肩颈酸痛、睡眠障碍、焦虑、暴躁、记忆力减退等，甚至提醒了许多女性“我已年华老去”，开始对自我的价值产生疑虑与不安。

更年期症候群并非女性独有，男性也有更年期症候群！只是男性的发生时间较不一定，每个人的状况也不太一样，而且不如女性的症状明显，但不代表男性就没有更年期的困扰。男性的更年期症状主要是因为男性荷尔蒙分泌减少所引发，症状如注意力不集中、易疲累、排尿困难、性功能障碍、性欲降低、心跳加快、睡眠障碍、忧郁、焦虑等。

6-6

更年期症候群

临床上对于男女更年期症候群的治疗，西医是以荷尔蒙补充法为主，但目前发现若长时间服用恐有罹癌危险（摄护腺癌、乳癌等）。维持正常的生活作息、多补充具有类荷尔蒙成分的食物（如山药、韭菜），多运动，保持心情愉快，才是更年期保健的最好方式。在芳香疗法的运用上，女性的更年期问题，除了使用可以调整雌激素的精油之外，也可多选择能唤醒女性特质的精油，以及让她具有爱的感觉的气味。男性的更年期问题，可选择具有提振、补气效果的精油。口服植物油也是更年期保健很重要的一种方法，可以减缓脑细胞的老化，也有调节神经系统、预防摄护腺肥大、安抚情绪的效用。

女性更年期

芳疗处方笺

贞节树（果）7 滴＋波旁天竺葵 10 滴＋龙脑百里香 5 滴＋神圣罗勒 6 滴＋大马士革玫瑰 2 滴＋甜杏仁油 30ml，沐浴后，以上述按摩油按摩阴部。

芳疗处方笺

黄玉兰 9 滴＋乳香 6 滴＋银合欢 3 滴＋葛罗索醒目薰衣草 12 滴＋荷荷芭油 30ml，必要时涂抹于胸前，可安抚情绪的波动。平时也可装在滚珠瓶随身携带。

芳疗处方笺

月见草油 40ml ＋琉璃苣油 30ml ＋大豆油 30ml，早上空腹与晚上睡前各服用 1 茶匙。

男性更年期

芳疗处方笺

欧洲赤松 12 滴＋黑云杉 7 滴＋肉桂皮 5 滴＋甜罗勒 6 滴＋橄榄油 10ml ＋向日葵油 20ml，早上出门前涂抹在肾脏对应部位（后腰区）。

芳疗处方笺

南瓜籽油 50ml ＋橄榄油 20ml ＋红花籽油 30ml，早上空腹与晚上睡前各服用 1 茶匙。

6-7

不孕

有正常性关系，没有避孕的情况下，一年内无法自然受孕即称为不孕。造成不孕的原因，男女双方皆有可能，所以如果要做不孕症的治疗，应该男女双方一起接受检查，互相了解原因之后，再一起治疗，渡过接下来辛苦的求子生活。不孕症的治疗在中西医皆有擅长的部分。西医较着重于器官功能的检查：女性的子宫卵巢功能是否正常、输卵管是否通畅、内分泌有无正常等；男性的精虫数量与活动量是否达到标准、生殖泌尿系统检查、输精管是否通畅、内分泌是否有异常等。但若遇到器官皆正常，却难受孕的问题，西医大多束手无策，反而是中医比较擅长。

中医可以由体质的调整下手，例如女性的不孕可能与痰湿、子宫虚寒、脾虚、肝气郁结、血气不顺等有关；男性则可能是肾气不足、疲累、纵欲过度有关。因此现在有愈来愈多医院在不孕症的治疗上，开设中西医联合门诊，双管齐下，达到更好的效果。治疗不孕的过程十分辛苦，夫妻间如能互相体谅、照顾，尽量保持心情轻松愉快，也能使过程更加顺利，早日迎接家中新成员的来到。荷尔蒙与情绪的调理，是使用芳香疗法治疗不孕症的主要目标。

女性调理用油：肉豆蔻 10 滴 + 德国洋甘菊 5 滴 + 芫荽 7 滴 + 快乐鼠尾草 8 滴 + 大马士革玫瑰 2 滴 + 甜杏仁油 30ml，全身涂抹后泡澡，擦干身体后再加强涂抹于生殖区与外阴部。

男性调理用油：大马士革玫瑰 2 滴 + 小茴香 5 滴 + 欧白芷根 10 滴 + 柠檬薄荷 5 滴 + 龙脑百里香 8 滴 + 甜杏仁油 30ml，涂抹于腹部、腰部，并以手搓背部靠近肾脏的地方。

南瓜籽油 40ml + 橄榄油 30ml + 月见草油 30ml，夫妻同时服用，早上空腹与晚上睡前各服用 1 茶匙。

零陵香豆 2 滴 + 快乐鼠尾草 8 滴 + 丁香花苞 2 滴 + 摩洛哥茉莉 5 滴 + 荷荷芭油 30ml，于行房前使用，可帮助夫妻放松，打开身体感官，享受愉悦过程而非只感受生子的压力。

6-8

雄激素过盛

雄激素，也就是一般所称的男性荷尔蒙，不单只存在于男性体内，女性也会分泌雄激素（同样地，男性也会有雌激素）。雄激素过高在男性与女性的生理上会反映出不同的问题。以男性来说，最常见的就是摄护腺肥大与雄性秃；在女性身上，常见的则是体毛较多、脸泛油光、皮肤粗糙、青春痘、月经不规则、不孕、体重增加等。无论是男性还是女性，过高的雄激素都容易有性欲过强、侵略性明显等情形。至于是什么原因造成女性体内的雄激素分泌过旺呢？生活压力过大、作息不正常、偏好油腻饮食等，都是造成雄激素分泌过盛的因素。若长期有前述各种症状，可至医院抽血检验荷尔蒙浓度，看看是否是雄激素在作祟。

要降低过盛的雄激素，其实可以靠饮食来调整，借由雌激素的补充以平衡雄激素，但不建议补充人工荷尔蒙。另外，建议可以多补充坚果类（亚麻油酸）、豆类（大豆异黄酮）、山药、茴香、海藻、葛根等食材。男性朋友不用担心食用之后会有雌激素过多的问题，适当地补充雌激素，可以减缓摄护腺肥大的问题喔！

大豆油 40ml + 月见草油 35ml + 芝麻油 25ml，早上空腹与晚上睡前各服用 1 茶匙。

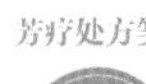

南瓜籽油 30ml + 橄榄油 20ml + 榛果油 20ml + 向日葵油 30ml，早上空腹与晚上睡前各服用 1 茶匙。

6-8

雄激素过盛

芳疗处方笺 3

大马士革玫瑰纯露 5ml + 橙花纯露 5ml + 岩玫瑰纯露 5ml + 快乐鼠尾草纯露 5ml + 茴香纯露 10ml，稀释于 1000ml 的饮用水中，一天内喝完。

注意事项

处方 3 于月经期间请暂停服用。

6-9

女性紧实保养

一谈到阴道松弛，大部分人最直接联想到的就是“自然分娩”，但自然分娩并非造成阴道松弛的主要原因，膀胱脱垂、直肠脱垂也都有可能，即使没有生过小孩、没有膀胱脱垂、直肠脱垂的疾病，阴道的肌肉与皮肤也有可能会随着年龄渐长，出现老化现象，而有松弛、皱褶的情形。另外像是瘙痒、与贴身衣物的摩擦，则会造成阴部色素沉淀。所以平常在保养身体时，也别忘了保养私密处的肌肉与肌肤。想保持阴道的紧实度，可多做“凯格尔运动”，借以训练骨盆底的肌肉群，不只可以增加阴道紧实度，也可以预防漏尿的情况，是最直接且有效的方法。芳香疗法精油在此部分的帮助，比较着重在阴道肌肉、肌肤的保养上。

芳疗处方笺

黄玉兰 2 滴 + 印蒿 1 滴 + 乳香 2 滴 + 玫瑰草 1 滴 + 沙棘油 10ml + 金盏菊浸泡油 20ml，沐浴后，涂抹于阴道内及外阴部。

芳疗处方笺

快乐鼠尾草 2 滴 + 丁香花苞 1 滴 + 摩洛哥茉莉 1 滴 + 松红梅 2 滴 + 向日葵油 30ml，沐浴后，涂抹于阴道内及外阴部。

芳疗处方笺

檀香纯露 10ml + 茴香纯露 5ml + 高地松红梅纯露 10ml + 马鞭草酮迷迭香纯露 5ml，混合以上纯露，如厕后，喷洒于外阴部，或是制成外阴部清洁用湿巾。

注意事项

私密处的黏膜组织较脆弱，精油浓度不得超过 1%。

6-10

男性萎靡保养

男性的萎靡，也就是俗称的“阳痿”、“不举”。造成男性性功能障碍的原因很多，譬如雄激素的不足、老化、血管硬化、尿道炎、摄护腺炎、过劳、心理因素等。若有勃起方面的问题，可以先厘清原因为何，因为心因性的性功能障碍与器质性的性功能障碍，治疗的方向完全不同，先搞清楚原因，再选择治疗的方式，才能真正对症下药。养成运动的习惯，少喝酒、少抽烟，维持好的体力与心情，也可以降低性功能障碍的发生。平常多摄取具有补气、补肾、防止阳痿的食物，例如韭菜、淡菜、羊肉、海藻、海参、鳗鱼、虾子等，若是血管性的性功能障碍者，也可喝四物汤，因其中成分能活血补血，可增加血流量，帮助勃起，不局限在女性的补身。

芳疗处方笺

大根老鹳草 8 滴 + 冬季香薄荷 4 滴 + 肉豆蔻 8 滴 + 龙脑百里香 10 滴 + 橄榄油 15ml + 椰子油 15ml，涂抹于尾椎，有壮阳补肾的功效。

芳疗处方笺

鸢尾草 10 滴 + 阿拉伯茉莉 10 滴 + 艾草 2 滴 + 依兰 3 滴 + 龙脑百里香 5 滴 + 甜杏仁油 30ml，互相为伴侣涂抹全身，可特别加强在尾椎与腹部。

6-11

性病预防

狭义的性病是指经由亲密接触后，所感染的生殖系统疾病，但随着社会愈来愈开放，罹患性病的部位已不局限在生殖系统，其他如唇、舌、肛门、皮肤，都有可能感染性病。健康的性行为模式以及保持生殖器的清洁，是保护自己与伴侣不感染性病的不二法门。所谓的健康性行为模式，包含固定性伴侣、全程使用保险套等；使用保险套或是要求伴侣使用保险套，不只是保护对方，也是保护自己的积极方式。保持生殖器的清洁可以防止性疾病的传播，也可以避免伴侣发炎，男女在做爱前后应做好清洁，不但可以降低感染的概率，也不会让异味坏了性致。

芳疗处方笺

柠檬香桃木 2 滴 + 野马郁兰 1 滴 + 绿花白千层 2 滴 + 鼠尾草 1 滴 + 荷荷芭油 30ml，沐浴后，涂抹于私密处，男女通用。

芳疗处方笺

多苞叶尤加利 1 滴 + 佛手柑 2 滴 + 茶树 1 滴 + 松红梅 2 滴 + 向日葵油 30ml，沐浴后，涂抹于私密处，男女通用。

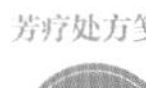

芳疗处方笺

沉香醇百里香纯露 15ml + 绿花白千层纯露 10ml + 白玫瑰纯露 5ml，加入温水中，进行坐浴约 10 ~ 15 分钟。

注意事项

1. 处方 1 与处方 2，孕妇不宜。
2. 私密处的黏膜组织较脆弱，精油浓度不得超过 1%。

6-12

膀胱炎

膀胱炎是最常见的泌尿道感染疾病，但因诊断简单，治疗的方式也不会太复杂，基本上不用太担心！膀胱炎主要是因为细菌由泌尿道进入，再上行至膀胱，甚至到输尿管、肾脏，而膀胱本身为袋状构造，用来储存尿液，细菌一旦入侵至此，很容易就变成培养细菌的温床，造成膀胱炎，因膀胱炎多是由尿道炎上行而来，所以患有膀胱炎时，也几乎都有泌尿道发炎、不适的情况。

膀胱炎的症状如尿频、排尿困难、排尿时有灼热感、下腹或腰部疼痛、尿液混浊，严重者可能会发烧，若出现发烧的情况，可进一步检查肾脏是否也受到感染。虽说膀胱炎是常见的泌尿道疾病，但仍可归纳出好发于以下对象：女性、摄护腺肥大者、长期使用导尿管者、免疫功能低者。女性得到膀胱炎的概率比男性高是因为生理结构上，女性的泌尿道比男性短，尿道口、阴道口、肛门口的距离也比较近，还有女生比较常憋尿，综合起来女性得到膀胱炎的概率就相对高很多了。

芳疗处方笺 1

玫瑰草 1 滴 + 松红梅 2 滴 + 佛手柑 1 滴 + 绿花白千层 1 滴 + 真正薰衣草 1 滴 + 金盏菊浸泡油 30ml，女生涂抹于外阴部，男性涂抹于生殖器，加强在尿道口，再以温水坐浴 15 分钟。

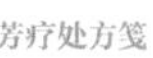

罗马洋甘菊 4 滴 + 岩玫瑰 6 滴 + 桉油樟（罗文莎叶）10 滴 + 真正薰衣草 10 滴 + 圣约翰草浸泡油 30ml，涂抹于下腹部靠近膀胱处，再以热毛巾，热敷其上，可缓解膀胱炎引起的疼痛。

6-13

肾脏养护

肾脏是非常重要的器官，它掌管体内的水分调节与电解质平衡，同时分泌红细胞生成素、调节血压，管理新陈代谢、排毒、排除废物的机制，包括血液，也会经过肾脏过滤，将废物以尿液的形式排出体外。肾脏所处理的“毒素”，包括经由饮食、呼吸，甚至是情绪所引起的无形废物，长期的毒素累积会对肾脏造成沉重负担，导致腰酸背痛、容易疲倦、反应慢、落发、水肿等症状。造成肾脏失调的原因很多，例如过度疲劳、过度服药、肾结石、输尿管结石、泌尿道感染、急性与慢性肾炎、糖尿病、痛风、高血压、饮水不足或过量等，肾脏病的早期几乎没有症状，但是仍有一些细微的征象可以注意，像是尿量的改变、尿液出现泡泡或血尿、身体异常水肿，若有疑似症状出现，建议做详细的检查。照顾肾脏的方法很简单，可以从日常生活中做起。以饮食来说，口味尽量清淡、少盐、少油、少吃刺激性的食物（咖啡、酒、辣）、少吃经过加工的食品，以及避免摄取过多蛋白质。以外，不滥用药物，因为不只西药会对肾脏造成负担，处理不当的中药也可能含有伤肝伤肾的成分（例如马兜铃酸）。每天喝适量的水，不憋尿，这样不只可排出体内的废物，也可以避免泌尿道的感染，减少细菌经由泌尿道上行至肾脏的机会。预防胜于治疗，是不变的定理。

芳疗处方笺

侧柏醇百里香 8 滴 + 马鞭草酮迷迭香 10 滴 + 柠檬 8 滴 + 胡椒薄荷 4 滴 + 橄榄油 10ml + 椰子油 20ml，双手搓热后，涂抹于腰肾区，早晚各一次。

芳疗处方笺

欧白芷根纯露 10ml + 柠檬薄荷纯露 10ml + 茶树纯露 5ml + 小茴香纯露 5ml，稀释于 1000ml 的饮用水中，一天内喝完，喝三周休息一周，再开始新的循环。

注意事项

已患有肾病者，精油浓度不宜过高，建议浓度控制在 1% 以下。

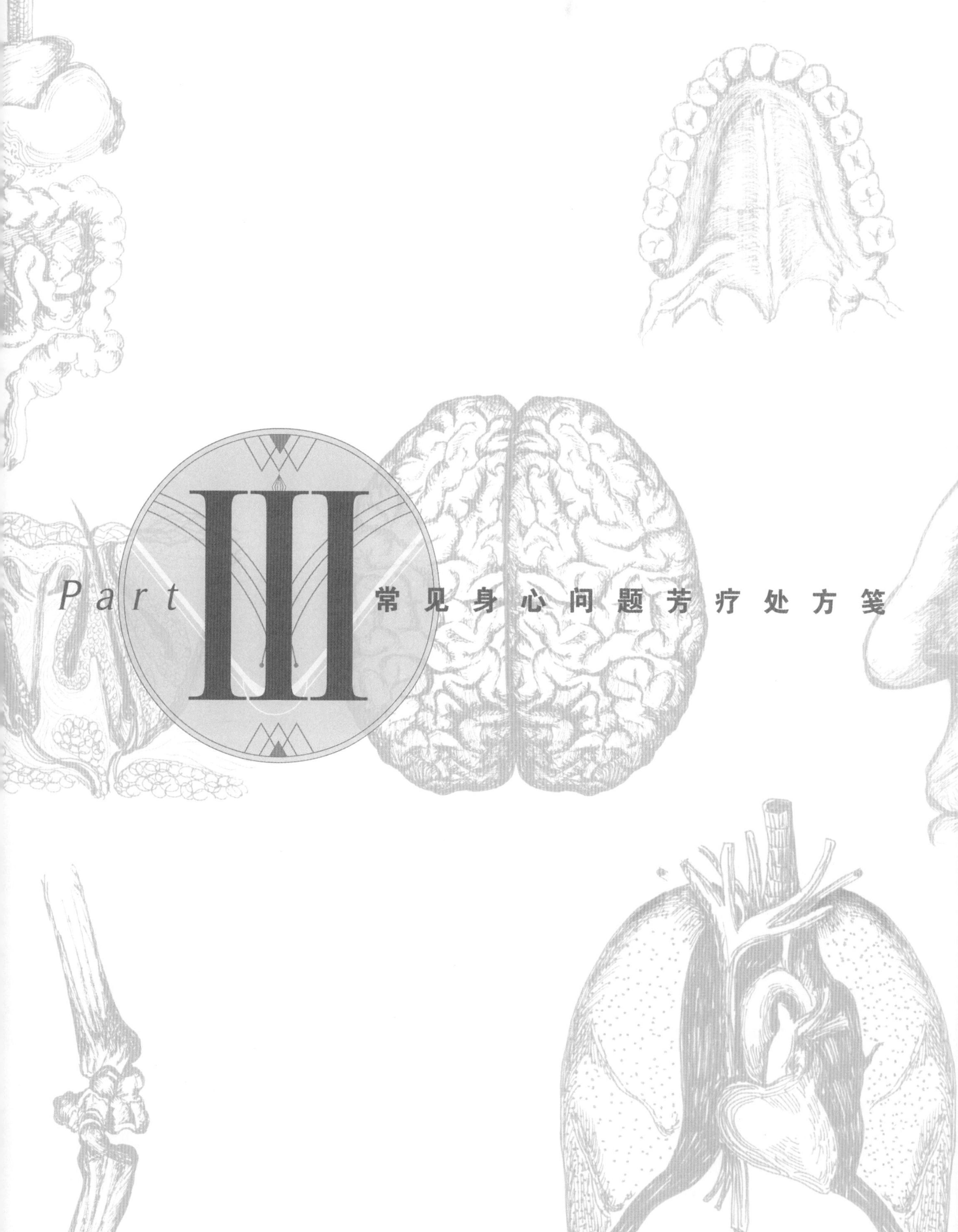

Part III 常见身心问题芳疗处方笺

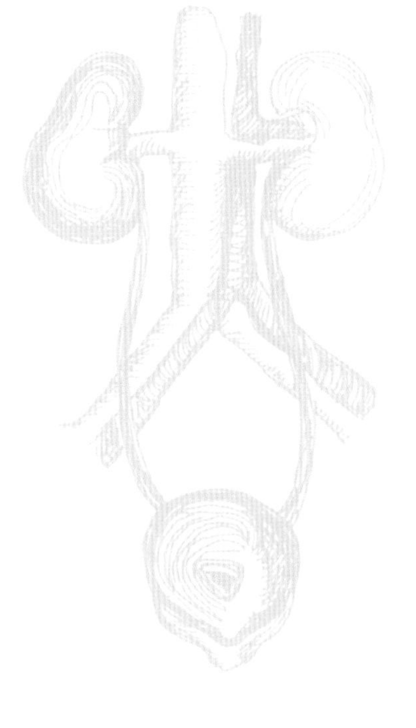

Chapter 7 皮肤系统

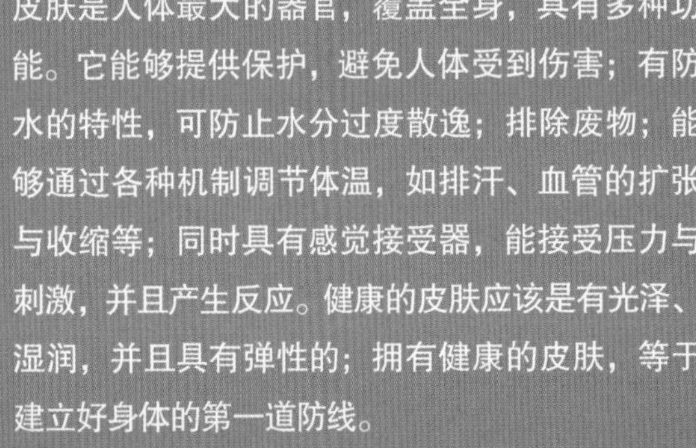

皮肤是人体最大的器官，覆盖全身，具有多种功能。它能够提供保护，避免人体受到伤害；有防水的特性，可防止水分过度散逸；排除废物；能够通过各种机制调节体温，如排汗、血管的扩张与收缩等；同时具有感觉接受器，能接受压力与刺激，并且产生反应。健康的皮肤应该是有光泽、湿润，并且具有弹性的；拥有健康的皮肤，等于建立好身体的第一道防线。

7-1

蚊虫叮咬

每到夏天就要与讨厌的蚊虫展开一场搏斗，蚊虫的叮咬不但导致外表不美观，还会有瘙痒难耐，甚至刺痛的问题。蚊虫叮咬时会释放一种毒素，让人产生过敏反应，会释放人体内的组织胺与血清素并聚集到蚊虫叮咬处，造成发炎，而产生红、肿、热、痛的情形，严重者也可能有起水泡的症状。一般来说，不需特别处理即可自动痊愈，但若是糖尿病患者、免疫力差的人，或是因奇痒无比而猛力抓患部，导致皮肤发炎溃烂，又没有做适当的处理，则有发展成蜂窝性组织炎的危险，不能掉以轻心。

要预防蚊虫的叮咬，可多着浅色衣物，蚊虫多不爱明亮处，浅色衣物能够反射光线，达到驱赶蚊虫的效果。运动完后马上洗澡也可避免蚊虫叮咬，人在运动过后体内二氧化碳的浓度增高，二氧化碳的气味正是蚊虫被吸引过来的关键。还有，要保持环境的清洁与干燥，不堆积含水的空瓶与容器，以免变成蚊虫的温床。此外，以中医的观点来看，体质偏热的人也容易吸引蚊虫。

芳疗处方笺

史密斯尤加利 12 滴 + 吐鲁香脂 3 滴 + 爪哇香茅 9 滴 + 粉红葡萄柚 6 滴 + 荷荷芭油 30ml，调制成随身携带的滚珠瓶，涂抹于蚊虫叮咬处。

芳疗处方笺

柠檬细籽 3 滴 + 柠檬香桃木 4 滴 + 柠檬香茅 7 滴 + 柠檬尤加利 6 滴 + 荷荷芭油 30ml，出门前先涂抹于肌肤，可避免蚊虫叮咬。

芳疗处方笺

罗马洋甘菊纯露 10ml + 金缕梅纯露 10ml + 岩玫瑰纯露 5ml + 柠檬马鞭草纯露 5ml，湿敷于蚊虫叮咬处，可缓解痒痛并帮助消炎。

7-2

擦伤 / 开放性伤口

创伤通常分成两种：开放性与密闭性。开放性伤口的定义是受伤处有血液或是组织液流出，包含擦伤、刀割伤、撕裂伤、刺伤、枪伤等。密闭性伤口的定义是受伤处有血液流出，但未流出体表，只流出循环系统，可能在皮下造成瘀血，也可能没有任何表象。皮肤的擦伤是很常见的外伤，通常是指皮肤失去了上皮层，露出表皮层与真皮层，甚至失去部分真皮层的状况。皮肤是身体防卫的第一道防线，如果受伤了，细菌、病毒、污染物等外来物就会渗透到身体里，所以不要小看一点点的小擦伤，如果没有好好照顾，可能会引发感染！

无论是何种创伤，都要特别注意伤口的清洁以及愈合的情况。第一时间要先止血，然后可用生理食盐水或是干净的水清洁伤口并保持干燥，可避免日后的感染问题。若是伤口迟迟未能愈合，且持续红肿、流脓、疼痛，应赶快就医，以免伤口溃烂或造成蜂窝性组织炎等更严重的疾病。

芳疗处方笺

罗马洋甘菊纯露 10ml ＋岩玫瑰纯露 10ml ＋金缕梅纯露 10ml，混合以上纯露，可作为每日伤口清洁使用，并可湿敷于伤口上，帮助消炎与止血。

芳疗处方笺

永久花纯露 10ml ＋山金车纯露 5ml ＋矢车菊纯露 5ml ＋薰衣草纯露 10ml，与处方 1 交替使用。

芳疗处方笺

没药 8 滴＋苦橙叶 5 滴＋白松香 7 滴＋醒目薰衣草 10 滴＋雷公根浸泡油 5ml ＋昆士兰坚果油 25ml，一天四次涂抹于伤口处，也可做成油膏，睡前涂敷。

注意事项

伤口还处于湿润状态时，建议可多使用纯露湿敷或清洁，待伤口干化后再涂抹按摩油以帮助愈合及滋润皮肤。

7-3

烧烫伤

皮肤是人体最大的器官，也是第一道的防卫屏障，皮肤具有感觉、调节体温、调节水分、保护身体不受到外来物（细菌、霉菌等）入侵与感染的功能，因此当皮肤有大面积或是深度损伤时，所影响的范围不单只是外观与疼痛而已。

烧烫伤的深度一般可做三级四分法：第一度是指表皮烫伤，有红、肿、触痛感的情况，约 3 ~ 5 天可自行愈合，无疤；浅第二度是表皮与浅真皮层烫伤，除了红、肿之外，还有水泡，剧烈疼痛，灼热感，14 天内可以自行愈合，可能会有浅浅疤痕；深二度是指表皮与真皮深层烫伤，肤色呈浅红，起白色大水泡，疼痛感较不明显，需 21 天以上才能愈合，会留下明显疤痕；第三度是指全层皮肤伤，皮肤死白或焦黑、干硬，神经遭破坏，已失去痛觉，无法自行愈合，需仰赖植皮，有功能的障碍。

伤口的治疗有几个原则需要把握：第一点，要保持伤口的清洁与保护伤口，避免更严重的感染；第二点，控制疼痛，减低对日常生活的影响；第三点，处理伤口，可评估是否需要植皮或是清创，并且避免疤痕挛缩，减低功能性障碍的发生。

芳疗处方笺

真正薰衣草与醒目薰衣草是烧烫伤急救精油的首选，纯油使用可减缓疼痛，防止水泡与肿胀，并安抚情绪。

注意事项

1. 表面积占总体 1%（约患者手掌与五指并拢的大小）之一、二度烧烫伤可自行处理，超过 1% 的一、二度烧烫伤以及三度烧烫伤者，需尽速就医。
2. 二度、三度烧烫伤口不宜涂敷植物油。

7-4

接触性皮肤炎 / 过敏

凡是因为接触物质所产生的皮肤发炎过敏，都称为接触性皮肤炎，可再细分为过敏性与刺激性两种。导致过敏性的接触性皮肤炎物质如漆料、香料、染料、防腐剂、金属、橡胶、植物等，一般是特殊体质的人才容易发生；刺激性的接触性皮肤炎，则与接触到刺激物质有关，如酸、碱、清洁剂等，发病的时间会因接触物质的浓度以及使用时间长短而异。

接触性皮肤炎大多以痒的方式呈现，另外像痛、起水泡、发红、干燥、脱皮也是常见的临床表现。接触性皮肤炎该如何预防与治疗呢？首先是找出致病因，避免接触致病的过敏原，若已罹患接触性皮肤炎，早期的治疗可以降低发炎程度，并减少色素沉淀与疤痕的产生。

芳疗处方笺

荷荷芭油 + 琼崖海棠油 + 金盏菊浸泡油，以等比例调和，涂抹于患部。

芳疗处方笺

姜黄 3 滴 + 绿薄荷 10 滴 + 红花缅栀 5 滴 + 红没药 5 滴 + 金盏菊浸泡油 30ml，一天四次，涂抹于患部。

芳疗处方笺

罗马洋甘菊纯露 10ml + 金缕梅纯露 10ml + 岩玫瑰纯露 5ml + 真正薰衣草纯露 5ml，混合以上纯露，每晚湿敷患部。

注意事项

处方 2，孕妇与婴幼儿不宜。

7-5

异位性皮肤炎 / 湿疹

异位性皮肤炎又可称作异位性湿疹，是一种反复发生、与遗传有关的疾病，且患者多具有过敏体质（气喘、过敏性鼻炎等）。表现症状有瘙痒、红色丘疹、水泡、患部湿润（湿疹），长期反复发作的话，患部的皮肤则容易因为瘙抓而变得粗糙增厚。

异位性皮肤炎是一种慢性的皮肤发炎症状，在治疗上要有耐心，最好生活习惯也能配合，像是尽量不饲养宠物，减低环境中过敏源的浓度；避免过度清洁皮肤，以防皮肤干燥、瘙痒；少玩绒毛玩具、少铺地毯，减少棉絮、尘螨的产生；避免环境温差过大；少吃刺激性的食物；衣物的选择以棉质为主。只要能够多花些心思在生活环境的维持，其实就可以将异位性皮肤炎的发作降到最低。

芳疗处方笺

荷荷芭油 10ml + 琼崖海棠油 10ml + 金盏菊浸泡油 10ml，一天四次，涂抹于患部。

芳疗处方笺

月见草油 40ml + 大麻籽油 30ml + 黑种草油 30ml，每日起床空腹与睡前各口服 1 茶匙。

芳疗处方笺 3

罗马洋甘菊纯露 10ml + 金缕梅纯露 10ml + 岩玫瑰纯露 5ml + 柠檬马鞭草纯露 5ml，发痒时可喷于患部，轻拍，或是直接湿敷。

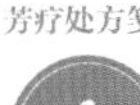

芳疗处方笺 4

姜黄 5 滴 + 绿薄荷 5 滴 + 红没药 10 滴 + 真正薰衣草 10 滴 + 月见草油 10ml + 荷荷芭油 20ml，一日四次涂抹患部。

注意事项 处方 4，孕妇与婴幼儿不宜。

7-6

富贵手

富贵手其实就是手部的“湿疹”，也算是接触性皮肤炎的一种，多因过度刺激造成皮脂膜损害，而无法留住皮肤水分所引起，又称为“主妇手”，需要好好休息，不宜做太多家事，享享富贵，所以才有“富贵手”之称。通常会有干燥、脱皮表现，严重者可能会刺痛、流血，甚至连掌纹都不见，并且延伸到手背。

要预防富贵手，最重要的就是避免接触刺激性的清洁剂，尽量选择温和、天然的洗剂，如果已经罹患富贵手，充分休息是必要的，减少接触刺激物、减少碰水，洗手洗澡也应以温水为主，太热太冷的水温都不适合，以免愈洗手愈干。洗完手洗完澡马上涂抹护手霜或植物油，帮助肌肤保水，给予一层保护膜，能戴上棉质手套休息更好。切记，勿将皮肤科所开立的类固醇油膏当成保养品或护手霜来擦，以免皮肤愈擦愈薄，导致复发概率增高。

芳疗处方笺

雪亚脂 10ml + 甜杏仁油 10ml + 金盏菊浸泡油 10ml，混合后作为随身携带的护手霜，或是以此为基底，加入处方 2、3 之中使用。

芳疗处方笺

檀香 8 滴 + 胡萝卜籽 15 滴 + 岩兰草 10 滴 + 广藿香 7 滴 + 处方 1，睡前涂敷于双手，戴上棉质手套以加速吸收并增加覆盖度。

芳疗处方笺

姜黄 8 滴 + 南木蒿 6 滴 + 绿薄荷 6 滴 + 红没药 10 滴 + 处方 1，可作为随身携带的护手霜，想到就擦。

注意事项

1. 处方 3，孕妇不宜。
2. 单纯用植物油便可达到很好的疗效，最好在每次碰完水后都能立即帮双手补充一层保护膜，以防水分的散失导致发痒与刺痛。

7-7

脂漏性皮肤炎 / 头皮屑

脂漏性皮肤炎好发于皮脂分泌旺盛的区块，例如鼻翼、眉毛、T 字部位、头皮等，其特征是会红肿、脱屑、发痒，发生于头皮时，会有头皮痒、头皮油腻与头皮屑的情况。而其生成原因不明，目前的研究指出可能与皮屑芽孢菌的增生或是遗传有关。

脂漏性皮肤炎好发于婴儿期、青春期以及 25 ~ 40 岁的上班族，在季节转换和压力大的期间，也容易诱发脂漏性皮肤炎的产生或是恶化。但这个病症很容易治疗，所以不需太过担心，从日常生活开始调整，也能降低脂漏性皮肤炎的复发与恶化，像是避免酒精、咖啡因与辛辣食物；不熬夜；保持心情愉快；多运动等。若已发作，则少用含有酒精成分的保养品，使用具有抗菌效果的洗发精，皮肤的清洁则尽量选择弱酸性的沐浴用品，并注意保湿。

芳疗处方笺

白千层 3 滴 + 广藿香 5 滴 + 真正薰衣草 3 滴 + 苦橙叶 2 滴 + 昆士兰坚果油 30ml，早晚清洁后，涂抹于患处。

芳疗处方笺

玫瑰天竺葵 3 滴 + 白松香 1 滴 + 没药 2 滴 + 侧柏醇百里香 1 滴 + 甜杏仁油 30ml，可与处方 1 交替使用。

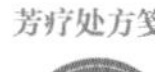

沉香醇百里香纯露 + 绿花白千层纯露 + 西洋蓍草纯露 + 薄荷纯露，以 1∶1∶1∶2 的比例混合，做成随身携带的喷瓶，皮肤痒时以纯露喷洒轻拍，可减轻痒痛感。

7-8

细菌感染 / 蜂窝性组织炎

皮肤是人体最大、分布最广的器官，它能够抵御外来物质的伤害，是第一线的防卫机制。正常的皮肤表面其实有很多细菌，主要有葡萄球菌、大肠菌与链球菌等，然而健康的皮肤具有足以抵挡细菌入侵的能力，一点也不需要担心，但如果皮肤有一些伤口，便是这些细菌入侵的最好机会，可能会进到微血管或是淋巴系统中循环全身。

蜂窝性组织炎即是皮肤深层受到细菌感染的一种疾病，人体的皮下脂肪组织结构如蜂窝状，因此当受到细菌感染发炎就称作“蜂窝性组织炎”，会有局部红、肿、热、痛的发炎现象。好发于抵抗力差（糖尿病患者、艾滋病患者、幼儿、老人等）及有开放性伤口者，且多发生在脸部与腿部。西医的治疗会以抗生素为主，若是脓肿太严重则可能进行清创或是切开引流手术。芳香疗法可以作为辅助，来提高免疫力，减低发炎反应，并且促进伤口愈合。对于好发族群而言，平常要保持良好的卫生习惯，若有伤口一定要好好照顾，不要忽略了小伤口也有可能造成严重感染的可能性，预防才是最根本之道。

芳疗处方笺 1

柠檬香桃木 10 滴＋绿花白千层 10 滴＋鼠尾草 5 滴＋罗马洋甘菊 5 滴＋荷荷芭油 30ml，全身按摩使用，特别加强于脊椎两侧，有助于免疫力的提振。

芳疗处方笺

白千层 5 滴＋克莱蒙橙 10 滴＋广藿香 5 滴＋佛手柑 10 滴＋荷荷芭油 30ml，涂抹于患部周围，一天四次。

芳疗处方笺

真正薰衣草 10 滴＋醒目薰衣草 8 滴＋佛手柑 5 滴＋德国洋甘菊 4 滴＋罗马洋甘菊 3 滴＋雷公根浸泡油 5ml ＋沙棘油 5ml ＋荷荷芭油 20ml，涂抹于患部，一天至少四次。

注意事项

处方 1，孕妇不宜。

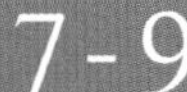

7-9

霉菌感染／香港脚

皮肤的霉菌感染是非常难缠的，难以根治、反复发作应该是许多人对此病的共同经验。人体表浅的霉菌感染可称为“癣”，主要可分为皮癣菌感染、念珠菌感染与皮屑芽孢菌感染。

皮癣菌是最常见的感染类型，一般多长在指甲（灰指甲、甲癣）、脚趾缝（香港脚，或称为足癣）、脸（脸癣）、身体（体癣）、头发等。念珠菌则多生长于湿热环境，常见于男女泌尿生殖道、口腔、鼠蹊部，或是免疫系统低落者也容易被感染。皮屑芽孢菌常见于躯干处，偶发于四肢，因感染处的皮肤会呈现白色、淡红色、褐色的色块，又被称作汗斑。

香港脚，是皮癣菌感染中最恼人的，不只是发生在脚趾缝，也可能发生在足跟或足部任何部位。足部被袜子包覆，又长时间闷在鞋子里，若本身是比较容易流脚汗的人，更会造成足部的湿热环境，导致霉菌滋生。

香港脚的症状有起水泡、发痒、脱皮、角质变厚等，要避免用手去抓患部，霉菌才不会借由手感染到身体其他部位。要预防与治疗香港脚，最重要的是保持足部的干燥与清洁，选择棉质的袜子，与穿着透气性较佳的鞋子。

芳疗处方笺

史泰格尤加利 9 滴＋柠檬香茅 5 滴＋多苞叶尤加利 8 滴＋绿桔 8 滴＋金盏菊浸泡油 30ml，早晚各一次涂抹患部。

芳疗处方笺

沉香醇百里香 7 滴＋巨冷杉 5 滴＋美洲野薄荷 8 滴＋万寿菊 10 滴＋荷荷芭油 30ml，早晚各一次涂抹患部，与处方 1 交替使用。

芳疗处方笺

绿薄荷 10 滴＋藏茴香 5 滴＋万寿菊 10 滴＋樟树 5 滴，调制成复方精油，急性期的发痒刺痛，可用纯油 1 ～ 2 滴涂抹。

注意事项

处方 2 与处方 3，孕妇不宜。

7-10

病毒感染 / 疣

日常生活上有许多的疾病都与病毒脱离不了关系，病毒感染多无症状，但会产生抗体，称为隐性感染，少数为显性感染，也就是有症状发生又有抗体产生的感染方式。而显性感染又可再分为两种类型：急性感染与潜伏性感染，急性感染少数有致命的可能，但多可自行康复；潜伏性感染顾名思义就是病毒潜伏于体内，在免疫力低下时，病毒便会伺机而行，引发症状。

病毒感染几乎可发生在全身各部位，例如眼睛、口鼻、呼吸道、消化道、生殖泌尿道、皮肤、神经系统等等，传染的途径也很多元，如飞沫传染、直接传染（病人与健康的人直接接触）、间接传染（蚊虫叮咬病人或是病人的排泄物后，再去叮咬健康的人）、母亲经胎盘垂直传染给胎儿、经口传染（吃到含有病毒的东西，或是用碰过病毒的手拿食物吃）等。

疣是滤过性病毒的感染，属于人类乳突病毒的一种，皮肤增生是其主要特征，一开始会先产生椭圆或圆形的丘疹，然后慢慢角质化，再逐渐隆起、粗糙，全身都有可能受到感染。

疣基本上是以接触的方式传染，有可能是人与人的直接接触，也可能是健康的人摸到被病人接触过的东西而被传染，所以患者应该减少和人共享物品。若疣长在生殖器，请务必勿与他人共享毛巾。一般西医的处理会使用水杨酸药品，严重者可用电烧、手术的方式处理。

芳疗处方笺

罗马洋甘菊 5 滴 + 岩玫瑰 10 滴 + 柠檬马鞭草 5 滴 + 桉油樟（罗文莎叶）10 滴 + 荷荷芭油 30ml，沿脊椎涂抹，早晚各一次。

芳疗处方笺

大马士革玫瑰 5 滴 + 柠檬薄荷 6 滴 + 茶树 12 滴 + 柠檬 7 滴 + 荷荷芭油 30ml，一天四次涂抹患部。

7-11

牛皮癣

牛皮癣，俗称干癣，是一种自体免疫失调、容易复发的慢性疾病。罹患此病的话，皮肤会有红斑及白色鳞屑。牛皮癣不会传染，所以健康的人不用太担心，患者也不需刻意避开与人的接触。导致牛皮癣的原因很多，包括遗传、环境引发的局部发炎、免疫异常等。

牛皮癣又分为五种：寻常性牛皮癣、脓疱性牛皮癣、红皮症型牛皮癣、关节性牛皮癣、点滴状牛皮癣。寻常性牛皮癣是最常见的一种，又称斑块状牛皮癣，初期会有红色斑点或斑块；脓疱性牛皮癣较罕见，男性罹病的比例高于女性，患部会长小脓疱、发热不适；红皮症型牛皮癣会全身变红及落屑；关节性牛皮癣顾名思义伴随着关节炎，导致关节僵硬、疼痛；点滴状牛皮癣是受到链球菌感染而引发。

牛皮癣的西医治疗以口服药和光疗法为主，居家的护理要充分休息、饮食均衡、少用肥皂、少抓皮肤、接受适当的日照，另外也可选择适当的植物油，口服可以帮助镇定神经，安抚不适的感觉，譬如涂敷患部，可以防止干燥，也可以促进皮肤愈合与复原，是一个很不错的选择。

罗马洋甘菊 10 滴 + 柠檬马鞭草 5 滴 + 橙花 5 滴 + 杏桃仁油 25ml + 鳄梨油 5ml，早晚涂抹于患部。

柠檬马鞭草 10 滴 + 香蜂草 5 滴 + 小茴香 5 滴 + 桉油樟（罗文莎叶）5 滴 + 雪亚脂 10ml + 摩洛哥坚果油 20ml，涂抹全身按摩。

鳄梨油 8ml + 小麦胚芽油 14ml + 月见草油 8ml，涂抹于患部可以缓解皮肤的干燥与龟裂。

松红梅 5 滴 + 永久花 10 滴 + 大西洋雪松 10 滴 + 喜马拉雅雪松 5 滴 + 摩洛哥坚果油 30ml，早晚涂抹于患部。

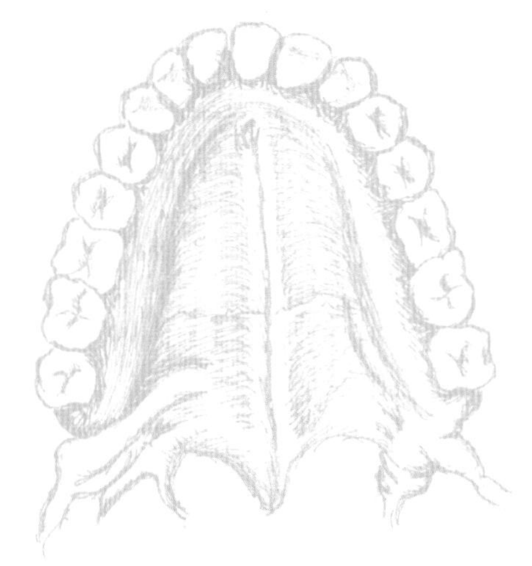

Part III 常见身心问题芳疗处方笺

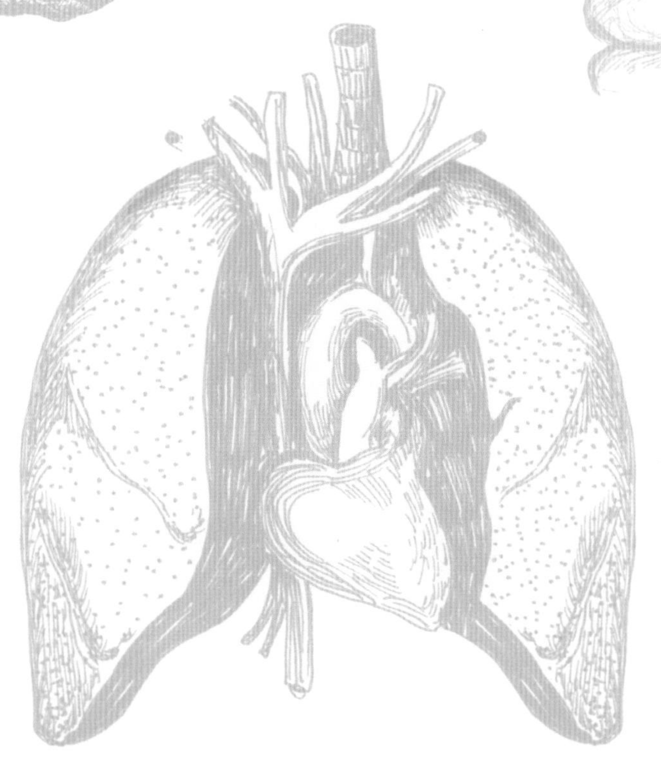

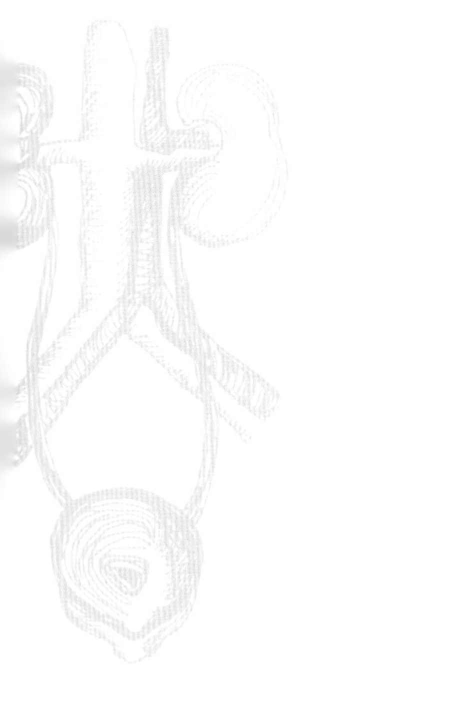

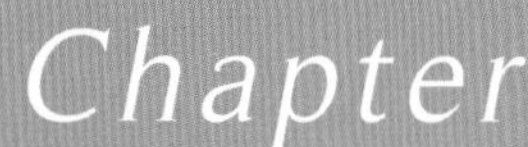

Chapter 8

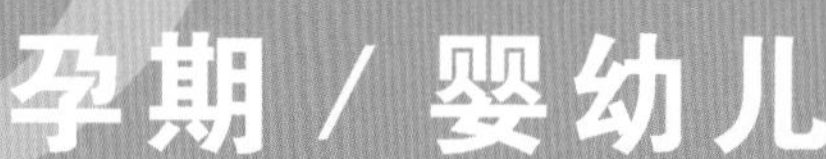

孕期 / 婴幼儿

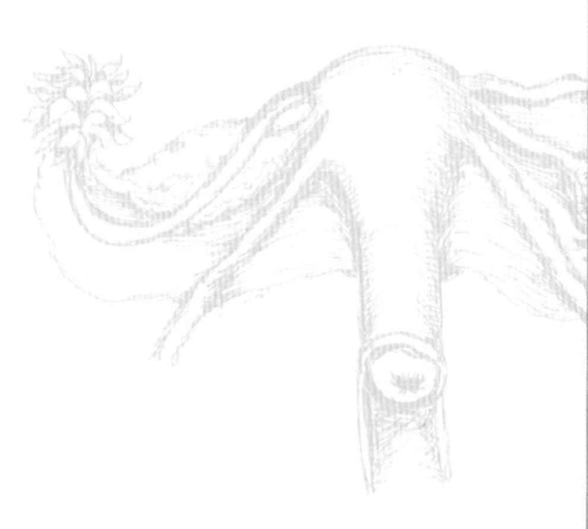

孕妇与婴幼儿是极为敏感与需要被细心呵护的族群。在孕育新生命以及探索新世界这两个重要阶段，身心灵所付出与接收到的讯息，远超乎想象。芳香疗法能温和缓解身体的不适，也能够提供心灵温暖的陪伴与安全感，因此使用芳香疗法照顾这两个族群，真是再适合不过了！

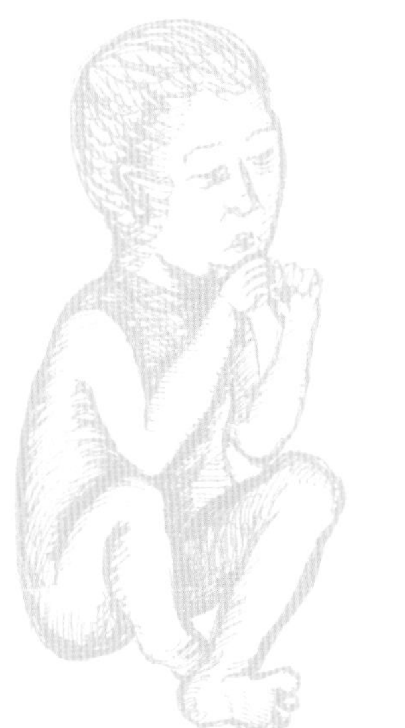

8-1

妊娠纹／肥胖纹

妊娠纹和肥胖纹的生成原因十分相似，都是由于体型大幅改变所造成的疤痕组织。女性在怀孕时，肚子迅速隆起，皮肤于短时间内被撑开，皮下组织中胶原蛋白以及纤维组织的修补、延展速度，跟不上皮肤撑开的速度，因而造成断裂。肥胖纹则是因为变胖时，皮下组织的脂肪团将胶原蛋白与纤维组织撑断的结果。

妊娠纹与肥胖纹较易出现在膨胀比率较高的部位，例如乳房、腹部、臀部、大腿内侧等处，外观上会先以粉红色、暗红色的线条与凹陷呈现，银白色的线条与凹陷已经是组织断裂修复过后的疤痕了。妊娠纹与肥胖纹的复原效果不是太好，预防生成才是治疗的重点。预防妊娠纹与肥胖纹的生成，最重要的是控制体重与补充胶原蛋白。体重的控制对每个人来说都是很必要的，除了避免妊娠纹或肥胖纹的产生，以一般人来说，体重急速增加容易造成心血管疾病与代谢性疾病，孕妇则可能造成妊娠糖尿与妊娠毒血症等症状。

胶原蛋白则是皮肤与结缔组织中很重要的一种蛋白质，可以提供这些组织强力的支持，并且帮助修护。其来源非常多元，可由食物中摄取，例如鱼皮、猪皮、蹄筋、鸡脚、海参、山药、莲藕等，都是非常好的食材。

按摩油

按摩可以滋润皮肤，促进局部血液循环，并增加皮肤的弹力与张力，同时减低发痒、肿胀的情形。

芳疗处方笺

岩玫瑰 10 滴 + 乳香 5 滴 + 罗马洋甘菊 5 滴 + 真正薰衣草 10 滴 + 琼崖海棠油 30ml。

芳疗处方笺

玫瑰草 2 滴 + 玫瑰天竺葵 5 滴 + 波旁天竺葵 3 滴 + 大马士革玫瑰 3 滴 + 橙花 2 滴 + 昆士兰坚果油 30ml。

芳疗处方笺

葡萄柚 5 滴 + 红桔 (或绿桔)7 滴 + 苦橙 5 滴 + 朗姆 8 滴 + 柠檬 5 滴 + 鳄梨油 10ml + 甜杏仁油 20ml。

纯露

除了具滋润度油脂的补充之外，水分的补充也很重要，可在容易产生妊娠纹的区域轻拍纯露。

芳疗处方笺

檀香纯露 20ml + 高地松红梅纯露 10ml + 玫瑰天竺葵纯露 20ml。

芳疗处方笺

乳香纯露 20ml + 岩兰草纯露 10ml + 矢车菊纯露 20ml。

注意事项

孕期妊娠纹即将形成前会有些瘙痒症状，建议此时使用矢车菊纯露轻拍缓解，因为抓痒的动作会破坏皮肤胶原纤维的结构，更容易加速疤痕组织的形成。

8-2

孕吐

怀孕初期约 5 ～ 6 周开始至 12 周左右，大多数的孕妇会有孕吐反应，而孕吐的真正原因其实并不是很明确，但大多从生理上来解释，可分为三个方向：荷尔蒙、气味与肠胃机能。

荷尔蒙：怀孕初期人绒毛膜促性腺激素及雌激素迅速升高，孕妇多来不及调适，而造成母体不适。气味：孕妇的嗅觉比较敏感，对于气味的喜好与怀孕前不同，也容易受到环境中的气味影响与刺激而感到反胃，例如有些人在怀孕时期对于鱼腥味特别敏感。肠胃机能：有些孕妇在怀孕过程中，受到黄体素的影响，使得肠胃蠕动变慢，也较为脆弱，敏感的状况因人而异，若突然大量进食就容易有反胃不适的症状。要避免孕吐，可以从饮食与生活作息两部分来着手。饮食上尽量清淡，油腻的口感与气味也容易让孕妇反胃，并且少量多餐，用餐时减少摄取汤汤水水，同时可多摄取蛋白质与维生素 B6。生活作息上，避免过度疲劳，避开令孕妇感到恶心的气味源，保持空气的流通，用餐后不马上躺下。通常孕吐的症状会在怀孕约 14 周时缓解，少部分的人会延续一个月，但也有极少部分的人整个孕期都受到孕吐所苦，或完全没有孕吐的问题。

在芳香疗法的辅助上，由于怀孕时期对气味的喜好会有些变化，建议以个案本身的喜好作为依据。通常缓解孕吐的精油有姜、胡椒薄荷及柑橘类（柑橘、葡萄油、柠檬与佛手柑）等选择，使用时建议以复方为主，让嗅觉在感受上较为丰富，持续对气味产生新鲜感，可以扩香、涂抹胸腔呼吸道，或是使用精油项链，让人感觉芳香分子总在附近支持着。

复方精油　以熏香的方式，缓解孕吐的不适。

芳疗处方笺 1

葡萄柚 5 滴 + 朗姆 5 滴 + 甜橙 5 滴 + 柠檬马鞭草 5 滴 + 欧洲冷杉 10 滴，一般来说柑橘类的味道比较容易被接受。

芳疗处方笺

茶树 5 滴 + 胡椒薄荷 10 滴 + 马郁兰 5 滴 + 罗马洋甘菊 5 滴 + 甜罗勒 5 滴。

芳疗处方笺

姜 10 滴 + 红桔 10 滴 + 姜黄 5 滴 + 古巴香脂 5 滴。

按摩油　可将上述处方搭配植物油 30ml 稀释涂抹。

8-3

下肢水肿

怀孕期大约在 28 周以后，医生就会开始检查孕妇是否有水肿的问题，然而造成孕妇水肿的原因很多，大致可分为生理性水肿与病理性水肿两大类。生理性水肿最主要是因为妊娠后期的子宫膨大到一定的程度，容易压迫到腹部右下方的下腔静脉，造成静脉血液回流受阻。随着妊娠周数增加，水肿的现象

8-3

下肢水肿

可能会日益严重。水肿好发在孕妇的下肢、脚背与脚踝，通常下午之后感觉较明显。至于病理性水肿，主要是胎盘分泌的激素会造成体内钠与水分的滞留，若孕妇合并尿蛋白过高、高血压或肾脏相关疾病等，处理上需要更加小心，并确认是否是因疾病引起的水肿现象。

想要改善孕期的水肿问题，应避免体重急遽增加，尽量以清淡饮食为主，少盐、低脂、高蛋白，避免腌渍类的食物，并且维持适度的运动。充分休息，穿着宽松舒适的服饰，加强保暖与按摩以促进循环。睡前抬高双脚 10 ~ 15 分钟帮助血液回流，左侧睡也可避免静脉回流的压力。

按摩油

每天 2 ~ 3 次的按摩，之后可搭配足浴，增进血液循环。

芳疗处方笺 1

丝柏 5 滴 + 杜松 5 滴 + 柠檬 10 滴 + 甜杏仁油 30ml。

芳疗处方笺 2

史泰格尤加利 10 滴 + 柠檬香茅 5 滴 + 沼泽茶树 5 滴 + 绿桔 10 滴 + 向日葵油 30ml。

注意事项

因脚底有较多的器官反射区，按摩以轻柔的淋巴手法即可。

8-4

腰酸背痛

孕期妇女随着时间肚子渐渐隆起，需刻意把身体重心渐往后移以保持平衡，这种长期后仰的姿势很容易加重腰背的负担，胀大的子宫，亦会压迫到孕妇的腰荐椎、髋部的各种肌肉组织与坐骨神经，因此产生让人坐立难安的酸痛感。另外，怀孕时荷尔蒙会产生极大波动，其中黄体素更使孕妇的骨盆、关节、韧带等身体组织渐渐变得松弛以方便生产，这些都是造成腰痛的原因，而且愈接近产期，酸痛感愈趋明显，于是带给孕期妇女很大的疲累及不适。芳香疗法运用在孕期及产后的保养是非常迅速且确实的，有许多精油可以在此时给予孕期妇女很大的支持与帮助。宜人的香氛能舒缓焦虑紧张的情绪，运用精油按摩身体，也能适时解除酸痛及水肿等问题。

复方精油

每日扩香，或于任何需要的时候取 1 ~ 2 滴涂抹在胸前、耳后或是手腕上。

芳疗处方笺

情绪减压配方：花梨木 2 滴 + 橙花 3 滴 + 广藿香 1 滴 + 檀香 2 滴 + 柠檬马鞭草 3 滴。

按摩油

芳疗处方笺

皮肤减压配方：雪亚脂 3g + 荷荷芭油 3ml + 罂粟籽油 2ml + 椰子油 2ml，隔水加热调成复方植物油膏，可直接涂抹在胸、腹、脸的皮肤上。或者再加入橙花 3 滴 + 德国洋甘菊 3 滴 + 没药 2 滴 + 岩兰草 2 滴等复

方精油，调成按摩油膏，同样涂抹在上述区域，可预防妊娠纹。以此处方来保养脸部，更能滋养皮肤，解决保湿、美白、抗敏、止痒等孕期常见的皮肤问题。

芳疗处方笺

身体减压配方：桉油樟（罗文莎叶）3 滴＋柠檬 5 滴＋柠檬香茅 3 ＋苦橙叶 2 滴＋檀香 2 滴＋甜杏仁油或荷荷芭油 10ml，调成复方按摩油，用来按摩全身，可加强腰背与小腿，能有效缓解酸痛、排除水肿。

注意事项

孕妇生产前后都会有腰酸背痛的问题，可于使用精油按摩后再配合热敷包热敷，加上适当的伸展运动，加强循环，很快就可以消除身体的酸痛与不适。

8-5

分娩前的准备

准妈妈好不容易熬过十个月，终于要生产了，从第一次的阵痛开始，就揭开了分娩过程的序幕。分娩的第一个阶段由子宫收缩开始，收缩过程中子宫颈开始扩张。整个过程从开始到结束，子宫收缩的时间会不断变得密集，力道也会愈来愈强，子宫颈从一开始扩张约 1 公分、5 公分，到后期的 10 公分，随着羊水排出，疼痛感变得更剧烈，对于准妈妈的考验也愈强。整个分娩过程，产妇会经历几种不同的情绪状态，从一开始的紧张兴奋，到专注严肃，一直到最后的筋疲力竭，芳香疗法都能在身体与心灵方面提供很好的帮助。

分娩前，建议准妈妈好好地洗个温水澡，可以把一些柑橘类精油，例如甜橙、佛手柑等，滴在洗发乳中仔细按摩头皮，再用一些放松的精油，例如薰衣草、花梨木等，调成按摩油按摩全身后泡澡，可以舒缓忐忑不安的情绪。

再来可以准备一些能促进子宫收缩的热性精油，例如茉莉、丁香等，涂抹腹部及后腰，能够给予产妇足够的力气，来面对接下来的挑战。刚生产完，建议使用一些安静平稳的精油，例如檀香、玫瑰天竺葵等，利用扩香来帮助妈妈好好休息。上述这些精油可依使用者的喜好来搭配，从产前开始使用一直持续到产后，相信能给予妈妈们很大的支持和力量。

芳疗处方笺

宛如新生配方：葡萄柚 5 滴＋朗姆 3 滴＋甜橙 3 滴＋柠檬马鞭草 5 滴＋欧洲冷杉 3 滴，调成约 1ml 的复方精油，怀孕期间于睡前扩香，亦可滴入洗发精中按摩头皮，或在泡澡时熏香用。每日使用可以更新身体能量，汰旧换新，让准妈妈充满活力。

芳疗处方笺

促进子宫收缩配方：龙艾 10 滴＋零陵香豆 5 滴＋快乐鼠尾草 5 滴＋丁香花苞 5 滴＋摩洛哥茉莉 10 滴＋甜杏仁油 30ml，于预产期前三周开始使用，为生产作准备，阵痛时持续按摩腹部与后腰，帮助子宫收缩，给予产妇信心与力量。

注意事项

芳香疗法是以协助的角度帮助孕妇渡过分娩的各个阶段，以减轻身体与情绪上的压力，但无法取代正统医疗对于产妇分娩的专业评断，请特别注意。

8-6

产后保养

产后最需要注意的，无非是排除恶露与伤口护理。恶露是生产结束后慢慢剥落的子宫内膜，混合着需要排出体外的一些红、白细胞及老旧细胞。在正常状况下，恶露一开始是深红色、较浓稠的液体，万一排出的恶露是鲜血或夹带大量的血块，请一定要去医院检查，确认有没有不正常的出血。恶露的量会愈来愈少，颜色也会愈来愈淡，最后大约在产后两个月内渐渐消退。在医院时，有些医生可能会开子宫收缩剂帮助子宫收缩，回家之后，如果妈妈选择哺喂母乳，也会促进子宫收缩，这时可能会感觉到下腹一阵一阵疼痛，这是正常的现象，也能帮助妈妈的子宫及早复原。

剖腹产的孕妇，不会有恶露的问题，但是伤口护理则需更加注意，因为伤口从子宫到皮肤表层分很多层，除了皮肤表面的疤痕要修护外，也要多加休养以利内部的伤口愈合。以芳香疗法的角度来看，产后保养是妈妈一个很好的整体疗愈时机，除了华人传统的坐月子之外，建议产前产后全程使用纯露来帮助子宫收缩及会阴保养，利用精油与按摩油来护理伤口，帮助伤口愈合并全面滋补身体。而且芳疗的芳香特质还能提早启发婴儿的五感觉知，无形中也拉近了婴儿与妈妈的亲密关系。

排除恶露

此阶段以能帮助身体排除瘀血，以及滋养子宫的精油配方为主，主要效果是促进身体代谢。

芳疗处方笺 1

按摩油配方：永久花 9 滴 + 肉桂叶 6 滴 + 黄玉兰 15 滴 + 岩玫瑰 6 滴 + 圣约翰草浸泡油 15ml + 荷荷芭油 15ml，涂抹腹部、后腰、双腿，可激励代谢，帮助排除恶露，并且滋养子宫。

芳疗处方笺

纯露配方：鼠尾草纯露 + 永久花纯露 + 山金车纯露 + 柠檬香茅纯露 + 玫瑰纯露，以等比例调成复方纯露，每日加在温水（或月子水）里饮用，可化解瘀血，使体液流动顺畅。

会阴保养

可使用纯露喷洒会阴，主要效果是抗感染，亦能涂抹复方按摩油来帮助伤口愈合。

芳疗处方笺

按摩油配方：岩玫瑰 2 滴 + 桉油樟（罗文莎叶）3 滴 + 没药 3 滴 + 醒目薰衣草 5 滴 + 檀香 3 滴 + 圣约翰草浸泡油 15ml + 甜杏仁油 15ml，可直接涂抹会阴，能消炎、抗感染，并帮助伤口愈合。

芳疗处方笺

纯露配方：大马士革玫瑰纯露 + 香桃木纯露 + 永久花纯露 + 高地薰衣草纯露 + 金缕梅纯露，以等比例调成复方纯露，产后最初三天可以将 10ml 的复方纯露倒入温水中坐浴，每日如厕后喷洒清洁会阴，可以舒缓产后伤口不适，并且能够抗各式感染。

伤口护理

选择剖腹产的妈妈们要特别注意休息，因有外显的伤口，所以处方会另外加入能修护疤痕的精油。

芳疗处方笺

永久花 3 滴 + 岩玫瑰 3 滴 + 银合欢 3 滴 + 万寿菊 1 滴 + 穗花薰衣草 5 滴 + 油菜籽油 3ml + 甜杏仁油 3ml + 雪亚脂 4g。先将三种植物油隔水加热，等到雪亚脂完全融合后，迅速加入精油搅拌均匀，待凉即可。请直接涂抹在伤口及周围的组织上，能消炎、抗菌、帮助伤口愈合，以及修护疤痕。

注意事项 使用复方按摩油与油膏来保养伤口与会阴时，若感觉伤口太过刺激，请与植物油（如圣约翰草浸泡油等）适当稀释后再使用。

8-7

尿布疹

婴幼儿卫生护理，免不了使用尿布来处理婴儿的排泄物，但潮湿闷热的环境却很适合细菌繁衍，导致婴儿皮肤会出现红肿发炎的现象，甚至产生痛痒感觉而不舒服，这就是婴幼儿时期最常发生的尿布疹。

皮肤在潮湿的时候，穿透力较好，加上与尿布的摩擦，可能有破皮的情形，细菌、排泄物更容易对婴幼儿的皮肤产生刺激。尿液所滋生的真菌及细菌，像是链球菌、白色念珠菌、葡萄球菌，平时与人体共生共存，但是当免疫系统薄弱，或像婴幼儿尚未发育完全时，就容易引发感染。建议可使用纯露来湿敷与清洁，再搭配精油做成乳霜或按摩油来涂抹患处，同时能勤换尿布，保持患处清爽干燥，便是防治的不二法门。

芳疗处方笺

沉香醇百里香纯露＋绿花白千层纯露＋橙花纯露＋高地薰衣草纯露，以等比例混合，当作婴儿的清洁液，每次更换尿布时湿拍婴儿的患处，可以预防及治疗念珠菌的感染，减轻不适。

芳疗处方笺

沉香醇百里香 3 滴＋绿花白千层 2 滴＋玫瑰草 5 滴＋罗马洋甘菊 3 滴＋雪亚脂 30g＋油菜籽油 20g ＋甜杏仁油 1 茶匙，隔水加热制成约 1% 的复方油膏，每次更换尿布时可涂抹在患处。

注意事项 婴儿的皮肤细致敏感，身体各器官代谢还没有发展完备，因此使用精油按摩需要特别注意剂量，通常是 1% 以下。

8-8

小儿发烧

引发婴幼儿发烧的原因很多，大部分是感染所引起，例如流感病毒、疱疹病毒（水痘）、肠病毒等，而婴幼儿的温度调节中枢尚未发育成熟，也容易造成体温过高的情况，另外像是脱水、中暑、注射疫苗、受到惊吓等，都有可能引发免疫系统过度反应而发烧。发烧是人体的一种免疫机制，借着全身性的发热，可以加强免疫细胞的功能，强化杀死病毒和细菌的能力，是身体自我保护的正常现象。

8-8

小儿发烧

对于婴幼儿的轻微发烧，家长们无须太过担心，只要体温在摄氏 38 度以内，就不用立即施以药物退烧，可使用一些较简单与自然的方式来协助宝宝退烧，例如湿敷纯露、温水擦拭；但是当体温超过摄氏 39 度时，高温会开始对婴幼儿身体造成过度负担，此时则需要使用温和但更有效的精油来协助宝宝退烧，例如佛手柑、橙花、罗马洋甘菊等。

发烧初期 手脚冰冷时

芳疗处方笺

岩玫瑰 3 滴 + 罗马洋甘菊 5 滴 + 花梨木 2 滴 + 穗甘松 1 滴 + 安息香 1 滴 + 甜杏仁油 50ml，调成约 1% 的复方按摩油，按摩肚子、脊椎两侧、双脚，兼具安抚与温暖的功效。

芳疗师小叮咛：按摩之后可搭配温暖的泡澡，适度补充水分后让宝宝安静休息。

全身发热 感到不适而哭闹

芳疗处方笺

全程使用罗马洋甘菊、橙花、高地薰衣草等纯露，来轻拍或是湿敷小儿脸颊、额头、后颈等部位，能够适度散热，降低高温带来的不适。

芳疗处方笺

岩玫瑰 3 滴 + 桉油樟（罗文莎叶）3 滴 + 橙花 3 滴 + 高地薰衣草 2 滴 + 佛手柑 2 滴 + 高地杜松 1 滴 + 甜杏仁油 50ml，调成约 1.5% 的复方按摩油，按摩全身，如果宝宝愿意，也可以泡热水澡促进精油吸收与代谢，但如果此时宝宝极度不适，也不需勉强。

芳疗师小叮咛：亦可以上述处方调成复方精油，将 3 ~ 5 滴的复方精油滴入温热的水中或是纯露中，以湿毛巾沾湿后轻绑在婴儿的小腿上，湿毛巾会逐渐带走婴儿的高温，达到退烧的效果，此方式也可以使用在胸部或额头的敷巾上。

全身发热 不断出汗

芳疗处方笺

岩玫瑰 3 滴 + 桉油樟（罗文莎叶）3 滴 + 罗马洋甘菊 3 滴 + 高地薰衣草 2 滴 + 甜橙 1 滴 + 檀香 2 滴 + 甜杏仁油 50ml，调成约 1.5% 的复方按摩油按摩全身，可搭配泡澡以促进精油代谢，并让宝宝好好休息。

芳疗师小叮咛：请随时帮宝宝替换因出汗而濡湿的衣服，保持干燥，并且补充流失的水分。

注意事项

1. 如果小儿发烧合并有抽筋、呼吸急促（困难）、剧烈的上吐下泻、皮肤产生紫斑等现象，请仔细观察小儿反应，并寻求小儿科医师的治疗。
2. 高烧超过摄氏 40 度以上，有可能是严重的疾病，例如中枢神经感染（脑炎）、药物中毒或是败血症，请立即送医鉴别原因及治疗。

8-9

小儿感冒

感冒是临床常见的一种急性上呼吸道感染，婴幼儿感冒时的症状有轻重差别，刚开始可能是打喷嚏、流鼻涕，拒绝吞咽奶水则可能是喉咙痛，再来的症状是咳嗽、鼻塞、鼻涕倒流和咽喉脓肿，有时可能会并发呕吐及腹泻，甚至引起发烧。

当病毒或细菌感染到婴幼儿耳朵时，就有可能引发中耳炎，临床上是小儿感冒常见的并发症。如果轻按婴儿耳朵的软骨，婴儿会拉扯或是闪躲，甚至有疼痛感，就有可能是中耳受到感染了，严重时可能会产生中耳积脓，如果放着不管则可能感染到脑部或是损伤听力，是婴幼儿感染不可忽视的疾病之一。使用芳香疗法能有效缓解症状，达到令人满意的治疗效果，一般约 7 天左右可以治愈。

咳嗽／脓肿性咽喉炎

芳疗处方笺 1

沉香醇百里香纯露＋绿花白千层纯露＋高地杜松纯露＋大马士革玫瑰纯露＋桉油樟（罗文莎叶）纯露，以等比例调成 50ml 的复方纯露，每次取 5ml 加入牛奶或是温开水中饮用，可以抗病毒、消炎、化痰。

芳疗处方笺 2

绿花白千层 5 滴＋沉香醇百里香 3 滴＋大西洋雪松 3 滴＋罗马洋甘菊 3 滴＋真正薰衣草 5 滴，调成复方精油，可用于房间扩香，或是滴入水氧机中保持空气清洁与湿润。亦可加入 100ml 的甜杏仁油中，调成 1% 的复方按摩油，涂抹在胸部、背部、肚子及脖子上，止咳效果颇佳。

芳疗处方笺 3

桉油樟（罗文莎叶）3 滴＋月桂 3 滴＋红桔 2 滴＋花梨木 2 滴＋ 50ml 昆士兰坚果油，调成 1% 的按摩油，涂抹在胸口、上背、脖子等部位，可以止咳、消除肿胀、排除黏液等，搭配局部热敷，舒缓效果更好。

鼻塞／流鼻涕

芳疗处方笺 1

澳洲尤加利 5 滴＋穗花薰衣草 5 滴＋白松香 2 滴＋甜橙 5 滴＋真正薰衣草 5 滴，调成复方精油，可于婴儿洗澡时滴入 2 滴精油，借由洗澡水的热蒸气来做简易的吸入法，或是用于房间扩香上，可缓解阻塞问题。

芳疗处方笺 2

穗花薰衣草 2 滴＋匍匐牛膝草 2 滴＋摩洛哥蓝艾菊 2 滴＋胶冷杉 2 滴＋安息香 5 滴，调成复方精油。然后将雪亚脂 30g ＋油菜籽油 10g ＋雷公根浸泡油 1 茶匙＋沙棘油 1 茶匙，隔水加热，等到雪亚脂完全融合后，迅速加入复方精油搅拌均匀，待凉即成复方油膏。取适量涂抹在鼻腔下方及鼻翼两侧，可使鼻腔通畅。

中耳炎

芳疗处方笺 1

将 1 滴穗花薰衣草精油，滴在棉花棒或是药用棉球上，小心涂抹耳道或是将棉球置放在耳道里，每日早晚涂抹或更换棉球一次。

芳疗师小叮咛 不可将精油直接滴入耳道，以免刺激中耳黏膜导致病情恶化，如症状持续未好转，请就医治疗。

注意事项

婴幼儿受到病毒感染时，症状简单但病因可能很复杂。因此如果婴幼儿生病期间持续高烧不退，或是有抽搐现象时，请及早就医，以免担误病情。

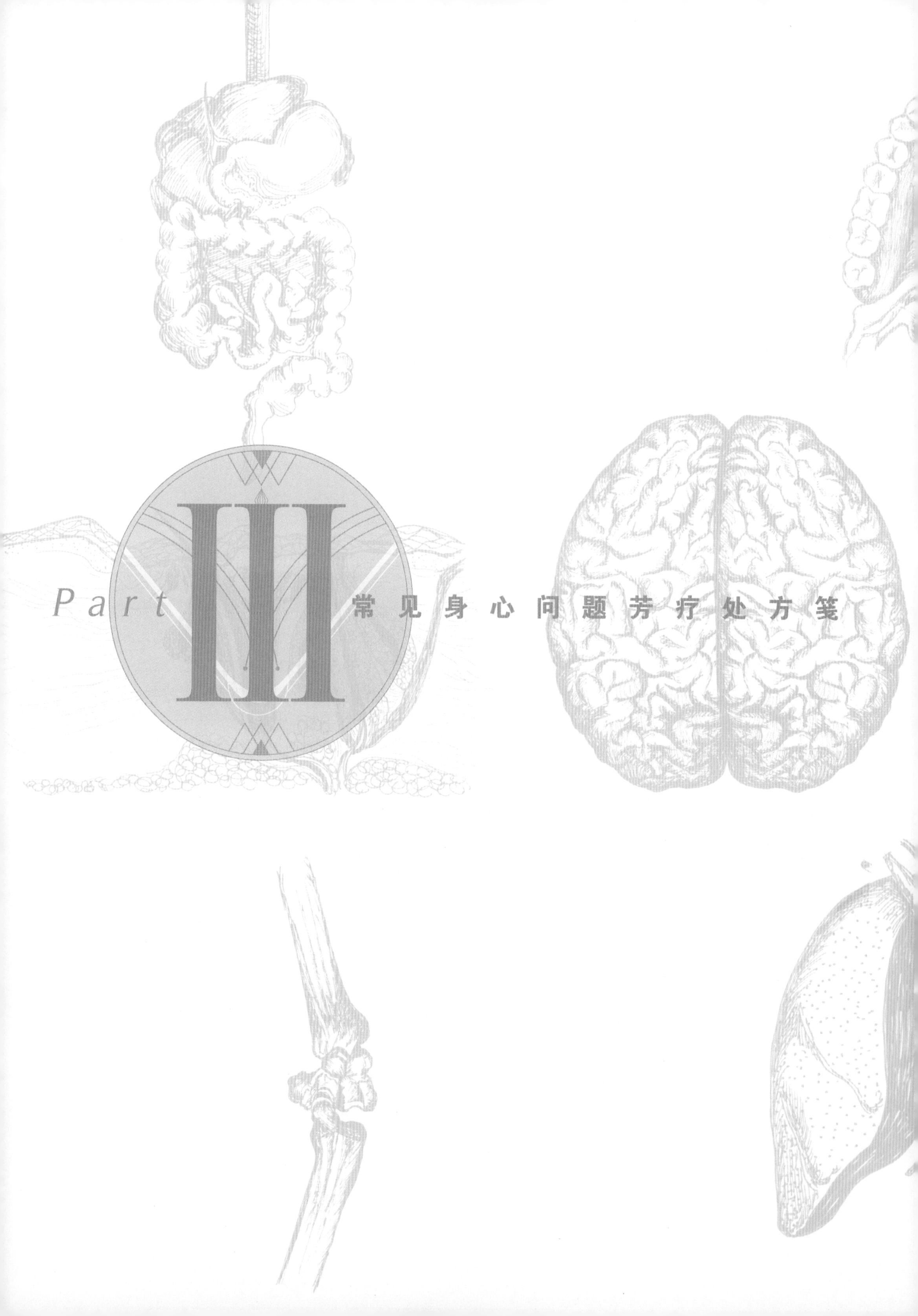

Part III 常见身心问题芳疗处方笺

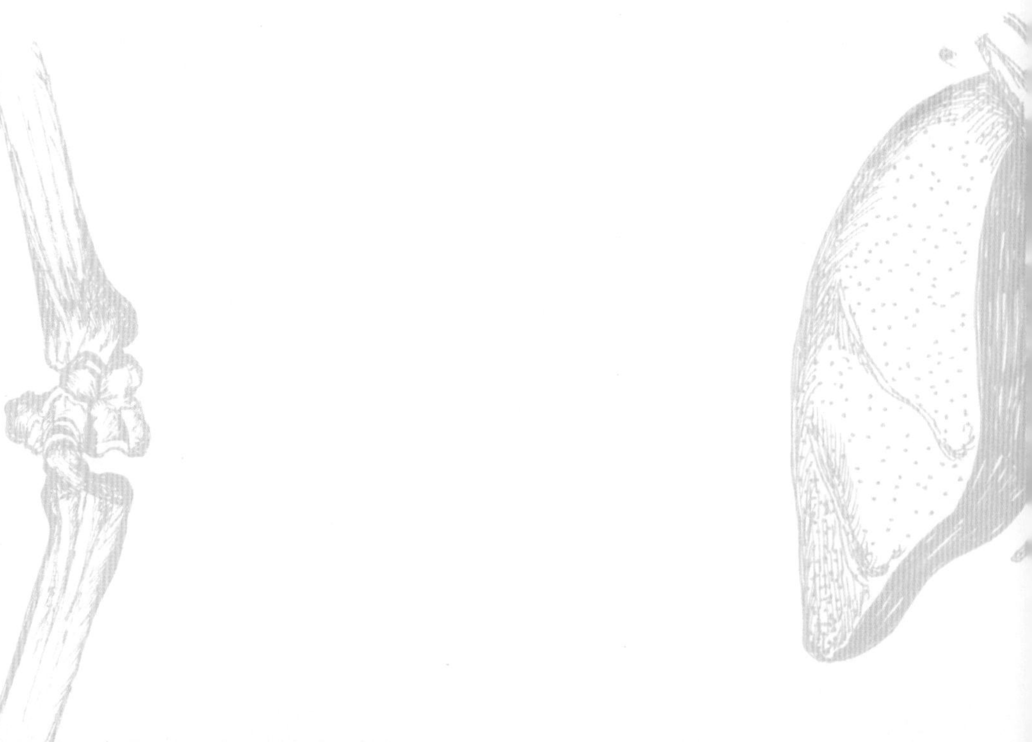

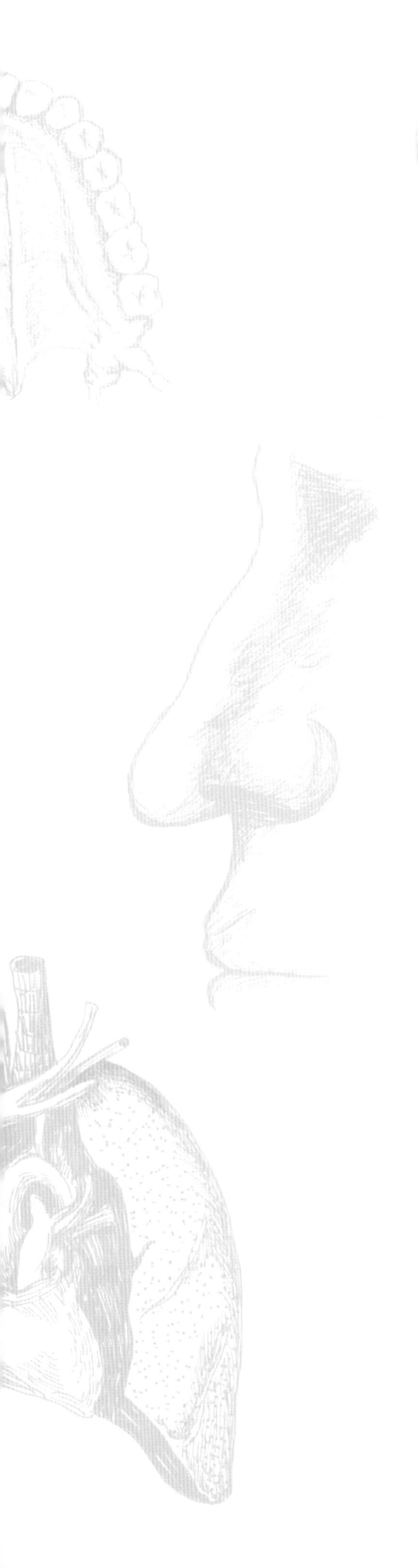

Chapter 9 美容

时至今日，“女为悦己者容”这句话可能需要做些修正了！爱美的风气，不再只局限于女性，也开始在男性朋友间流行。外表是最直接的第一印象，如何让自己的样貌维持在最佳状态，甚至是保持“无龄”，可真需要好好下一番功夫。此章节所谈论的内容，皆不局限于女性，期待将美的观念以无性别区隔的方式传达。

9-1

青春痘／粉刺

“痤疮”是青春痘的学名，由痤疮杆菌所引起，好发于青春期，因而有青春痘之称，但并非是青少年的专利，也可能发生在成人身上。造成青春痘的原因很多，于青春期产生的原因主要是雄激素的分泌增加，其他常见的如皮脂腺分泌过盛、作息不正常、内分泌失调、毛孔阻塞、饮食习惯不良、家族遗传、细菌感染等，好发的部位并不局限在脸部，例如颈部、背部、胸口、手臂都有可能会长青春痘。青春痘的类型可以细分为白头粉刺、黑头粉刺、丘疹、脓疱与囊肿。

白头粉刺与黑头粉刺属于未发炎型的青春痘，白头粉刺的颜色接近皮肤，好发于额头与下巴。黑头粉刺外观呈现小黑点，好发在 T 字部位。丘疹是介于发炎与未发炎间的青春痘，外观呈现红色且扎实的小突起，没有脓液。脓疱与囊肿则是发炎型的青春痘，外观除了红肿外，有脓液，触摸有疼痛感，两者的差别在于囊肿型的青春痘内含比脓疱型青春痘还要多的细菌，若无好好照顾则可能留下疤痕。

青春痘的照顾，最重要的是保持皮肤清洁，避免用手去触摸、挤压，少吃油炸食物，避免熬夜，养成良好的运动习惯，借由流汗来排除累积于毛孔内的污垢，都是预防青春痘的好方法。

白头与黑头粉刺

芳疗处方笺

三裂叶鼠尾草 1 滴 + 快乐鼠尾草 1 滴 + 小叶鼠尾草 1 滴 + 狭长叶鼠尾草 1 滴 + 荷荷芭油 10ml，早晚洗脸后涂抹于粉刺处，轻轻按摩，可加速污垢代谢。

芳疗处方笺 2

白千层 2 滴 + 克莱蒙橙 1 滴 + 广藿香 1 滴 + 落叶松 1 滴 + 金盏菊浸泡油 10ml，与处方 1 交替使用。

丘疹、脓疱与囊肿

芳疗处方笺

没药 2 滴 + 苦橙叶 1 滴 + 白松香 1 滴 + 玫瑰天竺葵 2 滴 + 荷荷芭油 10ml，早晚洗脸后涂抹于患部，若情况严重，可以多次加强于局部。

芳疗处方笺 2

桉油樟（罗文莎叶）纯露 15ml + 德国洋甘菊纯露 5ml + 茶树纯露 10ml，混合以上纯露作为化妆水使用，也可湿敷全脸或是局部。

9-2

收敛／缩毛孔

“水煮蛋肌”是许多人梦寐以求的肌肤状态，但要做到几近零毛孔真是难上加难，不只要天生丽质，还要后天的维护。而毛孔粗大的原因，不外乎过多的油脂堆积在毛囊、老废角质堆积、缺水、皮肤老化、生活习惯不良等。深层的清洁可以清除堆积在毛囊的油脂，也可以帮助老废角质祛除，使毛孔缩小；而充满水分的肌肤，角质层显得饱满透亮，毛孔自然也不明显。此外，随着年龄的增长，皮肤的血液循环变差，失去营养，开始变得松弛无弹性，多按摩也可以改善脸部的循环。抽烟、喝酒、熬夜更是皮肤的最大敌人，若能避免这类行为，也比较能够拥有健康的肤况。

按摩油 脸部清洁后按摩全脸，可以配合穴点加强。

芳疗处方笺

橙花 1 滴 + 桔叶 1 滴 + 苦橙叶 2 滴 + 佛手柑叶 1 滴 + 荷荷芭油 10ml。

芳疗处方笺

马鞭草酮迷迭香 1 滴 + 高地迷迭香 1 滴 + 龙脑迷迭香 1 滴 + 桉油醇迷迭香 1 滴 + 荷荷芭油 10ml。

芳疗处方笺

檀香 1 滴 + 胡萝卜籽 2 滴 + 岩兰草 1 滴 + 广藿香 1 滴 + 荷荷芭油 10ml。

纯露 平日可当化妆水使用，也可湿敷加强。

芳疗处方笺 1

沉香醇百里香纯露 + 绿花白千层纯露 + 高地杜松纯露 + 西洋蓍草纯露 + 白玫瑰纯露，以 1∶1∶2∶1∶1 的比例调和使用。

芳疗处方笺 2

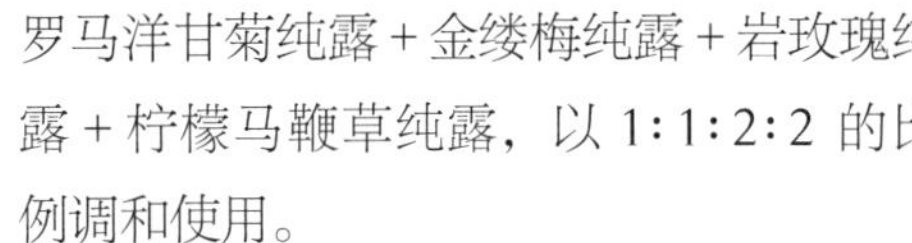

罗马洋甘菊纯露 + 金缕梅纯露 + 岩玫瑰纯露 + 柠檬马鞭草纯露，以 1∶1∶2∶2 的比例调和使用。

芳疗处方笺

鼠尾草纯露 + 永久花纯露 + 山金车纯露 + 薰衣草棉纯露 + 柠檬香茅纯露，以 2∶1∶1∶1∶2 的比例调和使用。

9-3

淡化疤痕

大部分的人都害怕皮肤留下不可抹灭的疤痕，影响外观，但疤痕是怎么产生的呢？当皮肤受到外力伤害，为了要让伤口愈合，身体会启动一系列的变化来修护，而疤痕就是结缔纤维组织。

疤痕会以几种方式呈现：表浅型疤痕、萎缩型疤痕、肥厚型疤痕、蟹足肿。表浅型的疤痕，一般来说只要皮肤状况够健康，生长的速度快于疤痕形成的速度，就不会留下明显疤痕，即使一开始有些微色素沉淀，也会随时间拉长而变淡。萎缩型疤痕，会在皮肤表面形成凹洞，主要是因为伤害到皮肤的软组织，以及制造胶原蛋白的细胞，难自行恢复到原本平整的状态，最常见的就是痘疤与水痘。肥厚型疤痕，跟受伤的范围差不多大，是隆起、颜色较深的疤痕，会有痒痛感，与蟹足肿不同的是肥厚型疤痕可能会随时间自然变小、变平坦，但蟹足肿需靠医疗行为才能恢复。蟹足肿多与体质有关，是由于修护伤口的纤维母细胞过度增生所造成。虽说只要受伤必会形成疤痕，但若能在受伤的初期做好照顾与治疗，可以减低疤痕色素沉淀或是结缔组织纤维增生的问题。

受伤前期

芳疗处方笺

真正薰衣草 1 滴 + 醒目薰衣草 1 滴 + 岩玫瑰 1 滴 + 永久花 1 滴，受伤当下可以此处方纯油滴洒在伤口上，有助消炎、止痛与修护。

芳疗处方笺

玫瑰籽油 + 雷公根浸泡油 + 沙棘油，以等比例调和成复方植物油，待伤口干化后开始频繁涂抹，一天至少四次。

9-3

淡化疤痕

受伤中、后期

芳疗处方笺 1

荷荷芭油 + 琼崖海棠油 + 金盏菊浸泡油，以 1∶2∶1 的比例调和复方植物油，边涂抹可边按摩，预防深部组织纠结。

芳疗处方笺

蓝胶尤加利 10 滴 + 澳洲尤加利 10 滴 + 绿花白千层 5 滴 + 白千层 5 滴 + 玫瑰籽油 30ml，加强涂抹疤痕处，促进细胞新生与伤口色素代谢。

9-4

美白 ／ 淡斑

想要美白与淡斑，最基本也是最重要的就是要做好防晒。变黑与长斑都与黑色素麦拉宁有关，而紫外线的照射则会促进黑色素的生成，长期暴晒于紫外线下，将导致黑色素分布不均匀，导致斑点生成或皮肤暗沉。

另外，伤口、疾病、服药、饮食、抽烟、作息不正常、使用到劣质的化妆品、清洁不到位等，也有可能造成皮肤色素沉淀与斑点，若能了解原因，才能彻底改善。

想要改善肤色与斑点的问题，除了晒前先为肌肤做好防护之外，晒后对于肌肤的镇定与修护也同样重要。可以选择促进角质代谢、帮助肌肤新生的芳疗配方，勤加按摩，不但可以改善循环，增加皮肤的红润度与光泽感，也可以达到加速代谢的效果。

芳疗处方笺

芹菜 2 滴 + 胡萝卜籽 1 滴 + 鸢尾草 1 滴 + 阿拉伯茉莉 1 滴 + 荷荷芭油 10ml，按摩全脸或是针对斑点涂抹。

芳疗处方笺

格陵兰喇叭茶 1 滴 + 紫罗兰 1 滴 + 花梨木 2 滴 + 荷荷芭油 10ml，做全脸的淋巴按摩。

芳疗处方笺

芹菜籽 1 滴 + 莳萝籽 1 滴 + 胡萝卜籽 1 滴 + 芫荽籽 1 滴 + 荷荷芭油 10ml，晚上洗完脸后做全脸按摩。因有光敏性，建议白天避免使用。

芳疗处方笺

保加利亚玫瑰 1 滴 + 波斯玫瑰 1 滴 + 土耳其玫瑰 1 滴 + 白玫瑰 1 滴 + 荷荷芭油 10ml，全脸按摩。

9-5

保湿

保湿不只是皮肤干燥的人或是冬天保养才需要特别加强，其实任何一种肤质、任何季节都需要做好保湿的工作。正常人的角质层含有 30% 的水分，水分饱满的角质层会呈现光滑水嫩的质感，相反地，如果缺水则会有干燥、暗沉、皱纹、出油等情况，甚至降低皮肤的防御能力。

想要做好保湿，不单要补充水分，更要防止水分散失，以及防晒。补充水分的方法，例如敷脸、摄取适当水分。防止水分散失的方法，例如减少长时间待在空调环境的频率，若是无法避免则记得涂抹保湿型保养品，及定时喷洒纯露或保湿水。另外，避免长时间照射阳光、少用含有酒精的保养品、避免过度清洁、上化妆水后记得涂上乳液或植物油，都可以帮助肌肤减少水分的流失。

纯露 平日可当化妆水使用，也可湿敷加强。

芳疗处方笺 1

大马士革玫瑰纯露 10ml ＋橙花纯露 10ml ＋大西洋雪松纯露 5ml ＋岩玫瑰纯露 5ml。

芳疗处方笺 2

月桂纯露 5ml ＋乳香纯露 5ml ＋圣约翰草纯露 10ml ＋岩兰草纯露 10ml。

芳疗处方笺

罗马洋甘菊纯露 5ml ＋金缕梅纯露 10ml ＋岩玫瑰纯露 5ml ＋柠檬马鞭草纯露 10ml，此处方特别适合油性肌肤的保湿。

按摩油 干性肌肤者可于早晚洗脸后使用，油性肌肤者则晚上洗脸后使用。

芳疗处方笺

檀香 2 滴＋粉红莲花 1 滴＋墨西哥沉香 1 滴＋芳樟 1 滴＋荷荷芭油 10ml。

芳疗处方笺

香草 1 滴＋摩洛哥玫瑰 2 滴＋摩洛哥茉莉 1 滴＋阿拉伯茉莉 1 滴＋昆士兰坚果油 10ml。

芳疗处方笺

玫瑰草 1 滴＋波旁天竺葵 1 滴＋玫瑰天竺葵 1 滴＋大马士革玫瑰 2 滴＋甜杏仁油 10ml。

局部补强植物油 干燥肌肤者可于冬天加强使用。

芳疗处方笺

雪亚脂 10ml ＋甜杏仁油 20ml。

芳疗处方笺

鳄梨油 10ml ＋小麦胚芽油 20ml。

9-6

控 油

每到夏天，油性肌肤者就开始烦恼，又要油光满面地渡过炎炎夏日。其实出油不单只是受到温度影响，像是天生肤质、内分泌、生活作息、饮食习惯，也与皮脂的分泌息息相关。

想要有效地控油，就要从多方面着手。脸部的清洁是非常基本且重要的，过盛的皮脂会阻塞毛孔，让毛孔变得粗大，但过度清洁也会把具有保护效果的皮脂洗掉，反而会让身体分泌更多，所以脸部的清洁应以一日两次为限，过与不及都不好。另外，内分泌、生活作息、饮食习惯更是互相影响。压力过大是现代人普遍面临的问题，精神常处于紧绷的状态，加上通宵达旦的熬夜，又因外食而难以摄取均衡饮食，这些都会影响到皮脂分泌。

造成油脂分泌旺盛还有一个原因，就是皮肤缺水，导致油水失衡，所以能让皮肤的油水平衡，也可以改善“油光焕发”的情况，若只是一味地控制油脂分泌，效果是非常有限的。

皮肤净化

脸部清洁后，将处方涂在脸上做淋巴按摩，按摩后可停留 5 ~ 10 分钟再冲洗。也可用于头皮与全身，作为净化用油。

芳疗处方笺

芝麻油＋橄榄油＋椰子油，以等比例调和使用，也可作为卸妆油。

抗痘控油

用来按摩全脸，或局部涂抹于痘痘上。

芳疗处方笺

没药 1 滴＋苦橙叶 2 滴＋玫瑰天竺葵 1 滴＋昆士兰坚果油 10ml。

芳疗处方笺

白千层 1 滴＋广藿香 2 滴＋落叶松 1 滴＋克莱蒙橙 1 滴＋杏桃仁油 10ml。

芳疗处方笺

欧白芷根 1 滴＋白松香 2 滴＋莳萝 1 滴＋乳香 1 滴＋荷荷芭油 10ml。

清爽保湿

可作为化妆水，或湿敷全脸。

芳疗处方笺

罗马洋甘菊纯露＋金缕梅纯露＋岩玫瑰纯露＋柠檬马鞭草纯露，以 1:2:1:2 的比例调和使用。

芳疗处方笺

马鞭草酮迷迭香纯露＋杜松纯露＋格陵兰喇叭茶纯露＋胡椒薄荷纯露，以 2:2:1:1 的比例调和使用。

9-7

除皱

爱美的朋友最担心的，莫过于岁月在脸上留下一道道痕迹。皱纹的形成通常被认定是皮肤老化的证据，而造成皮肤老化的原因可从表皮层与真皮层来看。

表皮层的水分和皮脂分泌，随年龄增长而减少，造成皮肤干燥，失去光泽；而真皮层的含水量也因年龄愈长而降低，加上胶原蛋白的性质逐渐改变并减少，弹力纤维失去张力和弹性。以上两大主要因素，使得肌肤开始出现松弛现象，表皮细胞更新速度变慢，而逐渐形成皱纹。

然而随着年龄的增长，皮肤会变薄，也是皱纹形成的重要因素。另外，脸部肌肉的表情动作也会造成皱纹，一些小细纹容易从眼睛与口角周围、额头、双颊等处开始形成。最后，紫外线与自由基也是形成肌肤皱纹的隐形杀手。

除皱的保养重点在于适当的清洁、保持表皮的皮脂膜平衡（水分和油分平衡）、肌肤弹性的维持、防晒与对抗自由基对于肌肤的影响等。养成规律正常的生活习惯，如避免抽烟、喝酒、熬夜等，可避免体内自由基的生成，也是减缓皱纹的形成与肌肤老化的重要关键。

卸妆油

肌肤清洁也是除皱的重点，有助于肌肤适当呼吸，并保持表皮组织的光泽与通透，让后续使用的保养品可以顺利吸收。

芳疗处方笺

橄榄油＋椰子油＋芝麻油，以等比例调和成复方植物油，作为每日卸妆使用。

化妆水

芳疗处方笺

玫瑰纯露 15ml ＋矢车菊纯露 5ml ＋檀香纯露 10ml，除了水分的补充之外，还有轻微抗皱的效果。

芳疗处方笺 2

金缕梅纯露 15ml ＋岩玫瑰纯露 15ml，作为抗皱化妆水，也可湿敷加强。

按摩油

顺着肌肉纹理的方向，一周两次的按摩，可增加肌肤的血液循环，并维持弹性，减缓皱纹的形成。

芳疗处方笺

岩玫瑰 1 滴＋黄玉兰 1 滴＋橙花 1 滴＋玫瑰 1 滴＋荷荷芭油 10ml。

芳疗处方笺

黄玉兰 1 滴＋乳香 1 滴＋银合欢 1 滴＋葛罗索醒目薰衣草 1 滴＋荷荷芭油 10ml。

9-8

消脂／减肥

消脂减肥应该是现代女性（特别是亚洲女性）的终身志业吧！打开电视、翻开杂志，许多女明星、女模特儿的身材呈现近乎医学上所定义的营养不良的状态，那样的体态似乎就变成一般大众审美的标准了。因此，如何减得正确又健康，是很重要的！

减肥最重要的是“少吃多运动”，以及循序渐进。低卡、低 GI 可作为选择食物的标准，而且每日的热量摄取不低于 1000 大卡，以提供身体所需的基础热量。若以禁食的方式减重，除了易复胖，且会对身体造成很大的伤害，应避免采取这种激烈的减肥方式。再来是增加运动的频率，维持每周 3 ～ 5 次，每次最少 30 分钟的运动习惯，以提高身体的代谢率，不仅可以达到“瘦身”的目的，也可以借由锻炼特定肌肉来达到“塑身”的效果。

最后也是最重要的观念，就是“减肥请务必慢慢来”，急速减重虽然可以让人在短时间内对体重数字感到满意，甚至产生暂时性的喜悦，但对身体的伤害甚巨。想要瘦得健康，就让“体脂肪”的量下降，而不单是体重的下降。体脂肪过高容易导致很多慢性疾病，所以降低体脂肪并非只是肥胖者的功课喔！香料类的精油多有促进消化与循环的效果，是很好的减肥精油。

按摩油

按摩全身后进行泡澡，借由提高身体代谢率来达到减肥的效果。

芳疗处方笺

黑胡椒 10 滴＋莳萝 5 滴＋柠檬叶 10 滴＋樟脑迷迭香 5 滴＋橄榄油 15ml ＋甜杏仁油 30ml。

芳疗处方笺

喜马拉雅雪松 5 滴＋丝柏 10 滴＋葡萄柚 10 滴＋柠檬叶 5 滴＋荷荷芭油 30ml。

芳疗处方笺

大西洋雪松 10 滴＋喜马拉雅雪松 5 滴＋永久花 10 滴＋松红梅 5 滴＋向日葵油 30ml。

纯露

内服方式是将下列配方加入 1000ml 水中，于一日内喝完，饮用三周后休息一周。

芳疗处方笺

杜松纯露 20ml ＋胡椒薄荷纯露 5ml ＋格陵兰喇叭茶纯露 5ml。

注意事项

1. 按摩油的处方 1，孕妇、癫痫患者与幼儿不宜。
2. 泡澡最好在饭后 30 分钟后进行，且时间不宜超过 20 分钟。水量尽量低于心脏，才不至于造成心脏的负担。

9-9

橘皮组织

橘皮组织，俗称“浮肉”，在医学上则称作“蜂窝组织”。形成主因是皮下组织的脂肪堆积不均匀，造成皮肤外观看起来凹凸不平，大多发生在臀部与大腿，且女性的比例高于男性。橘皮组织并非是肥胖者的专利，也有可能发生在瘦的人身上，其他如缺乏运动、疏于保养、压力过大、内分泌失调、熬夜、老化，都可能造成橘皮组织，除了影响外观，也会阻碍淋巴循环，导致毒素堆积。

要消除橘皮组织并非不可能，首先要提高热量的消耗，加快脂肪的分解代谢；促进身体循环，加速毒素的排除；多运动，以强化肌肉与皮下组织的结构。按摩是很棒的方式，深度的按摩可以让皮下脂肪分布均匀，促进身体循环；浅层的按摩可以促进淋巴引流，排除多余的水分和毒素，堪称一举数得的选择。

芳疗处方笺

喜马拉雅雪松 10 滴 + 丝柏 7 滴 + 葡萄柚 8 滴 + 柠檬叶 5 滴 + 芝麻油 15ml + 橄榄油 15ml，配合淋巴按摩手法，按摩橘皮组织处。

芳疗处方笺

柠檬香桃木 8 滴 + 野马郁兰 7 滴 + 绿花白千层 10 滴 + 马缨丹 5 滴 + 向日葵油 30ml，与处方 1 交替使用。

注意事项

处方 2，孕妇不宜。

9-10

多汗症

异常的排汗是非常恼人的，不但不舒服，还可能影响到日常生活，最常见的两大类型就是“局部多汗”与“狐臭”。

局部多汗常发生在颅部、颜面、手掌、腋下与脚掌，一般多与交感神经过度兴奋有关，尤其是在情绪紧绷（焦虑、紧张等）以及环境温度过高时会更明显。

治疗上，局部多汗的情况，会以安抚交感神经与抑制汗腺分泌为主。狐臭主要与顶浆腺有关，顶浆腺是一种特殊的汗腺，分泌物经过细菌的分解后，会因个人体质而有不同程度的异味，再混合汗水，严重者就是所谓的狐臭，一般也与遗传有关，狐臭的部分则需切除顶浆腺才有办法得到根治，芳香疗法于此所能提供的就是气味上的辅助。

9-10

多汗症

安抚交感神经

进行全身性按摩可达最佳效果。

芳疗处方笺

缬草 3 滴 + 香蜂草 5 滴 + 马郁兰 10 滴 + 真正薰衣草 12 滴 + 荷荷芭油 30ml。

芳疗处方笺

桔叶 5 滴 + 黑云杉 5 滴 + 穗甘松 3 滴 + 热带罗勒 7 滴 + 甜橙 10 滴 + 荷荷芭油 30ml。

芳疗处方笺

山鸡椒 7 滴 + 柠檬马鞭草 10 滴 + 香蜂草 10 滴 + 小茴香 3 滴 + 荷荷芭油 30ml。

芳疗处方笺

快乐鼠尾草 5 滴 + 苦橙叶 15 滴 + 柠檬薄荷 10 滴 + 荷荷芭油 30ml。

抑制汗腺分泌

加强涂抹于多汗处。

芳疗处方笺

喜马拉雅雪松 7 滴 + 丝柏 8 滴 + 葡萄柚 10 滴 + 高地牛膝草 5 滴 + 荷荷芭油 30ml。

芳疗处方笺

杜松浆果 6 滴 + 高地杜松 10 滴 + 丝柏 5 滴 + 格陵兰喇叭茶 3 滴 + 髯花杜鹃 3 滴 + 荷荷芭油 30ml。

消除异味

流汗后先用湿巾清洁再涂抹。

芳疗处方笺

没药 7 滴 + 苦橙叶 10 滴 + 玫瑰天竺葵 8 滴 + 杏桃仁油 30ml。

芳疗处方笺

柠檬细籽 10 滴 + 香桃木 5 滴 + 摩洛哥玫瑰 5 滴 + 香脂果豆木 5 滴 + 红云杉 5 滴 + 昆士兰坚果油 30ml。

9-11

秃头

年轻男女的掉发与秃头问题，除了疾病、外伤、遗传之外，大多与雄激素过高有关，但表征有些不同。雄激素过高导致的男性秃头，多有发际线后移、地中海型秃头、鬓角落发的情况；雄激素过高导致的女性秃头，则会从头顶开始。

想要改善因雄激素过高产生的秃头问题，不是一味地抑制雄激素分泌，或是补充雌激素就可以解决的，而是要让身体的荷尔蒙达到平衡状态。同时，要注意平日的头皮保养，例如洗头时水温不宜过高，以免伤害头皮；多梳头及按摩头皮可以促进血液循环，提供毛发生长所需的养分；也可食疗辅助，多摄取何首乌、黑芝麻、坚果类；定期替头皮做深层清洁，以防养分吸收不良；还有维持正常的作息等等，均是预防掉发的不二法门。

芳疗处方笺 1

薄荷尤加利 1 滴 + 樟脑迷迭香 1 滴 + 马鞭草酮迷迭香 1 滴，沾附在手指上，以指腹按摩头皮。

芳疗处方笺

龙艾纯露 + 迷迭香纯露 + 百里香纯露 + 冬季香薄荷纯露 + 朗姆纯露，以 1∶2∶2∶1∶1 的比例调和，洗头后均匀淋在头皮上，再轻轻按摩。

注意事项 处方 1，孕妇不宜。

9-12

护发／护甲

头发、指甲和皮肤，同为人体中增长速度非常快速的组织，而且头发、指甲与皮肤表皮层的最外层一样，主要构成的成分都是角蛋白（keratin），因此同样可以借由外用的保养品，来维持头发与指甲的光泽与强韧。此外，头发与指甲的状态，不但影响着美观，同时也反映出身体的健康状况。

护发油

芳疗处方笺

日常保养配方：摩洛哥玫瑰 5 滴 + 摩洛哥茉莉 3 滴 + 阿拉伯茉莉 2 滴 + 摩洛哥坚果油 30ml。用于吹半干的发尾，或是出门前涂抹在毛躁的地方，增加光泽。

芳疗处方笺

加强保养配方：完全依兰 5 滴 + 桉油醇迷迭香 3 滴 + 喜马拉雅雪松 2 滴 + 橄榄油 10ml + 芝麻油 10ml + 椰子油 10ml。将混合好的护发油均匀涂抹在头皮与全部头发上，用热毛巾包起来，停留 15 分钟后再冲洗，每周一次。

护甲油

芳疗处方笺

指缘油配方：柠檬 2 滴 + 朗姆 1 滴 + 葡萄柚 1 滴 + 荷荷巴油 10ml。可于洗手后皮肤还有些湿润时，涂抹在指缘粗糙处，稍做按摩可帮助吸收。

注意事项 指缘油配方有光敏性，建议晚上使用。

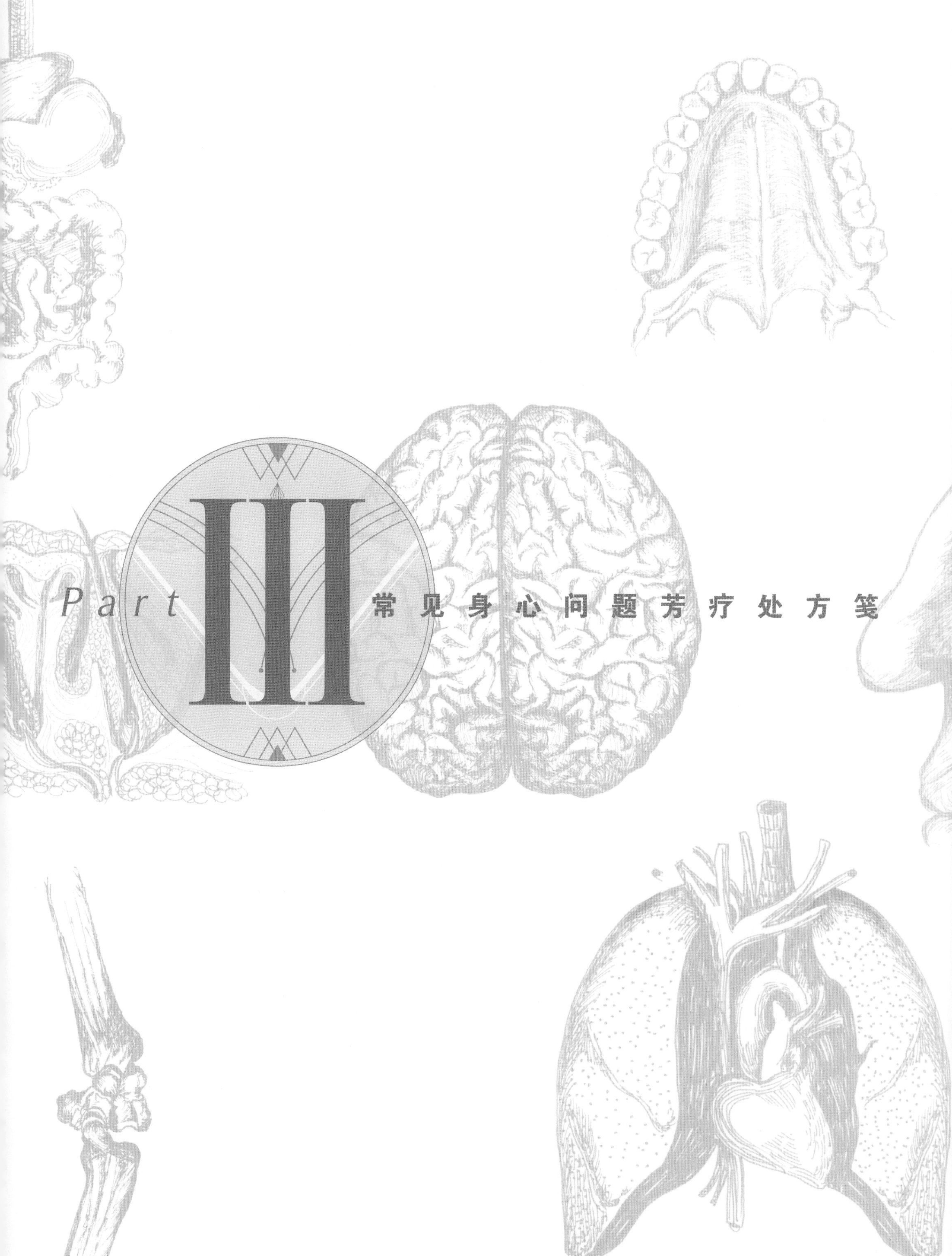

Part III 常见身心问题芳疗处方笺

Chapter 10

其他

10-1

注意力涣散

现代人的生活步调偏快，经常处于紧绷、紧凑又高压的模式中，长期下来很容易导致身心疲累，即使睡眠时间很长，体力却难以恢复到良好的状态。过度运作的脑袋，加上未能充分休息的身体，伴随而来的就是精神涣散、注意力不集中，使得工作效率降低，生活质量也降低，甚至连心情都感到忧郁。环环相扣，影响日常生活甚深。

人体在高度压力的情况下，会减少分泌血清素与褪黑激素。血清素俗称快乐荷尔蒙，分泌充足便会让人感到满足、开心，而且能够专注于事情上；当处于黑暗状态之下，血清素可转化成褪黑激素，帮助进入睡眠状态，分泌充足可以让人睡得好、得到充分休息，又具有抗氧化（即抗老化）、增强免疫力的功效。平常多摄取好的植物油、维生素 B3 可帮助集中注意力，多吃含有色胺酸的食物，如香蕉、木瓜、五谷也有助于血清素的合成，其他如多做深呼吸与有氧运动来提高体内含氧量、维持正常的作息，都可以帮助血清素与褪黑激素正常作用。如此一来，人便会处于一种平衡状态，具有调节压力的弹性，拥有清晰的思虑。

芳疗处方笺 1

大马士革玫瑰 1 滴 + 欧白芷根 1 滴 + 柠檬薄荷 1 滴 + 茶树 1 滴，混合后，沾附在手指上，以指腹按摩头皮，或是稍微按摩后，以木梳梳理头皮。

芳疗处方笺 2

米契尔胡椒薄荷 6 滴 + 欧洲冷杉 9 滴 + 柠檬百里香 3 滴 + 印度藏茴香 2 滴 + 荷荷芭油 30ml，涂抹在太阳穴及后颈，可当作紧急提神的随身处方使用。

芳疗处方笺 3

柠檬尤加利 1 滴 + 樟脑迷迭香 1 滴 + 马鞭草酮迷迭香 1 滴，用来熏香，或是调于 5ml 的植物油中来按摩头皮。

芳疗处方笺 4

佛手柑 5 滴 + 真正薰衣草 10 滴 + 醒目薰衣草 5 滴 + 罗马洋甘菊 5 滴 + 圣约翰草浸泡油 10ml + 荷荷芭油 20ml，于睡前半小时进行全身按摩，可帮助睡眠，达到充分休息。

芳疗处方笺

大麻籽油 20ml + 胡桃油 20ml + 榛果油 10ml，早上空腹与晚上睡前各口服 1 茶匙。

注意事项 处方 1 与处方 3，孕妇不宜。

10-2

恐惧

恐惧是各种情绪反应中最原始的形态之一，引起恐惧的原因可分为具体与不具体，具体的原因主要是无法掌控自身所处的环境与情境，而对未知的事物产生不安全感；不具体的原因，则与潜意识有关，可能受到过去经验的影响，而导致内心感到惶恐，这一类的恐惧也会对人产生较深层的影响。恐惧的情绪伴随而来的是窒息感、发抖、心跳加速、血压升高、直冒汗、呼吸加速、焦躁、做恶梦等的表现方式。适当的恐惧可以帮助提高敏感度，让人处于备战状态，以应付环境的变动，是一种自我保护的机制，但过度的恐惧则可能让人精神耗弱，甚至影响正常生活。要缓解恐惧，很重要的是要知道恐惧的来源是什么，可以找一个信任的人来讨论恐惧的原因，或是寻求专业的咨询管道。另外，像是芳香疗法、花精、呼吸练习、静坐、冥想、运动等，都可以帮助缓解恐惧的情绪。

芳疗处方笺

桔叶 10 滴 + 黑云杉 5 滴 + 穗甘松 10 滴 + 甜橙 5 滴 + 圣约翰草浸泡油 10ml + 椰子油 20ml，先于手上温热，嗅吸，再按摩全身。

芳疗处方笺

缬草 5 滴 + 香蜂草 5 滴 + 马郁兰 10 滴 + 真正薰衣草 10 滴 + 荷荷芭油 30ml，按摩全身，可加强于第三、四脉轮。

芳疗处方笺

卡奴卡 1 滴 + 岩玫瑰 2 滴 + 黑胡椒 1 滴 + 薰陆香 1 滴 + 贞节树 1 滴，睡前熏香，配合呼吸练习。

芳疗处方笺

松红梅 3 滴 + 永久花 15 滴 + 大西洋雪松 6 滴 + 喜马拉雅雪松 6 滴 + 荷荷芭油 30ml，有需要时涂抹于胸前（心轮处），也可调制成滚珠瓶随身携带。

10-3

心神不定

现代人生活步调偏快，鲜少有让自己慢下来或是停下来的时候，长期处在这种快速的情况之下，神经容易紧绷，累积到最后不但会让感官变得迟钝，即使停下来也没无法马上放松。不少人应该都有类似经验，闭上眼睛后，却有更多的事情在脑袋中浮现，明明是想要避免外界讯息的接收，却有更多的内在干扰，反而更静不下来。

心神不安定的人，容易会有失眠、躁动、意志不坚、容易疲劳、焦虑、尿频等症状，表现出心理与生理的互相影响。想要让心神安定需要配合适当的运动、充足的睡眠、均衡的饮食、开发五感（视、听、嗅、触、味）和呼吸练习。另外，像按摩神门穴，也是不错的辅助方式。“静心”是需要练习与培养的，若能在生活中适度释放累积的压力并沉淀思绪，所呈现出来的状态就会是稳定的，人也不容易受到外在影响。

静心按摩油

先在手上搓开后，深呼吸三次，再按摩太阳穴与胸前。

芳疗处方笺

玫瑰 6 滴 + 薄荷尤加利 6 滴 + 花梨木 12 滴 + 秘鲁香脂 6 滴 + 荷荷芭油 30ml。

芳疗处方笺

黄玉兰 9 滴 + 印蒿 6 滴 + 乳香 6 滴 + 葛罗索醒目薰衣草 9 滴 + 荷荷芭油 30ml。

稳定按摩油

先在手上搓开后，深呼吸三次，再按摩腹部与尾椎。

芳疗处方笺

檀香 12 滴 + 粉红莲花 3 滴 + 芳樟 6 滴 + 荷荷芭油 30ml。

芳疗处方笺

花梨木 10 滴 + 芳樟 10 滴 + 沉香醇百里香 5 滴 + 龙脑百里香 5 滴 + 荷荷芭油 30ml。

10-3

心 神 不 定

芳疗处方笺

檀香 6 滴 + 岩兰草 15 滴 + 广藿香 9 滴 + 荷荷芭油 30ml。

注意事项 静心按摩油的处方 1，孕妇与婴幼儿不宜。

10-4

失 智

失智症（dementia）是一种认知障碍与记忆力衰退的症候群，追溯其英文字根有远离（de-）心智（mention）的意思，即可明白这个疾病对生活可能造成的影响。一般来说，失智症可能有以下症状：记忆力减退、时间与地点错乱、无法执行原本熟悉的技能、表达困难、个性转变、应变能力变差、失去回溯的能力……等，这些症状都可作为失智症的警讯，不容忽视。

遗憾的是，大部分的失智症目前无药可医，只能想办法延后病程的进展；某些特定病因引起的失智症，解除病灶后多可复原，例如脑部创伤、维生素 B12不足、电解质不平衡等，因此如何预防罹病与推迟病程发展格外重要。保持头脑的活动、培养运动的习惯、不抽烟不喝酒、常保心情愉快，都是很好的预防方法。

而芳香疗法中，单萜烯类的精油可以促进神经传导、单萜酮类的精油可以活化脑细胞，再搭配一些能够让人保持心情愉悦与具有安抚效果的精油，就能预防与推迟失智症的病程，也同时提升生活的质量。做法上，只要通过嗅闻的方式就可以作用在大脑，因此建议将以下处方作为日常的空间扩香用油，处方 1、2 可交替使用，而出门时也可随身携带调好的精油瓶，经常打开来嗅闻。

日用配方

芳疗处方笺

柠檬 20 滴 + 葡萄柚 20 滴 + 桉油醇迷迭香 60 滴。

芳疗处方笺

红桔 20 滴 + 月桂 30 滴 + 桉油醇迷迭香 50 滴。

夜用配方

芳疗处方笺

苦橙叶 30 滴 + 真正薰衣草 30 滴 + 鼠尾草 40 滴。

芳疗处方笺

佛手柑 10 滴 + 桔叶 10 滴 + 真正薰衣草 30 滴 + 鼠尾草 30 滴。

10-5

银发族心灵保健

大部分的人随着年龄的增加，社交活动会减少，身体机能也开始退化，甚至面临到亲友的生离死别。心灵上的无奈、恐惧与不安等情绪渐渐累积，除了自己要找到可以排解的出口，像是参加银发族社团、多出去走走、维持运动习惯等，也能利用精油的香气来纾解各种负面情绪。

支持配方 芳疗处方笺

欧洲冷杉 10 滴 + 欧洲赤松 5 滴 + 落叶松 10 滴 + 黑云衫 5 滴，用来熏香。也可再加入 30ml 山金车浸泡油，作为肌肉与关节的保养用油。

不怨怼配方 芳疗处方笺

穗甘松 5 滴 + 完全依兰 10 滴 + 芳樟叶 15 滴，用来熏香。如果因为心理郁闷造成胸闷，可加入 30ml 芝麻油调成按摩油，以画圆的方式涂抹于胸口（心轮）。

平静配方 芳疗处方笺

苦橙叶 5 滴 + 柠檬薄荷 15 滴 + 芳香白珠 5 滴 + 安息香 5 滴，用来熏香。也可再加入 30ml 芝麻油，涂抹于酸痛处。

10-6

临终关怀

人生的最后一程，你想怎么样度过？生命的最后，所需要的不一定是积极的疾病治疗，减轻痛苦以及增加生命的尊严也是病人与家属非常重要的需求，临终关怀便是提供这类需求的一种医疗方式。临终关怀的特色是全人照顾、全家照顾、全程照顾、全队照顾，并以临终病人身、心、灵全方位的照护为目标。这种迎接生命尽头的方式，不只让病人本身感到舒适，也可以让家属在病人过世之后，能够勇敢走出伤痛。目前有许多辅助疗法都被应用在临终关怀之中，例如芳香疗法、宠物治疗、宗教的力量等，通过按摩、熏香、宠物的陪伴、念经、读圣经等活动，可以安抚临终病人与家属面对死亡的恐惧，甚至是可以和过去的自己或是他人和解，帮助临终病人放下心中的纠结以及善待自己，以有尊严的方式走向生命的尽头。

芳疗处方笺

檀香 2 滴 + 粉红莲花 1 滴 + 芳樟 1 滴，用来熏香，帮助安抚恐惧，给予神性的力量。

芳疗处方笺

野地百里香 2 滴 + 月桂 3 滴 + 安息香 10 滴 + 姜 5 滴 + 水仙 5 滴 + 琼崖海棠油 10ml + 山金车浸泡油 20ml，按摩全身或局部关节，可消除四肢的肿胀以及不适。

芳疗处方笺

葡萄柚 1 滴 + 苦橙 1 滴 + 柠檬 2 滴，作为环境的熏香，可以给人明亮感受，又有强大的抗菌能力。

注意事项

癌末病人常并发癌细胞转移到骨头的情况，因此按摩前，需先清楚病人的状况，且按摩手法不宜太用力，有时仅以脚底涂抹按摩油即可达到很好的效果。

10-7

居家清洁

精油的美好气味不只适合拿来当作生活的调剂与按摩使用，其具有抗菌、抗病毒的效果，也非常适合拿来当作清洁家里的小帮手。

不同的精油，除了抗菌、抗病毒的基本功效之外，更具有不同的清洁特性，例如柠檬香茅可以用来驱赶蚊虫，而且具有极佳的除臭效果，非常适合拿来做厨房的清洁；尤加利有抗尘螨的效果，可在洗衣服的最后一套程序加入；薰衣草本身的味道极佳，又有驱除衣柜小虫的功效，适合拿来做衣物芳香包，也可混合于酒精之中，作为卧室的抗菌喷雾；茶树与柠檬精油可以加在水中，拿来做地板清洁；万寿菊有非常好的抗霉菌效果，可以作为鞋子的去味抗菌喷雾，也可预防香港脚的感染。

除了精油这个主角之外，还有几个配角可以帮助精油运用在清洁上：小苏打粉、醋与酒精。小苏打有很强的去污、去味效果，可以代替清洁剂作为基底；醋可以使污垢松动易清除、抑菌、加热后可帮助溶解排水口的阻塞，不喜欢醋的刺鼻味的话，可以用柠檬酸代替。酒精则是有很好的抗菌效果，又能和精油充分混合，不喜欢酒精气味的人，可选择伏特加、白兰地替代。想要将效果发挥至最大，好好了解精油与辅助配角的功能，才会事半功倍喔！

厨房清洁

芳疗处方笺

柠檬香桃木 20 滴＋柠檬香茅 30 滴＋柠檬细籽 20 滴＋柠檬尤加利 30 滴，可将上述处方加在 100ml 的酒精（75%）中，作为流理台、瓦斯炉的油污清洁剂，喷洒于污垢上，静置 5 分钟后再用湿布擦除。

芳疗处方笺

茶树 15 滴＋马郁兰 5 滴＋胡椒薄荷 10 滴＋甜罗勒 10 滴，加在 50g 的小苏打粉中，作为餐具清洁用品。使用时，先用调和好的小苏打粉清洁餐盘等，再用温水冲净即可。

芳疗处方笺

沉香醇百里香 3 滴＋巨冷杉 4 滴＋澳洲尤加利 2 滴＋美洲野薄荷 1 滴，加在 20g 的小苏打粉中，放在角落可除臭。

浴厕清洁

芳疗处方笺

玫瑰草 2 滴＋松红梅 7 滴＋佛手柑 6 滴＋多苞叶尤加利 5 滴，混合在 100ml 的食用醋里，可清洁磁砖，减缓霉菌的生长。

芳疗处方笺

野马郁兰 15 滴＋冬季香薄荷 20 滴＋印度藏茴香 10 滴＋百里酚百里香 15 滴，加在 50g 的小苏打粉与 450ml 的水中，可作为马桶与洗手台清洁剂，直接喷洒于污垢处，静置 3 ～ 5 分钟后再刷洗。每次使用前记得摇晃均匀。

地板清洁

芳疗处方笺

柠檬 5 滴＋朗姆 5 滴＋桔 5 滴，加在 50ml 酒精（帮助精油与水融合）与 1000ml 清水中， 地板可先用小苏打粉局部清洁后，再用此配方擦拭。

10-8

空间净化

狭义的空间净化指的是“空气”的净化，让所处的环境拥有好的氛围、舒服的气味，而广义的空间净化，则可指“气场”的净化，可使人拥有好的正向能量、顺畅的生活感受。

人所处的环境受到很多能量的交互作用，但并非每个人都具有敏锐的感官知觉，能够捕捉到细微的能量。广为所知的能量如电磁波，另一种则是人体所承载、累积的负面能量（包含情绪、记忆等），譬如到了人多的场合或是参加丧礼后有头昏、身体不适的现象，皆可能是受到这些无形的能量交互影响的结果，不单他人会影响自己，自己也可能会影响他人。

懂得替自己做好保护措施是很重要的，可于事前进行能量防护，并于事后替自己做些净化的动作，岩兰草等禾本科植物具有良好的保护效果，而丝柏、杜松、檀香则有很好的净化作用。另外像是粗盐、植物，也是很棒的空间净化帮手，粗盐可以帮助吸收负面能量，植物则可以帮助吸收空间中的电磁波。

芳疗处方笺 1

檀香 6 滴 + 胡萝卜籽 5 滴 + 岩兰草 13 滴 + 广藿香 6 滴 + 荷荷芭油 30ml，出门前可先涂抹于尾椎与腹部作为保护之用。

芳疗处方笺

杜松浆果 4 滴 + 高地杜松 6 滴 + 丝柏 7 滴 + 格陵兰喇叭茶 3 滴，加入 10ml 酒精与 90ml 纯水，作为空气净化喷雾。

芳疗处方笺

檀香 1 滴 + 粉红莲花 1 滴 + 芳樟 1 滴，可用来熏香净化，或是加入 5ml 的荷荷芭油，用来按摩太阳穴与腹部。

精油小传

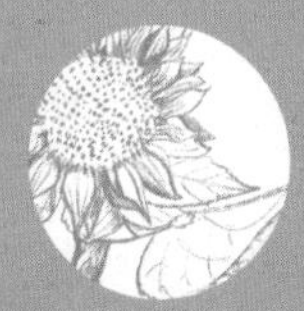

“这里总结了 39 种常备精油，精油名后标注《芳疗实证全书》对应页数，更详细的档案请查阅原书。”

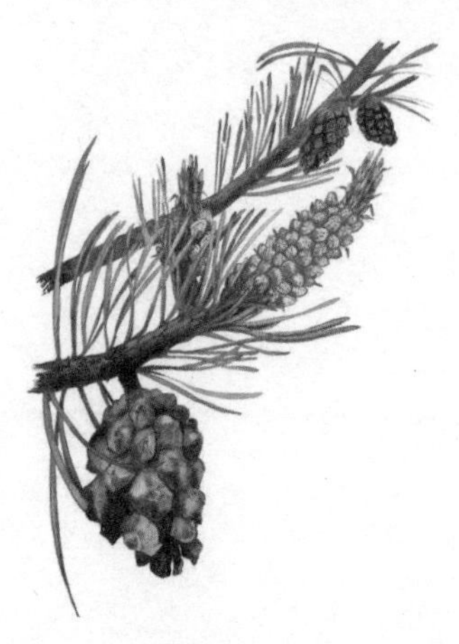

欧洲赤松

page 152

英文俗名：Scotch Pine

拉丁学名：*Pinus sylvestris*

精油特性：淡淡的铁锈味，并略带草药气味。

生理疗效：激励肾上腺与性腺，具类似可体松的消炎属性，缓解支气管炎、过敏性鼻炎、风湿性关节炎。

心理疗效：提升自信，促进活力，增加承担责任与抗压的能力。

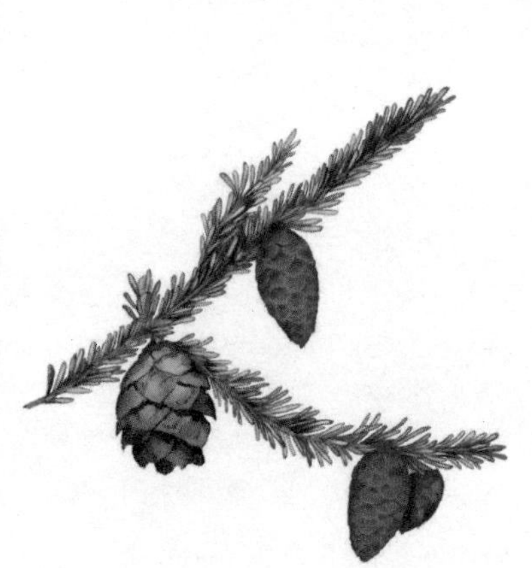

黑云杉

page 157

英文俗名：Black Spruce

拉丁学名：*Picea mariana*

精油特性：带有果醋般的香甜与土壤的潮湿气味，具有极佳的水溶性。

生理疗效：调节脑下腺－肾上腺，平衡过劳所引起的神经系统紊乱与面疱问题，抵抗病菌。

心理疗效：找到从失败中重新站起来的力量，肯定自我。

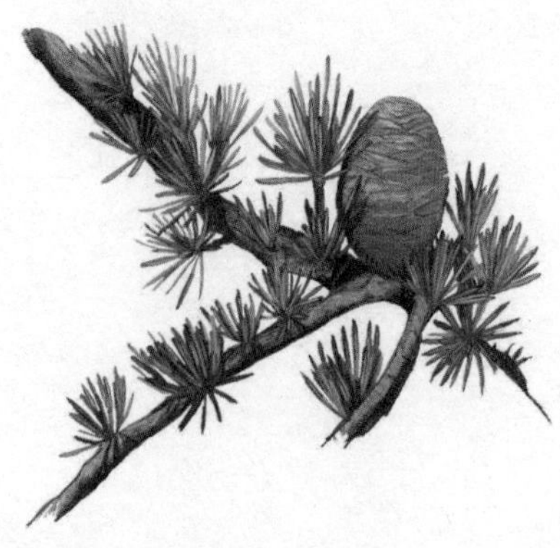

大西洋雪松

page 159

英文俗名：Atlas Cedar / Cedarwood

拉丁学名：*Cedrus atlantica*

精油特性：保有其祖先黎巴嫩雪松的样貌与芬芳气味，具有凝敛的气味与巩固肤发的作用。

生理疗效：抗黏膜发炎，抗菌，激励免疫系统，急、慢性支气管炎。

心理疗效：享受孤独，摆脱对俗世的眷恋，理性的探索自我内心世界。

丝柏 page 163

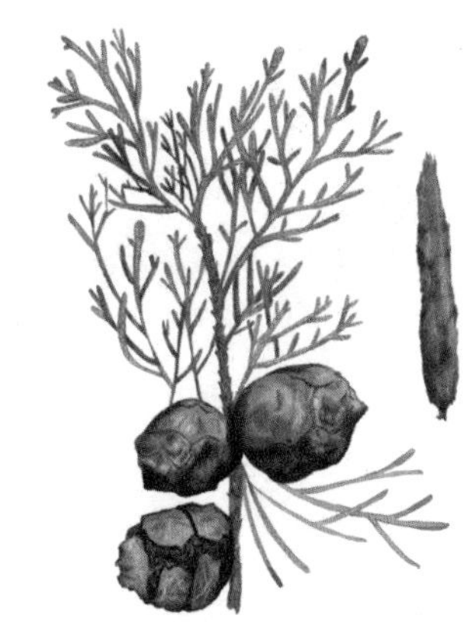

英文俗名：Cypress

拉丁学名：*Cupressus sempervirens*

精油特性：气味是清淡中见滋味，能够给予支持、收敛体液与促进循环、集中注意力。

生理疗效：改善痔疮、静脉曲张、水肿等循环问题，收敛体液、消炎、缓解呼吸道过敏、改善风湿症。

心理疗效：给予支持、稳定心绪。

乳香 page 168

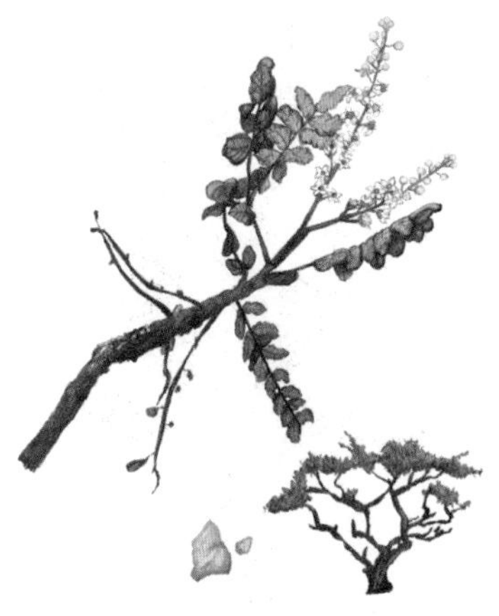

英文俗名：Frankincense

拉丁学名：*Boswellia sacra / Boswellia carterii*

精油特性：树脂类精油的气味多半偏浓厚，但乳香精油却相对较空灵，疗效多元。

生理疗效：促进伤口愈合、激励免疫系统、抗肿瘤。

心理疗效：强化精神力量。

没药 page 170

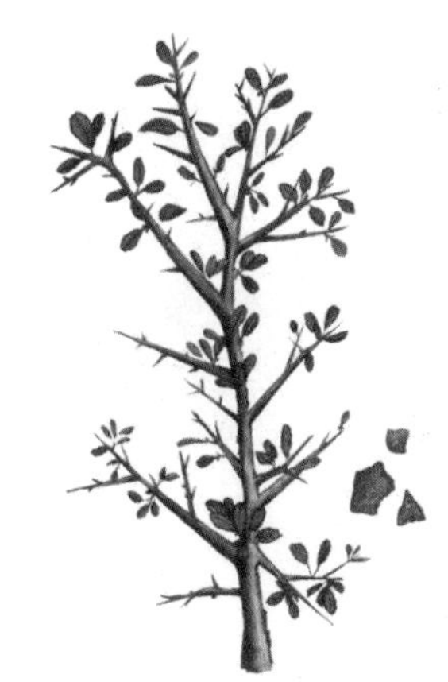

英文俗名：Myrrh

拉丁学名：*Commiphora molmol / Commiphora myrrha*

精油特性：略带烟熏味，色泽偏咖啡红，且黏稠。

生理疗效：消炎止痛、促进伤口愈合、调节甲状腺、抑制性欲。

心理疗效：帮助冷静，愈合身心的创伤。

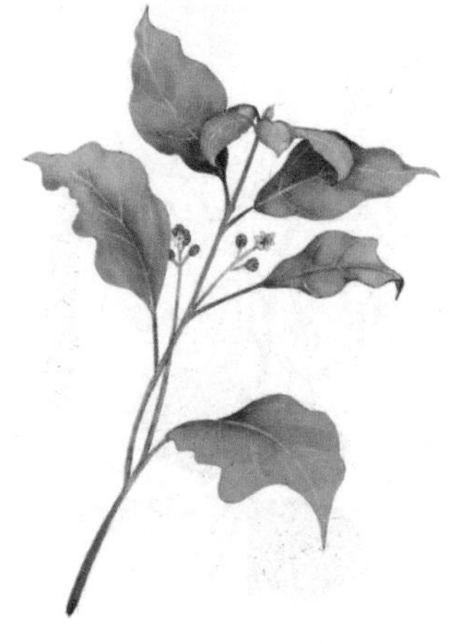

罗文莎叶

page 173

英文俗名：Ravintsara

拉丁学名：*Cinnamomum camphora* ct. cineole

精油特性：非常温和，具有强大的抗病毒功效。

生理疗效：强效抗病毒与抗感染、治疗支气管炎、抗疱疹病毒。

心理疗效：重整混乱无序的心理状态、激励提神、保持自信。

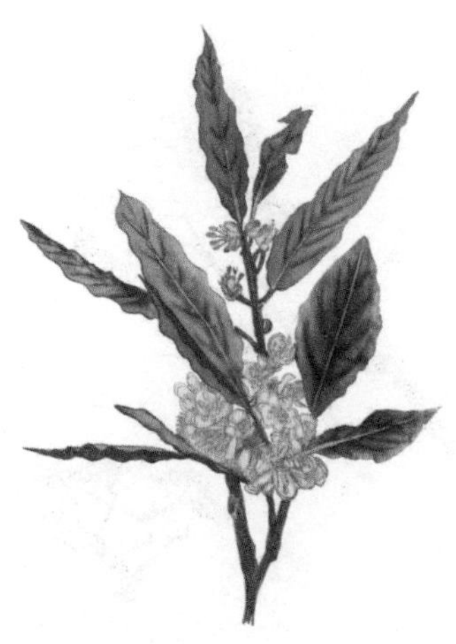

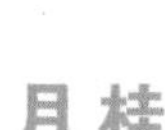

月桂

page 176

英文俗名：Bay Laurel

拉丁学名：*Laurus nobilis*

精油特性：疗愈力强，丰富多元的芳香分子所产生的协同作用，能激励神经、平衡免疫。

生理疗效：平衡自主神经系统、改善淋巴阻塞、消炎、抗病毒。

心理疗效：更新能量，使人感觉自信又强壮。

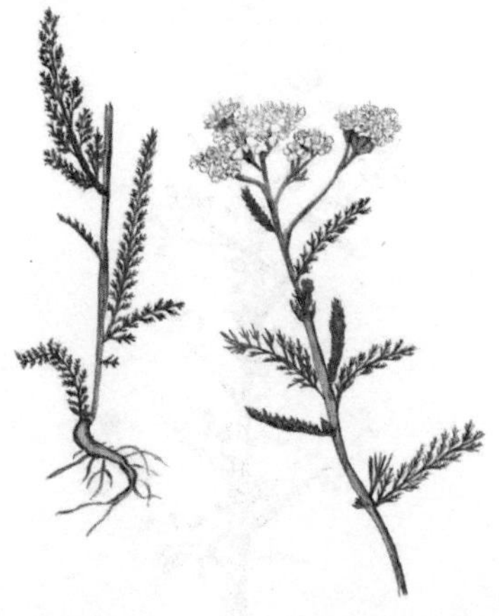

西洋蓍草

page 195

英文俗名：Yarrow

拉丁学名：*Achillea millefolium*

精油特性：关键成分是母菊天蓝烃，这种芳香分子在蒸馏过程产生，其特征是深蓝色。

生理疗效：消炎、治疗肌肉扭伤、通经。

心理疗效：毋惊毋恐，做自己的主人。

意大利永久花 page 199

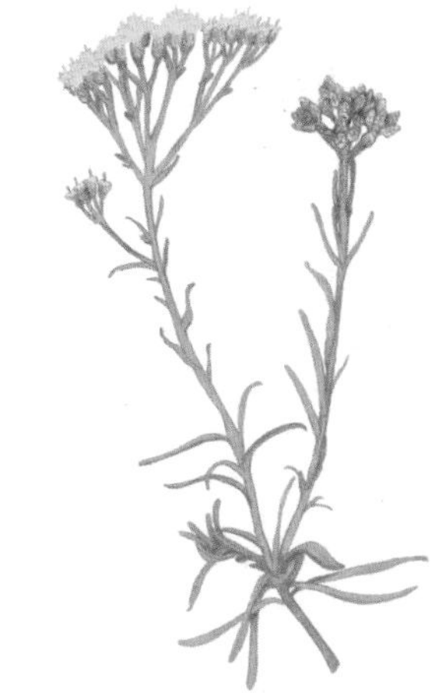

英文俗名：Immortelle / Everlasting

拉丁学名：*Helichrysum italicum*

精油特性：气味是如蜂蜜香甜中带点苦涩，最大疗效是化瘀。

生理疗效：化瘀、促进细胞再生、抗痉挛。

心理疗效：平和地接受逝去的伤痛，看清生命流动的本质。

德国洋甘菊 page 202

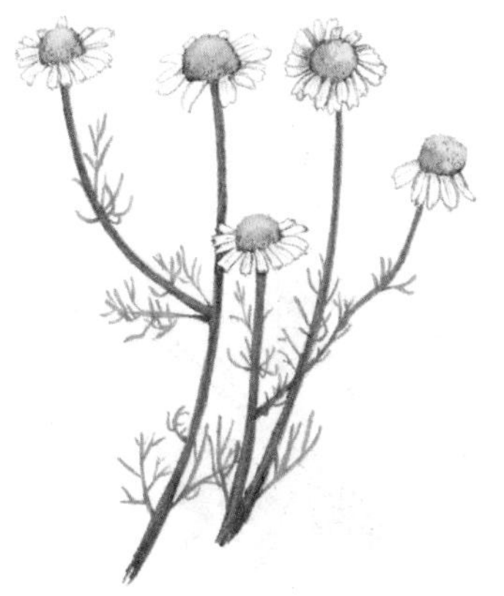

英文俗名：German Chamomile

拉丁学名：*Matricaria recutita*

精油特性：气味比较甜美，抗感染功效佳。

生理疗效：重要成分是母菊天蓝烃，呈现颜色是清澈的靛蓝色，遇冷容易凝结。

生理疗效：消炎、止痛、抗敏，改善消化系统及妇科问题。

心理疗效：镇静平衡神经系统，驱散心中的乌云，抬头即见蓝天。

罗马洋甘菊 page 204

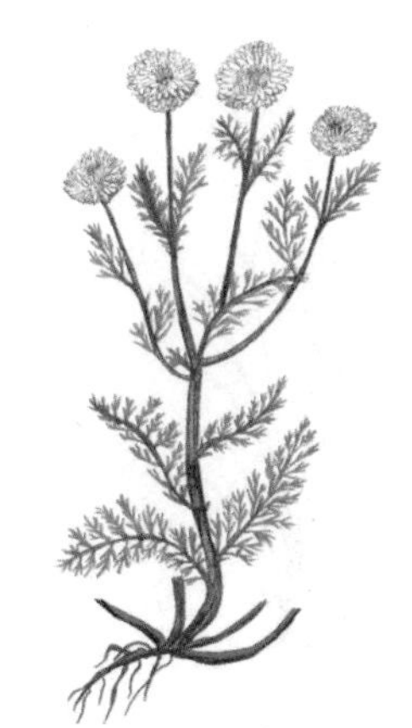

英文俗名：Roman Chamomile

拉丁学名：*Anthemis nobilis / Chamaemelum nobile*

精油特性：气味介于青草香与苹果香之间，拥有精油中较少见的欧白芷酸异丁酯，具有绝佳的放松效果。

生理疗效：抗痉挛、安抚中枢神经系统、缓解婴儿起疹及发烧。

心理疗效：平抚焦虑、混乱的情绪，化解恐惧。

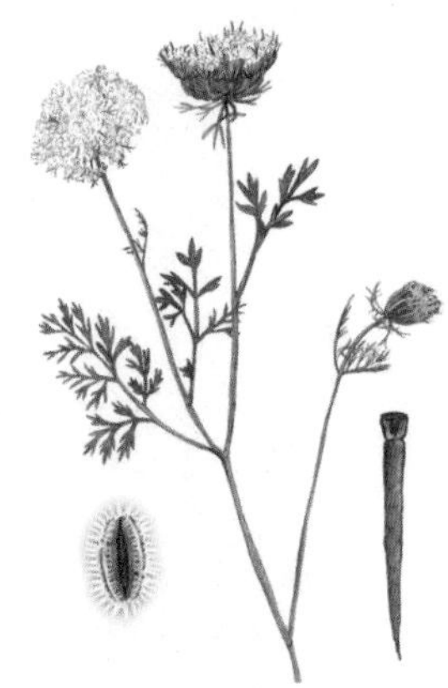

胡萝卜籽

page 249

英文俗名：Carrot Seed

拉丁学名：*Daucus carota*

精油特性：没有光敏性，没肌肤刺激性，不会致敏。常被使用在安宁病房。

生理疗效：促进细胞再生、修护肌肤、调节内分泌、养肝利胆、清血利尿、补强气血、抗老防癌。

心理疗效：减少过多的压迫，充满泥土能量，让心灵净化，回归自我。

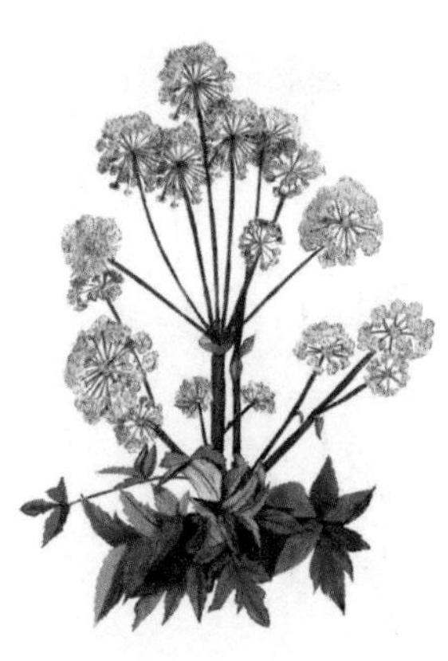

欧白芷根

page 240

英文俗名：Angelica root

拉丁学名：*Angelica archangelica*

精油特性：新鲜采收的欧白芷根，萃取的油色清淡如水，单萜烯含量很高，气味轻盈；若是陈年老根萃取的油，则颜色深棕黏稠，有木质类混合麝香的气味。

生理疗效：主治伤风感冒、大病初愈、生活过劳、筋骨酸痛、思虑过多的头痛，能安抚中枢神经系统、改善睡眠困扰。

心理疗效：消除焦虑、补充元气，强大的保护伞给予安全感。

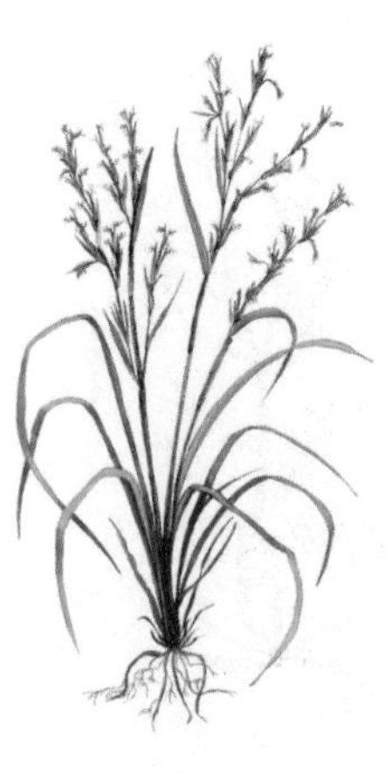

玫瑰草

page 276

英文俗名：Palmarosa

拉丁学名：*Cymbopogon martinii*

精油特性：带有花香与青草香的温淳，亲肤性极强，但敏感肌肤需再降低剂量。

生理疗效：抗霉菌、补身、补神经、补子宫。

心理疗效：放掉杂乱思绪，让人感受到质朴大地，充满活力。

岩兰草

page 277

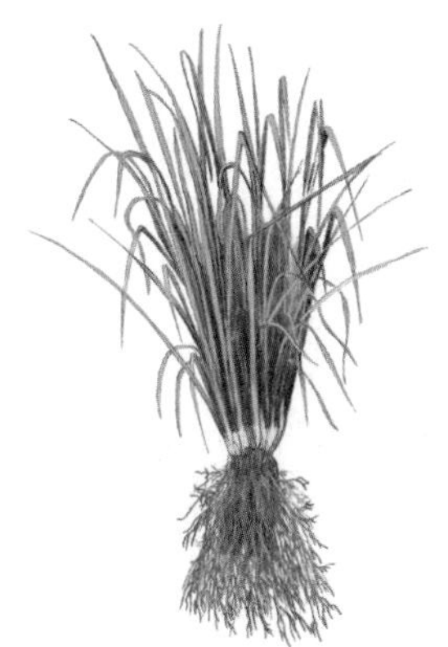

英文俗名：Vetiver

拉丁学名：*Vetiveria zizanoides*

精油特性：气味带给人镇静感，非常适合炎热或烦躁时使用。

生理疗效：促进循环、改善风湿关节炎疼痛、调节雌激素、滋补生殖系统、放松神经、提高睡眠质量。

心理疗效：消除强烈恐惧，让身心能随时调整到最佳位置。

真正薰衣草

page 209

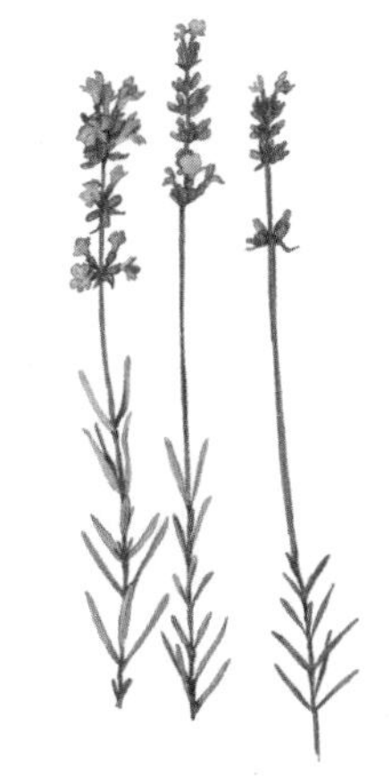

英文俗名：True Lavender

拉丁学名：*Lavandula angustifolia / Lavandula vera / Lavandula officinalis*

精油特性：气味甜美细致，成分多元又温和，适合婴幼儿及长期使用。

生理疗效：镇静、消炎、止痛、降血压、助眠。

心理疗效：如同受到母爱的滋养，被全然的理解与接纳。

穗花薰衣草

page 212

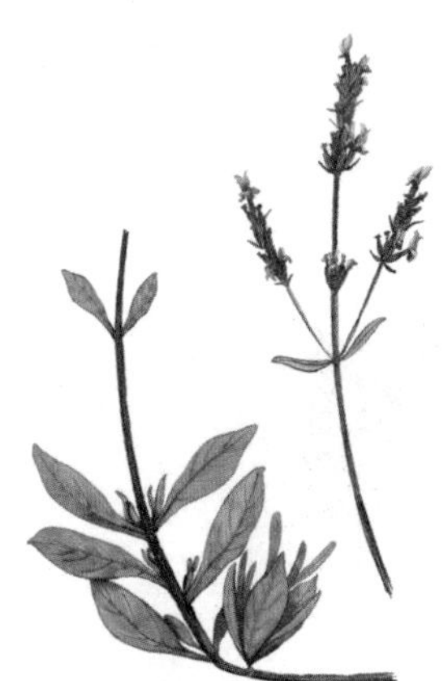

英文俗名：Spike Lavender

拉丁学名：*Lavandula latifolia / Lavandula spica*

精油特性：充满高音上扬的气味（1,8- 桉油醇），对烫伤有照护功效。

生理疗效：处理咳嗽，促进细胞再生。

心理疗效：轻快的驭风而行，温和中带着清爽明朗。

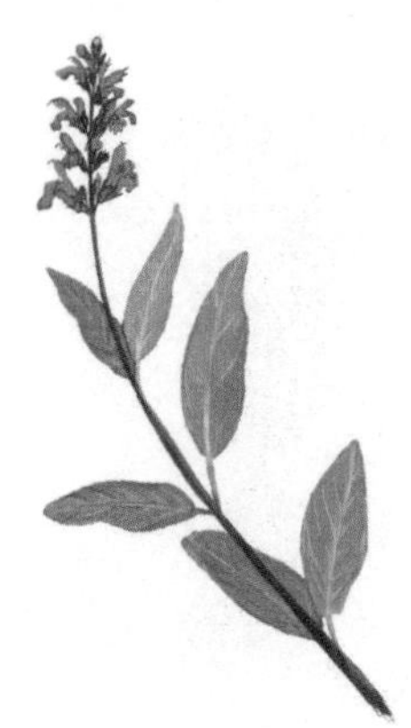

鼠尾草

page 216

英文俗名：Sage

拉丁学名：*Salvia officinalis*

精油特性：具有强大的药学作用，可用来处理肝病、感官能力衰退与记忆力丧失。

生理疗效：通经、消解黏液（化痰）、利胆（促进胆汁分泌）。

心理疗效：清澈利脑，回归自我。

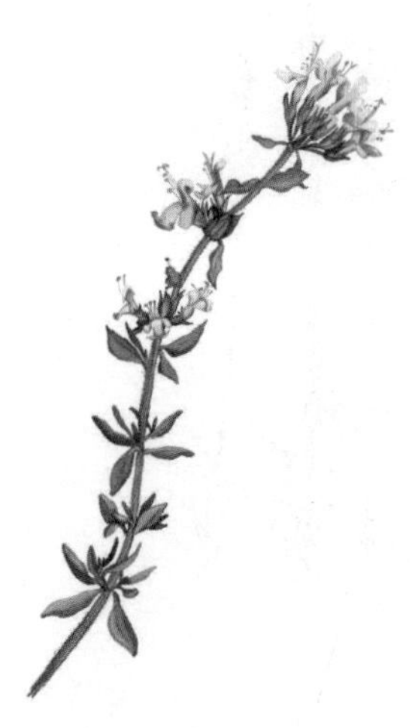

沉香醇百里香

page 218

英文俗名：Thyme, linalol

拉丁学名：*Thymus vulgaris* ct. linalol

精油特性：温和、亲肤性极高，且容易取得，气味清新甜美。

生理疗效：抗菌、抗霉菌（白色念珠菌）、补身、补强神经。

心理疗效：消除长期的疲倦以及挫败感。

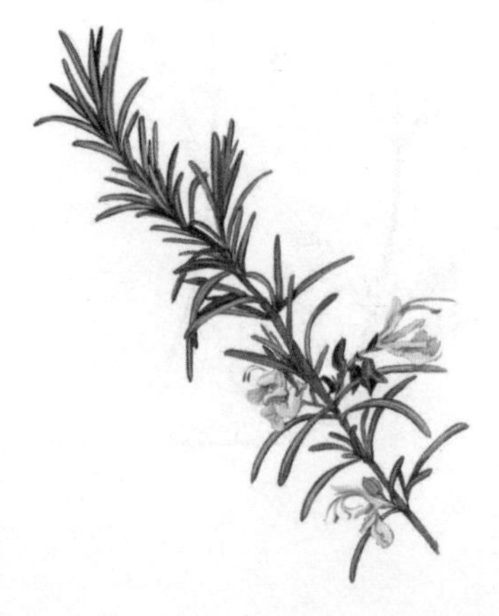

樟脑迷迭香

page 223

英文俗名：Rosemary

拉丁学名：*Rosmarinus officinalis*

精油特性：有运化水分、养脾除湿的能力。新鲜的迷迭香精油中常含有大量龙脑，但龙脑摆放时间久了，之后会慢慢变成樟脑。

生理疗效：主要作用在肌肉骨骼系统的回春。恢复肌肉、大脑、 心脏、皮肤的弹性。风湿、关节炎、肌肉酸痛者适用。

心理疗效：恢复朝气、开朗、乐观。

胡椒薄荷

page 225

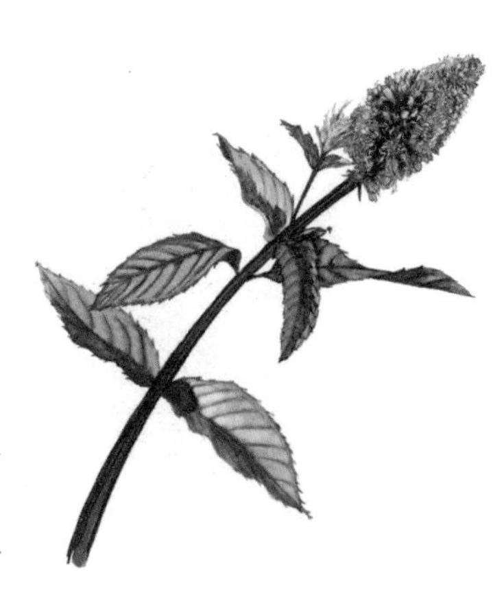

英文俗名：Peppermint

拉丁学名：*Mentha × Piperita*

精油特性：具有辣味，使用在皮肤上会刺激冷觉感受器，并且让皮肤、黏膜血管收缩，让痛、痒感觉转移。

生理疗效：止痒、止充血、镇咳、缓解头痛（以上是暂时抑止症状）。养肝利胆、消化不良、平衡消化与神经。

心理疗效：强烈的冷热对比感，能帮助人平衡，例如可以消除过多的骄傲，也能补强不足的自信。

马郁兰

page 231

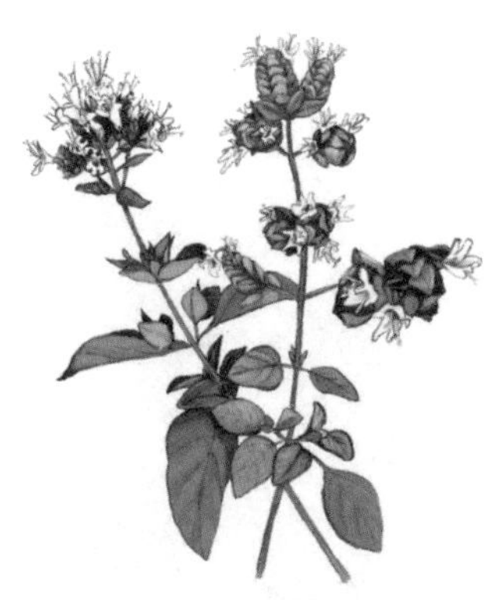

英文俗名：Marjoram

拉丁学名：*Origanum majorana*

精油特性：有着芬芳安抚的气味，改善现代人神经紧张、失眠、精神亢奋、甲状腺亢进等文明病。

生理疗效：对抗自主神经不平衡导致的失眠、焦虑、消化不良、心悸、高血压、甲状腺亢进、神经痛，以及鼻窦炎、中耳炎。

心理疗效：像地毯铺在地上的马郁兰，知道自己的渺小，因而积极面对大自然，它的气味能给予勇气，让人认清自己能力，懂得量力而为。

苦橙叶

page 258

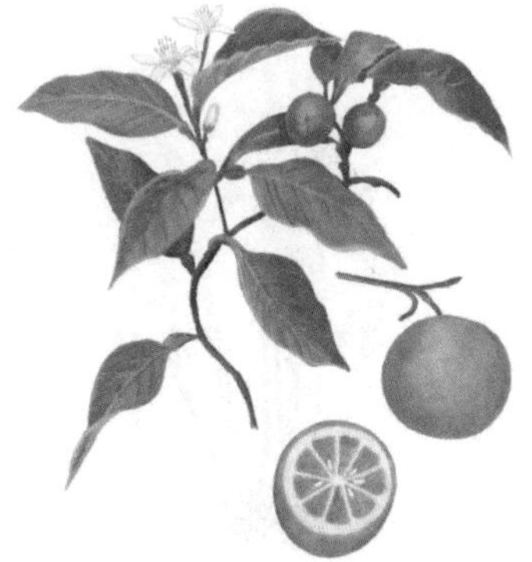

英文俗名：Petitgrain

拉丁学名：*Citrus aurantium bigarade*

精油特性：主要成分是酯类，特性是容易水解。所以用“水蒸气蒸馏法”要比“水蒸馏法”所萃取的精油质量好，乙酸沉香酯的成分较高。

生理疗效：抗痉挛、调理感染性面疱、抗呼吸道感染。

心理疗效：抗压力、改善冬季忧郁症和失眠问题。

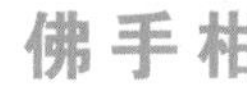

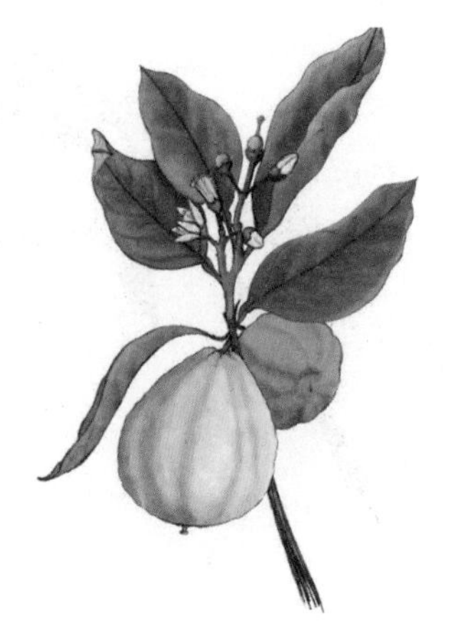

佛手柑

page 263

英文俗名：Bergamot

拉丁学名：*Citrus bergamia*

精油特性：不同于其他柑橘类精油的阳光满点，佛手柑的气味好像多了一层水气，比较朦胧柔和，因为除了柠檬烯、香豆素外，它的代表成分是安抚性高的乙酸沉香酯，因此在气味上多了一种温暖的花香。

生理疗效：抗菌抗感染、退烧、缓解脂漏性皮肤炎。

心理疗效：激励精神、放松情绪、抗沮丧。

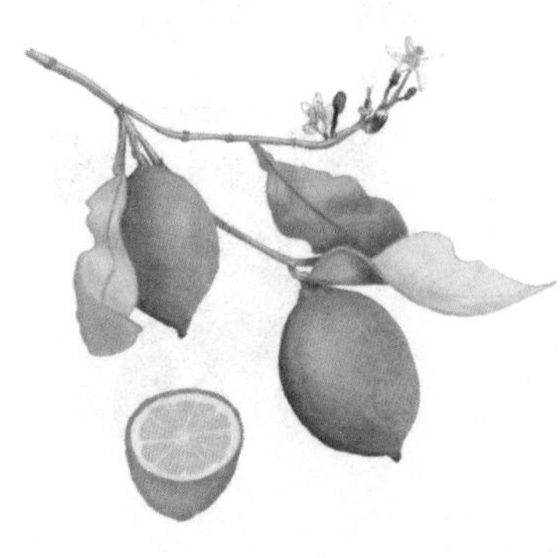

柠檬

page 265

英文俗名：Lemon

拉丁学名：*Citrus limonum*

精油特性：气味有着不容动摇的威严与刚硬线条，伴随着直冲脑门的活泼飒爽，让吸闻者霎时神清气爽。

生理疗效：抗皮屑芽孢菌、化解结石、调理肝功能失调。

心理疗效：镇静神经、强化心灵。

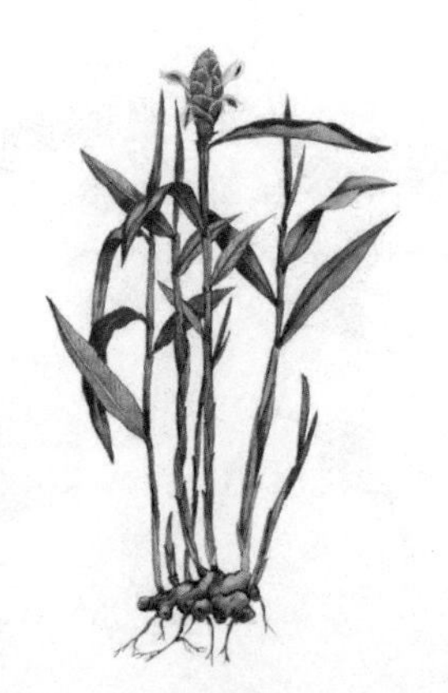

姜

page 279

英文俗名：Ginger

拉丁学名：*Zingiber officinalis*

精油特性：富含的倍半萜烯以及单萜烯，可帮助身体恢复平衡。

生理疗效：健胃、排毒、抗风湿、止晕。

心理疗效：补强腹部的本我轮能量，让人更自信自在。

玫瑰天竺葵 page 295

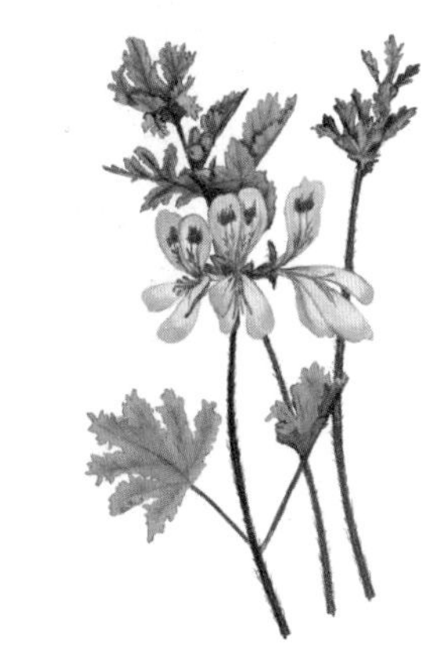

英文俗名：Rose Geranium

拉丁学名：*Pelargonium roseum*

精油特性：成分中香茅醇的含量较多，分子种类较单纯，再加上类似花香的沉香醇及玫瑰氧化物，因此气味较甜美，护肤效果极佳。

生理疗效：改善循环淋巴系统，舒缓痔疮；可调节神经系统，让人具有抗压性；平衡荷尔蒙，改善经前症候群；保养生殖泌尿系统，具有激励补身之功效；用于护肤上，紧实收敛的效果颇佳。

心理疗效：安抚极端忙碌后随即而来的空虚与寂寞，温暖疲惫的身心；给予乐观并且吸引正面情境。

大马士革玫瑰 page 298

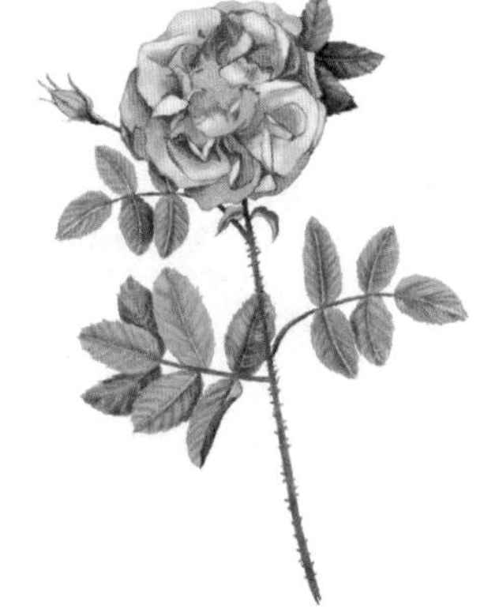

英文俗名：Damask Rose

拉丁学名：*Rosa damascena*

精油特性：气味开敞浓郁，性温凉。

生理疗效：解肝毒、补强神经及生殖系统、凉血散热、助孕。

心理疗效：调节情绪、降压、催情。

阿拉伯茉莉 page 300

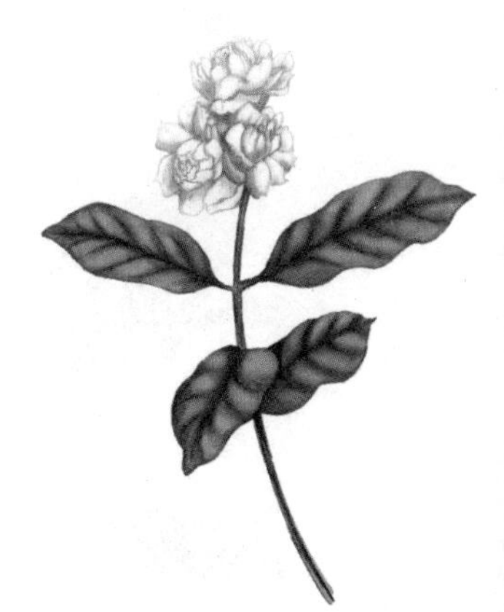

英文俗名：Arabian Jasmine

拉丁学名：*Jasminum sambac*

精油特性：气味芳香浓郁，关键成分是吲哚（高量时类似排泄物的气味，微量时则满溢花香）以及素馨酮（香气优雅细致）。

生理疗效：改善体质、调节阴阳、强化子宫、助产。

心理疗效：高洁通透、宽容慈悲。

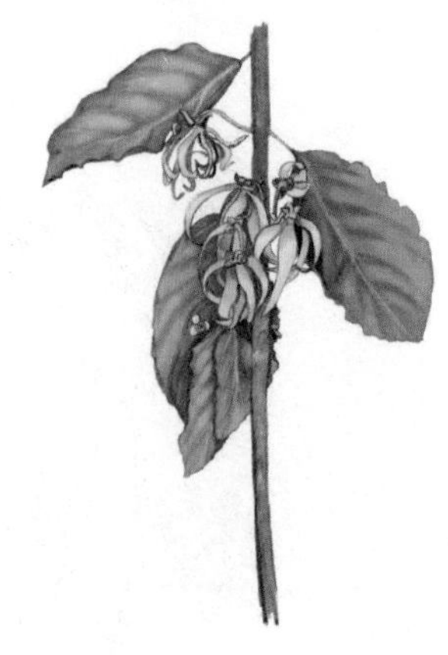

依兰

page 304

英文俗名：Ylang Ylang

拉丁学名：*Cananga odorata*

精油特性：精油成分属于多分子型，气味层次很丰富，浓郁艳丽。

生理疗效：强力抗痉挛与止痛、激励神经传导物质、改善高血压、缓解心悸。

心理疗效：抗忧郁、抗沮丧、催情。

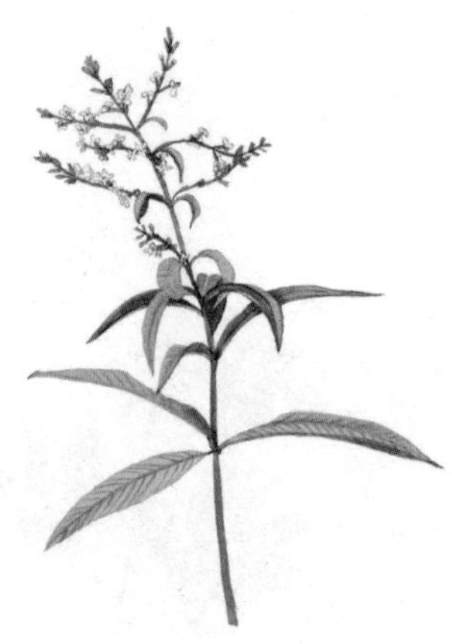

柠檬马鞭草

page 284

英文俗名：Lemon Verbena

拉丁学名：*Lippia citriodora*

精油特性：带点花香的柠檬气味，比起其他较直呛的柠檬调精油如柠檬香茅，它更为细致优雅。

生理疗效：镇静、抗感染。

心理疗效：放掉控制欲，让身心有更多流动的空间。

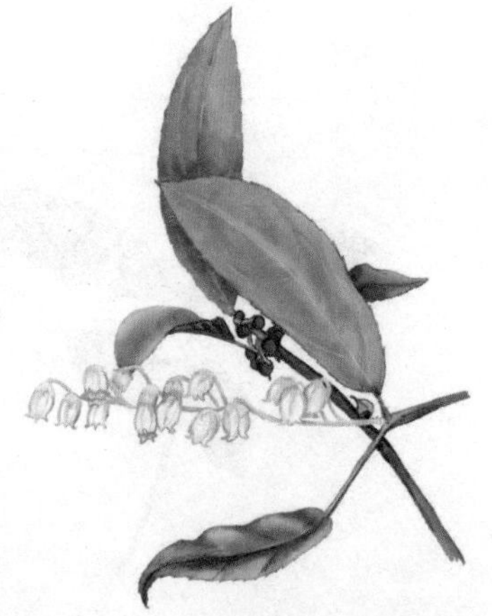

芳香白珠

page 288

英文俗名：Wintergreen

拉丁学名：*Gaultheria fragrantissima*

精油特性：带点花香的清凉薄荷味，含有约80% 水杨酸甲酯，具有强大的止痛及消炎效果。

生理疗效：消炎、止痛、抗痉挛。

心理疗效：身体觉知变强，心灵觉知也会更强。

岩玫瑰

page 311

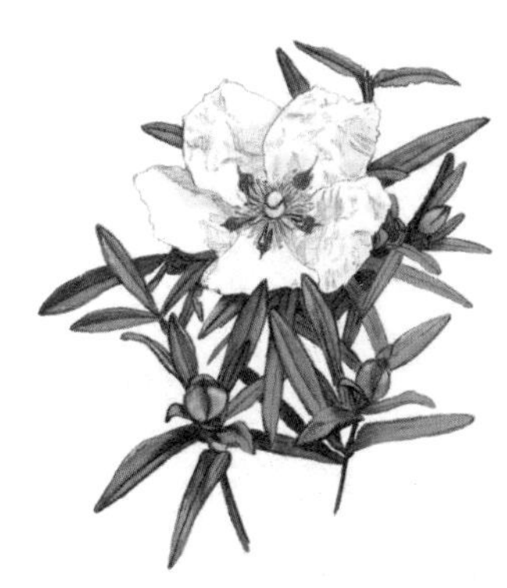

英文俗名：Cistus / Rock Rose

拉丁学名：*Cistus ladaniferus*

精油特性：芳香分子种类多，作用十分强大且多元，香气浓厚，稀释之后会变成淡雅木质香。

生理疗效：抗病毒、强力止血、促进伤口愈合。

心理疗效：强力安抚惊恐的身心。

檀香

page 316

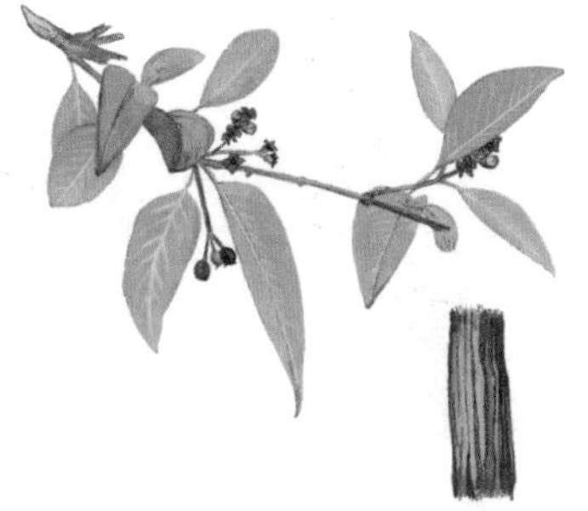

英文俗名：Sandalwood

拉丁学名：*Santalum album*

精油特性：富含的檀香醇，此为独有的珍贵成分，除了泌尿道感染，对于经期骨盆腔充血疼痛也有消炎的效果，并可处理肾炎问题。

生理疗效：平衡内分泌腺体、平衡免疫功能、护肤。

心理疗效：专注沉静于当下。

蓝胶尤加利

page 181

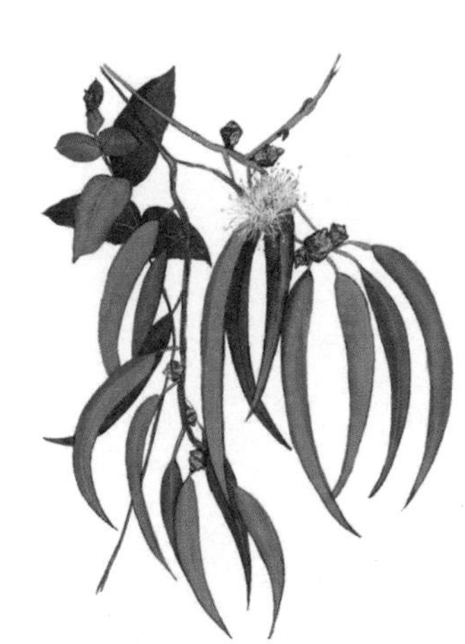

英文俗名：Blue Gum Eucalyptus

拉丁学名：*Eucalyptus globulus*

精油特性：多分子型精油，除了含有高量的1,8–桉油醇外，还有单萜酮与其他诸多成分。主要功效是抗菌。

生理疗效：化解黏液、抗菌（葡萄球菌、念珠菌）、抗流行性感冒。

心理疗效：激励士气、提神醒脑、辩才无碍。

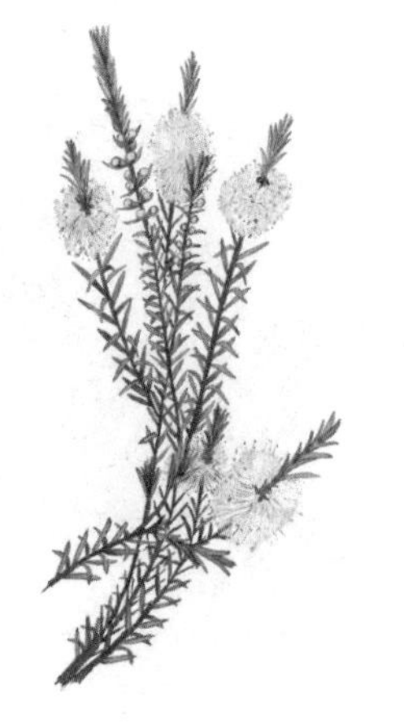

茶树

page 187

英文俗名：Tea Tree

拉丁学名：*Melaleuca alternifolia*

精油特性：杀菌能力佳，很温和。

生理疗效：广泛性抗菌（霉菌、真菌、寄生虫），激励免疫系统。

心理疗效：让人恢复生机、保持活力。

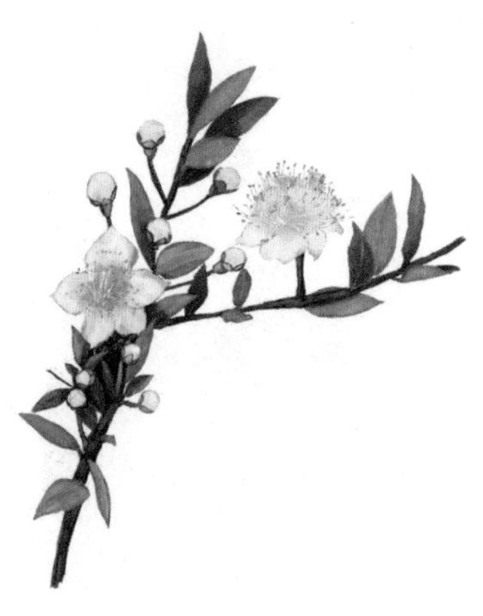

香桃木

page 191

英文俗名：Myrtle

拉丁学名：*Myrtus communis*

精油特性：抗氧化、抗细菌，也是一个擅长与自我对话的精油。

生理疗效：抗菌、保养呼吸道、平衡甲状腺。

心理疗效：充分了解自己后，与世界建立连结。

芳枸叶

page 194

英文俗名：Fragonia

拉丁学名：*Agonis fragrans*

精油特性：气味类似茶树，但多了股花香。

生理疗效：有益于呼吸、神经与免疫系统也可以治疗各式皮肤问题，如：痤疮、疱疹、皮肤炎，以及肌肉酸痛。

心理疗效：有利于平衡情绪，带来和谐与平静的感受，很适合完美主义者使用。

简易芳疗处方

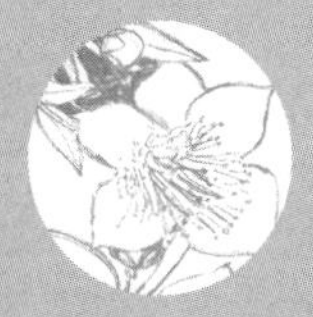

“在常见的身心症状这部分，由前述 39 种常备精油调配出基础处方，适合作为初步救急调理，若想要更有效、更全面的效果，可再搭配《芳疗实证全书》中的配方一起使用。每种身心症状名称后标注着对应的书中页码，方便查看。”

神经 & 免疫系统

芳疗处方笺 1-2

偏头痛 page 378

马郁兰 10 滴 + 胡椒薄荷 10 滴 + 苦橙叶 10 滴 + 荷荷芭油 30ml

涂抹于太阳穴两侧

芳疗处方笺 1-3

慢性疲劳症候群 page 379

黑云杉 10 滴 + 阿拉伯茉莉 10 滴 + 欧白芷根 10 滴 + 橄榄油 30ml

涂抹于脊椎两侧

芳疗处方笺 1-4

忧郁 / 躁郁症 page 380

真正薰衣草 5 滴 + 大马士革玫瑰 5 滴 + 佛手柑 10 滴 + 苦橙叶 10 滴 + 甜杏仁油 30ml

涂抹胸部与腹部

芳疗处方笺 1-5

胸闷心悸 page 381

依兰 5 滴 + 乳香 15 滴 + 永久花滴 10+ 甜杏仁油 30ml

涂抹于胸部

芳疗处方笺 1-10

长期压力衍生症 page 386

欧白芷根 5 滴 + 真正薰衣草 5 滴 + 玫瑰天竺葵 10 滴 + 佛手柑 10 滴 + 橄榄油 30ml

涂抹全身

呼 吸 系 统

芳疗处方笺 2-1

感 冒

page 392

澳洲尤加利 10 滴 + 欧洲赤松 10 滴 + 沉香醇百里香 10 滴 + 橄榄油 30ml

涂抹于胸与喉咙

芳疗处方笺 2-2

流 行 性 感 冒

page 392

芳枸叶 15 滴 + 罗文莎叶 10 滴 + 茶树 10 滴 + 橄榄油 30ml

涂抹于胸与腹，一日数次

芳疗处方笺 2-6

喉 咙 痛 / 咽 喉 炎

page 396

月桂 10 滴 + 桉油醇迷迭香 10 滴 + 罗文莎叶 10 滴 + 橄榄油 30ml

涂抹于喉咙处，一日数次

芳疗处方笺 2-9

鼻 过 敏

page 398

德国洋甘菊 5 滴 + 香桃木 15 滴 + 月桂 10 滴 + 橄榄油 30ml

涂抹于鼻腔内侧黏膜以及鼻翼两侧

芳疗处方笺 2-10

鼻 窦 炎

page 399

胡椒薄荷 5 滴 + 黑云杉 15 滴 + 蓝胶尤加利 10 滴 + 橄榄油 30ml

涂抹于鼻腔内侧黏膜以及鼻翼两侧

消化系统

芳疗处方笺 3-7

肠胃炎 page 406

德国洋甘菊 10 滴 + 肉豆蔻 10 滴 + 罗文莎叶 10 滴 + 橄榄油 30ml

涂抹于腹部，一日数次

芳疗处方笺 3-9

便秘 page 407

姜 10 滴 + 豆蔻 10 滴 + 柠檬 10 滴 + 橄榄油 30ml

涂抹于腹部。

芳疗处方笺 3-10

糖尿病 page 408

玫瑰天竺葵 10 滴 + 柠檬马鞭草 10 滴 + 沉香醇罗勒 10 滴 + 橄榄油 30ml

涂抹于全身

芳疗处方笺 3-11

肝脏养护 page 409

柠檬 10 滴 + 胡椒薄荷 10 滴 + 胡萝卜籽 10 滴 + 橄榄油 30ml

涂抹于肝脏对应区（右肋骨下方）

肌肉 & 骨骼系统

芳疗处方笺 4-4

肌肉酸痛 page 416

柠檬香茅 10 滴 + 芳香白珠 5 滴 + 樟脑迷迭香 10 滴 + 西洋蓍草 5 滴 + 山金车浸泡油 30ml

按摩酸痛处

生 殖 & 泌 尿 系 统

芳疗处方笺 6-3

经期异常 page 431

玫瑰天竺葵 10 滴 + 佛手柑 10 滴 + 甜茴香 5 滴 + 岩兰草 5 滴 + 摩洛哥坚果油 30ml

涂抹于下腹

芳疗处方笺 6-5

子宫肌瘤 / 卵巢囊肿 page 433

永久花 10 滴 + 岩玫瑰 10 滴 + 西洋蓍草 10 滴 + 摩洛哥坚果油 30ml

涂抹于下腹

芳疗处方笺 6-13

肾脏养护 page 438

欧洲赤松 8 滴 + 黑云杉 6 滴 + 杜松浆果 6 滴 + 玫瑰天竺葵 10 滴 + 橄榄油 30ml

涂抹于肾脏对应处（腰部）

皮肤系统

芳疗处方笺 7-1

蚊虫叮咬 page 442

柠檬香茅 10 滴 + 德国洋甘菊 10 滴 + 樟脑迷迭香 10 滴 + 橄榄油 30ml

涂抹于患部或需防蚊虫叮咬处

芳疗处方笺 7-4

接触性皮肤炎 / 过敏 page 444

德国洋甘菊 5 滴 + 姜 5 滴 + 马郁兰 15 滴 + 荷荷芭油

一日 4 次涂抹患部

芳疗处方笺 7-5

异位性皮肤炎 / 湿疹 page 444

大西洋雪松 + 德国洋甘菊 + 没药 + 荷荷芭油

一日 4 次涂抹患部

芳疗处方笺 7-11

牛皮癣 page 448

罗马洋甘菊 10 滴 + 柠檬马鞭草 5 滴 + 橙花 5 滴 + 5ml 鳄梨油 + 甜杏仁油 25ml

涂抹于患部

孕期 / 婴幼儿

芳疗处方笺 8-1

妊娠纹 / 肥胖纹 page 452

大马士革玫瑰 5 滴 + 玫瑰草 5 滴 + 柠檬 10 滴 + 葡萄柚 10 滴 + 橄榄油 30ml

涂抹于纹路处

芳疗处方笺 8-9

小儿感冒 page 459

芳枸叶 2 滴 + 罗马洋甘菊 1 滴 + 沉香醇百里香 2 滴 + 甜杏仁油 10ml

涂抹于胸部，背部肚子及脖子

美 容

芳疗处方笺 9-1

青春痘 / 粉刺

page 462

玫瑰天竺葵 3 +芳枸叶 4 滴 + 苦橙叶 3 滴 + 荷荷芭油 10ml

早晚洗脸后，涂抹于患部

芳疗处方笺 9-4

美白 / 淡斑

page 464

大马士革玫瑰 2 滴 + 胡萝卜籽 1 滴 + 永久花 2 滴 + 荷荷芭油 10ml

全脸按摩或针对斑点涂抹

芳疗处方笺 9-6

控油

page 466

没药 1 滴 + 苦橙叶 2 滴 + 玫瑰天竺葵 2 滴 + 昆士兰坚果油 10ml

涂抹于脸部

其他

芳疗处方笺 10-3

心神不宁 page 475

岩兰草 3 滴 + 檀香 2 滴 + 玫瑰天竺葵 5 滴 + 荷荷芭油 10ml

涂抹于眉心轮

芳疗处方笺 10-6

临终关怀 page 477

大马士革玫瑰 1 滴 + 佛手柑 3 滴 + 檀香 1 滴

用来熏香

芳疗处方笺 10-8

空间净化 page 479

岩兰草 15 滴 + 柠檬 50 滴 + 欧洲赤松 35 滴 + 10ml 酒精 + 纯水 90ml

喷洒空间

学习笔记

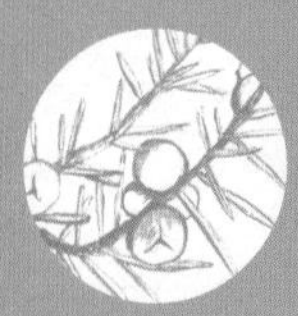

“肯园芳疗师团队特别为芳疗自学者设计的学习表格，助力自我体验的记录与理论知识的梳理。”

专业整理 –
化学结构

范例

萜烯醛 5-7

1	柠檬醛	抗菌消炎 抗滤过性病毒	1. 柠檬香桃木 2. 柠檬香茅 3. 山鸡椒 4. 柠檬马鞭草 5. 香蜂草
2	香茅醛	驱蚊 肌肉消炎	1. 柠檬尤加利 2. 爪哇香茅 3. 锡兰香茅

1

2

3

4

5

6

7

8

9

10

1

2

3

4

5

6

7

8

1

2

3

4

5

6

7

1			
2			
3			
4			
5			
6			

1

2

3

4

5

6

7

倍半萜酮 5-6

1			
2			
3			
4			
5			
6			

特殊酮

1	双酮		
2	三酮		

萜烯醛 5-7

1	柠檬醛	抗菌消炎 抗滤过性病毒	1. 柠檬香桃木 2. 柠檬香茅 3. 山鸡椒 4. 柠檬马鞭草 5. 香蜂草
2	香茅醛	驱蚊 肌肉消炎	1. 柠檬尤加利 2. 爪哇香茅 3. 锡兰香茅

倍半萜烯醛 5-7

1			
2			
3			

1			
2			
3			
4			
5			

脂肪酸酯 5-8

1			

萜烯醇酯 5-8

1			
2			
3			
4			
5			

1			
2			
3			
4			
5			

倍半萜内酯 5-10

1			
2			
3			

呋喃香豆素 5-10

1			
2			

酚 5-11

1			
2			
3			

1

2

3

4

5

6

7

8

自我体验 – 精油 / 纯露 / 植物油使用体验

自我体验 – 精油 / 纯露 / 植物油使用体验

自我体验 – 精油 / 纯露 / 植物油使用体验

自我体验 – 精油 / 纯露 / 植物油使用体验

自我体验 – 精油 / 纯露 / 植物油使用体验

自我体验 – 精油 / 纯露 / 植物油使用体验

自我体验 – 精油 / 纯露 / 植物油使用体验